实用临床疾病新进展

主编◎蔡晓洁　杨彩杰　薛俊波

薛晓媛　袁　青　丁桂芹

黑龙江科学技术出版社

HEILONGJIANG SCIENCE AND TECHNOLOGY PRESS

图书在版编目(CIP)数据

实用临床疾病新进展 / 蔡晓洁等主编. -- 哈尔滨：
黑龙江科学技术出版社，2023.7
ISBN 978-7-5719-1967-2

Ⅰ.①实… Ⅱ.①蔡… Ⅲ.①临床医学–诊疗 Ⅳ.
①R4

中国国家版本馆CIP数据核字(2023)第106998号

实用临床疾病新进展
SHIYONG LINCHUANG JIBING XINJINZHAN

作　　者	蔡晓洁　杨彩杰　薛俊波　薛晓媛　袁　青　丁桂芹
责任编辑	单　迪
封面设计	邓姗姗
出　　版	黑龙江科学技术出版社
	地址：哈尔滨市南岗区公安街70-2号　邮编：150007
	电话：（0451）53642106　传真：（0451）53642143
	网址：www.lkcbs.cn
发　　行	全国新华书店
印　　刷	黑龙江龙江传媒有限责任公司
开　　本	787mm×1092mm　1/16
印　　张	23.5
字　　数	552千字
版　　次	2023年7月第1版
印　　次	2023年7月第1次印刷
书　　号	ISBN 978-7-5719-1967-2
定　　价	128.00元

《实用临床疾病新进展》
编委会

前　言

随着医学科技的进步与发展,临床疾病的治疗进展日新月异,人们对医护服务的要求也不断提升,护理业务范围也不断扩大和深入,这就对护理人员的业务水平提出更高的要求,临床医生和护理人员既要有扎实的理论知识,同时也要具备过硬的实践能力,要坚持不懈地努力学习,不断地掌握相关领域内的新知识,提高诊疗水平和护理质量,提高技术水平和服务质量。

为了更好地与时俱进适应现代护理学的发展,特编写此书,本书的主要内容包括呼吸系统疾病、循环系统疾病、消化系统疾病、神经系统疾病等方面的护理,同时还包括了心内科疾病诊疗与护理、心脏外科疾病诊疗与护理、老年综合征及常见疾病护理等方面的内容,内容丰富,重点突出,有较强的指导性。在本书编写的过程中,遵循现代性、实用性的原则,充分体现了临床疾病护理的基本理论与知识,易于理解和掌握,希望本书可以为临床医护人员提供有效的帮助。

在编写过程中,由于编写经验和组织能力所限,写作方式和文笔风格不一,再加上时间及篇幅有限,难免存在疏漏和不足之处,欢迎广大读者批评指正。

编　者

目　录

第一章　呼吸系统疾病

呼吸系统主要功能是气体交换,即将空气中吸入的氧弥散到血液,保证组织的氧需要,同时将代谢产物——二氧化碳排出体外。呼吸系统具备完善的物理、生物免疫的防御机制,并与全身代谢、内分泌的关系密切,是保证身体健康的主要门户。

第一节　支气管哮喘

支气管哮喘是多种细胞(如嗜酸性粒细胞、肥大细胞、淋巴细胞、中性粒细胞)和气道上皮组织参与的气道慢性炎症疾患。这种慢性炎症导致气道高反应性,并引起反复发作性的喘息气急、胸闷或咳嗽等症状,常在夜间和(或)清晨发作、加剧,通常出现广泛多变的可逆性气流受限,多数患者可自行缓解或经治疗缓解。

一、病因与发病机制

(一)病因与诱因

病因是导致正常人发生哮喘病的因素,诱因是引起哮喘患者的哮喘症状急性发作的因素。目前导致哮喘发病的病因不完全清楚,患者个体过敏性体质及环境因素的影响是发病的危险因素。哮喘与多基因遗传有关,同时受遗传和环境的双重影响。已知的哮喘诱因非常多。

(二)发病机制

哮喘的发病机制尚未完全清楚。变态反应、气道炎症、气道反应性增高、神经等因素及其相互作用被认为与哮喘的发病关系密切。

二、临床表现

(一)症状

发作前可有干咳、打喷嚏、流泪等先兆,典型表现为发作性呼气性呼吸困难、喘息,胸闷患者被迫采取坐位或呈端坐呼吸。

(二)体征

发作期间,可表现为胸廓饱满、心率增快,辅助呼吸肌参与呼吸运动,说话困难。肺部听诊可闻及广泛的哮鸣音,尤以呼气较为明显。一般哮鸣音随哮喘的严重程度而加重,但当气道极度收缩加上阻塞时,哮鸣音反而减弱,甚至完全消失,是病情危重的表现,应积极予以抢救。发作缓解后可无任何症状及体征,但常反复发作。

三、辅助检查

(一)X 线检查

肺部透亮度增高,并发感染时可见肺纹理增多及炎症阴影。

(二)血液免疫检查

血液嗜酸性粒细胞、血清总 IgE 及特异性 IgE 均可增高。

(三)肺功能检查

哮喘发作时第 1 秒用力呼气量、最大呼气流速峰值(PEF)等均降低；当吸入 β_2 受体激动药后上述指标可有所改善，如果第 1 秒用力呼气量增加 15% 以上，则有助于哮喘的诊断。

四、诊断

(1)反复发作喘息，呼吸困难，胸闷或咳嗽，多与接触过敏原、病毒感染、运动或某些刺激物有关。

(2)发作时双肺可闻及散在或弥漫性，以呼气期为主的哮鸣音，呼气相延长。

(3)上述症状可经治疗缓解或自行缓解。

(4)对症状不典型者(如无明显喘息或体征)，应最少具备以下 1 项试验阳性：①若基础 FEV1(或 PEF)<80% 正常值，吸入 β 激动药后 FEV1(或 PEF)增加 15% 以上。②PEF 变异率(用呼气峰流速仪测定，清晨及入夜各测 1 次)≥20%。③支气管激发试验(或运动激发试验)阳性。

(5)排除可引起喘息或呼吸困难的其他疾病。

五、护理

(一)一般护理

(1)饮食护理：给予营养丰富清淡饮食，多饮水、多吃水果和蔬菜。

(2)给予精神安慰和心理护理。

(3)半卧位，保持病室的安静和整洁，减少对患者的不良刺激。

(二)病情观察

(1)密切观察血压、脉搏、呼吸、神志、发绀和尿量等情况。

(2)观察药物作用及其不良反应，尤其是糖皮质激素。

(3)了解患者复发哮喘的病因和变应原，避免诱发因素。

(4)密切观察哮喘发作先兆症状，如胸闷、鼻咽痒、咳嗽、打喷嚏等，应尽早采取相应措施。

(三)对症护理

(1)了解患者有无其他疾病，正确应用支气管解痉剂。

(2)应合理给氧，鼓励多饮水，保证每日一定的水量。

(3)帮助痰液引流、翻身叩背、雾化吸入等。

(4)指导患者正确使用定量雾化吸入器：打开盖子，摇匀药液，深呼气至不能再呼时张口，将喷嘴置于口中，双唇包住咬口，以慢而深的方式经口吸气，同时以手指按压喷药，至吸气末屏气 10 秒钟，使较小的雾粒沉降在气道远端，然后缓慢呼气，休息 3 分钟后可再重复使用 1 次，将盖子套回喷口上，用清水漱口，去除上咽部残留的药物。

(四)危重哮喘的护理

(1)面罩给氧：根据病情调整氧流量，一般为每分钟 4～7L，充分湿化，维持 PaO_2 在 66kPa 以上，预防氧中毒。

(2)密切观察病情，保持水电解质平衡，注意纠正二氧化碳潴留。若出现二氧化碳潴留，则病情危重，提示已有呼吸肌疲劳。必要时经鼻气管插管或气管切开和机械通气。

(3)糖皮质激素是目前治疗哮喘的最有效的消炎药物，与支气管扩张药联合使用，静脉滴注或静脉注射。并发呼吸衰竭使用呼吸兴奋药时,一般先用茶碱类药物解除支气管痉挛,而后用呼吸兴奋药。

(4)体位和环境:患者常被迫取端坐位。协助家属每天给予热水擦浴,病室设施及生活用品应简洁,尽量避免变应原如花草、地毯等,保持环境清洁、安静,减少尘螨滋生的机会。

(5)鼓励患者咳嗽促进排痰,多饮水,保持呼吸道通畅。

(6)做好心理护理,经常巡视,多与患者接触。发现问题及时解决,以解除患者精神上的恐惧和孤独感。

六、健康教育

(1)居室内禁放花、草、地毯等。

(2)忌食诱发患者哮喘的食物,如鱼、虾等。

(3)避免刺激气体、烟雾、灰尘和油烟等。

(4)避免精神紧张和剧烈运动。

(5)避免受凉及上呼吸道感染。

(6)寻找变应原,避免接触变应原。

(7)戒烟。

第二节　慢性阻塞性肺疾病

慢性阻塞性肺部疾病(COPD)是一种以气流受限为特征的肺部疾病。这种气流受限通常呈进行性进展,不完全可逆,多与肺部对有害颗粒物或有害气体的异常炎症反应有关。

一、病因与发病机制

(一)病因

COPD有关发病因素包括个体因素以及环境因素两个方面,两者相互影响。

1.个体因素

(1)遗传因素:常见遗传危险因素是α-抗胰蛋白酶的缺乏。这一原因占COPD的比例很小,我国尚未发现肯定的α-抗胰蛋白酶缺乏病例。

(2)气道高反应性:哮喘、特异性以及非特异性气道高反应性可能在COPD中起作用。

2.环境因素

(1)吸烟:引起COPD的主要危险因素之一是吸烟,吸烟时间越长,烟量越大,患COPD的危险越大。

(2)职业粉尘、烟雾和有害气体接触:接触硅和镉可引起COPD。接触其他粉尘的工人如煤矿、棉纺、谷物、某些金属冶炼等作业工人,也可认为是COPD的高危人群。

(3)感染:呼吸道感染是COPD发病和加剧的一个重要因素。

(4)气候:冷空气刺激、气候突然变化,使呼吸道黏膜防御能力减弱,易发生继发感染。

（二）发病机制

尚未完全阐明，可能与多种因素共同作用有关。在病因的作用下，支气管壁可能有各种炎性细胞浸润，炎性物质的释放，导致黏膜下腺体增生、分泌黏液增加及纤毛运动障碍和气道消除能力削弱，出现黏膜充血、水肿、增厚，加剧了气道阻塞，易于感染及发病。慢性炎症使巨噬细胞和中性粒细胞释放弹性蛋白酶，水解肺泡壁内的弹性蛋白，使肺泡壁破坏失去弹性，肺泡腔扩大，同时毛细血管损伤使组织营养障碍而发展成肺气肿。

二、临床表现

（一）症状

轻度 COPD 患者很少有或没有症状，晨起咳嗽、反复呼吸系统感染、体力劳动时呼吸困难等应引起重视。

1.咳嗽

常为首发症状，初起咳嗽呈间歇性，早晨较重，以后早晚或整日均有咳嗽。

2.咳痰

咳少量黏液性痰，部分患者在清晨较多；合并感染咳脓性痰。

3.气短或呼吸困难

是 COPD 的标志性症状。早期仅于劳力时出现，后逐渐加重，以至日常活动甚至休息时也感气短。

4.喘息和胸闷

部分患者特别是重度患者有喘息；胸部紧闷感通常于劳力后发生，与呼吸费力等容性收缩有关。

5.其他症状

晚期患者常有体重下降、食欲减退、精神抑郁和（或）焦虑等。合并感染时可咳血痰或咯血。

（二）体征

早期可无任何异常体征。症状明显者，可多见桶状胸，肋间增宽，呼吸幅度变浅，语颤减弱。叩诊呈过清音，心浊音界缩小或不易叩出，肺下界和肝浊音下降；听诊心音遥远，呼吸音普遍减弱，呼气延长，并发感染时，肺部可有湿啰音。

三、辅助检查

（一）X 线检查

见肺过度充气。肺容积增大，胸腔前后径增长，肋骨走向变平，肺野透亮度增高，膈位置低平，心脏悬垂狭长，肺门血管纹理呈残根状，肺野外周血管纹理纤细稀少等。

（二）肺功能检查

肺功能检查尤其是第 1 秒用力呼气量（FEV1）对 COPD 的诊断以及估计其严重程度、疾病进展和预后有重要意义。FEV1<80% 预计值以及 FEV1/用力肺活量（FVC）<70% 强烈提示 COPD，反之可以排除 COPD 的诊断。

（三）血气分析

如出现明显缺氧及二氧化碳潴留时，则动脉血氧分压降低，二氧化碳分压升高，并可出现失代偿性呼吸性酸中毒,pH 降低。

(四)胸部 CT 检查

CT 检查一般不作为常规检查,但当诊断有疑问时,高分率 CT(HRCT)有助于鉴别诊断。

四、诊断

凡有慢性支气管炎等疾病病史,有逐渐加重的气急表现,胸部 X 线提示肺气肿征象,肺功能检查残气量及残气量/肺总量增加,第 1 秒用力呼气容积/用力肺活量减低,最大通气量减小,气体分布不均,弥散功能减低,经支气管扩张药治疗无明显改善,诊断即可成立。

在 COPD 的发展过程中,根据病情可分为急性加重期和稳定期。①急性加重期:患者在短期内咳嗽、喘息加重,痰呈脓性或黏液脓性,痰量明显增加或可伴发热等炎性表现。②稳定期:患者咳嗽、咳痰、气短等症状稳定或症状减轻。

五、护理

(一)一般护理

(1)绝对卧床休息;注意保暖,防止受凉,减少机体耗氧量。

(2)给予高蛋白质、高热量、高维生素、易消化的食物。

(3)给予低流量持续吸氧,每分钟 1~2L 或面罩法用 25%~29%的氧浓度。

(4)保持病室空气流通及一定的温湿度,每日通风 2 次,每次 15~30 分钟。

(5)指导并鼓励患者有效咳嗽、咳痰,观察痰液的颜色、量、性状、气味,并嘱患者多饮水,每日 2000mL 左右或遵医嘱给予化痰药,稀释、湿化痰液。

(6)做好口腔护理,每日 2 次或 3 次。

(7)有计划指导患者学习进行呼吸肌功能锻炼及全身锻炼的方法,改善通气功能。

(二)病情观察

定期观察患者生命体征,尤其是患者的呼吸频率、节律及深度,给予有利于呼吸的体位(如高枕卧位),监测患者动脉血气分析值的变化。

(三)用氧护理

给予低流量吸氧,每分钟 1~2L。长时间吸入未经加温的湿化氧气,可导致支气管分泌物黏,痰液不易咳出,加重呼吸道阻塞,吸入氧气温度为 32℃ 左右,可保持呼吸道黏膜温化、湿润。

(四)呼吸道护理

(1)教会患者缩唇呼吸和腹式呼吸。

(2)鼓励患者有效地咳痰,教会患者咳嗽的技巧,即身体向前倾斜,采用缩唇式呼吸方法做几次深呼吸,最后 1 次深呼吸后,张开嘴呼气期间用力咳嗽,同时顶住腹部肌肉。必要时用吸引器吸痰。

(3)胸部叩击:患者取侧卧位,叩击者两手手指指腹并拢,使掌侧呈杯状,以手腕力量从肺底自下而上、由外向内、迅速而有节奏地叩击胸壁、震动呼吸道,每一肺叶叩击 1~3 分钟,每分钟叩击 120~180 次,叩击时发出一种空而深的拍击音则表明手法正确。

(4)体位引流:①根据患者肺部病灶部位采取适当体位。原则上抬高患肺位置,引流支气管开口向下,有利于潴留的分泌物随重力作用流入大支气管和气管排出。②根据病变部位、病情和患者体力,每天1~3次,每次15~20分钟。一般在餐前引流。引流时应有护士或家人协助,观察患者反应,如有脸色苍白、发结、心悸、呼吸困难等异常,应立即停止。③对痰液黏稠者,引流前15分钟先遵医嘱给予雾化吸入,引流时辅以胸部叩击等措施,指导患者进行有效咳嗽,以提高引流效果。④引流后给予清水或漱口液漱口,去除痰液气味,保持口腔清洁,减少呼吸道感染机会,观察痰液情况,复查生命体征和肺部呼吸音及啰音变化,观察治疗效果。

(5)并发症观察:注意慢性呼吸衰竭、自发性气胸、慢性肺源性心脏病等并发症的发生,及时做好相应的处理。

六、健康教育

(1)加强呼吸肌功能锻炼;坚持家庭氧疗,每天15小时以上持续低浓度低流量吸氧。

(2)鼓励有效的咳嗽、咳痰,促进排痰。

(3)饮食:嘱患者多食高热量、高蛋白质、高维生素、低盐饮食,以改善一般情况,增强呼吸肌耐力。如鱼、豆制品等,少量多餐,多吃蔬菜、水果,不吃生冷、坚硬、油腻的食物。

(4)保持室内空气流通,每天开窗通风至少两次,每次15~30分钟。

(5)注意保暖、防止受寒,少去公共场所,以免相互交叉感染,外出活动时戴口罩。

(6)说明进行戒烟的必要性,劝助患者戒烟。

(7)如有全身不适、头痛、咳嗽等症状时,要尽早进行对症治疗。

第三节　呼吸衰竭

呼吸衰竭简称呼衰,是指各种原因引起的肺通气和(或)换气功能严重障碍,以至在静息状态下亦不能维持足够的气体交换,导致低氧血症伴(或不伴)高碳酸血症,从而引起一系列病理生理改变和相应临床表现的综合征。

一、病因与发病机制

(一)病因

引起呼吸衰竭的病因很多,参与肺通气和肺换气的任何一个环节的严重病变都可导致呼吸衰竭,包括:①气道阻塞性病变,如慢性阻塞性肺疾病、重症哮喘等。②肺组织病变,如严重肺结核、肺水肿等。③肺血管疾病,如肺栓塞。④胸廓与胸膜病变,如胸外伤造成的连枷胸、胸廓畸形、广泛胸膜增厚、气胸等。⑤神经肌肉病变,如脑血管疾病、脊髓外颈段或高胸位段损伤,重症肌无力等。

(二)发病机制

1.肺通气不足

肺泡通气量减少会引起缺氧和二氧化碳潴留。是Ⅱ型呼衰的发病机制。

2.弥散障碍

因二氧化碳弥散能力为氧的20倍,故弥散障碍时,通常以低氧血症为主。

3.通气/血流比例失调

正常成人每分钟肺泡通气量约为 4L,肺毛细血管血流量约 5L,通气/血流比值约为 0.8。一方面当肺毛细血管损害而通气正常时,则通气/血流比值增大,结果导致生理无效腔增加,即为无效腔效应;另一方面当肺泡通气量减少(如肺不张、肺水肿、肺炎实变等)肺血流量正常时,则通气/血流比值降低,使肺动脉的混合静脉血未经充分氧合而进入肺静脉,形成肺动-静脉样分流或功能性分流,若分流量超过 30%,吸氧并不能明显提高 PaO_2。无论通气/血流比值增高或降低,均影响肺的有效气体交换,可导致缺氧,而无二氧化碳潴留,是 I 型呼衰发病的主要机制。

二、临床表现

(一)呼吸困难

呼吸衰竭最早出现的症状。急性呼吸衰竭早期表现为呼吸频率增快,病情加重时出现呼吸困难,辅助呼吸肌活动增加,可出现三凹征。慢性呼吸衰竭表现为呼吸费力伴呼气延长,严重时呼吸浅快,并发 CO_2 麻醉时出现浅慢呼吸或潮式呼吸。

(二)发绀

缺氧的典型表现。当 SaO_2 低于 90% 时,可在口唇、指甲出现发绀。

(三)精神神经症状

急性衰竭可出现精神错乱、躁狂、昏迷、抽搐等症状。慢性衰竭随着 $PaCO_2$ 升高,出现先兴奋后抑制状态。

(四)循环系统表现

多数患者有心动过速,严重低氧血症、酸中毒时,可引起心肌损害,亦可引起周围循环衰竭、血压下降、心律失常,甚至心搏骤停。

(五)消化和泌尿系统表现

严重呼吸衰竭可损害肝、肾功能,并发肺心病时出现尿量减少,部分患者可引起应激性溃疡而发生上消化道出血。

三、辅助检查

(一)动脉血气分析

PaO_2 低于 7.9kPa,伴或不伴 $PaCO_2$ 高于 6.6kPa。

(二)肺功能检测

通过肺功能的检测能判断通气功能障碍的性质及是否合并有换气功能障碍,并对通气和换气功能障碍的严重程度进行判断。

(三)胸部影像学检查

包括胸部 X 线片、胸部 CT 和放射性核素肺通气/灌注扫描、肺血管造影等可协助分析呼吸衰竭的原因。

(四)纤维支气管镜检查

对于明确大气道情况和取得病理学证据具有重要意义。

(五)其他检查

尿中可见红细胞、蛋白及管型,丙氨酸氨基转移酶和尿素氮升高;亦可有低血钾、高血钾、低血钠、低血氯等。

四、诊断

有导致呼吸衰竭的病因和诱因;有低氧血症或伴高碳酸血症的临床表现;静息状态呼吸空气时,在海平面大气压下,PaO_2 低于 7.9kPa,或伴 $PaCO_2$ 高于 6.6kPa,并排除心内解剖分流和原发性心排出量降低时,呼吸衰竭的诊断即可成立。

五、护理

(一)一般护理

(1)饮食护理,鼓励患者多进食高蛋白质、高维生素食物。

(2)保持病室整洁、通风,2 次/日。

(3)正确留取各项标本。

(4)严格控制陪客和家属探望。

(二)病情观察

(1)呼吸状况:呼吸频率、节律和深度,使用辅助呼吸机呼吸的情况,呼吸困难的程度。

(2)缺氧和 CO_2 潴留情况。

(3)循环状况:监测血压、心率及心律的变化,必要时进行血流动力学监测。

(4)意识状况及神经精神症状:观察有无肺性脑病的表现,如有异常应及时通知医生。昏迷者应评估瞳孔、肌张力、腱反射及病理反射。

(5)液体平衡状态:观察并记录每小时尿量和液体出入量,有肺水肿的患者需适当保持负平衡。

(6)实验检查结果:监测动脉血气分析和生化检查结果,了解电解质和酸碱平衡情况。

(三)用氧护理

(1)Ⅰ型呼吸衰竭患者需吸入较高浓度(高于 35%)的氧,使 PaO_2 迅速提高为 7.9～10.6kPa 或 SaO_2 高于 90%。

(2)Ⅱ型呼吸衰竭的患者一般在 PaO_2 低于 7.0kPa 时才开始氧疗,应给予低浓度(低于 35%)持续吸氧,使 PaO_2 控制在 7.9kPa 或 SaO_2 在 90% 或略高,以防因缺氧完全纠正,使外周化学感受器失去低氧血症的刺激而导致呼吸抑制,反而会导致呼吸频率和幅度降低,加重缺氧和 CO_2 潴留。

(四)呼吸道护理

(1)保持呼吸道通畅:鼓励患者咳嗽、咳痰、更换体位和多饮水。危重患者每 2～3 小时翻身拍背 1 次,帮助排痰。

(2)指导Ⅱ型呼吸衰竭的患者通过腹式呼吸时膈肌的运动和缩唇呼吸使气体均匀而缓慢地呼出,以减少肺内残气量,增加有效通气量,改善通气功能。

(3)使用口鼻面罩加压辅助通气者,做好该项护理有关事项。

(4)病情危重者建立人工气道(气管插管或气管切开),接呼吸机进行机械通气时应按机械通气护理要求。

(五)并发症观察

应注意观察有无重要器官缺氧性损伤、消化道出血、心力衰竭、休克等并发症的出现,及时做好应对措施。

六、健康教育

（1）鼓励患者做缩唇呼吸和腹式呼吸以改善通气。

（2）鼓励患者适当家务活动，尽可能下床活动。

（3）预防上呼吸道感染，保暖、季节交换和流感季节少外出，少去公共场所。

（4）劝告戒烟，如有感冒尽量就医，控制感染加重。

第四节　肺炎

肺炎（pneumonia）是一种常见的、多发的感染性疾病，指肺泡腔和间质组织的肺实质感染。

一、病因与发病机制

（一）病因

1.革兰阴性杆菌感染

较多见，多为大肠杆菌、克雷伯氏菌、绿脓杆菌、流感杆菌等。

2.呼吸道条件致病菌感染

老年人由于机体抵抗力降低，口咽部常存有真菌、厌氧菌等可引起肺炎。

3.混合感染

老年人由于免疫功能低下，常表现多种病原体所致的混合感染。如细菌、病毒、真菌、需氧菌、厌氧菌等。

4.耐药菌增多

由于抗生素的大量及广泛使用，造成致病微生物的基因发生改变而产生耐药，其中以革兰阴性杆菌最为突出。

（二）发病机制

1.呼吸功能障碍

主要表现为低氧血症，重症可出现高碳酸血症。由于通气和换气功能障碍，氧进入肺泡及氧自肺泡弥散至血流减少，动脉血氧分压及动脉血氧饱和度降低，发生低氧血症。

2.神经系统损害

缺氧和二氧化碳潴留以及病原体毒素可以引起脑毛细血管扩张，通透性增加，引起脑细胞水肿、颅内压升高以及中毒性脑病，严重脑水肿可使呼吸中枢受到抑制而发生中枢性呼吸衰竭。

3.胃肠道功能改变

低氧血症和病原体毒素作用，使胃肠道功能发生紊乱，出现厌食、呕吐及腹泻等症状，甚至产生中毒性肠麻痹，并使胃肠道毛细血管通透性增加，引起消化道出血。

4.酸碱平衡紊乱

肺炎患儿因低氧发生代谢障碍,酸性代谢产物增加,加之感染发热、进食少,常有代谢性酸中毒。由于通气和换气障碍引起二氧化碳潴留,导致呼吸性酸中毒。因此严重肺炎患儿可同时存在不同程度的呼吸性和代谢性酸中毒。

二、临床表现

(一)临床表现分类

肺炎因病因不同,起病急缓,痰液性质,并发症(末梢循环衰竭、胸膜炎或脓胸、菌血症等)有无等可有不同,但其有很多共同的表现。

1.肺炎

(1)新近出现咳嗽、咳痰或原有呼吸道疾病症状加重,并出现脓性痰,伴或不伴有胸痛。

(2)发热。

(3)肺实变体征和(或)湿啰音。

(4)WBC 高于 $10 \times 10^9/L$ 或低于 $4 \times 10^9/L$,伴或不伴核左移。

(5)胸部 X 线检查显示片状、斑片状浸润性阴影或间质性改变,伴或不伴胸腔积液。

2.重症肺炎

(1)意识障碍。

(2)呼吸频率高于 30 次/分。

(3)$PaCO_2$ 低于 7.9kPa、PaO_2/FaO_2 低于 300,需行机械通气治疗。

(4)血压低于 11.9/7.9kPa。

(5)胸部 X 线检查显示双侧或多侧受累,或发病 48 小时内病变扩大不低于 50%。

(6)少尿,每小时尿量低于 20mL,或每小时低于 80mL,或急性肾衰竭需要透析治疗。

(二)典型的症状和体征

金葡菌肺炎为黄色脓性痰;肺炎链球菌肺炎为铁锈色痰,常伴口唇单纯疱疹;肺炎杆菌肺炎为砖红色胶陈样痰;铜绿假单胞菌肺炎呈淡绿色;厌氧菌感染常伴臭味。

三、辅助检查

(一)血常规

白细胞总数和中性粒细胞多有升高,伴或不伴核左移,部分可见中毒颗粒。支气管肺泡灌洗液定量培养和保护性毛刷定量培养可诊断。

(二)痰培养

痰细菌培养结合纤支镜取标本检查,诊断的敏感性和特异性较高。必要时做血液、胸腔积液细菌培养可明确诊断。真菌培养为诊断真菌感染的金标准。

(三)血清学检查

对于衣原体感染、军团菌肺炎等进行补体结合试验、免疫荧光素标记抗体检查可协助诊断。

(四)胸部 X 线

可显示新出现或进展性肺部浸润性病变。肺部病变表现多样化,早期间质性肺炎,肺部显示纹理增加及网织状阴影,后发展为斑点片状或均匀的模糊阴影,有延长至 4~6 周者。

四、诊断

首先应该把肺炎与上呼吸道感染和下呼吸道感染区别开来。呼吸道感染虽然有咳嗽、咳痰、发热等症状,但各有特点,上呼吸道感染无肺实质浸润,胸部 X 线检查可鉴别。其次要把肺炎与其他类似肺炎的疾病区别开来,如肺结核、急性肺脓肿、肺血栓栓塞等。

五、护理

(一)一般护理

(1)饮食护理:给予高营养饮食,鼓励多饮水,病情危重高热者可给清淡易消化半流质饮食。

(2)注意保暖,尽可能卧床休息。

(二)病情观察

(1)定时测血压、体温、脉搏和呼吸。

(2)观察精神症状,是否有神志模糊、昏睡和烦躁等。

(3)观察有无休克早期症状,如烦躁不安、反应迟钝、尿量减少等。

(4)注意痰液的色、质、量变化。

(5)密切观察各种药物的作用及其不良反应。

(三)对症护理

(1)高热护理:①每 4 小时监测体温 1 次,观察热型变化规律。②观察患者的面色、脉搏、呼吸、血压、食欲、出汗等。③卧床休息,降低机体耗能,注意保暖。④进食富含优质蛋白质、维生素和足量热量的易消化、流质或半流质饮食。⑤加强晨、晚间口腔护理,防止口腔感染。⑥体温超过 38.5℃时给予物理降温,头部放置冰袋,或乙醇擦浴、温水擦浴等,30 分钟后观察体温并做记录。⑦患者大量出汗,应及时擦干汗液,更换衣裤、床单、被套。⑧鼓励患者多饮水,每日饮水量 2000mL,必要时静脉补液。

(2)根据病情,合理氧疗。

(3)按医嘱送痰培养 2 次、血培养 1 次(用抗生素前)。

(4)咳嗽、咳痰护理:①鼓励患者深呼吸,协助翻身及进行胸部叩击,指导有效咳嗽,清除呼吸道分泌物,保持呼吸道通畅,有利肺部气体交换。②痰液黏稠不易咳出时,按医嘱给予祛痰、解痉药,必要时生理盐水 10mL 加糜蛋白酶、地塞米松各 5mg 及少量抗生素,超声雾化吸入,每日 2 次。

(5)胸痛护理:①仔细观察患者疼痛部位、性质和程度。②嘱患者注意休息,调整情绪,转移注意力,减轻疼痛。③协助患者取舒适的体位:患侧卧位,以降低患侧胸廓活动度,缓解胸痛。④指导患者在深呼吸和咳嗽时用手按压患侧胸部以降低呼吸幅度,减轻疼痛。⑤因胸部剧烈活动引起剧烈疼痛时,可在呼气状态下用宽胶布固定患侧胸部,减轻因胸廓大幅度运动而引起的胸痛。

(四)并发症观察

防止患者出现感染性休克等并发症的出现,应做好相关护理措施。

(1)密切观察患者的生命体征,定时测量体温、脉搏、呼吸。

(2)观察患者的面色、神志、肢体末端温度等,发现休克先兆立即与医生联系,配合医生进行抢救。

（3）安置患者于去枕平卧位，尽量减少搬动，适当保暖。

（4）给予高流量吸氧，迅速建立两条静脉通道，妥善安排输液顺序，输液速度不宜过快，以防诱发肺水肿。

（5）监测动脉血气分析、血电解质等，时刻注意病情的动态变化。

（6）嘱患者绝对卧床休息，做好生活护理。

六、健康教育

（1）锻炼身体，增强机体抵抗力。

（2）季节交换时避免受凉。

（3）避免过度疲劳，感冒流行时少去公共场所。

（4）尽早防治上呼吸道感染。

第五节　原发性支气管肺癌

原发性支气管肺癌简称肺癌，起源于支气管黏膜或腺体，是最常见的肺部原发性恶性肿瘤。

一、病因与发病机制

（一）吸烟

目前认为吸烟是肺癌的最重要的高危因素，烟草中有超过 3000 种化学物质，其中多链芳香烃类化合物（如苯并芘）和亚硝胺均有很强的致癌活性。多链芳香烃类化合物和亚硝胺可通过多种机制导致支气管上皮细胞 DNA 损伤，使得癌基因（如 Ras 基因）激活和抑癌基因（如p53，FHIT 基因等）失活，进而引起细胞的转化，最终癌变。

（二）职业和环境接触

肺癌是职业癌中最重要的一种，约 10％的肺癌患者有环境和职业接触史。现已证明以下9 种职业环境致癌物增加肺癌的发生率：铝制品的副产品、砷、石棉、双氯甲醚、铬化合物、焦炭炉、芥子气、含镍的杂质、氯乙烯。长期接触铍、镉、硅、福尔马林等物质也会增加肺癌的发病率，空气污染，特别是工业废气均能引发肺癌。

（三）电离辐射

肺脏是对放射线较为敏感的器官。电离辐射致肺癌的最初证据来自 Schneeberg-joakimov 矿山的资料，该矿内空气中氡及其子体浓度高，诱发的多是支气管的小细胞癌。美国曾有报道开采放射性矿石的矿工 70％～80％死于放射引起的职业性肺癌，以鳞癌为主，从开始接触到发病时间为 10～45 年，平均时间为 25 年，平均发病年龄为 38 岁。氡及其子体的受量积累超过 120 工作水平日（WLM）时发病率开始增高，而超过 1800WLM 则更显著，高达20～30 倍。将小鼠暴露于这些矿山的气体和粉尘中，可诱发肺肿瘤。日本原子弹爆炸幸存者中患肺癌者显著增加。Beebe 在对广岛原子弹爆炸幸存者终身随访时发现，距爆心小于

1400m 的幸存者较距爆心 1400～1900m 和 2000m 以外的幸存者,其死于肺癌者明显增加。

(四)既往肺部慢性感染

如肺结核、支气管扩张症等患者,支气管上皮在慢性感染过程中可能化生为鳞状上皮致使癌变,但较为少见。

(五)遗传等因素

家族聚集、遗传易感性以及免疫功能降低,代谢、内分泌功能失调等也可能在肺癌的发生中起重要作用。许多研究证明,遗传因素可能在对环境致癌物易感的人群和/或个体中起重要作用。

(六)大气污染

发达国家肺癌的发病率高,主要原因是由于工业和交通发达地区,石油、煤和内燃机等燃烧后和沥青公路尘埃产生的含有苯并芘致癌烃等有害物质污染大气有关。大气污染与吸烟对肺癌的发病率可能互相促进,起协同作用。

二、临床表现

(一)症状

多数肺癌患者就诊时已为晚期,肺癌患者的常见症状如下:

1.全身一般表现

消瘦、食欲缺乏、乏力、发热、恶病质。

(1)SCLC:占原发性肺癌的 20%～25%,分化极差的组织学类型,发病年龄轻,自然病程短。增殖指数高,侵袭力强,手术切除率低,对放疗、化疗较敏感,需全身治疗的一种恶性肿瘤。

(2)NSCLC:鳞癌占 30%～40%,腺癌占 20%～40%,支气管肺泡细胞癌占 2%～5%,生长相对缓慢,转移晚,手术切除率明显高于 SCLC,对放疗、化疗相对不敏感。

(3)鳞癌:老年男性,吸烟者,中央型肺,早期有肺不张或阻塞性炎症表现。

(4)腺癌:女性较多,与吸烟无关,周围肺癌,局部浸润和远处转移较鳞癌早。

2.原发肿瘤引起的症状

(1)咳嗽,为最常见的症状。早期常出现刺激性咳嗽,肿瘤肿块引起支气管狭窄,咳嗽呈高金属音,继发感染时痰量增多,呈黏液脓性。

(2)咯血,癌组织血管丰富,易发生组织坏死,多为持续性痰中带血,如侵犯大血管可引起大咯血。

(3)其他,由于肿瘤造成较大气道的阻塞,患者可出现不同程度的阻塞症状,如喘鸣、气促、胸痛和发热等。

3.肿瘤胸内蔓延

如胸痛、呼吸困难、胸闷、声音嘶哑、上腔静脉压迫综合征(SVCS)、肺上沟瘤综合征(Pancoast 瘤)、胸腔及心包积液症状、吞咽困难、气管食管瘘、膈肌麻痹。

4.远处转移

锁骨上、颈部等淋巴结肿大。中枢神经系统症状,往往提示颅内转移,如头痛、呕吐、眩晕、复视、共济失调、偏瘫、癫痫发作。

5.伴癌综合征

癌细胞作用于其他系统引起的肺外表现,如内分泌异常(如 Cushing 综合征、男性乳房发育征、稀释性低钠综合征)及肥大性肺骨关节病(acropathy),表现为杵状指和肥大性骨关节病、神经肌肉综合征、高钙血症。

(二)体征

早期无异常,肺部体征有局限性吸气性哮鸣音、积液或肺不张体征。肺外体征有锁骨上淋巴结肿大、消瘦等。

三、辅助检查

(一)X 线检查

为发现肺癌的重要方法之一。周围型肺癌表现为边界毛糙的结节状(圆形病灶、分叶、毛刺、胸膜凹陷等)或团块阴影(偏心空洞、小泡征、浸润样阴影)。中央型肺癌主要表现为单侧性不规则的肺门肿块,局限性肺气肿段、大叶性肺炎或不张肺门增大、增浓。

(二)胸部 CT

空间分辨率高,肿瘤内部结构及边缘征象显示好,可发现胸内隐蔽性病灶与纵隔与肺门淋巴结形态观察。

(三)正电子发射体层扫描(PET)

PET 不显示组织解剖结构,探查局部组织代谢异常敏感性 81%～97%,特异性 78%～85%,确定淋巴结转移。

(四)痰液脱落细胞检查

是简单有效的早期诊断肺癌的方法之一,阳性率 70%～80%。为提高痰检阳性率,必须得到由气管深处咳出的痰,标本必须新鲜,送检及时。

(五)纤维支气管镜检查

是诊断中心型肺癌的主要方法,可直接观察并配合刷检、活检等手段。

(六)胸腔镜的应用

不明原因的恶性胸腔积液,阳性率 70%～100%。

(七)其他

经皮针吸肺活检、MRI、放射性核素检查纵隔镜检查、剖胸手术探查等。

四、诊断

肺癌的早期发现、早期诊断、早期治疗至关重要。40 岁以上、长期吸烟、患有慢性呼吸道疾病、具有肿瘤家族史及致癌职业接触史的高危人群,出现相关的临床表现者。特别是出现刺激性咳嗽或原有咳嗽性质改变;反复间歇性痰中带血,无其他原因者;胸痛部位固定并逐渐加重;均应考虑肺癌的可能。胸 X 线片或胸部 CT 扫描提示不规则影块,密度高而不均匀、边缘有毛刺、肺门或纵隔淋巴结肿大等,强烈支持肺癌诊断。肿瘤标志物异常升高有辅助诊断价值。痰脱落细胞检查或胸液脱落细胞检查或肺活检病理查见癌细胞可确诊。

五、护理

(一)一般护理

(1)饮食护理:给予高蛋白质、高维生素、高热量、易消化的食物,动、植物蛋白应合理搭配,避免产气食物。

(2)保持病室整洁、通风,每日2次。

(3)预防上呼吸道感染,尽量避免咳嗽,必要时给予镇咳药。

(4)给予精神安慰和心理护理。

(二)病情观察

(1)观察有无咳嗽、喘鸣、胸闷、气短、胸痛、肝痛、骨痛、锁骨上淋巴结肿大、肝大等。

(2)观察病情变化,有无感染、发热和咯血。

(3)观察有无营养不良、体重下降、恶病质等。

(4)观察有无化疗的不良反应:免疫力低下、骨髓抑制、脱发、胃肠道反应、肝肾毒性等。

(5)观察有无化疗药物的外渗,有无静脉炎。

(三)疼痛护理

(1)评估患者的疼痛原因、部位及程度。

(2)多与患者交流,教会患者减轻疼痛的方法,如听音乐、看报纸等,分散患者的注意力。鼓励患者多与家人、朋友交谈,宣泄自己的感受。

(3)给予患者舒适的体位,如患侧卧位,以减轻随呼吸运动产生的疼痛。

(4)随咳嗽加重的胸痛,在患者需要咳嗽时,以手压迫疼痛部位,鼓励患者咳嗽。

(5)遵医嘱按 WHO 提出的癌症患者三级镇痛原则给予镇痛药,按阶梯用药、按时用药、口服用药、个体化用药,注意具体细节。

(6)注意镇痛药物的不良反应:便秘,恶心、呕吐,排尿困难,呼吸抑制等。

(四)化疗药毒性反应护理

化疗药毒性反应主要有过敏、恶心、呕吐、腹泻、便秘、直立性低血压、末梢神经疼痛、静脉炎。

(1)密切观察患者进食、腹痛性质和排便情况,胃肠道反应重者可安排在晚餐后给药,并服用镇静、镇痛药。

(2)每周监测血常规1次或2次。必要时遵医嘱给予升白细胞及血小板的药物。对重度骨髓抑制者,需实施保护性隔离。血小板严重减少者注意观察出血情况。

(3)保持口腔清洁,口腔护理每日2次。

(4)监测肝、肾功能,嘱患者多饮水,每日2000～3000mL。

(5)熟练掌握静脉穿刺技术,正确选择血管:应选择不弯曲、弹性好、无破损、无炎症、回流通畅的血管,最好采用 PICC 置管或中心静脉置管输入化疗药物。先输入生理盐水或10%葡萄糖注射液,确定针头在血管内后再输入化疗药。输液期间加强巡视,谨防药液外渗。

(6)化疗药物外渗的处理:停止注射或输液,保留针头接注射器回抽后,用硫酸镁湿敷。

(7)给予患者心理安慰,以平和的心态接受化疗。

六、健康教育

(1)戒烟。

(2)加强营养,多吃高蛋白质、高维生素、高热量、易消化的食物。尽可能改善患者食欲。

（3）合理安排休息和活动，保持良好精神状态。

（4）避免呼吸道感染以调整机体免疫力，增强抗病能力。

（5）督促患者坚持化疗或放疗，并告知患者若出现呼吸困难、疼痛等症状加重或不缓解应及时就医。

第二章　循环系统疾病

第一节　心力衰竭

心力衰竭是由于心脏收缩功能及(或)舒张功能障碍,不能将静脉回心血量充分排出心脏,造成静脉系统淤血及动脉系统血液灌注不足而出现的综合征。此综合征集中表现为肺淤血和(或)腔静脉淤血。多数心力衰竭病例的心排出量,无论是绝对或相对的数值均有降低,称为低排血量型;少数病例的心排血数值虽可比正常人的高,但仍不能满足组织的需要,称为高排血量型。慢性心力衰竭的代偿期和失代偿期大多有各器官组织充血表现。通常称为充血性心力衰竭。

一、病因与发病机制

(一)病因

1.心肌损伤

任何大面积(大于心室面积的 40%)的心肌损伤都会导致心脏收缩和(或)舒张功能的障碍。

2.心脏负荷过重

压力负荷(后负荷)过重,心排血阻力增大,心排出量降低,心室收缩期负荷过度,引起心室肥厚性心力衰竭;容量负荷(前负荷)过重,心脏舒张期容量增大,心排出量降低,引起心室扩张性心力衰竭。

3.机械障碍

腱索或乳头肌断裂,心室间隔穿孔,心脏瓣膜严重狭窄或关闭不全等引起的心脏机械功能衰退,导致心力衰竭。

4.心脏负荷不足

如缩窄性心包炎、大量心包积液、限制性心肌病等,使静脉血液回心受限,因而心室心房充盈不足、腔静脉及门脉系统淤血,心排出量降低。

5.血液循环容量过多

如静脉过多过快输液,尤其在无尿、少尿时超量输液,急性或慢性肾炎引起高度水钠潴留,高度水肿等均引起血循环容量急剧膨胀而致心力衰竭。

(二)发病机制

心脏的代偿机制使正常心脏有比较充足的储备能力,以适应一般生活需要所增加的心脏负担。当心功能减退、心排血量降低不足以供应机体需要时,机体将同时通过神经、体液等机制进行调整,力争恢复心排血量。根据心脏代偿功能发挥的情况及失代偿的程度,可将心力衰竭分为三度,或心功能四级。一级(心功能代偿期):有心脏病的客观证据,而无呼吸困难、心悸、水肿等症状;二级(心力衰竭一度):日常劳动并无异常感觉,但稍重劳动即有心悸、气急等症状;三级(心力衰竭二度):普通劳动亦有症状,但休息时消失;四级(心力衰竭三度):休息时也有明显症状,甚至卧床仍有症状。

二、临床表现

心力衰竭在早期可仅有一侧衰竭,临床上以左侧心力衰竭为多见,但左侧心力衰竭后,右心也相继发生功能损害,最后导致全心衰竭。临床表现的轻重,常依病情发展的快慢和患者的耐受能力而不同。

(一)左侧心力衰竭

1.呼吸困难

轻症患者自觉呼吸困难,重者同时有呼吸困难和短促的征象。早期仅发生于劳动或运动时,休息后很快消失。这是由于劳动促使回心血量增加,肺淤血加重的缘故。随着病情加重,轻度劳动即感到呼吸困难,严重者休息时亦感呼吸困难,以致被迫采取半卧位或坐位,为端坐呼吸。

2.阵发性呼吸困难

多发生于夜间,故又称为夜间阵发性呼吸困难。患者常在熟睡中惊醒,出现严重呼吸困难及窒息感,被迫坐起,咳嗽频繁,咳粉红色泡沫样痰液。轻者数分钟,重者经1~2小时逐渐停止。阵发性呼吸困难的发生原因,可能为:①睡眠时平卧位,回心血量增加,超过左心负荷的限度,加重了肺血;②睡眠时,膈肌上升,肺活量减少;③夜间迷走神经兴奋性增高,使冠状动脉和支气管收缩,影响了心肌的血液供应,发生支气管痉挛,降低心肌收缩性能和肺通气量,肺淤血加重;④熟睡时中枢神经敏感度降低,因此,肺淤血必须达到一定程度后。

3.急性肺水肿

是左侧心力衰竭的重症表现,是阵发性呼吸困难的进一步发展。常突然发生,呈端坐呼吸,表情焦虑不安,频频咳嗽,咳大量泡沫状或血性泡沫性痰液,严重时可有大量泡沫样液体由鼻涌出,面色苍白,口唇发绀,皮肤湿冷,两肺布满湿啰音及哮鸣音,血压可下降,甚至休克。

4.咳嗽和咯血

为肺泡和支气管黏膜淤血所致,多与呼吸困难并存,咳白色泡沫样黏痰或血性痰。

5.其他症状

可有疲乏无力、失眠、心悸、发绀等。严重患者脑缺血、缺氧时可出现陈-施氏呼吸、眩晕、意识丧失、抽搐等。

6.体征

除原有心脏病体征外,可有舒张期奔马律、交替脉、肺动脉瓣区第二心音亢进。轻症肺底部可听到散在湿啰音,重症则湿啰音满布全肺。有时可伴哮鸣音。

(二)右侧心力衰竭

1.水肿

皮下水肿是右心衰竭的典型症状。在水肿出现前,由于体内已有钠、水潴留,体液潴留达5kg以上才出现水肿,故多只有体重增加。水肿多先见于下肢,卧床患者则在腰、背及骶部等低垂部位明显,呈凹陷性水肿。重症则波及全身。水肿多于傍晚发生或加重,休息一夜后消失或减轻,伴有夜间尿量增加。这是由于夜间休息时,回心血量比白天活动时增多,心脏能将静脉回流血量排出,心室收缩末期残留血量减少,静脉和毛细血管压力有所减轻,因而水肿减轻或消退。少数患者可出现胸腔积液和腹腔积液。

2.颈静脉怒张和内脏淤血

坐位或半卧时可见颈静脉怒张,其出现常较皮下水肿或肝肿出现为早,同时可见舌下、手臂等浅表静脉异常充盈。肝大并压痛可先于皮下水肿出现。长期肝淤血、缺氧,可引起肝细胞变性、坏死,并发展为心源性肝硬化,肝功能检查不正常或出现黄疸。

3.发绀

右侧心力衰竭者多有不同程度发绀,首先见于指端、口唇和耳郭,较单纯左心功能不全者显著,其原因除血红蛋白在肺部氧合不全外,与血流缓慢,组织自毛细血管中吸取较多的氧而使还原血红蛋白增加有关。严重贫血者则不出现发绀。

4.神经系统症状

可有神经过敏、失眠、嗜睡等症状。重者可发生精神错乱,可能是脑出血、缺氧或电解质紊乱等原因引起。

5.心脏及其他检查

主要为原有心脏病体征,由于右侧心力衰竭常继发于左侧心力衰竭的基础上,因而左、右心均可扩大。右心扩大引起了三尖瓣关闭不全时,在三尖瓣音区可听到收缩期吹风样杂音、静脉压增高、臂至肺循环时间延长,因而臂至舌循环时间也延长。

(三)全心衰竭

左、右心功能不全的临床表现同时存在,但患者或以左侧心力衰竭的表现为主或以右侧心力衰竭的表现为主,左侧心力衰竭肺充血的临床表现可因右侧心力衰竭的发生而减轻。

三、辅助检查

(一)心电图

心电图常可提示原发疾病。

(二)X线检查

X线检查可显示肺淤血和肺水肿。

(三)超声心动图

通过超声心动图检查,可了解心脏的结构和功能、心瓣膜状况、是否存在心包病变、急性心肌梗死的机械并发症、室壁运动失调、左室射血分数。

(四)动脉血气分析

动脉血气分析项目主要包括监测动脉氧分压(PaO_2)、二氧化碳分压($PaCO_2$)。

(五)实验室检查

血常规和血生化检查,如电解质、肾功能、血糖、白蛋白及高敏C反应蛋白。

(六)心衰标示物检查

诊断心衰的公认的客观指标为B型利钠肽(BNP)和N末端B型利钠肽原(NT-proBNP)的浓度增高。

(七)心肌坏死标示物检查

检测心肌受损的特异性和敏感性均较高的标示物是心肌肌钙蛋白T或I(CTnT或CTnI)。

四、诊断

根据患者有冠心病、高血压等基础心血管病的病史,有休息或运动时出现呼吸困难、乏力、下肢水肿的临床症状,有心动过速、呼吸急促、肺部啰音、胸腔积液、颈静脉压力增高、外周水肿、肝脏肿大的体征,有心腔扩大、第三心音、心脏杂音、超声心动图异常、利钠肽(BNP/NT-proBNP)水平升高等心脏结构或功能异常的客观证据,有收缩性心力衰竭或舒张性心力衰竭的特征,可作出诊断。

五、护理

(一)休息

休息可减少全身肌肉活动,减少氧的消耗,减少静脉回心血量及减慢心率,从而减轻心脏负担。根据患者病情适当安排其生活和劳动,可以尽量减轻心脏负荷。对于轻度心力衰竭患者,可仅限制其体力活动,并规定充分的午睡时间或较正常人多一些的夜间睡眠时间。较重的心力衰竭患者均应卧床休息,并尽可能使卧床休息患者的体位舒适。当心力衰竭表现有明显改善时,应尽快允许和鼓励患者逐渐恢复体力活动,恢复体力活动的速度和程度视患者心力衰竭的严重程度和发作时间的长短及患者对治疗的反应等而定。如心功能已完全恢复正常或接近正常,则每日可做轻度的体力活动。

(二)饮食

应少量多餐,给予低热量、多维生素、易消化食物,避免因过饱而加重心脏负担。目前由于利尿药应用方便,对钠盐限制不必过于严格,一般轻度心力衰竭患者每日摄入食盐5g左右(正常人每日摄入食盐10g左右),中度心力衰竭患者给予无盐饮食(含钠2~4g),重度心力衰竭患者给予低钠饮食。如果经一般限盐、利尿,病情未能很好控制者,则应进一步严格限盐,摄入量不超过1g。饮水量一般不加限制,仅在并发稀释性低钠血症者,限制每日入水量500mL左右。

(三)药物观察与护理

1.洋地黄

洋地黄类药物用量的个体差异大,且治疗剂量与中毒剂量较接近,故用药期间需要密切观察洋地黄的毒性反应。

(1)洋地黄毒性反应:①消化道反应:食欲缺乏、恶心、呕吐、腹泻等。②神经系统反应:头痛、头晕、眩晕、视觉改变(黄视或绿视)。③心脏反应:可发生各种心律失常。常见的心律失常类型为室性期前收缩,尤其是呈二联、三联或呈多源性者。其他有房性心动过速伴有房室传导阻滞、交界性心动过速、各种不同程度的房室传导阻滞、室性心动过速、心房纤维动等。④血清洋地黄含量:放射性核素免疫法测定血清地高辛含量<2.0g/mL,或洋地黄毒苷<20g/mL为安全剂量。中毒者多数大于以上浓度。

(2)使用洋地黄类药物时注意事项:①服药前要先了解病史,如询问已用洋地黄情况,利尿及电解质浓度如何,如果存在低钾、低镁易诱发洋地黄中毒。②心力衰竭反复发作,严重缺氧,心脏明显扩大的患者对洋地黄药物耐受性差,宜小剂量使用。③询问有无合并使用增加或降低洋地黄敏感性的药物,如普洛尔、利血平、利尿药、抗甲状腺药物、维拉帕米、胺碘酮、肾上腺素等可增加洋地黄敏感性;而考来烯胺、抗酸药物、降胆固醇药及巴比妥类药则可降低洋地黄敏感性。④了解肝、肾功能:地高辛主要自肾排泄,肾功能不全的,宜减少用量;洋地黄毒苷经肝代谢胆道排泄,部分转化为地高辛。⑤密切观察洋地黄毒性反应,静脉给药时应用5%～20%的葡萄糖注射液稀释,混匀后缓慢静脉注射,一般不少于10～15分钟,用药时注意听诊心率及节律的变化。

2.利尿药

应用利尿药后要密切观察尿量,每日测体重,准确记录24小时液体出入量。大量利尿者应测血压、脉搏和抽血查电解质,观察有无利尿过度引起的脱水、低血容量和电解质紊乱的表现,尤其是应用排钾利尿剂后有无乏力、恶心、呕吐、腹胀等低钾表现。对于利尿反应差者,应找出利尿不佳的原因,如了解肾功能情况,是否存在低血压、低血钾、低血镁或稀释性低钠血症,及用药是否合理等。

3.扩血管药物

在开始使用血管扩张药时,要密切观察病情和用药前后血压、心率的变化,慎防血管扩张过度、心脏充盈不足、血压下降、心率加快等不良反应。用血管扩张药,应注意从小剂量开始,用药前后对比心率、血压变化情况或床边监测血流动力学。根据具体情况,每5～10分钟测血压1次,若用药后血压较用药前降低1.33～2.6kPa,应谨慎调整药物浓度或停用。

(四)急性肺水肿的护理

(1)使患者取坐位或半卧位,两腿下垂,减少下肢静脉回流,减少回心血量。

(2)立即皮下注射吗啡10mg或哌替啶50～100mg,使患者安静及减轻呼吸困难。但对昏迷、严重休克、呼吸道疾病或痰液极多者忌用,年老、体衰、瘦小者应减量。

(3)改善通气-换气功能。轻度肺水肿早期高流量氧气吸入,开始是每分钟2～3L,以后逐渐增至每分钟4～6L,氧气湿化瓶内加75%乙醇或选用有机硅消泡沫剂,以降低肺泡内泡沫的表面张力,使泡沫破裂,改善通气功能。肺水肿明显出现即应行气管插管进行加压辅助呼吸,改善通气与氧的弥散,减少肺内分流,提高血氧分压。肺水肿基本控制后,可采用呼吸机间歇正压呼吸,如果动脉血氧分压<9.31kPa时,可改为持续正压呼吸。

(4)迅速给予毛花苷C 0.4mg或毒毛花苷K 0.25mg,加入葡萄糖注射液中缓慢静脉注射。

(5)快速利尿,如呋塞米20～40mg或依他尼酸钠25mg静脉注射。

(6)静脉注射氨茶碱0.25g,用50%葡萄糖注射液20～40mL稀释后缓慢注入,以减轻支气管痉挛,增加心肌收缩力和尿排出。

(7)氢化可的松100～200mg或地塞米松10mg溶于葡萄糖注射液中静脉注射。

(五)使用IABP(主动脉内球囊反搏)的临床护理

1.心理护理

在护理中,语言要亲切、平和,操作动作要轻柔,给患者以安慰、鼓励,使患者增强战胜疾病的信心;还应保持病室内安静、清洁,适宜的温湿度,使患者感到舒适。避免强光照射,确保患者休息和睡眠。

2.生命体征的观察

(1)严密观察血压、心率和心律。

(2)严密观察IABP显示器上的ECG(心电图)、BPW和动脉波形;ECG触发时,应选择R

波向上的最佳导联,防止由于电极脱落或接触不佳而影响反搏效果。严密观察反搏效果,并监测患者心率、心律的变化,因心动过缓、过速及心律失常均会影响反搏效果,心率超过 140 次/分时,选用 1：2 反搏。

(3)经常询问患者有何不适;观察患者皮肤的颜色、温度和湿度变化;定时检查患者插管一侧肢体的动脉搏动情况,以便随时了解患者组织血流灌注情况,避免下肢缺血。

3.避免气囊导管打折、移位、脱落

患者取平卧体位,床头抬高<45°,避免屈膝、屈髋,应将气囊导管置于患者活动方便、不影响监测、不易脱落部位,用胶布、绷带或安全别针固定,患者翻身务必朝放入球囊的相反方向,动作要轻柔,防止患者在变换体位时,导管打折、移位和脱落,并嘱患者插管一侧肢体不能屈曲。

4.对气囊导管内容物的观察

在正常情况下,气囊导管内所使用的是惰性气体氮气充气,为无色透明,当气囊导管内出现鲜血时表示气囊破裂。当出现这种情况或者报警装置报警时,应及时与医生联系,以便迅速采取补救措施,更换气囊导管。

5.行抗凝血治疗

500mL 生理盐水注入 5000U 肝素,及时更换输液。如果有高压输液袋,无须人工注入,如果使用普通输液袋,每小时人工输入 1 次。

6.观察出血情况

如抗凝血过度,可能导致出血;另外,气囊反复的充气和放气,对血液中的血细胞、血小板有一定破坏作用。所以,IABP 在用于心脏介入手术及急性心肌梗死、心源性休克患者时,应密切观察患者有无出血情况。

7.穿刺部位的护理

(1)留置气囊导管时,检查穿刺处有无红、肿、渗血情况;敷料被浸湿应随时更换,以保持局部清洁、干燥,避免穿刺处感染。

(2)拔管后立即用双手按压穿刺部位止血,然后用无菌纱布覆盖,加压包扎,沙袋压迫,观察穿刺部位有无渗血、血肿形成,发现异常及时处理。

六、健康教育

随着生活水平的不断提高,人们对生活质量的要求越来越高。心力衰竭的转归及治愈程度将直接影响患者的生活质量,预防心力衰竭发生以保证患者的生活质量就显得更为重要。

(1)要避免诱发因素,如气候转换时要预防感冒,及时添加衣服;以乐观的态度对待生活,情绪平稳不要大起大落过于激动;体力劳动不要过重;适当掌握有关的医学知识以便自我保健等。

(2)对已明确心功能Ⅱ级、Ⅲ级的患者要按一般治疗标准,合理正确按医嘱服用强心、利尿、扩血管药物,注意休息和营养,并定期门诊随访。

第二节　心律失常

　　心律失常是指心脏冲动的频率、节律、起源部位、传导速度与激动次序的异常。按其发生原理,分为冲动形成异常和冲动传导异常两大类。多数心律失常由器质性心脏病所致,另外,劳累、紧张、药物、电解质紊乱、感染、自主神经功能紊乱也会引起心律失常。心悸是心律失常最常见的临床表现,严重者可伴随胸痛、晕厥、抽搐,甚至休克等。

一、病因与发病机制

(一)病因

　　遗传性心律失常多为基因通道突变所致,如长 QT 综合征、短 QT 综合征、Brugada 综合征等。

　　后天获得性心律失常可见于各种器质性心脏病,其中以冠状动脉粥样硬化性心脏病(简称冠心病)、心肌病、心肌炎和风湿性心脏病(简称风心病)为多见,尤其在发生心力衰竭或急性心肌梗死时。发生在基本健康者或自主神经功能失调患者中的心律失常也不少见。其他病因尚有电解质或内分泌失调,麻醉,低温,胸腔或心脏手术,药物作用和中枢神经系统疾病等,部分病因不明。

(二)发病机制

1.冲动形成的异常

　　窦房结、结间束、冠状窦口附近、房室结的远端和希氏束—普肯耶系统等处的心肌细胞均具有自律性。自主神经系统兴奋性改变或其内在病变,均可导致不适当的冲动发放。此外,原来无自律性的心肌细胞,如心房、心室肌细胞,亦可在病理状态下出现异常自律性,诸如心肌缺血、药物、电解质紊乱、儿茶酚胺增多等均可导致自律性异常增高而形成各种快速性心律失常。

　　触发活动是指心房、心室与希氏束—普肯耶系统组织在动作电位后产生除极活动,被称为后除极。若后除极的振幅增高并达到阈值,便可引起反复激动,持续的反复激动即构成快速性心律失常。它可见于局部出现儿茶酚胺浓度增高、心肌缺血、低血钾、高血钙及洋地黄中毒时。

2.冲动传导异常

　　折返是快速心律失常的最常见发生机制。产生折返的基本条件是传导异常,它包括:心脏两个或多个部位的传导性与不应期各不相同,相互连接形成一个闭合环;其中一条通道发生单向传导阻滞;另一通道传导缓慢,使原先发生阻滞的通道有足够时间恢复兴奋性;原先阻滞的通道再次激动,从而完成一次折返激动。冲动在环内反复循环,产生持续而快速的心律失常。

　　冲动传导至某处心肌,如适逢生理性不应期,可形成生理性阻滞或干扰现象。传导障碍并非由于生理性不应期所致者,称为病理性传导阻滞。

二、临床表现

　　心律失常的血流动力学改变的临床表现主要取决于心律失常的性质、类型、心功能及对血流动力学影响的程度,如轻度的窦性心动过缓,窦性心律不齐,偶发的房性期前收缩,一度房室传导阻滞等对血流动力学影响甚小,故无明显的临床表现,较严重的心律失常,如病窦综合征,快速心房颤动,阵发性室上性心动过速,持续性室性心动过速等,可引起心悸,胸闷,头晕,低血压,出汗,严重者可出现晕厥,阿-斯综合征,甚至猝死,由于心律失常的类型不同,临床表现各异,主要有以下几种表现:

(一)冠状动脉供血不足的表现

各种心律失常均可引起冠状动脉血流量降低,各种心律失常虽然可以引起冠状动脉血流降低,但较少引起心肌缺血,然而,对有冠心病的患者,各种心律失常都可以诱发或加重心肌缺血,主要表现为心绞痛,气短,周围血管衰竭,急性心力衰竭,急性心肌梗死等。

(二)脑动脉供血不足的表现

不同的心律失常对脑血流量的影响也不同。脑血管正常者,上述血流动力学的障碍不致造成严重后果,倘若脑血管发生病变时,则足以导致脑供血不足,其表现为头晕、乏力,视物模糊,暂时性全盲,甚至于失语、瘫痪、抽搐、昏迷等一过性或永久性的脑损害表现。

(三)肾动脉供血不足的表现

心律失常发生后,肾血流量也发生不同的减少,临床表现有少尿、蛋白尿、氮质血症等。

(四)肠系膜动脉供血不足的表现

快速心律失常时,血流量降低,肠系膜动脉痉挛,可产生胃肠道缺血的临床表现,如腹胀、腹痛、腹泻,甚至发生出血、溃疡或麻痹。

(五)心功能不全的表现

心功能不全的表现主要为咳嗽,呼吸困难,倦怠,乏力、水肿等。

三、辅助检查

(一)心律失常发作时的心电图记录

这是确诊心律失常的重要依据,应包括较长的Ⅱ或V_1导联记录。注意P和QRS波形态、P-QRS关系、PP、PR与RR间期,判断基本心律是窦性还是异位。房室独立活动时,找出P波与QRS波群的起源(选择Ⅱ、aVF、aVR、V_1和V_5、V_6导联)。P波不明显时,可试加大电压或加快纸速,作P波较明显的导联的长记录。必要时还可以用食管导联或右房内电图显示P波。经上述方法有意识地在QRS,ST和T波中寻找但仍未见P波时,考虑有心房颤动、扑动、房室交接处心律或心房停顿等可能。通过逐个分析提早或延迟心搏的性质和来源,最后判断心律失常的性质。

(二)动态心电图

通过24小时连续心电图记录可能记录到心律失常的发作,自主神经系统对自发心律失常的影响,自觉症状与心律失常的关系,并评估治疗效果。然而难以记录到不经常发作的心律失常。

(三)有创性电生理检查

除能确诊缓慢性心律失常和快速心律失常的性质外,还能在心律失常发作间歇应用程序电刺激方法判断窦房结和房室传导系统功能,诱发室上性和室性快速心律失常,确定心律失常起源部位,评价药物与非药物治疗效果,以及为手术、起搏或消融治疗提供必要的信息。

(四)信号平均心电图(ECG)

又称高分辨体表心电图,可能在体表记录到标志心室肌传导延缓所致局部心肌延迟除极的心室晚电位。心室晚电位的存在为折返形成提供了有利基础,因而记录到心室晚电位的患者,其室性心动过速、心室颤动和猝死发生的危险性相应增高。

(五)运动试验

可能在心律失常发作间歇时诱发心律失常,因而有助于间歇发作心律失常的诊断。抗心律失常药物(尤其是致心室内传导减慢的药物)治疗后出现运动试验诱发的室性心动过速,可能是药物致心律失常作用的表现。

四、诊断

心律失常的确诊大多要靠心电图,部分患者可根据病史和体征作出初步诊断。详细追问发作时心率、节律(规则与否、漏搏感等),发作起止与持续时间。发作时有无低血压、昏厥或近乎昏厥、抽搐、心绞痛或心力衰竭等表现,以及既往发作的诱因、频率和治疗经过,有助于判断心律失常的性质。

五、护理

(一)病情观察

(1)了解心律失常发生的原因。

(2)监测心电图,判断心律失常的类型。

(3)观察脉搏的频率、节律的变化及有无心排出量减少的症状。

(4)当心电图或心电监护示波发生以下情况时,及时与医师联系,并准备急救处理:频发室性期前收缩(>5次/min)或室性期前收缩呈二联律;成对的室性期前收缩、多源性室性期前收缩或反复发作的短阵室上性心动过速;室性期前收缩落在前一搏动的 T 波之上;心室颤动及二度Ⅱ型、三度房室传导阻滞。

(二)一般护理

(1)鼓励其正常工作和生活,注意劳逸结合;轻度心律失常患者应适当休息,避免劳累;严重心律失常患者应卧床休息;为患者创造良好的安静休息环境,协助做好生活护理。

(2)测量各种心律失常患者的脉搏时,每次测量时间不少于1min。

(3)饮食不宜过饱,保持大便通畅;避免饱餐和进食刺激性食物,如咖啡、浓茶等。

(4)特殊检查要向患者解释其注意事项,鼓励患者消除顾虑配合检查。

(5)在用药过程中应密切观察药物反应,防止过量或严重的毒副作用发生,并给予相应的护理。

(6)备好抢救用品,包括各种抢救药品和抗心律失常药物及各种抢救器械,如除颤仪、氧气、起搏器等要处于备用状态。

(7)消除患者焦虑、恐惧情绪,给予必要的解释和安慰,对于进行心电监护的患者,需加强巡视,给予患者较多的心理支持,有利于配合治疗。

(三)症状护理

1.用药护理

遵医嘱准确给予抗心律失常药物并观察疗效。

2.心电监护

对严重心律失常进行心电监护,护士应熟悉监护仪的性能、使用方法,要注意有无引起猝死的危险征兆,一旦发现立即报告医师,做出紧急处理。

3.阿一斯综合征抢救的护理配合

立即叩击心前区及进行人工呼吸,通知医师,备齐各种抢救药物及物品;建立静脉通道,遵医嘱按时正确给药;心室颤动时积极配合医师做电击除颤或安装人工心脏起搏器。

(四)心脏骤停抢救的护理配合

同阿一斯综合征抢救配合法;保证给氧,保持呼吸道通畅,必要时配合医师行气管插管及应用呼吸机辅助呼吸,并做好护理;建立静脉通道,准确、迅速、及时地遵医嘱给药;脑缺氧时间较长者,头部可置冰袋或冰帽;监测24h出入量,必要时留置导尿。注意保暖,防止并发症;严密观察病情变化,及时填写特护记录。

室上性心动过速发作较频,再次发作时间较短者,可用以下方法进行自救:刺激咽部,诱发恶心;深吸气后屏气,再用力做呼气动作;按压一侧颈动脉窦5~10s。

(五)用药护理

(1)用药前回顾患者病史,评估是否能够安全用药。注意患者用药前后心律、心率、血压的变化,从而评价是否达到治疗效果并监测有无药物中毒和不良反应的发生。协助医生对患者进行 ECG、电解质检查。对于有心功能问题的患者应从小剂量开始使用并注意监测是否有心绞痛或消化道、神经系统等不良反应的发生。

(2)评估患者坚持长期服药的依从能力。帮助患者建立规律的服药计划并坚持每天服药。需更换不同生产厂家的药物时,应咨询专业人士如医生、药剂师等。③房颤患者服用华法林治疗易受机体和许多食物、药物的影响,个体差异大,治疗时严密观察口腔、鼻腔和皮下有无出血,有无大便隐血,避免过度劳累和易致损伤的活动。增减药物剂量或停药时要监测 INR(国际标准化比值)。

六、健康教育

(1)指导患者积极防治原发疾病,避免各种诱发因素,如发热、疼痛、饮食不当、睡眠不足等。应用某些药物(抗心律失常药、排钾利尿药等)后产生不良反应时应及时就医。

(2)嘱患者适当休息与活动。无器质性心脏病者应积极参加体育锻炼,调整自主神经功能,器质性心脏病患者可根据心功能情况适当活动,注意劳逸结合。

(3)教会患者及家属测量脉搏和听心律的方法。

(4)指导患者正确选择食谱。饱食、刺激性饮食、嗜烟酒等均可诱发心律失常,应选低脂、易消化、清淡、富营养、少量多餐饮食;合并心力衰竭及使用利尿药时应限制钠盐的摄入,多进含钾的食物,以减轻心脏负荷和防止低血钾症而诱发心律失常。

(5)嘱患者保持大便通畅。加强锻炼,预防感染。

(6)讲解坚持服药的重要性,不可自行减量或撤换药物,如有不良反应及时就医。

第三节　高血压

高血压是一种以动脉血压升高为主要特征,同时伴有心、脑、肾与血管等靶器官功能性或器质性损害以及代谢改变的全身性疾病。人群中血压水平呈连续分布,正常血压与高血压之间无明显分界线。1978年世界卫生组织(WHO)高血压专家委员会确定的成人高血压诊断标准是:正常血压,收缩压(SBP)≤140mmHg(18.7kPa)和舒张压(DBP)≤90mmHg(12.0kPa)高血压,收缩压≥160mmHg(21.3kPa)和(或)舒张压(DBP)≥95mmHg(12.7kPa);临界高血压:血压值介于上述两者之间。高血压按其病因分为原发性与继发性两大类。约90％的高血压患者还不能找到肯定的病因,称为原发性高血压。另外10％的患者血压升高是某些疾病的一种表现,即有明确的病因,称为继发性高血压或症状性高血压。

一、病因与发病机制

(一)病因

高血压被认为是遗传易感性和环境因素相互作用的结果。一般认为遗传因素约占40％,环境因素占60％。

1.家族与遗传

高血压具有明显的家族聚集性。据调查,父母无高血压,子女高血压发病概率只有3.1％;父母一方有高血压,子女发病概率为28.3％;父母均有高血压,子女发病概率达46.0％。

2.膳食

平均摄盐量与人群血压水平和高血压患病率呈正相关。

3.精神应激

高血压患病率明显与职业有关。凡需要注意力高度集中、过度紧张的脑力劳动(如驾驶员、电报员)患病率较高。

4.肥胖

体重指数(BMI),即体重(kg)/身高$(m)^2$,与血压呈显著正相关。BMI正常值为20～24,BMI>25为超重,BMI>30为肥胖。超重或肥胖是血压升高的重要危险因素,肥胖儿童高血压的患病率是正常体重儿童的2～3倍;成人中超过理想体重20％者患高血压的危险性是体重过低(低于理想体重10％者)的8倍以上。

(二)发病机制

高血压发病机制亦未完全阐明,主要学说如下:

1.精神原学说

认为机体内、外环境的不良刺激,引起反复的精神紧张和创伤,导致大脑皮质兴奋和抑制过程失调,皮质下血管舒缩中枢形成以血管收缩神经冲动占优势的兴奋灶,引起全身小动脉痉挛、周围阻力增高,因而引起血压升高。

2.神经元学说

认为周围小动脉是自主神经系统调节血压反射弧的靶器官,当此反射弧出现异常情况,如压力感受器过度敏感,血管收缩传出神经刺激增多,加压激素释出增多,都可使靶器官—周围小动脉痉挛而致血压增高。

3.肾原学说(肾素—血管紧张素—醛固酮学说)

认为肾脏缺血时,和(或)血钠减少、血钾增多时,引起肾素分泌增加,肾素进入血循环中将肝脏合成的血管紧张素原水解为血管紧张素Ⅰ,再在血管紧张素转化酶的作用下转化为血管紧张素Ⅱ。血管紧张素作用于中枢增加交感神经冲动发放,或直接收缩血管,还刺激肾上腺素分泌醛固酮引起钠潴留。

4.内分泌学说

认为肾上腺髓质的激素中去甲肾上腺素引起周围小动脉收缩,肾上腺素增加心排血量。肾上腺皮质激素使钠和水潴留,并影响血管的反应性,都可以导致血压升高。

二、临床表现

(一)缓进型高血压

1.一般表现

缓进型高血压多在中年后起病,有家族史者发病较早。临床表现缺乏特异性,起病隐匿,病程进展缓慢,多数症状可自行缓解,故易被疏忽。部分患者无症状,偶在测血压或普查时发现。部分患者有头痛、头胀、颈项扳紧,头晕、眩晕,也可表现为视物模糊、失眠、乏力、鼻出血等。

2.靶器官损害

(1)心脏表现:长期高血压可以导致左心室肥厚(LVH),称为高血压性心脏病。LVH早期是心脏对后负荷增高的一种适应性代偿。随着心肌病理改变加重,心室重构,导致舒张功能与收缩功能相继减退,发生心肌缺血,冠状血流储备降低,室性心律失常,最终表现为心力衰竭或猝死。高血压性心脏病常与冠心病合并存在,导致心绞痛和心肌梗死。高血压性心脏病的诊断需要通过心脏体检、胸X线片、心电图及超声心动图等检查确定。

(2)脑血管病变:在我国,脑血管病是高血压最主要的直接后果,分为出血性与缺血性两大类。出血性包括脑出血与蛛网膜下隙出血,出血性包括大块脑实质梗死、腔隙性脑梗死和短暂性脑缺血发作。当病变累及一侧大脑半球时,对侧肢体无力或瘫痪;累及大脑皮质时,出现痫样发作和失语症等;累及脑干与小脑时,表现为双侧肢体无力或感觉缺失、复视、眼球震颤、小脑性共济失调症。脑血管病变的诊断可以通过病史、神经系统检查、经脑多普勒超声、CT及MRI等手段确立。

(3)肾脏病变:长期血压增高致肾小动脉硬化,逐渐影响肾功能。早期无任何临床表现。随着病程进展,最初的表现为少量蛋白尿和血尿。肾功能减退往往先表现为肾小管浓缩功能减退,出现夜尿、多尿、口渴和尿比重下降。直到后阶段才有肾小球滤过率明显降低、内生肌酐清除率下降、血清尿素氮上升。高血压性肾脏病变及其严重程度可通过以下指标评价:尿常规、尿蛋白定量、尿白蛋白排泄率、肾小球滤过率、肾血流量、肾小管功能。B超可显示肾脏体积缩小。

(4)眼底改变:80%以上高血压患者可发现眼底血管病变,与患者年龄、病程、血压高度、肾功能、心脏病变相关联。高血压眼底改变包括血管和视网膜病变。目前均采用Keithy－Wagener 眼底分级法：Ⅰ级为动脉痉挛、变细；Ⅱ级为动/静脉比例降低、反光增强以及交叉压迫；Ⅲ级为眼底出血和絮状渗出；Ⅳ级有视盘水肿。

(二)急进型高血压

多见于中青年，近来已少见。临床表现基本上与缓进型高血压病相似，但有病情严重、发展迅速、视网膜病变和肾功能迅速恶化等特点。可由缓进型转变而来，或者一开始即为急进型。血压显著升高，舒张压多持续在 130～140mmHg(17.3～18.7kPa)，各种症状明显，短期内即可出现各种靶器官的严重损害。常有视物模糊或失明，眼底改变常为Ⅲ～Ⅳ级。

(三)高血压急症

部分高血压患者可在短期内(数小时或数天)血压急剧升高，并伴有严重靶器官损害，称高血压急症。根据临床表现如下：

1.高血压危象

是指高血压患者短期内血压明显升高，并出现头痛、烦躁、心悸、多汗、恶心、呕吐、面色苍白、视物模糊等自主神经功能失调的症状，可有靶器官的急性可逆性损害。机制为交感神经活性亢进和循环儿茶酚胺过多致全身小动脉强烈痉挛。

2.高血压脑病

是指在血压明显升高的同时出现中枢神经功能障碍的表现。近年来其发病率相对较低，多数见于急进型高血压。其临床表现为突然和明显的血压升高并伴随严重头痛、呕吐和神志改变，甚至昏迷、抽搐。这是由于过高的血压突破脑血管的自动调节机制，导致脑血流灌注过多，液体经血-脑屏障漏出到血管周脑组织造成脑水肿。通常在有效、紧急的降压治疗后，其临床表现在 12～72 小时消失。

三、辅助检查

(一)体格检查

(1)正确测量血压。由于血压有波动性，且情绪激动、体力活动时会引起一时性的血压升高，因此应至少 2 次在非同日静息状态下测得血压升高时方可诊断高血压，而血压值应以连续测量 3 次的平均值计。仔细的体格检查有助于发现继发性高血压线索和靶器官损害情况。

(2)测量体重指数(BMI)、腰围及臀围。

(3)检查四肢动脉搏动和神经系统体征，听诊颈动脉、胸主动脉、腹部动脉和股动脉有无杂音。

(4)观察有无库欣病面容、神经纤维瘤性皮肤斑、甲状腺功能亢进性突眼征或下肢水肿。

(5)全面的心肺检查。

(6)全面详细了解患者病史。

(二)实验室检查

可帮助判断高血压的病因及靶器官功能状态。常规检查项目有血常规、尿常规(包括蛋白、糖和尿沉渣镜检)、肾功能、血糖、血脂、血钾、超声心动图、心电图、胸部 X 线、眼底、动态血压监测等。

可根据需要和条件进一步检查眼底以及颈动脉超声等。24 小时动态血压监测有助于判断血压升高的严重程度，了解血压昼夜节律，监测清晨血压，指导降压治疗以及评价降压药物疗效。

四、诊断

根据患者的病史、体格检查和实验室检查结果,可确诊高血压。诊断内容应包括:确定血压水平及高血压分级;无合并其他心血管疾病危险因素;判断高血压的原因,明确有无继发性高血压;评估心、脑、肾等靶器官情况;判断患者出现心血管事件的危险程度。

五、护理

(一)基础护理

为患者提供安静整洁的病房环境,温湿度适宜,光线明暗合适。合理安排患者外出检查及各种试验操作,限制家属探视,保证患者充足的休息睡眠时间。护士说话语气温柔,有耐心,音量放低。开关门窗动作轻缓,减少声音刺激,避免造成患者情绪波动。准确记录患者出入量变化。

(二)饮食护理

遵医嘱给予患者低盐饮食,嘱患者避免进食高盐高脂饮食,如咸菜、油炸食品等,保证新鲜蔬菜、水果的摄取,保证大便通畅。避免进食浓茶、咖啡等含咖啡因的食物。

(三)病情观察

监测患者血压变化。测量血压前嘱患者安静休息 30 分钟,尽量做到定血压计、定时、定上肢、定体位,保证测量结果的可靠性。嗜铬细胞瘤患者测量卧立位血压。当患者出现血压升高,或者头痛、头晕等病情变化时及时通知医生,做好相应的处理工作。当患者血压持续较高时,可遵医嘱备好心电监护仪、降压药、注射泵、抢救车等设备,必要时使用,同时密切观察患者有无头痛剧烈、意识障碍、偏瘫、胸痛、胸闷等心脑血管意外发生。

(四)安全护理

患者高血压发作时应卧床休息,暂停外出检查项目。护士加强巡视,将生活必需品置于患者可触及范围,呼叫器置于患者手边,可协助患者进食、洗漱、排便等,必要时嘱家属陪伴。患者若处于恢复期,可协助患者床旁活动,避免衣裤过长,不穿拖鞋。保证地面无水渍、无杂物。患者改变体位时应动作缓慢,避免过猛;排便后应慢慢起身,待适应后再活动,避免憋尿,防止诱发血压升高。

(五)心理护理

患者患病后会出现焦虑、紧张等情绪,这些不良情绪往往会加重高血压的发生,如不疏导会导致疾病的恶性循环。因此护士应耐心反复地向患者解释高血压发生的原因、诱发因素等帮助患者放松心情,建立信心,配合治疗。护士在日常交流中态度柔和,护理工作细致到位,交谈时避免语气直白,导致患者不必要的紧张和误解。鼓励患者多与家属及周围人进行沟通,多进行倾诉,排泄心中不良情绪。嘱家属要有耐心,理解患者的情绪变化,让患者获得更多的家庭支持。

六、健康教育

(1)控制体重与减肥,减少摄入热量。

(2)合理膳食与限盐,减少脂肪,人均每日盐摄入量 6g 以下。

(3)戒烟,限制饮酒。

(4)适量增加有氧运动,如散步、骑自行车、太极拳等。每周至少 3 次,每次 30 分钟以上,注意运动安全。

(5)避免紧张刺激。

(6)定期测量血压,按医嘱服药,预防病情恶化,学会高血压紧急状态的识别、抢救、转诊。

第四节 冠状动脉硬化性心脏病

冠状动脉硬化性心脏病简称冠心病,是指由于冠状动脉粥样硬化或功能性冠状动脉痉挛使血管腔狭窄或阻塞,引起冠状动脉血流和心肌氧供需之间不平衡而导致心肌缺血缺氧或坏死的心脏病,亦称缺血性心脏病。由血流动力学改变而引起的心肌缺血,严重心肌肥厚、主动脉狭窄或关闭不全、主动脉夹层动脉瘤破裂等,则不包括在内。

一、心绞痛

(一)病因与发病机制

1.病因

心绞痛的直接发病原因是心肌供血的绝对或相对不足,因此,各种减少心肌血液(血氧)供应(如血管腔内血栓形成、血管痉挛)和增加氧消耗(如运动、心率增快)的因素,都可诱发心绞痛。心肌供血不足主要源于冠心病。有时,其他类型的心脏病或失控的高血压也能引起心绞痛。

如果血管中脂肪不断沉积,就会形成斑块。斑块若发生在冠状动脉,就会导致其缩窄,进一步减少其对心肌的供血,就形成了冠心病。冠状动脉内脂肪不断沉积逐渐形成斑块的过程称为冠状动脉硬化。一些斑块比较坚硬而稳定,就会导致冠状动脉本身的缩窄和硬化。另外一些斑块比较柔软,容易碎裂形成血液凝块。冠状动脉内壁这种斑块的积累会以下两种方式引起心绞痛:①冠状动脉的固定位置管腔缩窄,进而导致经过的血流大大减少;②形成的血液凝块部分或者全部阻塞冠状动脉。

常由于体力劳动、情绪激动、饱餐、惊吓和寒冷所诱发。典型的心绞痛常在相似的劳动条件下发作,病情严重者也可在吃饭、穿衣、排便或休息时发生,疼痛发生于劳动或激动的当时,而不是一天或一阵劳累过后。安静状态下发作的心绞痛,是冠状动脉痉挛的结果。

心肌缺血时疼痛的发生机制,可能是心肌无氧代谢中某些产物(如乳酸、丙酮酸等酸性物质或类似激肽的多肽类物质)刺激心脏内传入神经末梢所致,且常传播到相同脊髓段的皮肤浅表神经,引起疼痛的放射。

2.发病机制

(1)稳定型心绞痛。

在冠状动脉狭窄时,冠状动脉血流量不能满足心肌代谢的需要,引起心肌缺血缺氧时,即产生心绞痛。稳定性心绞痛常常是由于人活动、激动后,心肌耗氧量增加,而狭窄的冠状动脉不能满足足够的供血而发生心绞痛。

(2)不稳定型心绞痛。

在冠状动脉粥样硬化的基础上,斑块破裂形成非阻塞性冠状动脉血栓是不稳定型心绞痛和非 ST 段抬高性心肌梗死的典型病理生理机制,其他病理机制还有血管痉挛,进行性的脉粥样硬化病变加重阻塞。另外还有一些继发性因素,包括心动过速、发热、甲亢、贫血、低血压等,均可导致不稳定型心绞痛的发生和加重。

(二)临床表现

多表现为闷痛、压榨性疼痛或胸骨后、咽喉部紧缩感,有些患者仅有胸闷,可分为典型性心绞痛和不典型性心绞痛。

1.典型心绞痛症状

突然发生的位于胸骨体上段或中段之后的压榨性、闷胀性或窒息性疼痛,亦可能波及大部分心前区,可放射至左肩、左上肢前内侧,达无名指和小指,偶可伴有濒死感,往往迫使患者立即停止活动,重者还出汗。疼痛历时 1～5 分钟,很少超过 15 分钟;休息或含服硝酸甘油,疼痛在 1～2 分钟内(很少超过 5 分钟)消失。常在劳累、情绪激动(发怒、焦急、过度兴奋)、受寒、饱食、吸烟时发生,贫血、心动过速或休克亦可诱发。

2.不典型的心绞痛症状

疼痛可位于胸骨下段、左心前区或上腹部,放射至颈、下颌、左肩胛部或右前胸,疼痛可很快消失或仅有左前胸不适、发闷感,常见于老年患者或者糖尿病患者。

(三)辅助检查

1.心电图

心电图是诊断心肌缺血的最常用的无创性检查,静息时心电图在正常范围内的患者可考虑进行动态心电图记录和(或)心脏负荷试验。

2.X 线

可无异常发现,部分患者可见心影增大、主动脉增宽、肺充血等改变。

3.放射性核素

常用的放射性核素有 ^{201}Tl 或 ^{99}mTc－MIBI,可使正常心肌显影而缺血区不显影。

4.选择性冠状动脉造影

通过向冠状动脉内注入造影剂,可显示出左、右冠状动脉及其分支内的阻塞性病变。虽为有创性检查,但同时也是反映冠状动脉粥样硬化性病变的最有价值的检测手段。

5.血管内超声显像

是将微型超声探头通过心导管送入冠状动脉,能同时了解到冠脉宫腔狭窄情况和管壁的病变情况。

6.血管镜

可直接观察冠脉腔,尤其适用于血栓性病变。

(四)诊断

据典型的发作特点和体征,含服硝酸甘油后缓解,结合年龄和存在冠心病易患因素,除外其他原因所致的心绞痛,一般即可确立诊断。发作时心电图检查可见以 R 波为主的导联中,ST 段压低,T 波平坦或倒置(变异型心绞痛者则有关导联 ST 段抬高),发作过后数分钟内逐渐恢复。心电图无改变的患者可考虑做负荷试验。

发作不典型者,诊断要依靠观察硝酸甘油的疗效和发作时心电图的改变;如仍不能确诊,可多次复查心电图、心电图负荷试验或 24 小时动态心电图连续监测,如心电图出现阳性变化或负荷试验诱致心绞痛发作时亦可确诊。

诊断有困难者可作放射性核素检查或考虑行选择性冠状动脉造影。考虑施行外科手术治疗者则必需行选择性冠状动脉造影。冠状动脉内超声检查可显示管壁的病变,对诊断可能更有帮助。

(五)护理

(1)注意观察心绞痛发作的部位、范围、性质、程度、持续时间以及诱发因素等等。观察心电图的变化;连续记录心电图,了解 ST 段及 T 波的动态变化以及有无室内或束支传导障碍和各种心律失常。

(2)降低心脏负荷,缓解疼痛发作。当心绞痛发作时立即停止步行或工作,休息片刻可缓解;对于频发或严重心绞痛者,应严格限制体力活动,直至绝对卧床休息。

(3)合理使用血管扩张药缓解心绞痛发作。硝酸酯类是最有效的抗心绞痛药物,通过扩张全身小静脉,减少回心血量从而使心脏前负荷减轻;通过扩张全身小动脉,使外周阻力降低从而减轻心脏后负荷,但前者作用明显比后者强,由于心脏前后负荷减轻,因此心肌耗氧量减少。常用的制剂有舌下含服的硝酸甘油片,作用时间迅速,2～3 分钟即起作用,但维持时间短,只有 15～30 分钟。硝酸甘油贴片敷贴于左侧胸部,每日 1 片或 2 片即可有效。较长效的亚硝酸异山梨酯(消心痛),舌下含用或口服,维持时间 4～6 小时。这类药物的不良反应有血管扩张引起的头痛、面红。有时剂量较大,使周围血管明显扩张而产生低血压、恶心等;各受体阻滞药主要作用为抑制或降低心肌对交感神经兴奋或儿茶酚胺的反应,减慢心率,使心肌收缩力减弱,从而降低心肌耗氧量使心绞痛缓解。但对于有潜在心力衰竭及有支气管哮喘或阻塞性肺气肿者应忌用。

(4)严密观察病情,预防诱发心肌梗死:对于不稳定型心绞痛患者应卧床休息,密切观察心电图的变化、胸痛、心率、心律等情况,及时发现缓慢或快速心律失常,及时处理,避免发展为心肌梗死。

(六)健康教育

1.纠正冠心病易患因素

积极治疗高血压、高脂血症;饮食要少量多餐,限制动物脂肪及高胆固醇的食物,特别肥胖者要限制食量,减轻体重,从而减少心脏负担,停止吸烟;合并糖尿病者需降低血糖;如有贫血甲状腺功能亢进症、心力衰竭者注意均需避免使用任何增加心肌耗氧的药物。

2.指导调整生活方式,减轻或避免心肌缺血的发作

教会患者自测体力活动耐度,调整日常活动及工作量。避免突然型的劳力动作,尤其在较长时间休息以后(根据对昼夜心绞痛发作规律的研究发现,凌晨起来后的短时间内心绞痛阈值较低)、起床后活动动作宜慢,必要时需服用硝酸甘油作预防。对于频发或严重心绞痛者,应严格限制体力活动,并绝对卧床休息。寒冷天气可诱发心绞痛发作,外出应戴口罩或围巾。湿热环境也可触发心绞痛,应避免进入这类环境或安置空调。焦虑、过度兴奋、竞争性活动、饱餐后劳作均会诱发心肌缺血发作,应注意避免。

3.指导自救自护,预防病情突然加重

患者定期门诊检查,按医嘱服药。药物存放在避光干燥处为宜,避免潮解失效;随身携带心绞痛急救盒,当心绞痛发作时,立即就地休息,口含硝酸甘油,请求现场其他人员协助救护备有氧气以便心绞痛发作时使用;自测心绞痛发作的特点,如果出现疼痛时间、程度等变化,立即就诊检查。

二、心肌梗死

(一)病因与发病机制

1.病因

(1)过劳:过重的体力劳动、过度体育活动、连续紧张劳累等过劳,都可导致心脏负担加重,引起心肌需氧量突然增加,而"冠心病"患者的冠状动脉已发生硬化、狭窄,不能再充分扩张,因而造成心肌缺血。另外,剧烈的体力负荷也可诱发斑块破裂,导致急性心肌梗死。

(2)激动:激动、紧张、愤怒等激烈的情绪变化也可诱发心肌梗死。

(3)暴饮暴食:进食大量含高脂肪"高热"量的食物后,血脂浓度会突然升高,导致血黏稠度增加,血小板聚集性增高。在冠状动脉狭窄的基础上会形成血栓,从而引起心肌梗死。

(4)寒冷刺激:突然的寒冷刺激也可能会诱发心肌梗死。冬春寒冷季节是心肌梗死发病率较高的时间段,冠心病患者在此期间要十分注意防寒保暖。

(5)便秘:便秘在老年人当中十分常见。临床上,因便秘时用力屏气而导致心肌梗死的老年人并不少见,因此必须引起老年人足够的重视,老年人应注意保持大便通畅,多吃新鲜的蔬菜水果、五谷杂粮。

(6)吸烟、大量饮酒:吸烟和大量饮酒可通过诱发冠状动脉痉挛及心肌耗氧量增加而诱发心肌梗死。

2.发病机制

(1)冠状动脉完全闭塞。病变血管粥样斑块内或内膜下出血,管腔内血栓形成或动脉长时间痉挛,导致管腔发生完全的闭塞。

(2)心排血量骤降。休克、脱水、出血、严重的心律失常以及因外科手术等导致心排血量迅速下降,冠状动脉灌流量严重不足。

(3)心肌需氧、需血量猛增。重度体力劳动、情绪激动以及血压剧升时,左心室负荷迅速增加,儿茶酚胺分泌增多,同时心肌需氧、需血量也增加。

急性心肌梗死也会发生于无冠状动脉粥样硬化的冠状动脉痉挛,也会因为冠状动脉栓塞、炎症、先天性畸形所引起。心肌梗死后发生的严重心律失常、休克以及心力衰竭,都会降低冠状动脉灌流量,以及扩大心肌坏死范围。

(二)临床表现

(1)突然发作剧烈而持久的胸骨后或心前区压榨性疼痛:休息和含服硝酸甘油不能缓解,常伴有烦躁不安、出汗、恐惧或濒死感。

(2)少数患者无疼痛:一开始即表现为休克或急性心力衰竭。

(3)部分患者疼痛位于上腹部:可能误诊为胃穿孔、急性胰腺炎等急腹症;少数患者表现颈部、下颌、咽部及牙齿疼痛,易误诊。

（4）神志障碍：可见于高龄患者。

（5）全身症状：难以形容的不适、发热。

（6）胃肠道症状：表现恶心、呕吐、腹胀等，下壁心肌梗死患者更常见。

（7）心律失常：见于 75%～95% 患者，发生在起病的 1～2 周内，以 24 小时内多见，前壁心肌梗死易发生室性心律失常，下壁心肌梗死易发生心率减慢、房室传导阻滞。

（8）心力衰竭：主要是急性左心衰竭，在起病的最初几小时内易发生，也可在发病数日后发生，表现为呼吸困难、咳嗽、发绀、烦躁等症状。

（9）低血压、休克：急性心肌梗死时由于剧烈疼痛、恶心、呕吐、出汗、血容量不足、心律失常等可引起低血压，大面积心肌梗死（梗死面积大于 40%）时心排血量急剧减少，可引起心源性休克，收缩压<80mmHg，面色苍白，皮肤湿冷，烦躁不安或神志淡漠，心率增快，尿量减少（<20mL/h）。

（三）辅助检查

1.心电图

特征性改变为新出现 Q 波及 ST 段抬高和 ST-T 动态演变。

2.心肌坏死血清生物标志物升高

肌酸激酶同工酶（CK-MB）及肌钙蛋白（T 或 I）升高是诊断急性心肌梗死的重要指标。可于发病 3～6 小时开始增高，CK-MB 于 3～4 天恢复正常，肌钙蛋白于 11～14 天恢复正常。GOT 和 LDH 诊断特异性差，目前已很少应用。

3.检测心肌坏死血清生物标志物

采用心肌钙蛋白 I／肌红蛋白／肌酸激酶同工酶（CK-MB）的快速诊断试剂，可作为心肌梗死突发时的快速的辅助诊断，被越来越多的应用。

4.其他

白细胞数增多，中性粒细胞数增多，嗜酸性粒细胞数减少或消失，血沉加快，血清肌凝蛋白轻链增高。

（四）诊断

1.急性心肌梗死

心肌损伤标志物增高或增高后降低，有心肌缺血临床症状；提示新的心肌缺血的心电图变化；出现病理性 Q 波；影像学证据显示新的心肌活力丧失或节段性心室壁运动异常；冠状动脉造影或病理检查确定内有血栓。

2.陈旧性心肌梗死

（1）发生新的病理性 Q 波，伴或不伴症状，但无非缺血性原因。

（2）有影像学上活力心肌丧失区的证据，该处心肌变薄和不能收缩而无非缺血性原因。

（3）有既往心肌梗死的病理学发现。

3.再梗死

对初次心肌梗死后临床症状或体征怀疑复发梗死者，若心电图 ST 段再次抬高或出现新的 Q 波和（或）心肌损伤标志物再度升高超过正常值上限，或在原升高的基础上升高 20%。

(五)护理

1.护理观察要点

注意鉴别心肌梗死与心绞痛的疼痛区别。持续的心电图监护,观察心电图的动态演变,判断病情的发展,确定抢救治疗方案。定时抽取监测血清酶的改变,并进行详细记录。严密观察呼吸、血压、尿量等变化,及早发现心力衰竭、心源性休克等严重并发症的先兆。

2.密切注意心电监护

在急性期应送入冠心病监护病房(CU)进行连续的心电、血压呼吸的监测,无监护病房条件时,也应使用心电示波仪器或心电图机,定期观察心率、心律、血压、呼吸等各项生命指标。及时检出可能作为恶性心动过速先兆的任何室性期前收缩,以及心室颤动或完全性房室传导阻滞,严重的窦性心动过缓、房性心律失常等,及时予以诊治。

3.急性期需要绝对卧床休息

病情轻无并发症者,第3～4日可在床上活动,第2周可下床活动,先在床边站立,逐步过渡到在室内缓步走动。病情重者,卧床时间延长。即使无并发症的急性心肌梗死,部分起病初就有轻至中度缺氧,因此,急性心肌梗死发病1周内,给予常规吸氧。一般患者可用双鼻孔导管低流量持续或间歇给氧。并发严重心力衰竭或肺水肿的患者,必要时可做气管内插管机械通气。

4.预防便秘

无论急性期或恢复期的患者,均可因便秘排便用力而诱发心律失常、心源性休克、心力衰竭等并发症,甚至有的因此而发生心脏破裂。急性心肌梗死患者应保持排便通畅,入院后常规给予缓泻药;若2天无排便时需积极处理,可用中药番泻叶200g代茶饮或麻仁50g水煎服,有便秘者给开塞露或少量温盐水灌肠。排便时必须有专人看护,严密观察心电图的改变。饮食中适当增加纤维食物;避免用力排便,防止因腹内压急剧升高,反射性引起心率及冠状动脉血流量变化而发生意外。

5.镇痛

在急性心肌梗死时,胸闷或胸痛均可使交感神经兴奋,加重心肌缺氧,促使梗死范围扩大,诱发严重心律失常或心源性休克,因此迅速镇痛极为重要。轻者可肌内注射罂粟碱0～60mg,每4～6小时1次,重者可应用吗啡2～5mg或哌替啶50～100mg静脉注射或肌内注射。老年患者有呼吸功能不全或休克时应慎用。也可以应用硝酸甘油5～10mg,溶解于500mL葡萄糖注射液中静脉滴注,需密切观察血压和心率以调节滴速。镇痛药的应用应达到疼痛完全消失的目的,才能有效地制止梗死范围的扩展。

6.加强血流动力学监测

预防心力衰竭的发生。血流动力学监测不仅能发现早期的左心功能不全,判断心功能不全的程度,鉴别低血容量性和心源性休克,而且可帮助判断预后,指导治疗。急性心肌梗死时心力衰竭是以左侧心力衰竭为主。若肺楔压>15mmHg以上,可选用血管扩张药硝普钠加入50mL葡糖糖注射液中静脉滴注,根据血流动力学的各种参数调整滴速和用量,休克时补充血容量或应用血管扩张药及儿茶酚胺类药物。

(六)健康教育

(1)指导患者合理饮食,适度运动,保持情绪稳定,戒烟酒,不饮浓茶和咖啡,避免寒冷,刺激,避免长时间洗澡和沐浴等。

(2)遵医嘱服药,定期复查。

(3)指导患者自我识别心肌梗死的先兆症状,如心绞痛发作频繁或程度加重,含服硝酸甘油无效时应立即就医。

(4)无并发症的患者,心肌梗死6～8周后无胸痛等不适,可恢复性生活,并注意适度。

第三章　消化系统疾病

第一节　贲门失弛缓症

贲门失弛缓症是食管下段神经肌肉功能障碍所引起的贲门不能松弛、食管张力和动减低以及上段食管扩张。食物不能顺利通过而滞留于食管内,从而逐渐引起食管的扩张、肥厚、扭曲等改变。该病为消化系统常见病,可发生于任何年龄,但常见于20~40岁的青壮年,男女患病率相当。

一、病因与发病机制

贲门失弛缓症的病因不甚明确,可能是感染或自身免疫引起的一种退行性改变,导致神经肌肉交界处结构和功能障碍。临床观察许多患者发病与情绪有关,部分患者发病之前有精神应激事件发生,但目前为止尚无确切的证据表明贲门失弛缓症是精神因素引起的功能性疾病。

二、临床表现

(一)吞咽困难

吞咽困难是贲门失弛缓症的最突出症状,常因情绪受到严重打击或摄取刺激性食物后诱发。患者很少有从固体—软食—液体食物吞咽困难的规律性发病过程。部分患者采取改变体位以帮助食物排空,餐后饮水可使食管腔内压力升高,有利于吞咽困难症状缓解。

(二)胸痛

1/3~1/2的患者伴有胸痛,尤其在胸骨后及上腹剑突下显著,呈隐痛,可放射至颈部或背部,酷似心绞痛,服用硝酸甘油制剂或进食热饮可缓解。

(三)食物反流

反流常在进食或进食数分钟内出现,夜间反流多为黏液物,误吸入呼吸道可致支气管肺部感染。

(四)其他

部分患者可有胃灼热感,多发生在疾病的早期或进食刺激性食物或冷饮后。当吞咽困难显著加重时,胃灼热感可减轻甚至消失。重症、病程较长时,患者可出现明显体重减轻、营养不良、贫血等。有报道贲门失弛缓症的食管扩张压迫左心房而出现阵发性心动过速及血流动力学改变。

三、辅助检查

(一)食管钡餐 X 线造影

吞钡检查见食管扩张,食管蠕动减弱,食管末端狭窄呈鸟嘴状,狭窄部黏膜光滑,是贲门失迟缓症患者的典型表现。Henderson 等将食管扩张分为三级:Ⅰ级(轻度),食管直径小于4cm;Ⅱ级(中度),直径4~6cm;Ⅲ级(重度),直径大于6cm,甚至弯曲呈 S 形。

(二)食管动力学检测

食管下端括约肌高压区的压力常为正常人的两倍以上,吞咽时下段食管和括约肌压力不下降,中上段食管腔压力亦高于正常。食管蠕动波无规律、振幅小,皮下注射氯化醋甲胆碱5~10mg,有的病例食管收缩增强,中上段食管腔压力显著升高,并可引起胸骨后剧烈疼痛。

(三)胃镜检查

胃镜检查可排除器质性狭窄或肿瘤。在内镜下贲门失迟缓症表现特点有:①大部分患者食管内见残留有中到大量的积食,多呈半流质状态覆盖管壁,且黏膜水肿增厚致使失去正常食管黏膜色泽;②食管体部见扩张,并有不同程度扭曲变形;③管壁可呈节段性收缩环,似憩室膨出;④贲门狭窄程度不等,直至完全闭锁不能通过。应注意的是,有时检查镜身通过贲门感知阻力不甚明显时易忽视该病。

四、诊断

食管吞钡造影的典型特征是食管蠕动消失,食管下端及贲门部呈漏斗状或鸟嘴状,边缘整齐光滑,上端食管明显扩张,可有液面,钡剂不能通过贲门。吸入亚硝酸异戊酯或口服、舌下含服硝酸异山梨酯5~10mg可以使贲门弛缓,受阻钡剂通过。纤维食管镜检查亦可以确诊,并可以排除癌肿。

五、护理

(一)术前护理

1.饮食护理

能进食者给予高蛋白、高热量、富含维生素的流质或半流质饮食。不能进食者静脉补充液体,纠正水电解质紊乱。

2.口腔护理

指导患者正确刷牙,餐后或呕吐后,立即给予温开水或漱口液漱口,保持口腔清洁。

3.术前准备

(1)呼吸道准备:术前2周戒烟,训练患者深呼吸、有效咳痰的动作。

(2)胃肠道准备:术前3天给流质饮食,在餐后饮温开水漱口,以冲洗食管,减轻食管黏膜的炎症和水肿。术前一日晚给予开塞露或辉力纳肛,术前6~8小时禁饮食。

(3)术前2~3日训练患者床上排尿、排便的适应能力。

(4)皮肤准备:术前清洁皮肤,常规备皮(备皮范围:上过肩,下过脐,前后过正中线,包括手术侧腋窝)。

(5)术前一日晚按医嘱给安眠药。

(6)手术日早晨穿病员服,戴手腕带,摘除眼镜、活动性义齿及饰物等。备好水封瓶、胸部X线片、病历等。

4.心理护理

解说手术治疗的意义;解释术后禁食的目的,并严格遵照医嘱恢复饮食。

(二)术后护理

1.体位

按全麻术后护理常规,麻醉未清醒前去枕平卧位,头偏向一侧,以防误吸而窒息,意识恢复,血压平稳后取半卧位。

2.病情观察

术后加强对生命体征的监测,防止出现血容量不足或心功能不全。

3.呼吸道护理

(1)观察呼吸频率、幅度、节律及双肺呼吸音变化。

(2)氧气吸入 5L/min,必要时面罩吸氧。

(3)鼓励患者深呼吸及有效咳嗽,必要时吸痰。

(4)稀释痰液:做雾化吸入稀释痰液、解痉平喘、抗感染。

(5)疼痛显著影响咳嗽者可应用止痛剂。

4.胸腔闭式引流管护理

按胸腔闭式引流护理常规护理。

5.胃肠减压护理

(1)严密观察引流量、性状、气味并记录。

(2)妥善固定胃管,防止脱出,持续减压。

(3)经常挤压胃管,保持通畅。引流不畅时,可用少量生理盐水低压冲洗。

(4)术后 3～4 日待肛门排气、胃肠减压引流量减少后,拔出胃管。

6.饮食护理

(1)食管黏膜破损者:按食管癌术后饮食护理。

(2)食管黏膜未破损者:术后 48 小时左右拔除胃管,术后第 3 日胃肠功能恢复后进流食,少食多餐。术后第 5 日过渡到半流食。术后第 7 日可进普食,以易消化、少纤维的软食为宜,细嚼慢咽。避免吃过冷或刺激性食物。

7.并发症的观察与处理

(1)胃液反流:这是手术后常见的并发症,表现为吸气、反酸、胸骨后烧灼样痛、呕吐等。应准确执行医嘱给予制酸药和胃动力药。

(2)肺不张、肺内感染:术后应保持呼吸道通畅、鼓励患者深呼吸和有效咳嗽、及时使用止痛剂、保持引流管通畅,以预防肺部并发症的发生。

六、健康教育

(一)改变生活方式

改变生活方式或饮食习惯对多数患者都能起到一定的疗效。

(1)衣带宽松可以减少衣服和饰品造成的腹压增高。

(2)餐后保持直立,睡眠时将床头抬高 10～15cm,利用重力作用改善平卧位食管的排空。

(3)戒烟、酒,避免摄入过多促进反流和胃酸过量分泌的高脂肪及刺激性食物。

(4)睡前避免进食,细嚼慢咽,鼓励患者咀嚼口香糖,通过正常的吞咽动作改善食管清除功能。

(5)置入金属支架者术后 1～2 天不能进食冰、冷食物,以免支架遇冷回缩致支架脱落还应少食粗纤维食物,以免食物淤塞而导致支架阻塞。避免剧烈咳嗽、用力排便,以防止支架移位。

(二)用药指导

尽量避免促进反流或黏膜损伤的药物,如抗胆碱能药物、非甾体类消炎镇痛药等。

(三)门诊随访

当患者出现吞咽困难、反酸、胸骨后疼痛等症状加重时及时就诊,按时取出食管金属支架。贲门失弛缓症的患者一定要保持精神愉快、合理饮食、按时服药,是预防复发的重要手段。

第二节 消化性溃疡

消化性溃疡(PU)是一种消化道的常见病,多发病。由于溃疡的发生与胃酸及胃蛋白酶的消化作用有关,故而定名为PU。PU可发生在胃肠道与胃酸、胃蛋白酶能接触的任何一个部位,如食管下端、胃、十二指肠、胃空肠吻合术后的空肠和具有异位胃黏膜的Meckel憩室等,但以胃、十二指肠最为多见,约占98%。具体分为胃溃疡(GU)与十二指肠溃疡(DU),以后者多见。

一、病因与发病机制

消化性溃疡存在多种病因,它们通过不同的发病机制增强对黏膜的攻击因子,或减弱黏膜的防御因子,当胃肠道黏膜的攻击因子超过防御因子时,就会发生消化性溃疡。

(一)攻击因子

1.幽门螺杆菌(Hp)

现已明确Hp是消化性溃疡,尤其是十二指肠溃疡的重要致病因子。

2.非甾体消炎药(NSAIDS)

随着NSAIDS应用的日益普遍,NSAIDS已成为消化性溃疡的第二大病因。常用药物有:保泰松、吲哚美辛、阿司匹林等。

3.胃酸分泌过多

胃酸是由胃壁细胞分泌的,正常人的胃黏膜内大约有10亿个壁细胞平均每小时分泌盐酸22mmol。DU患者的壁细胞总数增多,每小时分泌盐酸约42mmol,达正常人的2倍左右。

4.促溃疡形成介质

促溃疡形成介质具有促进溃疡发生、参与溃疡形成和抑制溃疡修复等方面的作用。主要有氧自由基、血小板活化因子、白细胞三烯、血栓素、内皮素等。

(二)防御因子

广义地说,黏膜防御不仅包含黏膜及其相关的解剖结构对损伤的天然抵抗机制,而且包括一旦损伤发生,黏膜能迅速修复损伤,从而维护黏膜的完整性,而且还包括调节黏膜防御能力的神经、体液、血管机制。主要的防御因子有:黏膜屏障、黏液/重碳酸盐屏障、胃黏膜血流量、细胞更新、损伤的急性愈合、前列腺素和表皮生长因子等。

(三)其他因素

遗传因素、身心因素、饮食因素、吸烟、环境、季节、不良生活习惯等。

二、临床表现

(一)症状

1. 上腹部疼痛

典型的无并发症的胃、十二指肠溃疡的疼痛具有以下特点：①慢性，多缓慢起病，并有反复发作的过程，病史可达数年或数十年。②节律性，疼痛的发生与进食有一定的关系。胃溃疡疼痛常在饭后 0.5～2 小时发作，称"餐后痛"，其规律为进食→疼痛→舒适，幽门前区的胃溃疡及十二指肠溃疡多在空腹时疼痛，一般在饭后 3～4 小时发生，称"饥饿痛"，不少患者夜间痛醒，其规律为进食→舒适→疼痛。③周期性，消化性溃疡的发作多与季节因素有关，秋末冬初是发病最多的季节，其次为春季，夏季最少。

2. 其他症状

有嗳气、反酸、恶心、呕吐等，可伴随疼痛出现。

(二)体征

缓解期几乎无明显体征，发作期可仅有上腹部压痛，压痛部位与溃疡的位置基本相符。

三、辅助检查

(一)内镜检查

不论选用纤维胃镜或电子胃镜，均作为确诊消化性溃疡的主要方法。在内镜直视下，消化性溃疡通常呈圆形、椭圆形或线形，边缘锐利，基本光滑，为灰白色或灰黄色苔膜所覆盖，周围黏膜充血、水肿，略隆起。

(二)X 线钡餐检查

消化性溃疡的主要 X 线下象是壁龛或龛影，指钡悬液填充溃疡的凹陷部分所造成。在正面观，龛影呈圆形或椭圆形，边缘整齐。因溃疡周围的炎性水肿而形成环形透亮区。

(三)HP 感染的检测

HP 感染的检测方法大致分为四类：①直接从胃黏膜组织中检查 HP，包括细菌培养、组织涂片或切片染色镜检细菌；②用尿素酶试验、呼吸试验、胃液尿素氮检测等方法测定胃内尿素酶的活性；③血清学检查抗 HP 抗体；④应用多聚酶链式反应(PCR)技术测定 HP－DNA。细菌培养是诊断 HP 感染最可靠的方法。

(四)胃液分析

正常男性和女性的基础酸排出量(BAO)平均分别为 2.5mmol/h 和 1.3mmol/h，(0～6mmol/h)，男性和女性十二指肠溃疡患者的 BAO 平均分别为 5.0mmol/h 和 3.0mmol/h。当 BAO＞10mmol/h，常提示胃泌素瘤的可能。五肽胃泌素按 $6\mu g/kg$ 注射后，最大酸排出量(MAO)，十二指肠溃疡者常超过 40mmol/h。由于各种胃病的胃液分析结果，胃酸幅度与正常人有重叠，对溃疡病的诊断仅作参考。

四、诊断

消化性溃疡的诊断主要依靠急诊内镜检查，其特征是溃疡多发生于高位胃体，呈多发性浅表性不规则的溃疡，直径在 0.5～1.0cm，甚至更大。溃疡愈合后不留瘢痕。

五、护理

(一)疼痛的护理

(1)疼痛发生时,患者应卧床休息。

(2)向患者讲解疼痛的原因,消除患者的紧张心理,可采用交谈、听音乐等方法分散患者的注意力。

(3)遵医嘱给予药物治疗。

(4)帮助患者减少或去除诱因:①对服用非甾体消炎药者,应更换其他类药物或停药。②避免食用刺激性食物,以免加重对黏膜的刺激。③对嗜烟酒者,劝其戒除。

(5)注意观察及详细了解患者疼痛的性质、部位及持续的时间,认真做好疼痛评估,根据疼痛的规律和特点,进行干预:①指导十二指肠溃疡患者准备能中和胃酸的食物,如苏打饼干等在疼痛时进食。②嘱患者定时进餐,每餐不宜过饱,以免胃窦部过度扩张而刺激胃酸分泌。

(二)用药护理

(1)质子泵抑制药:服用时间为早餐前 1 小时或晚睡前,服用时应整粒吞服,不可咀嚼。

(2)H_2受体拮抗药:服用时间为餐前。

(3)抗 Hp 药物:抗生素均于餐后服用。有青霉素过敏史者禁用阿莫西林,无青霉素过敏史的患者用药前应做青霉素皮试。甲硝唑的代谢产物可使尿液呈深红色。

(4)保护胃黏膜药物。①硫糖铝:硫糖铝片和硫糖铝混悬液,如为片剂应嚼服,在餐前 1 小时服用。与制酸药物同服,可降低硫糖铝的药效。本药含糖量较高,糖尿病患者应慎用。②铋剂:餐前服用,不得与强制酸药物同时服用,服药期间便可呈黑色,还应注意不得与牛奶同服。③米索前列醇:本品不常用,要求空腹服用,孕妇忌服。

(三)并发症的观察与护理

1.上消化道出血

根据患者的血压、脉搏、呕血、黑便等临床表现综合判断患者的出血量,尽早内镜下查找出血原因及进行止血治疗。

2.穿孔

禁食,胃肠减压。在积极抗休克充分扩充血容量的基础上,做好术前的准备工作,如备皮、青霉素皮试、普鲁卡因皮试、血型交叉、备血等。

3.幽门梗阻

(1)给予禁食,持续胃肠减压及抗酸治疗,以减少胃内潴留、抑制胃液分泌,使溃疡迅速消肿、愈合。观察胃液引流的颜色、性质和量。

(2)维持水、电解质平衡,定期监测血生化。

(3)准确记录出入量。

(4)禁用抗胆碱能药物,如阿托品、山莨菪碱等,因为此类药物会延迟胃排空,加重胃潴留。

六、健康教育

(一)心理指导

消化性溃疡属于典型的心身疾病范畴,心理社会因素对发病起重要作用,因此应保持乐观的情绪、避免过度紧张,在本病的发作期或缓解期均很重要。

(二)饮食指导

(1)急性发作期饮食指导:易消化、低脂饮食,宜少量多餐。可选择少渣半流饮食。

(2)缓解期饮食指导:少渣软食,同时要注意蛋白质的补充。

(3)恢复期饮食指导:此期饮食应营养均衡,大多数患者可进行正常饮食,不必过多限制但应避免辛辣、刺激、过咸、过甜食物。

(三)作息指导

不能剧烈或过度运动,以免引起疲劳。疼痛时可卧床休息,减少活动。

(四)家庭防护指导

Hp 可通过口-胃和(或)口-口途径在人与人之间传播,病员应与家人分餐,餐具进行消毒。

(五)出院指导

(1)秋末冬初、冬春之交,一般容易复发,尤其注意休养,以免复发或加重。

(2)按时服药、坚持服药。H_2 受体拮抗药或质子泵抑制药溃疡的疗程,一般为十二指肠溃疡 4~6 周,胃溃疡 6~8 周。

(3)避免使用致溃疡药物,必须使用时应尽量采用肠溶剂型或小剂量间断应用或选用不良反应小者,同时必须进行充分的抗酸治疗和加强黏膜保护治疗。

(4)纠正不良的饮食习惯,如避免两餐间吃零食、睡前进食、暴饮暴食,戒烟、酒。

(5)门诊随访,出院后 3 个月需复查胃镜,当出现腹痛节律变化并加重及有黑粪等症状时应及时就诊。

第三节　炎症性肠病

炎症性肠病(IBD)指溃疡性结肠炎(UC)和克罗恩病(CD)两种原因未明的慢性肠道疾病。两种肠病在流行病学、临床表现和治疗方法上均有许多相似之处。

一、溃疡性结肠炎

溃疡性结肠炎的病变主要限于黏膜层,是一种弥漫性、连续性和表浅性的炎症,多起始于直肠而累及远端结肠,亦可向近端扩展,甚至遍及整个结肠。本病可见于任何年龄,但青壮年多见,男性稍多于女性。

(一)病因与发病机制

溃性结肠炎的病因尚不明,发病机制未完全阐明,目前的研究认为与遗传、免疫、感染和心理因素有关。

1.遗传因素

UC 的发病呈明显的种族差异和家族聚集性,但尚未发现明确的遗传方式。

2.免疫因素

UC 患者的个人或家族史中常合并有结节性红斑、关节炎、眼葡萄膜炎与血管炎等病变,因此提示 UC 的发病机制中可能有免疫因素的参与。

3.感染因素

UC 时的肠道炎症反应与已知的微生物病原及其毒素引起的肠道感染性疾病很类似,虽然未确切证明哪一种病原微生物与 UC 病因有关,但是仍认为微生物感染是 UC 的有关病因。

4.心理因素

心理因素不一定对 UC 或 CD 的起病有重要作用,但心理因素在 IBD 的发展过程中、病变严重性、对治疗措施的反应中具有重要影响。

(二)临床表现

1.腹泻

主要症状,粪中含血、脓和黏液。

2.腹痛

多为阵发性下腹或下腹部痉挛性绞痛,痛后有便意,排便后疼痛可暂时缓解。

3.里急后重

直肠炎症刺激所致,常伴有骶部不适。

4.其他

可有上腹部饱胀不适、食欲缺乏、嗳气、低热、盗汗、乏力等,关节酸痛也较常见,重症者可出现高热、呕吐、心动过速、脱水及体重明显减轻。

5.全身症状

低热、盗汗、乏力、关节酸痛较常见。病情越重,全身症状越明显,重症者可出现高热、呕吐、心动过速、脱水及体重明显减轻。

6.体征

患者呈慢性面容,精神状态差,重症者呈消瘦贫血貌。轻症者下腹部有轻度压痛,重症者可有明显的腹部鼓肠、肌紧张、压痛、反跳痛等。

7.并发症

中毒性巨结肠、肠穿孔、大出血、息肉。

(三)辅助检查

1.结肠镜检查

确诊该病的主要手段,还可以进行病理组织学检查。病变多从直肠开始呈连续性、弥漫性分布。

2.钡剂灌肠检查

(1)黏膜增粗紊乱或颗粒样改变。

(2)多发性浅龛影或小的充盈缺损。

(3)肠管缩短,袋囊消失呈铅管样。

3.黏膜活检

组织学检查为炎症反应,同时常可见糜烂、溃疡、隐窝脓肿、腺体排列异常、杯状细胞减少及上皮变化。

(四)诊断

1.便血

便血是溃疡性结肠炎的常见症状,多发于化脓性血便,并且克罗恩病也能引起大便出血,但程度较轻。

2.粪便黏液

黏液是粪便的一部分,如果粪便中的黏液过多,肉眼可以明显分辨出来,此时则需要到医院进一步检查。

3.持续性腹泻

腹泻的原因有很多种,但是正常人的腹泻症状会随着时间的推移逐渐消失。如果持续腹泻3天以上,并且是日均3到10次左右的水样粪便,往往是溃疡性结肠炎所导致。

4.腹痛

溃疡性结肠炎患者通常为左下腹突然疼痛,在持续一段时间后,腹痛症状会减弱以致消失,并可能反复出现。

5.体重减轻

频繁腹泻并伴有便血一个月以上,体重会出现明显变化,这是因为溃疡性结肠炎很容易导致患者机体血容量的下降,从而导致贫血和体重降低。

(五)护理

1.腹痛的护理

(1)向患者解释疼痛的原因,使其减轻不良情绪,增强自信心,积极配合治疗。

(2)嘱患者疼痛发生时卧床休息,分散注意力,如听音乐、交谈等。

(3)严密观察腹痛的性质、部位及持续的时间,对疼痛进行评估,如果疼痛性质突然改变应警惕是否并发出血或穿孔。严重腹痛时可酌情使用解痉药物,但注意大剂量偶有引起中毒性结肠扩张的危险。

(4)用药指导:①服用SASP应大量饮水,这是因为其磺胺成分由肾排泄。定期复查血常规及肝、肾功能。②皮质激素:常见不良反应有类肾上腺皮质功能亢进征,表现为向心性肥胖满月脸、痤疮、多毛、乏力、低血钾等,一般停药后可自行消失;诱发和加重消化性溃疡,同时使用胃黏膜保护剂及制酸剂可预防;应密切观察患者行为与精神异常情况。

2.腹泻的护理

(1)观察粪便的颜色、性质和量。

(2)急性起病、全身症状明显者应卧床休息,注意腹部保暖,可适当热敷,减少排便次数,慢性轻症者可适当活动。

(3)饮食以少渣、易消化、富含维生素、有足够的热量为原则,避免生冷、高纤维素、刺激性食物。重者根据病情需禁食,以减少肠道的运动。

(4)根据医嘱予抗生素、十六角蒙脱石(思密达)等药物治疗,密切观察药物的疗效及不良反应。

(5)根据医嘱配制灌肠液进行保留灌肠,一般选择在排便后灌肠,可增加药液在肠腔内的保留时间。

(6)肛周皮肤轻度发红者,指导患者使用柔软的纸巾,擦拭大便时动作轻柔,也可使用湿纸巾。外涂鞣酸软膏以保护肛周皮肤。肛周有糜烂者,排便后应用温水清洗肛周,保持清洁干燥,外涂抗生素软膏或鞣酸软膏。

3.休息与活动

(1)将患者的常用物品放在随手可及之处,送水、送饭、送便器到床边。鼓励患者进行日常生活自理活动,并给予协助。

(2)告知患者突然起身可能出现头晕、心悸等不适,故坐起时应动作缓慢,以免发生直立性低血压。

4.饮食护理与体液补充

(1)按医嘱及时给予液体、电解质、营养物质的补充,以满足患者的生理需要量,补充额外丢失量,恢复和维持血容量。注意输液速度的调节,对老年患者尤其应该注意,因为老年人易因腹泻发生脱水,也易因输液速度过快引起循环衰竭。

(2)低蛋白血症者应给予人血白蛋白、血浆;贫血者必要时输血;静脉补充氨基酸、脂肪乳剂、维生素等;重症患者给予全肠道外营养支持治疗。

(3)密切观察患者的液体平衡状态,监测生命体征、神志、尿量的变化,有无口渴、皮肤干燥、皮肤弹性减低、尿量减少、神志淡漠等脱水表现;有无乏力、腹胀、肠鸣音减弱、心律失常等低钾血症的表现;监测血生化指标的变化。观察患者进食情况,测量患者的体重,观察血红蛋白、人血白蛋白的变化,了解营养改善状况。

(六)健康教育

1.心理指导

指导患者正确对待疾病,保持稳定的情绪,树立战胜疾病的信心,可减少复发的次数。

2.饮食指导

(1)急性发作期饮食指导:重症患者应禁食,可通过静脉补充营养。中度患者可给予流质如米汤、藕粉等,避免产气食物,如牛奶、豆浆等。轻症患者可进少渣、半流质饮食。

(2)缓解期饮食指导:病情好转后,供给营养充足、无刺激性、少渣、半流质饮食,逐步过渡到少渣饮食、优质蛋白质、高维生素、高热量软食。以少量多餐为宜,忌冷食、牛乳及乳制品。食物要新鲜、卫生,以防肠道感染再次诱发症状。

3.作息指导

轻症患者活动无限制,中、重症在能耐受的情况下,鼓励患者尽量生活自理。

4.用药指导

(1)指导患者按时、按量服药,注意观察药物不良反应。

(2)在症状控制后,遵医嘱减泼尼松至每日 10～15mg,疗程半年。在服用过程中一定要遵医嘱逐渐停药,不得擅自减量或停药,以防出现反跳。

5.定期门诊随访

如出现腹泻、腹痛加剧、便血等情况,应及时到医院就诊。病情反复发作者应定期到医院行肠镜等检查,调整治疗方案。

二、克罗恩病

克罗恩病是有别于溃性结肠炎的一种病因不明的慢性消化道炎症疾病。从口腔至肛门的全胃肠任何部位均可发生，但好发于回肠和右半结肠，病变呈局限性和节段性分布。以腹痛、腹泻和肠梗阻为主要症状，且有发热、营养障碍等肠外表现。任何年龄均可发病，但多见于青壮年，男女之间无显著差别。

（一）病因与发病机制

虽然确切病因与发病机制不明，但多数研究均认为外部与内部环境的相互作用，可导致异常的炎症反应而引起本病。外部环境因素的主要原因为感染或饮食，内部环境因素主要与遗传、免疫及心理因素相关。

（二）临床表现

1.腹痛

最常见的症状，以右下腹或脐周较多，与病变多见于末端回肠有关。急性起病者可表现为急性右下腹痛，伴有发热、呕吐、有下腹压痛与反跳痛等，酷似急性阑尾炎。

2.腹泻

多数每日排便 2～6 次，常无脓血或黏液。病变累及结肠远段者，表现与溃性结肠炎相似。

3.腹块

肠粘连、肠壁和肠系膜增厚、肠系膜淋巴结肿大、内瘘管形成以及腹内脓肿等均可引起腹块。肿块多见于右下腹和脐周围，大小不一，边缘不清，因粘连而固定，质地中等。

4.发热

一般为中度热或低热，常间歇出现，少数呈弛张热，伴毒血症。

5.其他表现

恶心、呕吐、食欲缺乏、乏力、消瘦、贫血、低蛋白血症和水、电解质平衡失调等。

（三）辅助检查

1.血液检查

血液检查可见白细胞计数增高，红细胞及血红蛋白降低，与失血、骨髓抑制及铁、叶酸和维生素 B_{12} 等吸收减少有关。血细胞比容下降，血沉增快。黏蛋白增加、白蛋白降低。血清钾、钠、钙、镁等可下降。

2.粪便检查

粪便检查可见红、白细胞，隐血试验呈阳性。

3.肠吸收功能试验

因小肠病变作广泛肠切除或伴有吸收不良者，可作肠吸收功能试验，以进一步了解小肠功能。

4.结肠镜检查

结肠镜检查是诊断克罗恩病最敏感的检查方法。主要风险为肠穿孔和出血。

5.钡剂灌肠检查

钡影呈跳跃征象。用于不宜做结肠镜检查者。

6.X 线小肠造影

经过 X 线小肠造影,通过观察小肠的病变,确定肠腔狭窄部位。

7.CT 检查

通过 CT 检查,可同时观察整个肠道及其周围组织的病变,对于腹腔脓肿等并发症有重要的诊断价值。

(四)诊断

克罗恩病的诊断要分三个层次:第一,患者有腹痛、腹内包块,部位是在回盲部,是在高位结肠的时候,这时候要高度怀疑是这种疾病,这是疑似诊断。这时候要对患者进行肠镜检查,有可能会发现在他的回盲部有糜烂、溃疡或者是一些炎症的表现,这是疑似诊断。第二,要确诊的话,要通过病理检查,在病理方面要找到一个典型的特征,也就是肉芽肿。肉芽肿会有两种情况,一种是非干酪样肉芽肿,还有一种是干酪样肉芽肿。如果检测到有非干酪样肉芽肿,这就是克罗恩病。如果是干酪样肉芽肿,就是肠结核。因此在病理方面一定要仔细的区分,在临床克罗恩病和肠结核经常是难以区分的。第三,临床上有时候确实找不到肉芽肿,是不是就不能够确诊克罗恩病,答案也是否定的。在诊断克罗恩病的时候,比如有五项症状,在临床能够找到符合克罗恩病诊断的三项症状,也可以诊断。因此只要能够符合这样的诊断标准,也可以按照克罗恩病的用药继续治疗。总体来讲,还是要在病理下找到符合克罗恩病的特征才能够确诊。

(五)护理

1.一般护理

(1)减少抗原的进入,尽量恢复早年的简朴生活方式,如不抽烟(包括被动吸烟),少吃过度油炸食物。

(2)恢复简单生活方式,养成良好的生活、作息习惯,减少焦虑情绪,对生活发生的重大应激事件要想得开。

(3)减少过度反应,可长期口服 5－ASA 或雷公藤降低过度的免疫反应,还应定期随访,获得专科医生的经验与指导,定期行肠镜检查,及时发现早期复发,调整药物治疗。

2.运动护理

克罗恩病患者由于长期营养不良,多数体质比较瘦弱,而且剧烈运动又要耗费大量养料,不利于病情的恢复及身体的恢复,因此不适合做剧烈运动,但若长期卧床或坐着不动,又会使胃肠运动减慢,不利于营养的吸收,因此建议患者可选择一些安静平和,又可调畅气机的运动,如太极拳、八段锦之类。

3.生活护理

人体细胞每天都在死亡,同时又有新的细胞产生,这就是组织修复的过程,由于在人体中有生物钟存在,因此不同组织修复的时间和规律是不一样的,如果生活缺乏规律,就会破坏生物钟的正常规律,造成组织修复不良,另外,过度劳累、精神压力过大会导致神经紧张,免疫系统功能紊乱,肠道对外界刺激的应激能力下降,也会造成疾病的反复及加重。因此,建议患者生活要有一定的规律。

(六)健康教育

(1)需保持心情舒畅,避免不良的精神刺激,减少情绪紧张。

(2)帮助患者及家属正确认识疾病易复发的特点,强调预防复发的重要性,嘱其生活有规律,注意劳逸结合。腹泻严重时,应卧床休息,减少体力消耗,恢复期可选择合适的体育项目,增强体质。不可经常熬夜,长期疲劳。预防肠道感染,对防止复发或病情进一步发展有一定作用。

(3)饮食应以质软、易消化、高营养为原则,宜少食多餐,定时定量。对腹痛、腹泻者,宜吃少渣、易消化、低脂肪、高蛋白饮食,对可疑不耐受的食物,如鱼、虾、蟹、蛋、牛奶、花生等应尽量避免食用。忌食辣椒、冰冻、生冷食品、多纤维的蔬菜水果、辛辣、牛奶和乳制品等。

(4)要监测电解质,如有低血钾,可饮用一些含钾高的果汁,如香蕉汁。如腹泻次数较多时应鼓励患者多饮水,每日应饮水 1500～2000mL 为宜,饮水要少量多次。

(5)坚持按医嘱服药,不可擅自停药或减量。

(6)注意气候变化,随时增减衣物,预防感冒。

(7)平时注意自己的粪便形状,观察有无腹痛、便血、体温升高、病情较前加重时及时就医。

第四节　胰腺炎

一、急性胰腺炎

急性胰腺炎(AP)指胰腺内胰酶激活后引起胰腺组织自身消化的急性化学性炎症。临床上可分为轻症急性胰腺炎(MAP)和重症急性胰腺炎(SAP)。前者多见,预后良好;后者比例虽少,但病情危重,常伴有多器官多功能的衰竭,病死率高。本病以青壮年多见。

(一)病因与发病机制

1.胆道疾病

胆道疾病引起急性胰腺炎用"共同通道"学说解释外,目前认为还有壶腹部出口梗阻,包括结石嵌顿、蛔虫堵塞胆总管、胆道感染所致 Oddi 括约肌痉挛等原因。

2.乙醇

在西方国家,酗酒是急、慢性胰腺炎的主要病因之一,而在我国此病因占次要地位,不过正逐渐替代胆道疾病成为最主要病因之一。

3.高脂血症

胰腺毛细血管内高浓度的三酰甘油被脂肪酶大量水解,产生大量游离脂肪酸,后者引起毛细血管栓塞及内膜损伤,导致胰腺炎。

4.Oddi 括约肌功能障碍(SOD)

主胰管出口的堵塞(主要位于 Oddi 括约肌部位),可能是该病的重要致病因素。

5.药物

可引起急性胰腺炎的药物,如糖皮质激素、免疫抑制药、口服避孕药、四环素、磺胺药等。

6.外伤与手术

腹部创伤,如钝性创伤或穿透性创伤,均可引起急性胰腺炎。手术时损伤胰腺或出现胰腺血液灌注不足、微血栓形成,也可导致急性胰腺炎的发生。逆行胰胆管造影(ERCP)检查或治疗,也可并发急性胰腺炎。

（二）临床表现

轻症急性胰腺炎,症状较轻,3～5日可缓解,少数可反复发作,即为急性复发性胰腺炎。重症急性胰腺炎起病急骤,变化快,病情重,常伴有休克及多种并发症,可呈暴发性甚至猝死。

1.症状

(1)腹痛:呈突然发作,常于饱餐和饮酒后发生,轻重不一。轻症者,患者感上腹钝痛;重者呈绞痛、钻顶痛或刀割痛,呈持续性伴阵发性加剧。

(2)恶心、呕吐:多数患者有恶心、呕吐,常在进食后发生,呕吐物常为胃内容物。

(3)发热:多为中等度以上发热,少数为高热,一般持续3～5日。如发热持续不退或逐日升高,提示合并感染或并发胰腺脓肿。

(4)黄疸:黄疸发生主要由于肿大的胰头部压迫胆总管或胆总管结石堵塞所致。少数患者后期可因并发肝细胞损害引起肝细胞性黄疸。

(5)低血压及休克:仅见于重症胰腺炎,在病初数小时突然出现,提示胰腺有大片坏死。也可逐渐出现,或在有并发症时发生。

(6)水电解质及酸碱平衡紊乱:呕吐频繁者可出现代谢性碱中毒。重症胰腺炎可有明显脱水与代谢性酸中毒,血钾、血镁降低。血钙降低引起手足抽搐,常为重症,或提示预后不良。

2.体征

轻症患者仅有腹部压痛;重症患者有腹膜刺激征,肠鸣音减弱或消失,并出现胰源性腹腔积液征。少数患者后腹膜出血沿组织间隙延及腰部皮肤出现灰紫色斑称为Grey－turner征;脐周围皮肤青紫瘀斑称为Cullen征;腹股沟区瘀斑称为Fox征。腹部因液体积聚和假性囊肿形成可触及肿块。部分患者可出现膜或皮肤黄染。

（三）辅助检查

1.实验室检查

(1)血常规:白细胞计数增高达$(10～20)×10^9/L$,中性粒细胞明显升高。

(2)血、尿淀粉酶升高:血清淀粉酶一般起病2～12小时升高,24小时达高峰,48小时左右开始下降。血淀粉酶测定结果苏氏(Somogyi)法500U或温氏(Winslow)法128U以上即有诊断价值。尿淀粉酶,起病12～24小时升高,下降较慢,可持续1周。

(3)C反应蛋白(CRP):组织损伤和炎症非特异性标志物。测定CRP浓度有助于评估胰腺炎轻重程度。如CRP超过150mg/L,可高度怀疑有重症胰腺炎的可能。

2.影像学检查

(1)B超检查:见胰腺弥漫增大,光点增多,回声减弱。B超引导下行腹腔穿刺,重者可有血性腹腔积液。

(2)CT检查:动态增强CT是诊断急性胰腺炎最有效的方法,可判断胰腺有无坏死以及坏死的范围、大小等。

(3)MRI 检查:MRI 诊断急性胰腺炎主要取决于有无胰腺形态改变以及胰周的渗液等,许多征象与 CT 相近。

(四)诊断

病前有饱餐等诱因,并有急性腹痛、发热等临床症状,上腹有压痛、黄疸等体征,血清或尿淀粉酶显著升高及 CAm/CCr 比值增高,则可诊断急性水肿型胰腺炎,若病情急剧恶化,腹痛剧烈,发热不退,淀粉酶持续不降,有休克、腹腔积液、低血钙者,可诊断为出血坏死型胰腺炎。

(五)护理

1.组织灌注量改变的护理

(1)动态观察血压、心率和呼吸频率、神志、尿量、皮肤黏膜色泽及弹性有无变化,监测血氧饱和度和血气分析。进行血流动力学监测,如中心静脉压(CVP)的监测等。

(2)准确记录出入量,监测肝肾功能,维持水、电解质平衡,纠正水电解质紊乱和酸碱失衡。

2.鼻腔肠管的护理

(1)妥善固定鼻腔肠管,防止扭曲、滑脱。

(2)保持鼻腔肠管的通畅,每次暂停输注时,用 25～50mL 温开水冲洗管道,平均 8 小时冲洗管道 1 次。

(3)鼻饲液温度应控制在 36～41℃,冬季可用温控器或热水袋焐于管周以提高输注液的温度。夏季要防止气温过高导致营养变质。

(4)肠内营养遵循量由少到多,浓度由低到高,速度由缓到快的原则,逐渐达到患者所需的量及浓度要求。

(5)长期留置胃管对鼻腔、食管黏膜均将造成一定程度的损伤,如黏膜水肿、充血、糜烂,可给予复方薄荷滴鼻剂滴鼻,3～4 滴/次,每日 3 次,同时口服液状石蜡每次 10mL,每日 3 次,对鼻腔及食管黏膜损伤有积极的防护作用。

3.疼痛的护理

倾听患者主诉,及时进行疼痛评估,了解疼痛的部位、强度、性质、持续时间、发生规律等做好记录,及时报告医生。根据患者疼痛程度遵医嘱给予肌内注射镇痛药物。

4.并发症的观察与护理

(1)严密监测生命体征的变化,尤其呼吸和血氧饱和度。持续予以吸氧,纠正低氧血症是 ARDS 治疗的首要任务。

(2)准确记录患者的出入量,监测肾功能。

(3)由于大量炎性介质释放可损害心肌,应合理安排输液次序和速度。

(4)密切观察患者神志变化,如患者出现精神、行为异常应考虑是否有胰性脑病的发生。要加强安全防护,使用床栏、约束带,专人陪护。

(5)注意观察患者皮肤、黏膜、牙龈、伤口及穿刺部位有无出血及瘀斑,检查患者分泌物和排泄物的颜色、性状、量。

(六)健康教育

1.心理指导

重症急性胰腺炎病情重、病程长、费用高,易出现悲观失望情绪。护士一定要细心观察,有针对性地给予指导和心理支持,增加康复信心。

2.饮食指导

(1)急性期:急性发作期须严格禁食,轻症急性胰腺炎一般禁食3～5日。

(2)恢复期:病情缓解、症状基本消失后,可给予无脂高糖类流质,如果汁、米汤、菜汁等。禁食浓鸡汤、甲鱼汤、牛奶、豆浆等食物。病情逐渐稳定后饮食可逐渐增加,逐步采用低脂半流、低脂软食。禁食高脂、高胆固醇食物,如肥肉、动物内脏及鱼子、蛋黄、油煎、油炸食品等,禁辛辣、刺激性食物或调味品等。戒烟、酒。

3.休息指导

急性期嘱患者卧床休息,待病情稳定后,可在床边适当活动,活动量要循序渐进,以不感疲劳为宜。恢复期要劳逸结合,养成良好的作息习惯。

4.出院指导

患者如有腹痛、体温增高等病情变化,随时就诊。遵医嘱按时服药。

二、慢性胰腺炎

慢性胰腺炎(CP)是胰腺的一种进行性炎症性疾病,以不可逆的形态学改变为主要特征,最终导致胰腺内外分泌功能的永久性损害。

(一)病因与发病机制

慢性胰腺炎的病因复杂,还不十分清楚。在欧美等西方国家中,慢性胰腺炎的主要病因是因长期饮酒造成的酒精中毒,占慢性胰腺炎病因的60%～80%。在我国主要与胆道系统疾病有关。此外,急性胰腺炎、胰腺分裂症、自身免疫等因素在慢性胰腺炎的发生、发展过程中也有一定的作用。

(二)临床表现

1.腹痛

腹痛是慢性胰腺炎最突出的症状。疼痛多在中上腹或左上腹,也可在右上腹。疼痛开始为阵发性,可反复发作,呈隐痛或钝痛,随病情加重可发展为持续性刺痛或剧痛,平卧位或进食后躺下疼痛加重,前倾俯坐或屈膝,腹部抱枕时疼痛可缓解。

2.消化不良症状

慢性胰腺炎大多数有腹胀、腹泻、食欲减退、恶心、嗳气、乏力、消瘦等症状。可出现脂肪泻,呈泡沫状,有酸恶臭味,显微镜下可见脂肪滴。

3.黄疸

黄疸以直接胆红素升高为主。

(三)辅助检查

1.实验室检查

(1)胰酶测定:血清淀粉酶测定是最广泛应用的诊断方法。血清淀粉酶增高在发病后24小时内可被测出。血清淀粉酶明显升高＞500U/dL(正常值40～180U/dL,Somogyi法),其后7天内逐渐降至正常。尿淀粉酶测定也是诊断本病的一项敏感指标。尿淀粉酶升高稍迟,但持续时间比血清淀粉酶长。尿淀粉酶明显升高(正常值80～300U/dL,Somogyi法)具有诊断意义。淀粉酶的测值愈高,诊断的正确率也越高。但淀粉酶值的高低,与病变的轻重程度并不一定成正比。血清脂肪酶明显升高（正常值 23～300U/L）是诊断急性胰腺炎较客观的指标。

（2）其他项目：包括白细胞计数增高、高血糖、肝功能异常、低血钙、血气分析及 DIC 指标异常等。

2.放射影像学

腹部 B 超可帮助诊断。B 超扫描能发现胰腺水肿和胰周液体的积聚，还可探查胆囊结石、胆管结石，但受局部充气肠袢的遮盖，限制了它的应用。

（四）诊断

慢性胰腺炎的临床表现无特异性，诊断较困难。对于反复发作或持续性上腹部疼痛，伴有明显消瘦、脂肪泻、糖尿病，结合发作时血淀粉酶升高，胰腺外分泌功能异常，可考虑此病。影像学检查可发现胰腺特征性的损害，在所有影像学方法中对于 CP 诊断及分期，ERCP 是一个金标准，可清晰地显示胰管扩张等改变。

（五）护理

1.疼痛护理

观察患者疼痛的性质、持续的时间及伴随症状，认真做好疼痛评估，及时告知医生。按医嘱给予镇痛药物。口服足量胰酶制剂可减少胰腺分泌，能有效缓解疼痛，嘱患者就餐时服用。

2.营养失调

（1）急性发作期需禁食，给予静脉输液，每日补液量在 3000mL 左右，根据血生化监测及时补充电解质、维生素和微量元素。

（2）随着病情好转，给予清流质，逐渐过渡到低脂、适量蛋白质、多维生素半流饮食，继而进能量充足、适量蛋白质、脂类与糖类分配合理的饮食。

（六）健康教育

1.饮食指导

戒烟、酒。饮食要有规律，宜清淡，适时、适量，防止暴饮暴食，避免生冷、刺激性、产气较多食物，避免油煎、油炸、高脂、高胆固醇食物。每天能量供给 2500～3000kcal，脂肪摄入量每日 50g，蛋白质每日 100～120g，糖类每日 300g，及时补充脂溶性维生素、微量元素。若患者有糖尿病，则按糖尿病的基本饮食处理。

2.出院指导

劳逸结合，避免劳累、紧张情绪。掌握饮食原则，定期复查或更换支架。支架置入术后避免剧烈运动和粗纤维饮食，以免造成胰管支架移位、脱落和阻塞。遵医嘱服药，如出现腹痛、恶心、呕吐，及时到医院就诊。

第四章　神经系统疾病

第一节　意识障碍

意识障碍是指觉醒水平、知觉、注意、定向、思维、判断、理解、记忆等心理活动一时性或持续性的障碍。凡导致脑干网状结构上行激活系统或广泛大脑皮质损害的各种原因,如脑组织缺血-缺氧、外伤、急性脑卒中、内占位性病变、中枢神经感染、代谢性疾病、中毒、中暑,系统性疾病等均可引起意识障碍。意识障碍约占急诊患者的10%。

一、病因与发病机制

意识是脑干、间脑和大脑皮质之间结构上相互密切联系和功能上互相影响的结果。上行网状激动系统(ARAS)是维持大脑皮质的兴奋性,使机体处于觉醒状态,从而保持意识存在的主要结构,其功能障碍和结构的损伤是意识障碍的主要机制。

(一)ARAS受损

颅内疾病及长时间的代谢紊乱和毒素的积聚均可损害ARAS的结构而引起意识障碍。

(1)ARAS的兴奋主要依靠三叉神经感觉主核以上水平的传入冲动来维持,当该部位受损后,由特异性上行传导系统的侧支传向ARAS的神经冲动被阻断,ARAS的兴奋性下降,导致意识障碍。

(2)中脑网状结构-间脑-大脑皮质-中脑网状结构之间构成的正反馈环路遭到破坏,失去维持皮质兴奋性的上行冲动,使皮质的兴奋性不能维持,出现意识障碍。

(二)大脑半球的广泛损伤及功能抑制

脑内病变可直接或间接损害大脑皮质及网状结构上行激活系统,如大脑广泛急性炎症、幕上占位性病变造成钩回疝压迫脑干和脑干出血等;脑外疾病主要通过影响神经递质和脑的能量代谢而影响意识,如颅外病变所引起的缺血缺氧导致脑水肿、脑疝形成,或使兴奋性神经介质去甲肾上腺素合成减少或停止。

1.内疾病

(1)脑卒中:脑出血、脑梗死、暂时性脑缺血发作、蛛网膜下腔出血等。

(2)脑内占位性病变:原发性或转移性颅内肿瘤、脑脓肿、脑肉芽肿等。

(3)脑外伤:脑挫裂伤、颅内血肿、弥漫性颅脑损伤等。

(4)脑内感染性疾病:脑炎、脑膜炎、蛛网膜炎、颅内静脉窦感染等。

(5)其他:脑水肿、脑变性及脱髓鞘性病变、癫痫发作等。

2.全身性疾病

(1)急性感染性疾病:败血症、感染中毒性脑病等。

(2)内分泌与代谢性疾病(外源性中毒):肝性脑病、肾性脑病、肺性脑病、糖尿病性昏迷、黏液水肿性昏迷、垂体危象、甲状腺危象、肾上腺皮质功能减退性昏迷、乳酸酸中毒等。

(3)循环障碍性疾病:缺血(脑血流量降低),如心排血量减少的各种心律失常、心力衰竭、心脏停搏、心肌梗死,脑血管阻力增加的高血压脑病。

(4)外源性中毒:工业毒物、药物、农药、植物或动物类中毒等。

(5)缺乏正常代谢物质:缺氧(脑血流正常),如一氧化碳中毒、严重贫血、变性血红蛋白血症、肺部疾病、窒息及高山病等;低血糖,如胰岛素瘤、严重肝脏疾病、胃切除术后、胰岛素注射过量及饥饿等。

(6)水、电解质平衡紊乱:高渗性昏迷、低渗性昏迷、酸中毒、碱中毒、高钠血症、低钠血症、低钾血症等。

(7)物理性损害:日射病、热射病、电击伤、溺水等。

二、临床表现

(一)觉醒度改变

1.嗜睡

意识障碍的早期表现,患者经常入睡,能被唤醒,醒来后意识基本正常,停止刺激后继续入睡。

2.昏睡

患者处于较深睡眠,一般外界刺激不能被唤醒,不能对答,较强烈刺激可有短时意识清醒,醒后可简短回答提问,当刺激减弱后很快进入睡眠状态。

3.昏迷

意识活动完全丧失,对外界各种刺激或自身内部的需要不能感知。可有无意识的活动,任何刺激均不能被唤醒。按刺激反应及反射活动等可分三度:

(1)浅昏迷随意活动消失,对疼痛刺激有反应,各种生理反射(吞咽、咳嗽、角膜反射、瞳孔对光反应等)存在,体温、脉搏、呼吸多无明显改变。

(2)中度昏迷对外界一般刺激无反应,强烈疼痛刺激可见防御反射活动,角膜反射减弱或消失,呼吸节律紊乱,可见周期性呼吸或中枢神经性过度换气。

(3)深昏迷随意活动完全消失,对各种刺激皆无反应,各种生理反射消失,可有呼吸不规则、血压下降、大小便失禁、全身肌肉松弛、去大脑强直等。

(二)意识内容改变

1.意识模糊

患者的时间、空间及人物定向明显障碍,思维不连贯,常答非所问,错觉可为突出表现,幻觉少见,情感淡漠。

2.谵妄状态

对客观环境的认识能力级反应能力均有所下降,注意力涣散,定向障碍,言语增多,思维不连贯,多伴有觉醒-睡眠周期紊乱。

3.类昏迷状态

许多不同的行为状态可以表现出类似于昏迷或与昏迷相混淆,而且,开初是昏迷的患者,在长短不一的时间后可逐渐发展为这些状态中的某一种。这些行为状态主要包括:闭锁综合征又称失传出状态、持久性植物状态、无动性缄默症、意志缺乏症、紧张症、假昏迷。一旦患者出现睡眠—觉醒周期，真正的昏迷就不再存在。这些状态与真性昏迷的鉴别，对使用恰当的治疗及判定预后是重要的。

三、辅助检查

(1)确定是否有意识障碍。

(2)确定意识障碍的程度或类型，常用的方法有：①临床分类法：主要是给予言语和各种刺激，观察患者反应情况加以判断。如呼叫其姓名、推摇其肩臂、压迫眶上切迹、针刺皮肤、与之对话和嘱其执行有目的的动作等。②Glasgow 昏迷量表评估法：本法主要依据对睁眼、言语刺激的回答及命令动作的情况对意识障碍的程度进行评估的方法。

(3)确定意识障碍的病因。

(4)意识障碍的诊断程序：①重点检查神经体征和脑膜刺激征，注意体温、呼吸、脉搏、血压、瞳孔、巩膜、面容、唇色、口腔及耳部情况、呼气的气味等。②实验室检查，如血象、静脉血、尿液、肛指、胃内容、胸透、心电图、超声波、脑脊液、颅部摄片、CT 及 MRI 等。

四、诊断

(一)发病过程急性起病者

多见于脑血管病、一氧化碳中毒、药物中毒、中暑等；慢性起病者，多见于代谢性脑病（如肝昏迷、肺性脑病、尿毒症等）、颅内感染（如脑炎、脑膜炎等）。

(二)伴发症状

伴有发热多见于颅内感染、感染中毒性脑病；伴有脑膜刺激征多见于蛛网膜下腔出血、颅内感染；伴有偏瘫多见于脑出血、脑梗死；伴有抽搐多见于高血压脑病、子痫、脑炎、尿毒症等。

(三)既往史

高血压病史提示高血压脑病、脑出血、脑梗死；糖尿病史提示糖尿病昏迷、低血糖昏迷；肝病史提示肝性脑病；肾病史提示肾性脑病；脑外伤提示脑挫裂伤、颅内血肿。

根据病史及意识障碍的典型临床表现，结合一般状态检查、神经系统检查、实验室检查、影像学检查、脑脊液检查、脑电图等相关辅助检查，即可明确诊断。

五、护理

(一)体位意识障碍护理

患者伴呕吐、口腔分泌物较多者应采取平卧位，头偏向一侧，有利于分泌物引流防止误吸。伴舌后坠者，向前托起下颌角，头转向一侧，稍后仰，以保持呼吸道通畅。伴高颅压者应取头高位，抬高床头 15°～30°，以利于颈静脉回流，缓解高颅压。

(二)生命体征的观察

1.呼吸

呼吸深而慢，同时脉搏有力、血压增高者为颅内压增高的表现。不同水平的脑结构损害可出现各种特殊的呼吸形式，潮式呼吸常为大脑、小脑受损；中枢过渡性换气为中脑受损；叹息样呼吸为脑桥受损；失调性呼吸即呼吸深浅及节律完全不规则为延髓受损。

2.脉搏

颅内压增高患者出现缓脉、脉搏加快，可见于脑干出血、继发感染、癫痫发作或大量呕吐、脱水过度或中毒性休克引起的周围循环衰竭。

3.体温

体温升高见于继发感染、癫痫持续状态、中枢性高热。如高热应考虑抗胆碱能药物中毒，在夏季可能为中暑。如体温下降，则可能为休克、低血糖、巴比妥类中毒或丘脑下部体温调节中枢病变以及临终期。

4.血压

升高多见于原有高血压及颅内压增高者，在糖尿病昏迷、血容量不足、催眠药中毒、肾上腺皮质功能减退时血压常降低。

(三)神经系统观

1.瞳孔

主要观察瞳孔大小、形态、两侧是否对称及对光反射情况。针尖样瞳孔常见于脑桥出血、吗啡及有机磷中毒、巴比妥类中毒；一侧瞳孔缩小伴同侧眼裂小，眼球内陷及同侧额面无汗为颈交感神经麻痹综合征；双侧瞳孔散大而对光反射存在见于一氧化碳中毒或阿托品中毒；对光反射消失常提示中脑病变；发生天幕疝时，病灶侧瞳孔常散大、固定并出现对光反射消失。

2.眼球运动

一侧大脑半球有广泛损害时，患者双眼常偏向病灶侧；一侧脑桥受损时，则双眼偏向病灶对侧即瘫肢侧；下脑干病变，可有眼球浮动现象；脑干广泛严重损害时，眼球运动完全丧失而固定在正中位。

3.角膜反射

双侧减弱或消失，反映昏迷程度，一侧消失常提示该侧有偏瘫不同水平脑组织受损的临床表现。

(四)保持呼吸道通畅

意识障碍患者常因不能有效咳嗽排痰易导致肺部感染，翻身、拍背、吸痰是保持呼吸道通畅的重要护理手段。有呼吸困难者及时行气管插管或切开。

(五)保持水、电解质与酸碱平衡

意识障碍患者常合并代谢性酸中毒、呼吸性酸中毒，应密切观察有无脱水及电解质紊乱表现。准确记录24小时出入量，定期检测血气分析指标。使用脱水药者注意补充电解质及水分，观察尿量、心功能及电解质情况，避免过度脱水引起有效循环血容量减少，造成脑灌注降低。

(六)预防各种并发症

定时更换体位，保持肢体的功能位，给予主动或被动运动，以防止肢体失用综合征及深静脉血栓的发生。预防肺炎和压疮。留置导尿者做好会阴部清洁，预防泌尿系统感染。

(七)安全护理

谵妄患者常有恐怖性错觉和幻觉，应防止发生越窗坠楼，自伤、伤人、走失或其他危险行为。必要时应约束保护，专人陪伴。有癫痫发作者，要防止跌伤、咬破唇舌。

六、健康教育

护理人员应指导患者掌握正确护理及预防感染的方法；指导患者家属正确评估环境和情

境中可引起患者情绪或情感变化的因素，尽量使患者远离刺激源；鼓励患者与家人及其他人沟通；讲解出院后的用药、日常护理技术以及注意事项。

第二节　瘫痪

瘫痪(paralysis)是指肌肉的肌力减低、随意运动功能减弱或消失。自发出随意运动冲动的大脑皮质运动区至效应器(骨骼肌)，传导通路上任何部位的病变都可引起瘫痪。

一、病因与发病机制

(1)凡皮层运动投射区和上运动神经元径路受到病变的损害，均可引起上运动神经元性瘫痪。

(2)常见的病因有颅脑外伤、肿瘤、炎症、脑血管病、变性、中毒以及内科某些疾病，如糖尿病、血卟啉病、大红细胞性贫血及维生素 B_{12} 缺乏等。

二、临床表现

(一)神经肌肉传导障碍及肌肉疾病所致的瘫痪

神经肌接头处的乙酰胆碱形成减少或分泌障碍，或其受体减少，胆碱酯酶受抑制或运动终板的损害以及肌细胞内外离子分布的异常，都可引起瘫痪，但一般都是暂时性的，其瘫痪程度可时有变化，像下运动神经元瘫痪一样可有肌张力及腱反射的减低或消失，但无肌肉萎缩及肌束颤动，也没有病理反射及感觉障碍。肌肉疾病所致的瘫痪，常不按神经分布范围，有肌肉萎缩，无感觉减退或消失，也无病理反射。

(二)面瘫

系指面神经麻痹所致的面部肌肉瘫痪。根据病变部位和临床表现，可分周围性和中枢性两型，前者病变位于面神经核或面神经，后者则位于面神经核以上的皮质延髓束。

(三)延髓麻痹

系指咽部肌肉瘫痪所引起的吞咽困难、言语障碍综合征，因常有舌及唇的麻痹，故亦称唇—舌—咽麻痹，多为舌咽、迷走及舌下神经损害所致，由于这些颅神经的核位于延髓，故通常称延髓麻痹或延髓性麻痹，可伴有三叉神经运动支及面肌麻痹。延髓麻痹亦可分上、下运动神经元性两种。

三、辅助检查

必要的有选择性地实验室检查项目包括：血常规、血电解质、血糖、尿素氮。

必要的有选择性地辅助检查项目如下：

(1)颅底部摄片、CT 及 MRI 等检查。

(2)脑脊液检查、肌电图检查。

(3)胸透、心电图、超声波检查。

四、诊断

(1)根据病变部位分上运动神经元性瘫痪和下运动神经元性瘫痪。

(2)根据瘫痪的范围和区域可分为单瘫、偏瘫、截瘫、四肢瘫和交叉性瘫痪等。

(3)病因:应根据病史、体检和有关辅助检查(为 CT、MRI、DSA 等)明确诊断。

五、护理

(一)常规护理

1.护理重点

(1)保持患肢呈功能位,防止关节挛缩变形、肌肉萎缩。

(2)系统进行患肢运动和功能训练,逐步恢复生活自理,提高生活质量。

(3)预防并发症:肺炎、压疮、尿路感染、深静脉血栓等。

2.观察要点

(1)生命体征的变化:发病急性期,密切观察意识、瞳孔、呼吸、血压、脉搏、体温等。

(2)瘫痪的分布及其程度,有无伴随症状。瘫痪的轻重可反映运动神经系统或随意肌的病损程度,临床将肌力分为 0～5 级。

3.一般护理

(1)心理护理:瘫痪患者终日卧床,部分患者伴有大小便潴留或失禁,容易产生精神苦闷及悲观失望。护士要对患者关心体贴,尽量做到细致、热情地满足患者的合理要求。同时注意观察情绪变化,鼓励患者解除思想顾虑,树立战胜疾病的信心。

(2)饮食护理:由于长期卧床和精神忧虑。给予高热量、高蛋白、富含维生素饮食,对进食困难者,给予鼻饲,以维持热量和电解质平衡。

(3)病室环境:应将患者安置在清洁、干燥、通风、空气新鲜、阳光充足的病室。偏瘫者宜选用海绵床、气垫床,被褥宜轻软。

4.预防并发症

(1)加强皮肤护理,防治压疮:由于躯体感觉运动消失,即失去自我保护能力,局部的皮肤受压过久,即可发生缺血性坏死。防止压疮唯一有效办法是避免局部皮肤过久的压迫,定时翻动体位每 2 小时 1 次,受压部位做按摩并保持干燥清洁,或在骨隆突处贴压疮贴予以保护,垫以海绵软枕。有条件者可用自动翻身气垫床。

(2)加强大小便护理,防治尿路感染或便秘:截瘫患者发生尿潴留时,先采用诱导排尿:用温水敷小腹部,听流水声,以引起反射排尿;必要时留置导尿定时排尿,并逐步训练其自动排尿功能;指导患者自己做膀胱按摩。嘱患者多饮水,以利稀释尿液冲洗尿道。患者出现便秘时,应合理调节饮食,必要时可服药物润肠、排便。

(3)加强呼吸道管理,防治肺部并发症:保持室内空气流通,冬季注意保暖,夏季避免直接吹风,防止感冒。意识清醒者,应鼓励深呼吸,尽量将痰咳出。昏迷患者,应将其头偏向一侧,及时吸痰,防止痰液、呕吐物误吸,引起窒息或坠积性肺炎。定时协助患者翻身和拍背,帮助痰液的排除。痰液黏稠时,给予雾化吸入,每 4 小时 1 次。

(二)瘫肢体的康复护理

康复护理的目的是预防残疾的发生,并帮助和加快受损功能的恢复;主动地再训练能使患者更好地利用个人和环境资源,以实施其各种日常生活活动,最大限度地减轻残疾的影响;使患者在精神心理和社会上再适应,以恢复其自立能力、社会活动和人际间的关系,提高患者的生存质量。瘫痪患者具体训练方法如下：

1.被动运动

被动运动是指全靠外力来帮助完成的运动,可帮助保持肌肉和软组织的弹性,从而保持关节活动度完整,预防关节粘连和挛缩的形成,方法如下：

(1)肢体关节被动活动:患者本人健侧肢体带动患侧肢体做功能训练,或者由护士或家属给予被动训练,如肩关节的外展运动、前臂的旋转运动、掌指关节的伸展屈曲运动等。

(2)床上肢体摆放及定时变换体位仰卧:头颈垫高约15cm,患肢肩臂呈敬礼状(展肩50°,内旋15°,屈肘约90°),其下垫枕,手指轻度屈曲,握一直径约5cm的纱布卷;患肢膝关节下方和外侧垫软枕,屈膝30°,踝关节呈0°,足下垫脚托板或沙袋。健肢自然伸直。可防止肩关节粘连、半脱位,肘、指、膝关节僵直、挛缩;腕关节屈曲拘挛;足垂内翻,髋关节外旋偏歪。侧卧,患侧在上,后背与床面呈约100°;患侧腋下及胸前垫枕;屈肘约90°;轻度伸腕;屈指,手握一纱布卷放在枕上;屈髋约30°;轻度屈膝;踝关节呈0°,置于垫在健侧小腿上的棉枕上,以保持水平位。健肢自然放置,以舒适为度。可防止发生压疮;肩关节半脱位;髋、膝、踝关节患侧卧位,患侧在下,后背与床面呈约120°;患侧轻度屈肩、屈肘;手握一纱布卷置于枕上,掌心向上,轻度屈髋、膝;踝关节呈0°,健侧屈肩约45°;轻度屈肘,手置于枕上,掌心向上,支撑体重;屈髋、膝均呈90°。其下垫枕,支撑体重。可增加患侧颈、肩、胸、腰背、臀及下肢肌群的肌力;防止健侧因久卧而发生压疮。

2.主动运动

主动运动是指患者依靠自身的能力完成的运动,其目的是通过运动恢复肌力、增加关节的活动范围、改善肢体和肌肉,常用方法如下。①Bobath握手:对肩关节有效活动,抑制上肢屈肌痉挛。②桥式运动:提高骨盆对下肢的控制能力。③坐位练习。④患侧扶持行走训练等。

(1)Bobath握手:患者双手掌心相对,十指交叉地握手,病拇指在健拇指的上方,此种形式的握手称为Bobath式握手,其作用是防止病臂旋前,使病指在掌指关节处伸展。使病拇指有较大的外展,从而对抗腕、指的屈曲,促进腕、指的伸展。

(2)桥式运动:上肢伸直放于体侧,下肢屈髋屈膝,足平踏于床上,用力将臂抬起,尽可能充分伸髋,保持2~3秒,勿憋气。在能自然完成后可适当给予阻力,再用单足支撑,做单桥运动。桥式体位是一个良好的抗痉挛体位,是自理训练的第一步。如果不能做好桥式运动,就很难达到充分的伸髋,会影响正常的行走。

(3)床上正确坐位练习:髋关节屈曲近于直角,脊柱挺直,用足够的枕头牢固地叠起支撑背部,帮助患者达到直立坐位。用一高度可调节的桌子,横过床上,放于患者上肢的下面,可抵抗躯干前屈。患侧扶持行走练习:康复护理人员站在偏瘫侧,一手握住患者患手,掌心向前,另一手从患侧腋下穿出置胸前,手背靠在胸前处,与患者一起缓缓向前步行,训练时按照正常的步行动作走。

3.日常生活活动(ADL)训练

偏瘫康复的最终目的是提高患者的生活自理能力,ADL训练必须贯穿康复训练的始终,特别是当功能活动训练后要及时利用所获得的功能,如站立平衡功能改善后可让患者练习自己穿脱裤子、如厕等日常活动,确保功能活动与ADL两者才能相得益彰,加速康复过程。训练方法包括更衣训练(穿、脱衣服)、转移能力(从床上到轮椅及返回动作训练)、上下楼梯、进食训练、梳洗训练、跌倒训练等。

六、健康教育

(一)心理指导

瘫痪患者多因突然遭受巨大伤害,失去肢体运动和感觉功能,精神负担重,加之卧床时间长,生活不能自理,常常出现自暴自弃、悲观厌世、担心家庭经济窘迫及家庭嫌弃等诸多心理问题。应针对不同患者的不同心理,以积极、诚恳、尊重的言辞,有的放矢地进行心理疏导,使其消除消极心态,积极配合治疗;应向患者及家属说明,鼓励患者面对现实,配合治疗,进行功能锻炼,使其"残而不废",回归社会;同时,也应充分取得家属支持。

(二)生活指导

尽量满足患者的各种需求,做到"四到床边"(即饭、水、药、便器)。坚持做好基础、皮肤和口腔护理,使其倍感舒适。依据患者平时的饮食习惯及食欲提供色、香、味俱全,营养丰富的饮食,以增强机体抵抗力。鼓励患者多食新鲜水果和蔬菜、多饮水以利大便通畅。定期评估肢体感觉、运动及肌张力的变化,保持瘫痪肢体的关节处于功能位,防止关节屈曲、过伸、过展。鼓励患者进行力所能及的自主活动,提高生活自理能力。

(三)功能锻炼与康复训练

功能锻炼与康复训练是提高生活自理能力及生活质量的重要措施。

1.下肢瘫痪的功能训练

卧床练习:要利用哑铃、拉力、拉杆等锻炼,脊柱稳定后可以举杠铃,以锻炼上肢伸肌与屈肌。

坐位练习:练习脱衣裤、鞋袜等,包括在椅上坐稳、坐直及保持平衡的练习,在坐位做各种上肢及躯干运动的练习,撑起全身或一侧骨盆以减轻臀部压力的练习。

站立练习:扶床站立、带支具及不带支具的站立、站稳,逐渐佩戴支具行走及拄拐行走。完成从床上到轮椅,从轮椅上床的练习,学会在轮椅上完成各种生活需要的动作,如洗漱等。

2.四肢瘫痪的功能训练

四肢瘫痪患者主要是卧位与坐位的锻炼。上肢功能锻炼的主要内容有肌力练习和生活活动功能 ADL 练习。瘫痪手主要锻炼捏与握的功能,锻炼伸肘与屈肘活动及力量,结合手的功能训练自行穿脱衣、裤、袜等。

第三节　痴呆

痴呆是由于脑功能障碍而产生的一种以认知功能缺损为核心症状的获得性和持续性临床综合征。发病率及患病率随年龄而增加。国外调查显示,其患病率在 60 岁以上人群为 1%,85 岁以上达 40% 及以上。我国 60 岁以上人群痴呆患病率为 0.75%～4.69%。痴呆病因包括变性病和非变性病,前者包括阿尔茨海默病(AD)、额颞痴呆、Pick 病和路易体痴呆等,后者包括血管性痴呆（VD）、感染性痴呆、代谢性或中毒性脑病所致痴呆等。AD 是最常见的病因，占全部痴呆的 50％；VD 是指脑血管病变引起的脑损害所致的痴呆，是在 AD 之后第二常见的痴呆，占全部痴呆的 20％。本节主要介绍 AD。

一、病因与发病机制

AD 在 65 岁以上患病率 5％，85 岁以上 20％，约 5％AD 患者有明确家族史。AD 迄今原因未明，可能与遗传、环境、病毒感染、胆碱能神经能缺陷、神经营养因子缺乏等有关。代谢异常和淀粉样蛋白沉积与发病有关，AD 患者海马和新皮质胆碱乙酰转移酶及乙酰胆碱水平显著减少，皮质胆碱能神经元递质功能紊乱可能是记忆障碍和认知功能障碍原因之一。遗传因素也可改变 AD 易感性，但并不直接致病。流行病学研究提示，AD 发生也受环境因素影响，文化程度低、吸烟、脑外伤和重金属接触史等可增加患病风险。

二、临床表现

（一）早期表现

1.记忆障碍

是 AD 典型首发征象，也是诊断痴呆的必备条件。主要是近记忆障碍：新近学习的知识很难回忆，事件记忆容易受损。

2.认知障碍

表现掌握新知识、熟练运用语言及社交能力下降，不能讲完整语句，口语量减少，找词困难，命名障碍，交谈能力减退，阅读理解受损，最后完全失语。

3.失计算

表现算错账，付错钱。

4.视空间定向障碍

表现穿外套时手不能伸进袖子，铺台布偏斜、不能正常工作或家庭理财。常见原始反射，出现额叶步态障碍，如小步、缓慢和拖曳步态，屈曲姿势，起步困难。

（二）晚期表现

患者丧失以往的社交风度，如坐立不安、不修边幅和卫生不佳。精神症状如抑郁、淡漠、焦躁或欣快、精神病性症状伴偏执等突出；主动性减少，自言自语，害怕单独留在家里；出现片段妄想和古怪行为，如怀疑子女偷自己钱财，把不值钱东西当作财宝藏置；忽略进食或贪食，常见失眠或夜间谵妄。部分病例出现癫痫发作。检查可见锥体外系肌强直和运动迟缓。

三、辅助检查

（一）常规检查

1.CT 和 MRI 检查

常显示脑皮质萎缩及侧脑室扩张，但也见于非痴呆老年患者 ELISAL 检测脑脊液 tau 蛋白和 AB 可升高。

2.认知功能测试

如简易精神状态检查表（MMSE）、长谷川痴呆量表（HDS）、Hachinski 缺血记分（HIS）等。

(二)痴呆的神经心理检查

1.痴呆的认知测量表

(1)简易精神状态检查(MMSE)为国内外最普及、最常用的老年痴呆筛查量表,包括时间与地点定向、语言(复述、命名、理解指令)、心算、即刻与短时听觉词语记忆、结构模仿等项目,满分30分,痴呆诊断的敏感性80%~90%,特异性70%~80%。

(2)长谷川痴呆量表(HDS),包括定向记忆、常识、计算、物品命名回忆。

2.痴呆程度分级量表

(1)日常生活量表(ADL),包括躯体自理量表(PSMS)及工具性日常生活能力量表(IADL)。

(2)临床痴呆量表(CDR),包括记忆力、定向力、解决问题能力、社会事物、家庭生活、业余爱好、个人照顾,共分5级(0级为健康,0.5级为可疑痴呆,1级为轻度痴呆,2级为中度痴呆,3级为重度痴呆)。

3.痴呆鉴别诊断量表

(1)Hamilton抑郁量表,包括17种症状,按5级4分法,主要与抑郁症相鉴别。

(2)Hachinski缺血量表,可用于AD与VD的鉴别。

四、诊断

依据病史、临床症状、精神量表检查及相关基因突变检测等符合痴呆的诊断标准,缓慢进行性发展的特征,结合CT、MRI等辅助证据综合分析,诊断准确性为85%~90%。

五、护理

(一)心理护理与情感支持

AD患者对触觉的感受比语言文字好,可利用肢体语言,如微笑、拍一拍患者的肩、拉一拉患者的手、把手放在患者肩上或握着他的手谈话,可适时地抚摸,使其感受到护理者时时在关爱着他。尊重患者的人格和自尊,不能对他斥责、讥笑,使之受到心理伤害,产生低落情绪,甚至发生攻击性行为。对患者精神上要鼓励、安慰,生活上要关心,以减缓痴呆的进展。

(二)安全护理

护士对患者潜在的健康状况要有所警觉,及时发现身体或心理方面的异常,保证患者的安全。应把患者放在离护士台近的病房。加强巡视,始终置患者活动于护士的视线内。

1.防走失

不可让患者单独外出,必要时可将写有患者详细信息的布条带在患者身上,以便走失后能及时找回。

2.环境设施安全

房间布置简单,墙壁拐角为圆形;房间内最好不挂镜子,以免引起幻觉,行走时应有人扶持,以防跌倒;门窗应有安全护栏,以防其不慎坠楼;洗澡时注意防烫伤。

3.生活安全

进食时必须有人照看,进食宜慢,以免窒息。不知道饥饱者,三餐应定时定量。不应让患者单独承担家务,以免发生煤气中毒、火灾等意外。家里的药品、电源、剪刀等危险品应保管好,随时有专人陪护。

4.服药

患者服药后,应认真仔细检查,以防积存药物,引起错服、误服。要做到送药到口。

(三)培养和训练生活自理能力

对轻度患者,应督促患者自己料理生活,如买菜做饭、收拾房间等。鼓励患者参加社会活动,安排一定时间看报纸、电视,保持与社会的接触。对中、重度患者,家属要帮助和训练其生活自理能力,如梳洗、进食、叠衣被、如厕等。

(四)注意预防和治疗躯体疾病

AD患者反应迟钝,不知冷暖及危险,很容易发生躯体疾病,患病后不能主诉身体不适所以应注意其饮食起居、排尿、排便的变化等,及时发现异常,送医院进行诊治。

(五)日落综合征(睡眠障碍)的护理

患者往往是在每日太阳落山或者夜晚十分易激动,有昼夜颠倒,吵闹的现象,这就是日落综合征。可以日间安排丰富多彩的活动,增加日光照射,减少日间睡眠,改善睡眠节律紊乱。在晚间睡觉前不要多喝水,减少患者半夜醒来的次数。

六、健康教育

(一)生活起居

起居应有规律,保证充足、高质量的睡眠,特别是精神兴奋型患者。失眠者可给予小剂量的安眠药。抑郁型大多喜卧多寐,应调整睡眠,白天多给一些刺激,鼓励患者做一些有益、有趣的活动及适当的体育锻炼。

(二)饮食

可给予清淡营养丰富的食物,如桂圆大枣汤、瘦肉、鸡蛋、鱼等。要常吃富含胆碱、维生素B_{12}的食物,因为乙酰胆碱有增强记忆力的作用,如豆制品、蛋类、花生、核桃、鱼类、肉类、燕麦小米等;富含维生素B_2的食物,主要包括海带、大白菜、萝卜、香菇、鸡蛋、牛奶、动物肾脏以及各种发酵的豆制品等;叶酸丰富的食物是:绿叶蔬菜、柑橘、西红柿、菜花、西瓜、菌类、牛肉等。

(三)积极防治便秘

便秘是引发痴呆的重要原因之一。因为经常便秘的人,其肠道会产生氨、硫化氢、组胺、硫醇和吲哚等多种有毒物质,这些有毒物质会随着血液循环进入大脑,从而诱发痴呆。

(四)功能锻炼

AD患者有不同程度的语言功能障碍,护理人员要有足够的耐心,主动与患者交流。经常按摩头部的穴位,以提神醒脑。经常活动手指,如手工艺、雕刻、制图、剪纸、打字,或用双手伸展握拳运动,能使大脑血液流动面扩大,促进血液循环。

第四节 脑卒中

脑卒中(stroke)是指一组由脑血管病变引起的突然发作性疾病,故又称脑血管病(CVD),或称脑血管意外(CVA)。这类疾病可以是由于脑血管破裂出血所致(如脑出血和蛛网膜下隙出血),也可以是由于脑血管阻塞后局灶性脑缺血所致(如脑梗死和脑血栓)。由于它们在病理和临床上的表现具有许多共同点,且都属于上运动神经元的损害,所以学术界统称为脑卒中。脑卒中具有高发病率、高致残率、高病死率、高复发率的特点。随着人们生活水平的提高和生活方式的改变,该病的发病率仍有上升趋势。

一、病因与发病机制

(一)血管性危险因素

脑卒中发生的最常见原因是脑部供血血管内壁上有小栓子,脱落后导致动脉-动脉栓塞,即缺血性卒中。也可能由于脑血管或血栓出血造成,为出血性卒中。冠心病伴有房颤患者的心脏瓣膜容易发生附壁血栓,栓子脱落后可以堵塞脑血管,也可导致缺血性卒中。其他因素有高血压、糖尿病、高血脂等。其中,高血压是中国人群卒中发病的最重要危险因素,尤其是清晨血压异常升高。研究发现清晨高血压是卒中事件最强的独立预测因子,缺血性卒中在清晨时段发生的风险是其他时段的 4 倍,清晨血压每升高 10mmHg,卒中风险增加 44%。

颈内动脉或椎动脉狭窄和闭塞的主要原因是动脉粥样硬化。另外,胶原性疾病、高血压病动脉改变、风心病或动脉炎、血液病、代谢病、药物反应、肿瘤、结缔组织病等引起的动脉内膜增生和肥厚,颈动脉外伤,肿瘤压迫颈动脉,小儿颈部淋巴结炎和扁桃体炎伴发的颈动脉血栓,以及先天颈动脉扭曲等,均可引起颈内动脉狭窄和闭塞,或因血管破裂出血引发脑卒中。颈椎病骨质增生或颅底陷入压迫椎动脉,也可造成椎动脉缺血。

(二)性别、年龄、种族等因素

研究发现我国人群脑卒中发病率高于心脏病,与欧美人群相反。

(三)不良生活方式

通常同时存在多个危险因素,比如吸烟、不健康的饮食、肥胖、缺乏适量运动、过量饮酒和高同型半胱氨酸;以及患者自身存在一些基础疾病如高血压、糖尿病和高脂血症。都会增加脑卒中的发病风险。

二、临床表现

(一)短暂性脑缺血发作(TIA)

颈内动脉缺血表现为,突然肢体运动和感觉障碍、失语,单眼短暂失明等,少有意识障碍。椎动脉缺血表现为,眩晕、耳鸣、听力障碍、复视、步态不稳和吞咽困难等。症状持续时间短于2 小时,可反复发作,甚至一天数次或数十次。可自行缓解,不留后遗症。脑内无明显梗死灶。

(二)可逆性缺血性神经功能障碍(RIND)

与 TIA 基本相同,但神经功能障碍持续时间超过 24 小时,有的患者可达数天或数十天,最后逐渐完全恢复。脑部可有小的梗死灶,大部分为可逆性病变。

(三)完全性卒中(CS)

症状较 TIA 和 RIND 严重,不断恶化,常有意识障碍。脑部出现明显的梗死灶。神经功能障碍长期不能恢复,完全性卒中又可分为轻、中、重三型。

(四)脑卒中预兆

研究发现脑卒中常见预兆依次为:

(1)头晕,特别是突然感到眩晕。

（2）肢体麻木，突然感到一侧面部或手脚麻木，有的为舌麻、唇麻。

（3）暂时性吐字不清或讲话不灵。

（4）肢体无力或活动不灵。

（5）与平时不同的头痛。

（6）不明原因突然跌倒或晕倒。

（7）短暂意识丧失或个性和智力的突然变化。

（8）全身明显乏力，肢体软弱无力。

（9）恶心呕吐或血压波动。

（10）整天昏昏欲睡，处于嗜睡状态。

（11）一侧或某一侧肢体不自主地抽动。

（12）双眼突感一时看不清眼前出现的事物。

三、辅助检查

（一）一般检查

通过测量人体身高、体重及血压，科学判断体重是否标准、血压是否正常。

（二）内科检查

通过视、触、叩、听，检查心、肺、肝、脾等重要脏器的基本状况，发现常见疾病的相关征兆，或初步排除常见疾病。

（三）脑血管造影

显示不同部位脑动脉狭窄、闭塞或扭曲。颈动脉起始段狭窄时，造影摄片时应将颈部包含在内。

（四）头颈部磁共振血管造影（MRA）或高分辨磁共振成像（HRMRI）

HRMRI可以显示颈动脉全程，HRMRI对粥样斑块病理成分的分析更有助。

（五）颈动脉B型超声检查和经颅多普勒超声（TCD）探测

超声检测为无创检查，可作为诊断颈内动脉起始段和颅内动脉狭窄、闭塞的筛选手段。颈动脉彩超可检测颈动脉结构和动脉粥样硬化斑形态、范围、性质、动脉狭窄程度等；早期发现动脉血管病变，为有效预防和减少冠心病、缺血性脑血管病等心脑血管疾病发病提供客观的血流动力学依据。经颅多普勒了解颅内及颅外各血管、脑动脉环血管及其分支的血流情况，判断有无硬化、狭窄、缺血、畸形、痉挛等血管病变。可对脑血管疾病进行动态监测。

四、诊断

（一）诊断技术

包括神经学检查，电脑断层扫描（多数情况下没有对比增强）或核磁共振，多普勒超声和造影，主要靠临床症状，辅以成像技术。成像技术也可帮助确定卒中的亚型和原因。此外血液测试也可以帮助诊断。

（二）症状判别

脑卒中的典型症状仅为头痛、呕吐，很容易与其他疾病混淆，可以通过"FAST"判断法：

F即face（脸），要求患者笑一下，看看患者嘴歪不歪，脑卒中患者的脸部会出现不对称，患者也无法正常露出微笑；

A 即 arm(胳膊),要求患者举起双手,看患者是否有肢体麻木无力现象;

S 即 speech(言语),请患者重复说一句话,看是否言语表达困难或者口齿不清;

T 即 Time(时间),明确记下发病时间,立即送医。

五、护理

(一)病情观察

1.意识的观察

一般脑梗死出现意识障碍的较少见,但是大面积梗死可出现意识障碍,甚至因颅内压增高出现脑疝而死亡。意识的改变往往能提示病情的轻重,应观察昏迷程度的变化,是由深转浅,还是由浅入深。

2.生命体征的观察

(1)体温:高热应考虑感染性、中枢性或两者均有。当脑出血波及丘脑时,散热机制被破坏,可引起持续性中枢性高热,体温常为 40℃ 及以上,如不及时处理,患者数小时可死亡。中枢性高热特点:①高热。②体温、脉搏分离。③高热而无出汗。④躯干热而四肢凉。⑤一般解热药无效,应使用物理降温。感染性发热,在 2～3 日继发的,但需物理降温,超过 39℃ 必须服药。

(2)脉搏:缓脉是颅内压增高的表现,需及时处理。脉搏的强弱决定于动脉的充盈度和脉压的大小,脉强有血压升高的可能;脉细弱,有循环衰竭趋势。

(3)呼吸:观察呼吸的频率、节律和深浅。呼吸变化的可能原因有肺炎;脑桥及中脑受损时,可出现中枢过度呼吸,呼吸可快至 70～80 次/分钟;呼吸慢可能为颅内压升高;呼吸不规则或出现叹息样呼吸、潮式呼吸,提示病情危重。

(4)血压:急性颅内压增高时,常引起血压增高。其特点是收缩压明显增高,而舒张压不增高或增高不明显。血压增高的机制可能是延髓受压缺血引起血管舒缩中枢之调节而使血压增高,以改善延髓的缺血及缺氧状态,因此及时控制血压使之维持在适当水平很重要。

(5)瞳孔观察:观察瞳孔是否等大等圆,对光反射是否存在,敏感还是迟钝。瞳孔一大一小,说明有内压增高的可能,或可能是霍纳综合征;若两侧瞳孔缩小呈针尖样,为脑桥出血的特征。脑缺氧时瞳孔可扩大,如果持续扩大,提示预后不良。

(二)一般护理

1.出血性脑卒中护理

绝对卧床,避免不必要的搬动,抬高头部 15°～30°,以促进静脉回流,减轻脑水肿,降低颅内压。头偏向一侧,保持呼吸道通畅。保持床铺平整、柔软、干燥,会阴部清洁,排便通畅,预防便秘。高热时给予物理降温。定时翻身与拍背,预防压疮发生。

2.缺血性脑卒中护理

为防止脑血流量减少,患者取平卧位。急性期患者需卧床休息,避免活动量过大。做好大、小便护理。预防压疮和呼吸道感染,注意观察生命体征及肢体瘫痪的进展程度。

(三)呼吸道护理

保持呼吸道通畅。给予持续吸氧,氧流量以每分钟 2～4L 为宜。患者恶心、呕吐时,防止呕吐物堵塞呼吸道并预防因误吸而引起肺部并发症,及时吸出气管、口腔分泌物及呕吐物,必要时给予气管插管或切开。如有肺炎时,应及时做痰培养及抗生素敏感试验。

(四)饮食护理

1.暂时禁食

患者在发病 24 小时内,由于脑血液循环障碍,致使消化功能减退,食后会引起胃扩张、食物滞留,压迫腹腔静脉使回心血量减少。加之患者常伴有呕吐,易造成吸入性肺炎。因此,应给予暂时禁食。

2.观察脱水状态

脑卒中引起的延髓外侧综合征和大脑半球病变所致的假性延髓性麻痹,常导致较严重咽困难,患者往往出现脱水状态。可通过观察颈动脉搏动的强弱、周围静脉的充盈度和末梢体温,来判断患者是否出现脱水状态。

3.营养支持

吞咽困难患者补充营养最好的方法是鼻饲法,做好留置胃管鼻饲的护理。应尽量避免静脉输液,以免增加缺血性脑水肿的蓄积作用。有消化道出血者应暂停鼻饲,改用胃肠外营养。经口进食者,给予高蛋白质、高维生素、低盐、低脂、富有纤维素的饮食。

(五)并发症观察及护理

1.脑形成

当患者出现剧烈头痛或极度烦躁不安、频繁呕吐或抽搐、呼吸及心率变慢、血压升高,意识障碍逐渐加重,双侧瞳孔不等大,则提示颅内压明显增高,或再出血,有脑形成的可能,应立即报告医生,给予积极脱水治疗。

2.脑心综合征

当脑出血病变波及丘脑下部,导致神经体液障碍时,常引起心脑功能或器质性改变,称为脑心综合征。若患者出现胸闷、气短、发绀、肺底部有湿啰音、心音低钝及心动过速等异常现象时,应进行心电监护,及时通知医生处理。

3.膀胱及直肠功能障碍

危重患者当病变波及半球运动中枢时,如第三脑室受到刺激出现直肠活动性增强,患者排便亢进,便意频繁。注意会阴部皮肤的保护,用温水擦洗,并涂以保护剂;便秘者给予甘油灌肠剂通便;尿失禁或尿潴留者及时给予留置导尿,会阴护理,每日 2 次。

4.肾衰竭及电解质紊乱

脑出血患者常因频繁呕吐、发热、出汗、脱水剂的应用和补液不足而造成失水、电解质紊乱及肾衰竭。遵医嘱给予抽血查电解质及肝肾功能,给予经口或静脉补充电解质。嘱患者多饮水或经胃管注入温开水。

5.消化道出血

由于丘脑下部损伤使迷走神经兴奋,胃肠道功能亢进及发生痉挛性收缩而引起溃疡及出血,是脑出血最常见的严重并发症之一。患者突然出现面色苍白、出汗、脉速、血压骤降、呕血便血、粪便颜色为柏油样便或从胃管中抽出咖啡色内容物时,应立即通知医生,积极采取措施暂禁食,建立静脉通道,给予止血药物。严密观察生命体征尤其是血压的变化。

6.肺部感染护理

(1)口腔护理,每日 2 次。

(2)翻身拍背,每 2 小时 1 次,做好体位引流,鼓励患者咳嗽。

(3)保持呼吸道通畅,及时吸痰吸氧以防窒息,必要时考虑气管切开。

(4)给予足量有效抗生素。

(5)做痰培养及过敏试验,为使用抗生素提供依据。

7.压疮护理

保持床单清洁、干燥、平整,定时翻身,观察受压部位皮肤情况。按摩骨骼隆起受压处,并垫以海绵垫、软枕或气圈。有水疱者,用无菌注射器抽出瓶内溶液后,涂消毒剂,盖无菌纱布。

8.心理护理

患者起病急、重,且有肢体功能障碍,神志清醒患者大都存有恐惧和焦虑心理,表现出抑郁和悲观。了解患者的社会、生理、心理状况,多与患者倾心交谈,帮助排解不良情绪,树立战胜疾病的信心。

六、健康教育

(一)不可改变的危险因素

1.年龄

主要的危险因素,发病随年龄的升高而增高。

2.性别

男性比女性的发生率大约高 30%。随着目前人口老龄化,女性寿命普遍长于男性,老年期女性发病率增加,发病率有接近男性的倾向。

3.家族史

父母双方直系亲属发生脑卒中或心脏病时年龄低于 60 岁,即为有家族史。

4.种族

不同种族的卒中发病率不同,可能与遗传因素有关。社会因素如生活方式和环境,也可能起一部分作用,我国北方各少数民族的卒中发生率高于南方。

(二)可以改变的危险因素及其干预建议

1.高血压

主要危险因素,90%的脑卒中归因于高血压。其治疗应以收缩压不高于 140mmHg、舒张压不高于 90mmHg 为目标。对于患有糖尿病的患者,建议血压低于 130/85mmHg。

2.吸烟

缺血性脑卒中的独立危险因素之一,长期吸烟者发生卒中的危险性增加 6 倍。可采取咨询专家、烟碱替代治疗及正规的戒烟计划等戒烟措施。

3.糖尿病

缺血性脑卒中的独立危险因素之一,非胰岛素依赖型糖尿病患者发生卒中的危险性增加 2 倍。建议禁食状态下的血糖水平低于 7.0mmol/L。

4.心房颤动

随着年龄的增长,心房颤动患者栓塞性卒中的发生率迅速增长。对于心房颤动及心脏瓣膜病应早期进行积极的治疗。

5.高脂血症

降低血清胆固醇水平有利于减少脑卒中的危险性,且可以预防颈动脉粥样硬化。限制食物中的胆固醇量:减少饱和脂肪酸,增加多烯脂肪酸;适当增加食物中的混合糖类,降低总热量,维持理想体重并进行规律的体育活动。

6.无症状颈动脉狭窄

颅外颈内动脉狭窄存在明显的血流动力学改变,血管狭窄程度越重,脑卒中的发生率越高。

(三)可能的危险因素及其干预建议

肥胖、过度饮酒、凝血异常、体力活动少及激素替代治疗和口服替代治疗。应禁止过量的乙醇摄入,建议实施正规的戒酒计划。

第五节 帕金森病

帕金森病(PD)又称"颤麻痹",是中老年常见的运动障碍性疾病,以黑质多巴胺(DA)能神经元变性缺失和路易小体(Lewybody)的形成为特征。本病病因不明,故又称原发性PD是老年人中第4位最常见的神经变性疾病。患病率随年龄增加而升高,高于50岁为500/10万,高于65岁为1000/10万。

一、病因与发病机制

PD病因迄今不明,发病机制可能与下列因素有关。

(一)年龄

老化随年龄增长其患病率逐渐增高,黑质DA能神经元、纹状体DA递质水平随年龄增长而逐渐减少。当多巴胺能神经元减少50%,多巴胺的生成减少80%以上时,就会出现PD临床症状。

(二)遗传因素

绝大多数PD患者为散发性,约10%的患者有家族史,呈不完全外显的常染色体显性遗传。细胞色素P4502D6基因突变和某些线粒体DNA突变可能是PD发病遗传易感因素之一。

(三)环境因素

流行病学调查显示,长期接触农药、金属和工业溶剂等可能是PD发病的危险因素。嗜神经毒即1－甲基－4－苯基－1,2,3,6－四氢吡啶(MPTP)和某些杀虫剂可能抑制黑质线粒体呼吸链NADH－COQ还原酶(复合物工)活性,使ATP生成减少,自由基生成增加,导致DA能神经元变性坏死。

二、临床表现

帕金森病患者发病年龄平均约55岁,多见于60岁以后,40岁以前发病者少见,男性略多于女性。起病隐袭,缓慢发展。主要表现为静止性震颤、肌强直、运动迟缓、姿势步态障碍四大主症。初发症状以震颤最多(60%～70%),其次为步行障碍(12%)、肌强直(10%)和运动迟缓(10%)。

(一)静止性震颤

常为首发症状,多由一侧上肢远端开始,手指呈节律性伸展和拇指对掌运动,如"搓丸样"作,频率为每秒钟 4～6 次。有时上肢平伸时可见姿势性震颤,偶可见幅度较小、频率稍快的动作性震颤。

(二)肌强直

指被动运动关节时阻力增加。阻力可以为均匀一致的增加,即"铅管样强直";也可以是振荡式阻力增加,即"齿轮样强直"。主动运动对侧肢体或紧张的思维活动可使肌强直增强,这一现象有助于发现不明显的肌强直症状。

(三)运动迟缓

指动作缓慢、自发运动减少。面部表情呆板,常双眼凝视,瞬目少,笑容出现和消失减慢,如同"面具脸"。早期常表现扣纽扣、系鞋带、书写等精细动作困难。特殊表现形式有:写字过小征、面部表情减少、眨眼减少和声音单调低沉、行走摆臂幅度减少或消失。检查时可出现快复轮替动作障碍。

(四)姿势步态障碍

指平衡功能减退、翻正反射消失,常导致姿势步态不稳、易跌跤。这一症状是病情进展的重要标志,对治疗反应不佳,是残疾的重要原因。在疾病早期,表现为走路时下肢拖曳。随着病情的进展,步伐逐渐变小变慢,启动、转弯、跨越障碍困难,有时全身僵住,不能动弹,称"冻僵"。有时迈步后,即以极小的步伐向前冲去,越走越快,不能及时停步,称慌张步。体检时在背后轻拉患者可发现平衡功能障碍。

(五)其他

有便秘、出汗异常、性功能减退及溢脂性皮炎。吞咽活动减少可导致口水过多、流涎。常伴抑郁,睡眠障碍常见。15%～30%的患者在疾病晚期有痴呆、短期记忆和视空间功能减退。

三、辅助检查

血、脑脊液常规化验均无异常,CT、MRI 检查亦无特征性改变,但下列检测项目对诊断可能有一定意义。

(一)生化检测

采用高效液相色谱(HPLC)可检测到脑脊液和尿中高香草酸(HVA)含量降低。

(二)基因检查

采用 DNA 印记技术、PCR、DNA 序列分析等可能发现基因突变。

(三)功能显像

采用 PET 或 SPECT 进行特定的放射性核素检测,可显示脑内多巴胺转运体(DAT)功能显著降低,多巴胺递质合成减少以及 D2 型多巴胺受体活性早期超敏、晚期低敏等,对早期诊断、鉴别诊断及监测病情有一定价值。

四、诊断

(1)中老年发病,缓慢进行性病程。

(2)四项主征(静止性震颤、肌强直、运动迟缓、姿势步态障碍)中至少具备两项,前两项至少具备其中之一;症状不对称。

(3)左旋多巴治疗有效。

(4)患者无眼外肌麻痹、小脑体征、直立性低血压、锥体系损害及肌萎缩等。PD 临床诊断与死后病理证实符合率为 $75\% \sim 80\%$。

五、护理

(一)安全护理

(1)设施的安全配备:给患者提供一个安全的环境,移开环境中的障碍物,病房地面及厕所要防滑,病房楼道、门把附近的墙上、厕所及浴室增设把手,将呼叫器放置患者伸手可及处,防止跌倒、坠床的发生。

(2)定时巡视病房,及时了解患者生活所需,指导患者增强自我照顾能力。

(3)用餐时应防止呛咳或烫伤。避免使用玻璃和陶瓷制品,应使用金属餐具。大剂量左旋多巴可引起直立性低血压,患者注意不要突然起立,避免在一个地方站立较长的时间。

(二)饮食指导

本病主要见于老年人,胃肠功能多有减退,可合并胃肠蠕动乏力、痉挛、便秘等症状。给予高热量、高蛋白质、富含纤维素和易消化的食物。多食含酪胺酸的食物如瓜子、杏仁、芝麻、脱脂牛奶等可促进脑内多巴胺的合成,多吃新鲜水果蔬菜、谷物、多饮水,促进肠动,保持通畅。患者喉部肌肉运动障碍,导致吞咽困难,进食、饮水尽量保持坐位,注意节律,不宜过快以免引起噎塞和呛咳。

(三)心理护理

本病由于病程较长,加上动作迟钝、语言断续、"面具脸"等自身形象的改变,患者易产生自卑、抑郁心理,回避人际交往,甚至厌世。护士应鼓励患者主动配合治疗及护理,耐心倾听患者的心理感受,鼓励患者自我护理,如穿衣、吃饭、移动等,增加其独立性及自信心。

(四)药物治疗护理

1.用药指导

PD 患者用药有明显的个体差异,患者应严格遵医嘱服药。护士要详细交代服药的时间、剂量及副作用,并为患者准备一份服用药物清单,一方面指导患者正确服药,另一方面有助于医生了解病情及调整用药做参考。要提醒患者定时坚持服药,不能擅自停药。

2.药物不良反应的观察

(1)"开—关"现象:是 PD 患者长期服用左旋多巴制剂后出现的不良反应,多数在服药 3年出现。当药物开始起作用时,患者活动自如,处于"开"状态;当药物失去作用时,患者活动困难,称为"关"状态,通常持续几小时,多发生在下午。

(2)异动症:一般在服用左旋多巴 $1 \sim 2$ 小时出现不自主运动,包括肢体舞动、躯干摆动、下颌运动、痉挛样动作,或者坐立不安。

(3)剂末现象:因患者长期服药后对药物的敏感度下降,即在药物即将失去作用时,患者的症状比平时更加严重。

（4）胃肠道不适：表现为恶心、呕吐等，可通过逐步增加剂量或降低剂量克服

（5）精神症状：服用苯海索（安坦）、金刚烷胺等药物，患者易出现幻觉。遵医嘱给予停药或减药，以防发生意外。

（五）加强肢体功能锻炼

早期应鼓励患者积极参与活动，如散步、太极拳、床旁体操等，注意保持身体和关节的活动强度与最大活动范围，防止关节固定、僵直、肢体挛缩。晚期患者出现显著的运动障碍，帮助患者活动关节，按摩肌肉，以促进血液循环。定期练习腹式呼吸以促进肠动。每天对镜子做"鬼脸"，以预防"面具脸"的出现。

六、健康教育

护士向患者及家属宣传 PD 的危险因素、药物治疗和康复锻炼的有关知识。稳定患者病情及情绪，以减轻患者及家属的心理压力，配合治疗，使患者身心健康地回归社会。生活上早期鼓励其多做运动，尽量做到生活自理，晚期时生活上给予周密照顾，肢体给予被动运动，勤翻身，做好并发症的预防。目前对帕金森病尚没有根治的方法，但是早期正规治疗、用药及护理是可以改善其临床症状，提高其生活质量，延缓病情的发展，延长患者的生命。

第五章 血液系统疾病

第一节 贫血

一、缺铁性贫血

缺铁性贫血是指体内用来制造血红蛋白的储存铁缺乏，血红蛋白合成量减少而引起的一种小细胞低色素性贫血。缺铁性贫血是贫血中最常见的一种，以生长发育期的儿童和育龄妇女发病率较高。

(一)病因与发病机制

1.铁的代谢与发病机制

(1)铁的分布：铁在体内广泛分布于各组织。正常成人体内含铁总量为3～4.5g，其中血红蛋白铁约占67%，储存铁29%，余下的4%为组织铁，存在于肌红蛋白及细胞内某些酶类中。正常男性的储存铁约为1000mg，女性仅为300～400mg。体内的铁大致可分为功能状态铁(包括血红蛋白、肌红蛋白、酶和辅因子、转铁蛋白结合的铁)和储存铁(以铁蛋白和含铁血黄素形式储存于单核－吞噬细胞系统中)两大部分。

(2)铁的来源和吸收：正常人制造新生红细胞每天需铁20～25mg，大部分来自体内衰老红细胞破坏释放的铁。每天从食物中吸收1～1.5mg的铁，即可维持体内铁的平衡。肉类食物中的肌红蛋白所含铁可完整地直接被吸收，吸收率约为20%。植物铁多为三价的胶状氢氧化铁，易与植物中的植酸、丹宁酸等结合为不溶性的铁复合物，影响其吸收，吸收率为1%～7%。铁的主要吸收部位在十二指肠及空肠上段。

(3)铁的储存及排泄：人体内的铁除身体能利用的量外，多余的铁主要以铁蛋白和含铁血黄素形式储存在肝、脾和骨髓等器官的单核巨噬细胞系统中。正常人每天铁排泄甚微，并与吸收量保持平衡，主要由便排泄。育龄妇女主要通过月经、妊娠、哺乳而丢失。

2.病因

(1)需铁量增加而摄入不足：成年人每天铁需要量为1～2mg，婴幼儿、青少年、妊娠和哺乳期妇女的需铁量增加，如果饮食中缺少铁则易引起缺铁性贫血。人工喂养的婴儿，以含铁量较低的牛乳、谷类为主要饮食，如不及时补充含铁量较多的食物，也可引起缺铁性贫血。

(2)铁吸收不良：铁主要在十二指肠及空肠上段吸收，胃大部切除及胃空肠吻合术后，可影响铁的吸收。胃酸缺乏、小肠黏膜病变、肠道功能紊乱、服用抗酸药以及H_2受体拮抗剂等均可影响铁的吸收。

(3)铁损失过多：慢性失血是成人缺铁性贫血最多见、最重要的原因，反复多次小量失血可使体内储存铁逐渐耗竭，如消化性溃疡出血、肠息肉、肠道癌肿、月经过多、钩虫病、痔出血等。

(二)临床表现

本病呈慢性渐进性发展,有一般贫血的表现,如面色苍白、乏力、易倦、头晕、头痛、心悸气短、耳鸣等。由于缺血、缺氧,含铁酶及铁依赖酶的活性降低,患者可伴有以下特征。

(1)营养缺乏:皮肤干燥、角化、萎缩、无光泽、毛发干枯易脱落,指(趾)甲扁平、不光整、脆薄易裂。

(2)黏膜损害:表现口角炎、舌炎、舌乳头萎缩,严重者引起吞咽困难(Plummer-vinson 综合征),其特点为吞咽时感觉有食物黏附在咽部。

(3)胃酸缺乏及胃功能紊乱:吸收不良、食欲缺乏、便稀或便秘。约 1/3 患者有慢性萎缩性胃炎。

(4)神经、精神系统异常:易激动、烦躁、头痛、好动、发育迟缓、体力下降等,以儿童多见。少数患者有异食癖,喜吃生米、泥土、石子等。约 1/3 患者出现神经痛、末梢神经炎,严重者可出现颅内压增高、视神经水肿、智能障碍等。

(5)原发病表现:如消化性溃疡患者可有节律性上腹痛,女性贫血患者可能存在经血量过多的情况。

(三)辅助检查

(1)血常规:呈小细胞低色素性贫血。红细胞体积较正常小,形态不一,中心淡染区扩大。MCV、MCHC 降低,血红蛋白降低,网织红细胞正常或略升高。血小板计数高低不一。严重病例可出现三系细胞减少。

(2)骨髓检查:红细胞系增生活跃,以中、晚幼红细胞为主,体积变小、染色质颗粒致密、胞浆少。粒细胞和巨噬细胞无明显变化。骨髓涂片染色示骨髓细胞外铁消失,铁粒幼细胞极少或消失。

(3)铁代谢:血清铁(SI)<500g/L。血浆中能与铁结合的转铁蛋白称为总铁结合力(TIBC),转铁蛋白饱和度(TS)=(血清铁/总铁结合力)×100%。TIBC>3600g/L,TS15%。血清铁蛋白(SF)<$12\mu g/L$ 可作为缺铁依据,其测定可准确反映体内储存铁情况,但易受多种因素的影响。

(4)红细胞内卟啉代谢:红细胞游离原卟啉(FEP)>0.9mmol/L,FEP/Hb>$4.5\mu g/gHb$,表示血红素的合成有障碍,为诊断的一项较灵敏的指标。

(四)诊断

IDA 是长期负铁平衡的最终结果,在其渐进的发病过程中,根据缺铁的程度可分为三个阶段。

1.ID

(1)血清铁蛋白<$14\mu g/L$;

(2)骨髓铁染色显示骨髓小粒可染铁消失,铁粒幼细胞<0.15。

(3)血红蛋白及血清铁等指标尚正常。

2.IDE

(1)ID 的(1)+(2)。

(2)转铁蛋白饱和度<0.15。

（3）FEP/Hb＞4.5μg/gHb。

（4）血红蛋白尚正常。

3.IDA

（1）IDE 的（1）＋（2）＋（3）。

（2）小细胞低色素性贫血：男性 Hb＜120g/L，女性 Hb＜110g/L，孕妇 Hb＜100g/L；MCV＜80fl，MCH＜27pg，MCHC＜0.32。

4.应强调病因诊断

只有明确病因，IDA 才可能根治；有时缺铁病因比贫血本身更为严重。例如胃肠道恶性肿瘤伴慢性失血或胃癌术后残癌所致 IDA，应多次检查粪潜血，必要时做胃肠道 X 线或内窥镜检查；对月经期妇女，应检查有无妇科疾病。

（五）护理

1.饮食护理

护理人员要向患者及其家属说明进食高蛋白质、高维生素、高热量、含铁丰富、易消化饮食的必要性，强调均衡饮食以及适宜的进食方法。铁是合成血红蛋白的必要元素，且其主要来源于食物。含铁丰富的食物，如动物心、肝、肾、瘦肉、鸡蛋黄、鱼、豆类、麦芽、紫菜、海带及木耳等。偏食是造成缺铁性贫血的主要原因之一，故饮食要多样化。血红蛋白的合成需要氨基酸，为保证蛋白质的有效利用，必须给予糖类、脂肪以补充热量，因此在补铁的同时需给予高蛋白质和高热量的食物。富含维生素的食物有助于铁的吸收。①消化不良者，应少量多餐。②食欲降低者应经常变换食物品种，提供色、香、味俱全的饮食。③口腔炎或舌炎影响食欲者，避免进食过热或过辣的刺激性食物，进食前后予以口腔护理。④贫血患者由于胃肠黏膜缺氧，消化液分泌减少和胃肠功能紊乱，易出现消化不良，因此适当的活动以促进食物消化是必要的。

2.用药护理

（1）口服铁剂的护理：给予口服铁剂时向患者说明其注意事项。①口服铁剂易引起胃肠道反应，如恶心、呕吐及胃部不适，饭后或餐中服用可减少反应，如不能耐受可从小剂量开始。②避免与牛奶、茶、咖啡同时服，因茶中鞣酸与铁结合成不易吸收物质，牛奶含磷较高，均可影响铁的吸收；此外，应避免同时服用抗酸药（碳酸钙和硫酸镁）以及 H_2 受体拮抗剂等，这些药物均可抑制铁的吸收。③口服液体铁剂时须使用吸管，避免牙齿染黑。④服铁剂期间，大便会变成黑色，是由于铁与肠内硫化氢作用而生成黑色的硫化铁所致，应做好解释，以消除患者顾虑。⑤铁剂治疗后自觉症状可很快减轻；网织红细胞数逐渐上升，1 周左右达高峰，以后又降至正常，其增加可作为铁剂治疗有效的指标；血红蛋白 2 周左右开始升高，1～2 个月恢复至正常，在血红蛋白完全正常后，患者仍需继续服用铁剂 3～6 个月，或在 SF＞50g/L 后再停药，目的是补足体内储存铁。

（2）注射铁剂的护理：采用深部肌内注射并经常更换注射部位，以促进吸收，避免硬结形成，药液的溢出可引起皮肤染色，故应强调注射技术：①避免在皮肤暴露部位注射；②抽取药液入空针后，更换针头注射；③可采用"Z"型注射法或留空气注射法，以免药液溢出。注射铁剂不良反应除局部肿痛外，尚可发生面部潮红、恶心、头痛、肌肉关节痛、淋巴结炎及荨麻疹，严重者可发生过敏性休克，故注射时应备有肾上腺素。部分患者用药后可出现尿频、尿急，应嘱其多饮水。

(六)健康教育

1.生活指导

护士应帮助患者及其家属掌握本病的有关知识和自我护理方法,介绍缺铁性贫血的常见原因,说明消除病因和坚持药物治疗的重要性,以及适当休息与活动,使其主动配合治疗。

2.饮食指导

指导患者和其家属选择含铁丰富的食物,饮食宜多样化,并切实遵循饮食治疗原则和计划,安排好营养食谱。建议患者和其家属用铁锅炒菜、煮饭,可得到一定量的无机铁。

3.用药指导

指导患者根据医嘱处方按时、按量服用。服药时避免同时食用影响铁剂吸收的物质,定期在门诊进行血常规检查。

4.卫生知识教育

重视在易患人群中开展预防缺铁的卫生知识教育,如婴幼儿生长迅速应及时添加含铁丰富且铁吸收率高的食物,合理搭配膳食。提倡母乳喂养,及时增加适当辅食;以谷类或牛奶为主食的婴幼儿食物中可加入适量铁剂,可用提纯的血红蛋白强化食品或饼干等作为断奶食物。青少年要改变不良的饮食习惯,做到不挑食、不偏食,摄入足量的动物食物、新鲜蔬菜和水果。妊娠后期、哺乳期妇女、早产儿2个月左右可给小剂量铁剂预防缺铁。及时治疗各种慢性出血,如月经过多、消化性溃疡、肛痔出血等。在钩虫病流行地区加强普查普治。

二、再生障碍性贫血

再生障碍性贫血(AA,简称再障)是指由多种原因导致造血干细胞数量减少和(或)功能障碍所致的贫血。

(一)病因与发病机制

1.病因

再障的发病目前并无明确病因,但大量研究表明可能与下列因素有关。

(1)病毒感染:肝炎病毒、风疹病毒、EB病毒、流感病毒均可引起再障,尤其是肝炎病毒与再障的关系更为密切,但是引起再障的肝炎病毒类型至今无法定论,约80%为非甲非乙型肝炎,可能是丙型肝炎病毒,其余为乙型肝炎病毒引起。

(2)化学因素:这是引起再障最常见的因素。药物如氯霉素类药物、磺胺类药物、抗肿瘤化疗药物等,其中以氯霉素类药物居多;化学物质如苯、杀虫剂、油漆等。抗肿瘤药物、苯和油漆等,对骨髓的抑制与剂量有关;氯霉素类、磺胺类药物和杀虫剂引起的再障与个人敏感性有关,而与剂量关系不大。

(3)放射性物质:X线及放射性核素可干扰骨髓细胞的分化和增殖,使造血干细胞数量减少。

(4)其他:遗传因素,其他疾病(如少数阵发性睡眠性血红蛋白尿等),慢性肾衰竭等均可演变成再障。

2.发病机制

再障的发病机制有以下三种学说:

(1)造血干细胞缺陷("种子"学说):造血干细胞缺陷包括量和质的改变。各种致病因素作用于骨髓,破坏造血干细胞的自我复制和分化能力,从而引起各系造血细胞明显下降,导致外周血中全血细胞下降。

(2)造血微环境异常("土壤"学说):造血微环境主要是指基质细胞(包括巨噬细胞、网状细胞、血窦内皮细胞等)及其产生的细胞因子。可调节造血干细胞的增殖与分化,为其提供营养和黏附的场所。再障患者骨髓活检可见骨髓"脂肪化"和局部组织结构的改变;同时,有研究发现造血微环境的结构与功能异常是导致骨髓移植不成功的主要因素。

(3)免疫异常("虫子"学说):有研究表明 T 淋巴细胞数量和功能及相关细胞因子分泌失调与再障,尤其是重型再障的发病关系密切。在临床实践中,多数患者用免疫抑制剂治疗有效。

(二)临床表现

主要临床表现为进行性贫血、出血、感染,肝、脾、淋巴结多无肿大,依据临床表现的严重程度和发病缓急将再障分为急性再障和慢性再障。

(1)急性再障(重型再障 1 型):较少见。起病急、发展快,早期主要表现为出血与感染,随着病程的延长出现进行性贫血。常见严重的皮肤、黏膜出血,如皮肤瘀点、瘀斑,牙、鼻腔出血,口腔血疱;内脏出血也相当常见,如消化道出血(呕血或血便)、持续阴道出血或月经量明显增多等,多数病例有眼底出血,甚至可发生内出血,常为患者死亡的主要原因之一。皮肤、黏膜反复感染,常波及内脏,以肺炎、败血症常见,治疗困难,感染不易控制。若不经治疗,患者多在6~12 个月内死亡。

(2)慢性再障:较多见。起病缓慢,病程长,多以贫血为主要表现。感染、出血较轻,经恰当治疗病情可缓解或治愈,预后相对较好。少数病例病情恶化(重型再障型)表现同急性再障。

(三)辅助检查

(1)血常规:呈正细胞贫血,全血细胞减少,但三种细胞减少的程度不一定平行,少数病例呈两系细胞减少或血小板减少,可出现畸形血小板。网织红细胞绝对值低于正常,重型再障血常规减低更为严重,而两型淋巴细胞相对值增高。

(2)骨髓检查:骨髓穿刺物中骨髓颗粒极少,脂肪滴增多。急性型:骨髓增生低下或极度低下,粒、红两系细胞均明显减少,无巨核细胞。淋巴细胞、浆细胞、组织嗜碱性粒细胞相对增多。慢性型骨髓增生减低或呈灶性增生,因此不同部位骨髓增生减低不一致,但巨噬细胞均减少。

(四)诊断

1987 年第四届全国再障学术会议修订的再障诊断标准如下:

(1)全血细胞减少,网织红细胞绝对值减少。

(2)一般无脾肿大。

(3)骨髓检查显示至少一部位增生减低或重度减低(如增生活跃,巨核细胞应明显减少,骨髓小粒成分中应见非造血细胞增多。有条件者应作骨髓活检等检查)。

(4)能除外其他引起全血细胞减少的疾病,如阵发性睡眠性血红蛋白尿、骨髓增生异常综合征中的难治性贫血、急性造血功能停滞、骨髓纤维化、急性白血病、恶性组织细胞病等。

(五)护理

(1)保持病室环境,清洁卫生,定期空气消毒,限制探视,进行保护性隔离,预防感染。严格执行消毒隔离制度和无菌技术操作。做好口腔、会阴及肛门的护理,观察患者有无发热、感染伴随症状及体征,鼓励患者多饮水,警惕感染中毒性休克。遵医嘱按时给予抗感染治疗。对于患者及家属做好预防感染的卫生宣教工作。

(2)指导患者坚持服药,长期应用雄性激素可出现水潴留、痤疮、毛发增多,女性停经等症状,应用糖皮质激素可出现类库欣综合征症状,应做好病情的观察和解释工作。

(3)对于悲观消极情绪,护士应经常巡视病房,及时解决患者的实质问题,建立融洽的护患关系。

(4)对于贫血患者,限制患者活动,卧床休息,注意安全,补充足够营养,有心悸、气促的患者可给予氧气吸入,做好输血护理。

(5)对于出血患者,出现鼻出血时,进行鼻部冷敷,用1:1000肾上腺素棉球填塞压迫止血,严重时用油纱布做后鼻道填塞止血。出现牙龈出血时,保持口腔卫生,饭后漱口或口腔护理,避免刷牙损伤黏膜,可用凝血酶棉球填塞止血。出现消化道出血时,如患者头晕、心悸、脉搏细数、出冷汗、血压下降时应及时抢救,给予止血和补充血容量。如头面部出血,应卧床休息,减少活动,按医嘱及时治疗。严重时出现颅内出血,给予平卧位,高流量吸氧,保持呼吸道通畅,按医嘱应用止血药物及降低颅内压药物,头部可给予冰袋或冰帽,严密观察病情及时记录。

(6)心理护理:讲解有关用药知识,尤其是雄激素的不良反应(如面部痤疮、毛发增多、声音变粗、女性闭经、乳房缩小等),说明病情缓解后逐渐减药,不良反应会消失。鼓励患者进行适当户外活动,减少孤独感,增强康复的信心,积极配合治疗。

(7)用药护理:丙酸睾酮为油剂,不易吸收,常可形成硬块,甚至发生无菌性坏死。故需深部缓慢分层肌内注射,并注意轮换注射部位,经常检查局部有无硬结,发现硬结及时理疗,以促进吸收和防止感染。嘱患者经常用温热水洗脸,不要用手抓痤疮,以预防感染。司坦唑、达那唑对肝脏有损害,治疗过程中应定期检查肝功能。抗胸腺球蛋白(ATG)和抗淋巴细胞球蛋白(ALG)治疗可出现超敏反应、出血加重和血清病(如猩红热样皮疹、发热、关节痛)等不良反应,用药期间应注意保护性隔离,预防出血和感染,密切观察患者有无药物的不良反应。定期监测血红蛋白、白细胞总数及网织红细胞计数,通常药物治疗1个月左右网织红细胞开始上升,接着血红蛋白升高,经3个月后红细胞开始上升,而血小板上升需要较长时间。

(六)健康教育

(1)向患者及其家属说明该病治疗周期长,获效后也要坚持较长时期的维持现状。故良好的生活护理极为重要,为患者创造一个清洁卫生、愉悦氛围的环境,有利于疾病的恢复。

(2)指导患者学会自我照顾,如:注意个人卫生和饮食卫生,切忌在外购买不净熟食,瓜果宜洗净削皮后食用,饮食要清淡、营养;学会调理情绪,保持心情舒畅;适当参加户外活动,如散步、打太极拳,注意劳逸结合;注意保暖,避免受凉;按时服药;避免外伤,掌握防治出血的简单方法等。

(3)介绍本病的常见原因,说明药物需在医生指导下使用,平日不可随便用药,特别是对造血系统有害的药物,如氯霉素、磺胺、保泰松、安乃近、阿司匹林等。坚持按医嘱治疗再障,定期门诊进行血常规检查,以便了解病情变化。

(4)因职业关系长期接触毒物(如放射性物质、农药、苯及其衍生物)的人员,应让他们对工作环境的危害有所认识,以便提高自我保护意识及能力,做好防护工作,严格遵守操作规程,加强营养,定期进行血常规检查。

三、溶血性贫血

溶血性贫血是指红细胞破坏速度超过骨髓造血代偿功能时所引起的一组贫血,主要特点是贫血、黄疸、脾大、网织红细胞增高及骨髓幼红细胞增生。骨髓有相当于正常造血能力6~8倍的代偿潜力,因此当红细胞破坏增加,但骨髓造血功能足以代偿时可不出现贫血,称为溶血性疾病。

(一)病因与发病机制

1.病因

(1)红细胞内异常所致的溶血性贫血。

1)遗传性球形细,胞增多症、遗传性椭圆形细胞增多症、遗传性棘细胞增多症、遗传性口形细胞增多症等。

2)红细胞葡萄糖—6—酸脱氢缺乏症(又称蚕豆病)、丙酮酸激酶缺乏等。

3)珠蛋白肽链结构的异常(如镰状细胞贫血、不稳定血红蛋白病等)、珠蛋白肽链量的异常(即地中海贫血)等。

4)阵发性睡眠性血红蛋白尿等。

(2)红细胞外异常所致的溶血性贫血。

1)新生儿溶血性贫血、血型不合输血后溶血、自身免疫性溶血性贫血(温抗体或冷抗体型)、药物性免疫性溶血性贫血(如奎尼丁、青霉素、甲基多巴等)。

2)疟疾(原虫)、传染性单核细胞增多症(病毒)、支原体肺炎(支原体)等。

3)苯肼、铅等。

4)蛇毒、毒草中毒等。

5)大面积烧伤、人造心脏瓣膜、微血管病性溶血性贫血、行军性血红蛋白尿等。

2.发病机制

(1)溶血原因:正常红细胞形态呈双凹圆盘形,具有很强的可塑性及变形能力,这样就保证了红细胞能通过狭小的微循环管道而不被破坏,红细胞的这种特性依赖于红细胞膜、酶和血红蛋白的正常,三者之一异常均可使红细胞膜的完整性遭受破坏而溶血。此外,红细胞受到抗体、补体、物理和机械因素及化学毒物等侵袭,也可遭受破坏而引起溶血。①红细胞膜异常:红细胞膜主要含蛋白质及脂类两部分。红细胞膜上有许多酶,其中最重要的是 ATP 酶,负责膜内外钾、钠、钙离子的转运,水解 ATP 供细胞代谢的能量。如 ATP 含量降低,膜离子的通透性发生改变,红细胞内钠、钙离子堆积,造成红细胞破裂。红细胞膜的正常结构是保证红细胞的变形能力和柔韧性的重要条件。②红细胞酶和能量代谢异常:红细胞能量来源仅通过无氧酵解和磷酸戊糖旁路两条途径产生,参与两条途径重要的酶,如丙酸激酶、葡萄糖—6磷酸脱氢酶。任何一种酶发生缺陷,可引起红细胞能量代谢异常,致使红细胞膜完整性受损而引起溶血。③血红蛋白异常:血红蛋白分子结构的异常,使分子间易发生聚集或形成晶体,导致红细胞膜硬度增加,无法通过直径比它小的微循环而被单核—吞噬细胞所吞噬,常见于海洋性贫血。④物理和机械因素:人工心脏瓣膜对红细胞易产生机械性损伤。大面积烧伤可使红细胞变为球形易遭破坏。弥散性血管内凝血在微血管内形成网状结构的纤维蛋白条索,红细胞黏附在其表面,受血流的冲击而发生破裂,或红细胞强行通过条索间的网孔时发生破裂,称为微血管病性溶血性贫血。⑤化学毒物或生物毒素:苯、铅、蛇毒等直接破坏红细胞膜蛋白质和脂类,使膜溶解。

(2)溶血场所:①血管外溶血:由单核巨噬细胞系统(主要由脾脏)破坏红细胞造成。多见于遗传性球形细胞增多症等慢性溶血。另外,骨髓内的幼红细胞,在进入血液循环前已在骨髓内破坏,称为原位溶血,也是一种血管外溶血。②血管内溶血:红细胞在血液循环中被破坏,血红蛋白直接进入血浆。常见血型不合输血后溶血、输注低渗溶液、阵发性睡眠性血红蛋白尿、感染等所致的急性溶血。

(3)异常红细胞的清除:血管内溶血时血红蛋白可从肾排除,形成血红蛋白尿。血管外溶血时,红细胞如被脾脏所吞噬裂解,释放出的血红蛋白可分解为铁、珠蛋白和卟啉,卟啉分解为游离胆红素,在肝细胞中形成结合胆红素通过胆汁排出;胆汁中的结合胆红素经肠道细菌作用后还原成粪胆原,大部分随粪便排出,少部分通过肾随尿排出,称为尿胆原。

(二)临床表现

溶血性贫血分为急性溶血和慢性溶血两种。

(1)急性溶血:多见于血型不合的输血反应。其表现的轻重常取决于输入血液量的多少。常见症状有畏寒、发热、头痛、恶心、呕吐、腹痛、腰背四肢酸痛,这是由于红细胞大量破坏,其分解产物对机体的毒性作用所致。严重者出现酱油色尿、血压降低、周围循环衰竭,甚至休克溶血产物可引起肾小管细胞坏死和管腔阻塞,最终导致急性肾衰竭。

(2)慢性溶血:起病缓慢,症状轻,有贫血、黄疸、脾肿大三大特征。由于长期高胆红素血症,可并发胆石症和肝功能损害。溶血伴有的黄疸称为溶血性黄疸,黄疸的有无除取决于溶血的程度外,还和肝处理胆红素的能力有关,因此溶血性贫血不一定都有黄疸。

(三)辅助检查

可通过一般实验室检查(包括红细胞破坏增加和红细胞代偿性增生的检查),确定是否为溶血。通过特殊检查(包括红细胞脆性试验、抗人球蛋白试验和酸溶血试验)。

(四)诊断

临床上慢性溶血有贫血、黄疸和脾大表现,实验室检查有红细胞破坏增多和红系造血代偿性增生的证据,血红蛋白尿强烈提示急性血管内溶血,可考虑溶血贫血的诊断。根据初步诊断再选用针对各种溶血性贫血的特殊检查,确定溶血的性质和类型。

(五)护理

1.活动无耐力

(1)保证充分的休息:患者休息时尽量减少不必要的护理操作并保持病室环境的安静和舒适。采取的体位以患者自觉舒适为原则,对于因呼吸困难而不能平卧者可采取半卧位或坐位身体前倾,并使用枕头、靠背架或床边桌等支撑物增加患者的舒适度。指导患者穿着宽松的衣服并避免盖被过厚而造成胸部压迫等加重不适。

(2)呼吸训练:指导慢性阻塞性肺气肿患者做腹式呼吸和缩唇呼气训练,以提高呼气相支气管内压力,防止小气道过早陷闭,利于肺内气体的排出。

(3)逐步提高活动耐力:在保证充足睡眠的基础上,与患者协商并制订日间休息与活动计划,以不感觉疲乏为宜。如病情允许,可有计划地逐步增加每天活动量并鼓励患者尝试一些适宜的有氧运动,如室内走动、室外散步、快走、慢跑、太极拳、体操等,以逐步提高肺活量和活动耐力。

2.潜在并发症

(1)病情监测:观察患者生命体征及神志的变化,注意贫血、黄疸有无加重,尿量、尿色有无改变,记录24h液体出入量。及时了解化验结果,如血红蛋白浓度、网织红细胞计数、血胆红素浓度等。

(2)用药护理:用糖皮质激素期间应注意避免感染;用环磷酰胺应指导患者多饮水,每日饮水量3000mL以上,防止出血性膀胱炎;用环孢素应定期检查肝、肾功能。

(3)输液和输血的护理:遵医嘱静脉输液,以稀释血液,使破坏的红细胞、血红蛋白碎片迅速排出体外,避免发生血液循环障碍、组织坏死以及肾衰竭。严重贫血时,输血是起效最快的治疗方法。输血时,护士必须严格按操作规程执行。血液取回后最好立即输入,不要放置过久或加温输入,血液温度超过37℃会造成红细胞变形、破坏而致溶血。输血前认真核对配血单床号、姓名、血型、Rh因子、血量及血液成分,输血后严密观察患者反应。对血型不合的输血反应,护士应能及时辨认。怀疑有血型不符可能时,应立即停止输血,同时报告医生,并迅速做好抢救准备。对免疫性溶血性贫血、阵发性睡眠性血红蛋白尿等患者,即使血型相符,输入补体或红细胞等也可能使溶血加重,因此更需要严密观察,同时还要注意患者全身不良反应、黄疸、贫血有无加重,生命体征有无变化等。

(六)健康教育

(1)给患者讲解疾病的有关知识,使其做到主动预防,减少发作。阵发性睡眠性血红蛋白尿患者忌食酸性食物和酸性药物,如维生素C、阿司匹林、苯巴比妥、磺胺等,避免精神紧张、感染、过劳、妊娠、输血及外科手术等诱发因素,以减少血红蛋白尿的发生。葡萄糖-6-磷酸脱氢酶缺乏者应禁食蚕豆及蚕豆制品和氧化性药物,如伯氨喹、奎宁、磺胺类药物、呋喃类、氯霉素维生素K等,不要过度劳累,保持心情舒畅,避免精神刺激。海洋性贫血患者也应避免使用氧化性药物,对有脾功能亢进和白细胞减少者,应注意个人卫生和预防感冒。自身免疫性溶血性贫血患者应避免受凉,部分患者的发作与外伤、手术、妊娠、精神刺激有关,应尽量避免。

(2)教会患者如何判断巩膜黄染及尿色改变,如血尿等。怀疑病情加重时,应及时带尿液去医院检查。

(3)注意休息和营养。适宜的体育锻炼有助于增强体质和抗病能力,但活动量以不感觉疲劳为度,保证充足的休息和睡眠。指导患者在溶血发作期间减少活动或卧床休息,多饮水,注意保暖,避免受凉。进食高蛋白质、高维生素食物。

(4)指导遗传性溶血性贫血患者在婚前、婚后应做遗传咨询,以减少溶血性疾病的发生。蚕豆病高发区,应广泛进行卫生宣传,做好指导预防工作。

第二节 出血性疾病

一、特发性血小板减少性紫癜

特发性血小板减少性紫癜(ITP)是指因免疫性因素介导的血小板过度破坏,致外周血中血小板减少的出血性疾病。以广泛皮肤黏膜、内脏出血、血小板数量减少、骨髓巨核细胞发育成熟障碍、血小板生存时间缩短及抗血小板自身抗体出现等为主要临床特征。在血小板减少性紫癜中本病的发病率最高,男女发病率相近,但育龄期女性发病率高于同年龄段的男性。

(一)病因与发病机制

本病病因未明,但考虑与以下因素有关。

1.感染

与细菌和病毒感染关系密切。有研究发现:多数急性特发性血小板减少性紫癜,患者在发病前 2 周有上呼吸道感染史。慢性特发性血小板减少性紫癜患者常因感染而病情加重。病毒感染后发生特发性血小板减少性紫癜的患者,血液中可查出抗病毒抗体或免疫复合物(CIC),其抗体滴度及免疫复合物水平与血小板计数及生存时间呈负相关。

2.免疫因素

特发性血小板减少性紫癜患者血小板的生存周期明显缩短,80%以上的特发性血小板减少性紫癜患者血液中可测到血小板相关抗体(PAIg),对特发性血小板减少性紫癜患者进行免疫治疗有一定疗效。

3.肝、脾的作用

脾是血小板相关抗体和抗血小板抗体产生的部位,也是血小板破坏的主要场所,外周血中的血小板有 1/3 滞留在脾,与血小板相关抗体或免疫复合物结合的血小板容易被扣留在脾窦中,增加了血小板在脾的滞留时间。同时,也增加了被单核-吞噬细胞吞噬、清除的可能性。在血小板的破坏中,肝的作用类似于脾。此外,特发性血小板减少性紫癜的发生可能与遗传因素、雌激素等有关。

(二)临床表现

1.急性特发性血小板减少性紫癜

以儿童多见,多数患者在发病前 1～2 周有呼吸道感染等病史,尤其是病毒感染史。起病急,部分患者可有畏寒、寒战、发热等症状。出血部位在皮肤黏膜,患者可出现皮肤瘀点、瘀斑、紫癜、血疱、血肿,以及鼻出血、牙龈出血等。当血小板计数小于 $20×10^9/L$ 时,可发生内脏出血,患者出现呕血、咯血、阴道出血,甚至颅内出血,这是患者死亡的主要原因。此外,出血量过大时可引起贫血,血压降低可致失血性休克。

2.慢性特发性血小板减少性紫癜

主要见于成年人,尤其是 40 岁以下女性。起病缓慢,出血症状轻,部位局限,内脏出血少见,多为皮肤、黏膜出血及外伤后出血不止,可见鼻出血,牙出血及月经过多,长期月经过多可出现失血性贫血,病程超过半年者,可有轻度脾肿大。可因感染而使病情加重。

(三)辅助检查

1.血常规检查

急性型发作期血小板常低于 $20 \times 10^9/L$,血小板功能多正常。失血多时可出现贫血。

2.骨髓检查

骨髓巨核细胞增多或正常,但形成血小板巨核细胞显著减少。

3.其他

束臂试验阳性、出血时间延长、血块收缩不良;血小板相关抗体和血小板相关补体(PAC3)增高,缓解期可降至正常值;血小板寿命明显缩短。

(四)诊断

根据病史、临床表现和实验室检查,即可作出诊断。临床上主要根据病程的长短将本症分为两型:≤6个月为急性型,＞6个月为慢性型。

(五)护理

1.组织完整性受损

(1)一般护理:病室空气新鲜,保持适宜的温度、湿度,嘱患者注意休息,依据病情选用流食、半流食或普食,给予高蛋白质、高维生素、少渣饮食。避免吃坚硬、油炸、带刺的食物以防引起消化道出血。避免抓伤皮肤、跌扑、打斗,牙签剔牙或硬毛牙刷刷牙,床单保持平整,穿宽松棉织衣物;清洁皮肤时不要用力,使用刺激性小的清洁剂,以防引起身体损害;慢性患者应适当活动,当血小板计数小于 $50 \times 10^9/L$ 时,避免强体力活动,可适当散步、打太极拳、下棋等,注意预防外伤。当血小板计数小于 $20 \times 10^9/L$ 时,应绝对卧床休息。

(2)用药护理:遵医嘱用药,观察药物疗效和副作用。用药前应向患者说明药物的不良反应,如糖皮质激素可引起库欣综合征,易诱发和加重感染;环磷酰胺可致出血性膀胱炎;长春新碱可引起骨髓造血功能抑制、末梢神经炎。监测血压、血糖、白细胞分类计数,发现不良反应及时报告医生。

2.焦虑心理护理

评估患者的心理状态,了解患者是否存在焦虑、悲哀等心理问题,向其讲述本病有关知识,与患者共同寻找并尽量避免接触疾病的诱发因素,以减少出血的发生。增强患者治病的信心,减轻或消除患者的焦虑情绪。

3.潜在并发症

(1)病情观察:观察出血部位、范围和出血量,观察患者生命体征和精神意识变化,监测血小板计数、出血时间。当血小板计数小于 $20 \times 10^9/L$ 时,应注意观察颅内出血和内脏出血的发生,一旦发生要及时通知医生,做好抢救工作,做到早发现、早处理。

(2)并发症的处理:颅内出血患者以卧床护理的特点为主,身体各个机能在卧床的过程当中都可能会受到影响。因为患者有一段时间不能活动,会导致肌肉的萎缩,血液循环的瘀滞,还会引起血栓形成的风险。如果长时间一个体位还容易导致皮肤受压而出现褥疮的情况。所以患者的护理要注意定期翻身,经常做肢体的按摩,能够有效地预防褥疮和静脉血栓形成的风险。要注意坠积性肺炎的发生,建议患者取坐位或半卧位;也可以经常做翻身、拍背或者雾化等方法来促进痰液的稀释和排出;还要注意头部略微抬高或者偏向一侧,避免出现误吸和反流的情况。

(六)健康教育

(1)对患者讲解本病发生的诱因、临床表现和治疗方法及预后,使其正确认识疾病,积极配合治疗。保持乐观态度,避免情绪紧张和波动,以免诱发和加重出血。指导患者注意休息和补充营养,增强机体抵抗力。

(2)指导患者做好自我保护和自我病情监测,服药期间,嘱患者注意保暖,注意卫生,防止感染。低盐饮食,防止水钠潴留,加重肾脏负担,每周监测体重。指导患者用药,注意观察药物不良反应,特别是对血小板有损伤作用的药物,患者如长期服用糖皮质激素,应遵医嘱用药,不可自行减量或突然停药,以免出现反跳现象。嘱患者定期复查血小板,有出血现象时及时就医。

二、过敏性紫癜

过敏性紫癜是一种常见的血管变态反应性出血疾病,因机体对某些致敏物质产生变态反应,导致毛细血管脆性及通透性增加,血液外渗,产生紫癜、黏膜及某些器官出血。以皮肤紫癜、黏膜出血、皮疹、腹痛、关节痛及血尿等为主要临床表现,本病具有自限性,以儿童和青少年多见,男性发病略多于女性,春、秋季发病多见。

(一)病因与发病机制

1.病因

(1)感染:细菌,尤其是 β 溶血性链球菌所致上呼吸道感染最多见,其次是扁桃体炎、猩红热及其他局灶性感染。感染是引起本病最常见的原因。②食物:主要是机体对异性蛋白质过敏,如鱼、虾、蟹、蛋及乳类等。③药物:抗生素类(如青霉素、头孢菌素类、磺胺类等),解热镇痛类(如水杨酸类、保泰松、吲哚类以及奎宁等),异烟肼、阿托品、噻嗪类利尿剂。(2)其他:寒冷刺激、花粉、粉尘、昆虫咬伤、进行疫苗接种等。

2.发病机制

接触诱发因素后,体内发生抗原抗体复合物反应,复合物沉积于血管壁或肾小球基底膜上,激活补体,释放过敏素,导致毛细血管、小动脉受到损害,引发广泛的血管炎症反应,增加了血管壁通透性和脆性,从而导致机体出现一系列出血表现,如皮下组织、黏膜及胃肠道渗出性出血、水肿,也可累及关节和肾脏。

(二)临床表现

本病起病急,起病前1~3周常有上呼吸道感染史。根据病变累及部位及临床表现可分以下五种类型。

1.单纯型

单纯型即紫癜型,此型最常见,主要的临床表现是反复出现的皮肤紫癜,病变部位常局限于四肢,尤以下肢、臀部多见,呈对称性分布,分批出现,瘀点大小不等,颜色紫红,也可略高于皮肤或融合成片,甚至形成大血疱,中心呈出血性坏死。部分患者伴有皮肤水肿荨麻疹。在数日内由紫红色变成紫色、黄褐色、蛋黄色,经7~14天逐渐消退。

2.腹型

此型为最具潜在危险的类型,除皮肤紫癜外,还有腹痛,以脐周、下腹和全腹多见,呈阵发性绞痛或持续性钝痛,这是因胃肠黏膜水肿、出血所致,腹痛发作时因腹肌紧张,可有明显压痛、肠鸣音亢进,易被误诊为外科急腹症。此外,此型患者还可伴有恶心、呕吐、腹泻及血便。幼儿因肠壁水肿、蠕动增强可致肠套叠。

3.关节型

除具有皮肤紫癜外,还有反复发作,呈游走性的关节肿胀、疼痛,发作部位多见于膝、踝、肘及腕关节,可伴红肿及活动障碍。这是由于关节部位血管受累所致,该症状一般在数月内消失,不留后遗症。

4.肾型

肾型是病情最严重的一型,发生率为 12%～40%。多在紫癜发生 1 周左右出现蛋白尿、血尿、管型尿。肾小球毛细血管袢受累,患者可出现水肿、高血压和肾功能不全,大部分患者在3～4 周内恢复,部分患者反复发作迁延数月。少数患者发展为慢性肾炎、肾病综合征或尿毒症。

5.混合型

具备两种或两种以上类型的特点,则称为混合型。除以上类型外,少数患者还可出现视神经萎缩、虹膜炎、视网膜出血及水肿、中枢神经系统相关症状和体征等,这是因病变累及眼、脑及脑膜血管所致。

(三)辅助检查

半数以上患者毛细血管脆性试验阳性,毛细血管镜下可见毛细血管扩张、扭曲及渗出性炎症。血小板计数、出血时间及凝血各项试验均正常。白细胞计数正常或轻度至中度增高,寄生虫感染时嗜酸性粒细胞增高。肾型或混合型患者可有血尿、蛋白尿、管型尿。

(四)诊断

双下肢紫癜、伴腹痛、关节痛或肾脏损害等具有典型症状者诊断不难。但当全身症状如关节疼痛、腹痛等出现于皮肤紫癜之前时,容易误诊为风湿性关节炎或急腹症,临床上需与这些疾病及其他类型的紫癜和血管炎鉴别。

(五)护理

1.病情观察

(1)单纯型:观察出血点的特征。主要表现为皮肤瘀点、紫癜,以瘀点为多,初为紫红色,由紫红变为紫色、黄褐色、淡黄色,直至完全消退;出血多分布于四肢和臀部,呈对称性,可分批出现;观察出血消长情况,一般 7～14 天自行消退,如出现融合,出血性坏死提示病情严重。

(2)腹型:观察患者腹痛的部位、程度、有无压痛及反跳痛、有无肌紧张的情况,警惕肠穿孔的发生;如有腹泻或血便应该观察腹泻的次数、量的多少,颜色的变化,留取大便标本送检,并且及时测量生命体征,警惕失血性休克的发生。

(3)关节型:观察患者关节疼痛的部位、程度、有无红肿及活动障碍,提醒患者减少关节活动,保持患肢功能位置,协助患者获取舒适体位,使肌肉放松并注意保暖。

(4)肾型:观察患者尿液颜色、尿量及尿液化验检查的结果;由于部分严重的肾型过敏性紫癜患者可发展成慢性肾炎或肾病综合征,可伴有高血压及水肿,故还应观察血压及水肿情况,出院后应追踪尿检 3～6 个月,判定肾功能恢复情况。

2.心理护理

(1)理解、关心患者,建立良好的护患关系,向患者及家属介绍本病的相关知识,讲解成功案例,树立战胜疾病的信心,使患者放下心理负担,安心配合治疗和护理。

(2)治疗前向患者解释用药的重要性及可能出现的不良反应,消除顾虑,取得配合。

(3)当患者出现疼痛时应安慰患者,使患者掌握放松疗法,减轻不适感,并注意患者的情绪变化,随时予以疏导,同时做好与家属的沟通,及时发现患者的异常行为。

3.生活护理

(1)正确评估患者自理能力情况,指导患者在急性期多卧床休息,做好基础护理,将患者常用物品放置于患者易取处。

(2)保持皮肤的清洁与干燥,如有瘙痒禁止用手抓挠,可用炉甘石洗剂外用,避免损伤皮肤引起出血、感染;保持床单平整,着棉质内衣,使用温热清水洗浴,禁止使用化学制剂清洁皮肤;水肿患者应定时翻身,避免压疮发生。

(3)在关节肿痛时,指导患者减少关节活动,忌冷热敷,协助患者将受累关节安置于功能位,注意保暖。

(4)患者出现腹痛时,可采用屈膝平卧位,可减轻疼痛,必要时给予药物止痛,并观察疗效和不良反应。

(5)腹泻或血便时应加强肛周护理,每次便后及时使用温热清水清洗肛周,避免出现肛周的感染。

(6)预防感冒,避免接触感染患者。

4.治疗及用药指导

(1)积极细心地寻找过敏原,可做过敏原试验。在发现过敏原或可疑过敏原时要及时通知医护人员,避免再次接触过敏物质。饲养宠物将引起过敏的机会增加,应避免接触。

(2)使用肾上腺糖皮质激素治疗时要告知用药的不良反应,如向心性肥胖、多毛、痤疮样皮疹、感染、应激性消化道溃疡等,增加患者的依从性,避免由于患者自行停药或减量而引起复发。

(3)应用抗组胺药物时可能会引起发困,指导患者多休息;应用环磷酰胺时可能会引起骨髓抑制和出血性膀胱炎,指导患者多饮水,预防感染,观察小便的颜色;使用钙剂时要预防心动过速,注意观察患者的心率变化。

(4)进行穿刺时动作要轻柔,尽量避免使用止血带,或勿扎得过久过紧,严格无菌操作,穿刺后延长按压时间(5~10min),防止皮下出血。

(六)健康教育

(1)向患者及家属介绍本病的相关知识,告之患者该病为变态反应性疾病,常见原因有感染、食物、药物及生活中常见的过敏物质,要积极寻找可疑过敏原,只要找到病因,避免接触过敏物质就可以避免复发。

(2)饮食指导:一般给予高营养、优质蛋白、高维生素、清淡易于消化的干净饮食,忌过硬、过咸、油腻等刺激性食物以免损伤消化道,消化道出血时应避免过热饮食,必要时禁食。最重要的是要避免再次食用可疑的过敏物质,如鱼、虾、蟹、蛋、牛奶等食物。如不慎误食,应严密观察有无过敏,若有过敏症状应及时就医。

(3)指导患者加强锻炼,多运动,注意休息,加强营养,提高身体素质,减少感染发生。

(4)勿滥用药,对于可能引起过敏的药物要遵医嘱服用,注意观察用药后反应。

(5)预防复发应避免接触与疾病相关的食物和药物,养成良好的卫生习惯,饭前便后洗手,对于花粉过敏者,在春季注意戴口罩。

(6)多食维生素 C 含量高的食物,维生素 C 能有效降低毛细血管通透性及脆性,利于康复,如橙子、柚子、柑橘、猕猴桃及新鲜蔬菜等。维生素 C 不耐高温,烹调时不宜高温和时间过长。

三、血栓性血小板减少性紫癜

血栓性血小板减少性紫癜(TTP)是一种较少见的弥散性微血管血栓出血综合征。其临床特点是以血小板减少性紫癜、微血管病性溶血、神经精神症状、肾损害和发热为典型表现的五联征。虽然本病的发病率低,但大多起病急,进展迅速,预后较差。

(一)病因与发病机制

1.病因

(1)遗传性:是抑制血管性血友病因子裂解蛋白酶(ADAMTS-13)基因突变导致酶活性降低或缺乏所致,常在感染、应激或妊娠等诱发因素作用下发病。

(2)获得性:根据有无原发病分为特发性和继发性。特发性 TTP 因患者体内存在抗 AD-AMTS-13 自身抗体(抑制物),导致 ADAMTS-13 活性降低或缺乏,是主要的临床类型。继发性 TTP 系因感染、药物、肿瘤、自身免疫性疾病、造血干细胞移植等因素引发,发病机制复杂,预后不佳。

2.发病机制

本病发病机制至今尚未完全阐明,目前认为血浆中超大相对分子质量的 vWF 多聚体的异常积聚是引发 TTP 的主要发病机制。主要发病机制涉及血管性血友病因子(vWF)裂解蛋白酶(ADAMTS-13)活性缺乏、血管内皮细胞 vWF 异常释放、血小板异常活化等方面。

(二)临床表现

本病在任何年龄都可发病,新生儿和 90 岁以上老年人均可发病,但发病高峰年龄是 20～60 岁,中位年龄 35 岁。本病起病多急骤,少数起病缓慢,以急性爆发型常见,10%～20% 表现为慢性反复发作型。根据患者的表现而在临床上分为:同时具有血小板减少、微血管病性溶血性贫血、中枢神经系统症状的三联症和三联症同时伴有肾脏损伤和发热的五联症。

1.发热

90% 以上患者有发热,在不同病期均可发热,多属中等程度。其原因不明,可能与下列因素有关:①继发感染,但血培养结果阴性;②下丘脑体温调节功能紊乱;③组织坏死;④溶血产物的释放;⑤抗原抗体反应使巨噬细胞及粒细胞受损,并释放出内源性致热原。

2.神经系统改变

包括头痛、精神改变、局部运动或感觉缺陷、视觉模糊甚至昏迷,其特点为症状变化不定,初期为一过性,部分患者可改善,可以反复发作。神经系统表现的多变性为血栓性血小板减少性紫癜的特点之一,其严重程度常决定血栓性血小板减少性紫癜的预后。

3.血小板减少引起的出血

以皮肤黏膜为主,表现为瘀点、瘀斑或紫癜、鼻出血、视网膜出血、生殖泌尿道和胃肠出血,严重者颅内出血,其程度视血小板减少程度而不一。

4.微血管病性溶血性贫血

不同程度的贫血。约有 1/2 的病例出现黄疸、20% 有肝脾肿大,少数情况下有 Raynaud 现象。

5.肾脏损害

肉眼血尿不常见。重者因肾皮质坏死最终发生急性肾功能衰竭。

(三)辅助检查

1.血涂片及血常规

除血红蛋白降低,网织红细胞明显升高,白细胞计数可增高,中性粒细胞增多和显著血小板减少外,最具特征性的变化是外周血中检出增多的破碎红细胞,对破碎红细胞的比例无确切界定,但为提高诊断效率,减少漏诊,将破碎红细胞比例定为 1%。

2.骨髓检查

红系显著增生,巨核系正常或增多。

3.溶血全套

主要是血管内溶血的表现,如结合珠蛋白降低,血红蛋白尿,尿 Rous 试验可阳性。

4.生化检查

总胆红素升高,以间接胆红素为主,LDH 常明显升高。

5.DIC 检查

一般阴性。

6.瘀点区皮肤病理活检

表现为微血管透明血栓形成并含大量 vWF,阳性率 50%。

(四)诊断

以下 2 个主要表现加上任意 1 个次要表现即可考虑 TTP。

1.主要表现

(1)溶血性贫血,外周血涂片可见红细胞碎片或异形红细胞。

(2)血小板计数<$100×10^9$/L。

2.次要表现

(1)发热,体温超过 38℃。

(2)神经精神症状。

(3)肾脏损害,肌酐>177mmol/L,或血尿、蛋白尿、管型尿。

3.鉴别诊断

TTP 应注意与下列疾病进行鉴别,溶血尿毒综合征(HUS)、弥散性血管内凝血(DIC)、Evans 综合征、系统性红斑狼疮(SLE)、阵发性睡眠性血红蛋白尿(PNH)和妊娠高血压综合征。

(五)护理

1.病情观察

了解患者主诉,经常询问患者有何不适,观察头痛、言语不清、性格改变、定向障碍和神志异常等精神异常症状;观察皮肤黏膜出血的部位、范围和出血量;观察黄疸、贫血及尿色;了解化验结果。

2.休息和活动

置患者于安静、安全、舒适的环境中卧床休息;在病情允许的情况下,有计划的适量活动。计划每日活动的强度、持续时间、次数,对不允许活动的患者,制订被动活动计划,多与患者交谈,消除患者的紧张、焦虑感。

3.饮食指导

进食高蛋白、高维生素、高热量、少渣、易消化软食,以防口腔黏膜擦伤;餐前餐后漱口,保持口腔清洁。

4.预防出血

护理患者时要注意内脏及脑出血。饮食要注意少渣饮食,预防消化道出血。便秘、咳嗽可引起颅内压升高,有可能引起颅内出血,因此要及时处理。便秘者可给予缓泻剂、开塞露;剧咳者可酌情给予镇咳药、化痰药物治疗。

5.心理护理

对性格改变、言语不清、失语等患者,护理人员应以尊重、体谅、和蔼的态度对待患者。与患者进行非语言沟通时,要耐心、双眼注视患者,通过读唇语获得患者要表达的信息,提出的问题尽量使患者能用简单动作作答,如点头、摇头、眨眼、用手指等。

6.安全护理

将呼叫器置于患者易接触的地方,尽量安排熟悉患者情况的护士提供连续性护理,加强安全防护措施,确保患者安全。对昏迷患者要加强基础护理,防止并发症的发生。

7.发热的护理

对高热患者,可行物理降温,如冰袋降温、温水擦浴等,切忌使用乙醇,必要时给予药物降温。

8.肾功能损害患者护理

对于肾功能损害患者,应准确记录24h出入量。

9.血浆置换术的护理

(1)术前护理:①心理护理。由于TTP罕见,多数患者起病急,病情危重,而且血浆置换术作为一种有创性治疗,可引起出血、感染、低血压等,这些都可引起患者和家属的焦虑、悲观、无助等复杂心理。护士在血浆置换术前需要了解患者的心理状态,帮助和鼓励清醒患者稳定情绪,树立信心。因多数TTP患者有不同程度的神经精神障碍,故血浆置换术前向家属说明血浆置换术治疗TTP的必要性和并发症及操作规程,以取得家属的配合。②术前评估和用物准备。血浆置换术前测生命体征、体重,查血常规及生化全套,了解患者的心肺功能,对心肺功能不全者严格控制输入量和输入速度,初步确定每次血浆置换量。备齐血浆置换术用物、血浆,准备好抢救用品,以备置换过程中发生不良反应和意外情况时使用。③血管通路建立。血浆置换术时需要建立两条静脉通道,宜选用充盈、粗直、显露的静脉进行穿刺,选择的静脉口径应略大于穿刺针的口径,一般采用较易固定的两臂肘前静脉穿刺,如患者外周静脉较难穿刺时,可以行中心静脉置管,以建立有效的循环通路。

(2)术中护理:①病情观察。注意观察患者脉搏、血压等生命体征的变化。②保证有效的循环通路。如血流不畅,及时查找原因。可能的原因有静脉回路血栓形成、穿刺部位血肿形成、穿刺针穿破静脉壁等。严格执行无菌操作,连接血管通路和更换血浆时避免污染,并按输血的一般护理常规查对血浆。③预防枸橼酸中毒。观察有无枸橼酸中毒及严重低钙血症的反应,即观察患者有无口周麻木,严重者可出现肢体抽搐、寒战、胸部压迫感、恶心呕吐等。处理:立即补钙,降低流速。为了预防枸橼酸中毒,在分离过程中每使用 200mL 的枸橼酸溶液,即补充 10% 葡萄糖酸钙 10mL。④注意防治过敏反应:为了预防过敏反应的发生,对既往有过敏史的患者宜在输注血浆前肌内注射或静脉注射抗过敏药物。如出现过敏反应,应立即停止输注血浆,并肌内注射异丙嗪或静脉使用地塞米松抗过敏。⑤注意防止发生血容量失衡。在置换过程中,若去除速度过快,去除血量过多,可出现低血容量症状,如胸闷、头晕、心悸、脸色苍白、出冷汗、血压下降等;若回输速度过快,回输量过多,可出现循环血量超负荷症状,如胸闷不适、头昏、头痛、呼吸困难、血压升高,甚至出现心力衰竭、急性肺水肿。以上并发症严重时都可导致死亡,必须及时抢救。血浆置换过程中应特别注意,加强监护。

(3)术后护理:①血浆置换术后嘱患者卧床休息,穿刺点加压止血,以防渗血。对使用静脉留置针或深静脉置管的患者,每日给予肝素稀释液封管,观察穿刺部位有无渗血、红肿,深静脉置管穿刺处每日换药。②定期观察生命体征的变化,复查与疾病有关的各项指标,观察患者的相关实验室检查数据及临床症状有无改善。

(六)健康教育

(1)积极预防感染:预防疾病的关键。

(2)增强体质:提高抗病能力,积极参加适宜的体育锻炼。

(3)注意生活调节:保持房间整洁,通风良好,对预防疾病感染有很好的效果。

(4)加强卫生教育:充分了解疾病,掌握如何自我诊断疾病的方法和出血后该如何迅速止血的方法。

(5)定期检查身体:定期进行血常规,血生化的检查。早发现,早诊断,早治疗。

第三节　白血病

一、急性白血病的护理

急性白血病(AL)是造血干细胞分化成熟障碍导致的恶性克隆性疾病,发病时骨髓中异常的原始细胞及幼稚细胞(白血病细胞)大量增殖并抑制正常造血,广泛浸润肝、脾、淋巴结等各种脏器,表现为贫血、出血、感染和浸润等征象。

(一)病因与发病机制

白血病的病因目前尚未完全阐明。较为公认的因素有：

1.电离辐射

γ射线、X射线等电离辐射均可导致白血病。接受X线诊断、原子弹爆炸的人群幸存者中,白血病发生率均较正常人群明显增高。发病率的高低亦和放射剂量、时间和年龄相关。

2.化学因素

苯、抗肿瘤药如烷化剂等均可引起白血病,治疗银屑病的药物乙双吗啉被证实与急性早幼粒细胞白血病(APL)的发病相关,染发、吸烟亦可能与白血病发病相关,特别是急性非淋巴细胞白血病(ANLL)。

3.病毒

如一种C型逆转录病毒——人类T淋巴细胞病毒-1(HTLV-1)可引起成人T细胞白血病;研究证实,该病毒可通过母婴垂直传播,也可通过血制品输注、性接触而横向传播。

4.遗传因素

家族性白血病占白血病的7‰,同卵双生同患白血病的几率较其他人群高3倍,先天性疾病如Fanconi(范可尼综合征)贫血、Downs(唐氏)综合征、Bloom综合征及先天性免疫球蛋白缺乏症等白血病发病率均较高。

5.其他血液病

如慢性髓细胞白血病、骨髓增生异常综合征、骨髓增生性疾病如原发性血小板增多症、骨髓纤维化和真性红细胞增多症、阵发性血红蛋白尿、多发性骨髓瘤、淋巴瘤等血液病最终可发展成急性白血病,特别是ANLL。

(二)临床表现

起病急缓不一。起病隐袭和数周至数月内逐渐进展,或起病急骤。临床症状和体征由骨髓衰竭或白血病细胞浸润所致。

1.贫血

贫血常为白血病的首发症状,半数患者就诊时即有重度贫血。常见面色苍白、疲乏、困倦和软弱无力,呈进行性发展,与贫血严重程度相关。

2.出血

半数以上患者以出血为早期表现,程度轻重不一,部位可遍及全身,表现为瘀点、瘀斑、鼻出血,牙龈出血和月经过多、眼底出血等,出血主要是血小板明显减少,血小板功能异常、凝血因子减少及白血病细胞浸润、细菌毒素等损伤血管而引起出血。急性早幼粒细胞白血病常伴有弥散性血管内凝血(DIC)而出现全身广泛出血。

3.发热

发热亦可为白血病患者的早期表现,主要与粒细胞缺乏所致的感染和白血病本身发热有关。多数患者在初诊时有程度不同的发热。白血病本身可低热、盗汗,化疗后体温恢复,较高发热常提示继发感染,主要与成熟粒细胞明显减少相关。常见的感染是牙龈炎、口腔炎、咽峡炎、上呼吸道感染、肺炎、肠炎、肛周炎等,严重感染有败血症等。

4.浸润

(1)淋巴结和肝脾大:急淋较急非淋多见,肿大程度也较显著。纵隔淋巴结肿大多见于 T 细胞急淋。

(2)骨骼和关节疼痛:常有胸骨下端压痛。白血病细胞浸润关节、骨膜或在髓腔内过度增殖可引起骨和关节痛,儿童多见,急淋较急非淋常见且显著。骨髓坏死时可出现骨骼剧痛。

(3)皮肤和黏膜病变:急单和急性粒－单核细胞白血病较常见。白血病细胞浸润可表现为牙龈增生或肿胀,特异性皮肤损害表现为弥漫性斑丘疹、紫蓝色皮肤结节或肿块硬结等。急非淋相关的良性皮肤病变有 Sweet 综合征和坏疽性脓皮病,激素治疗有效。

(4)中枢神经系统白血病:随着白血病缓解率提高和生存期延长,中枢神经系统白血病(CNSL)成为较突出的问题。以急淋较急非淋常见,急性早幼粒细胞白血病也较多见。常无症状,可表现为头痛、头晕、烦躁,严重时出现呕吐、颈项强直、视神经盘水肿和脑神经、脊髓瘫痪甚至死亡等。

(5)绿色瘤:又称粒细胞肉瘤或髓母细胞瘤,见于 2‰～14‰的急非淋,由于白血病细胞大量的髓过氧化物酶在稀酸条件下变成绿色,故称为绿色瘤,常累及骨、骨膜、软组织、淋巴结或皮肤,但以眼眶和鼻旁窦最常见。可表现为眼球突出、复视或失明。

(6)睾丸:白血病细胞浸润睾丸,在男性幼儿或青年是仅次于 CNSL 的白血病髓外复发根源。主要表现为一侧无痛性肿大,急淋多于急非淋。

(7)其他:白血病细胞还可浸润心脏、呼吸道、消化道,但临床表现不多。约 10％ALL(多为 T－ALL)患者可出现前纵隔(胸腺)浸润,引起上腔静脉综合征或上纵隔综合征。胸腔积液多见于急淋。肾脏浸润常见,可发生蛋白尿、血尿。

(三)辅助检查

1.血常规

初诊时白细胞计数可降低、正常或增高,血涂片分类检查中可见数量不等的原始和幼稚细胞,但白细胞不增多型病例外周血涂片上很难找到原始细胞。患者有不同程度的正常细胞性贫血,少数患者血涂片检查红细胞大小不等,可找到幼红细胞。约 1/2 患者的血小板低于$60×10$g/L,晚期血小板常极度减少。

2.骨髓象

骨髓检查是确诊 AL 及其类型的必做检查和主要依据。多数病例骨髓象显示有核细胞显著增生,以原始细胞为主,而较成熟中间阶段细胞缺如,并残留少量成熟粒细胞,形成"裂孔"现象;少数骨髓象增生低下,称为低增生性急性白血病。WHO 分型将原始细胞≥骨髓有核细胞(ANC)20％以上定为 AL 的诊断标准。

3.免疫学检查

根据白血病细胞表达的特异性抗原检测,分析细胞所属系列、分化程度和功能状态。

4.细胞遗传学

白血病常伴有特异的染色体和基因异常改变,如 90％以上的急性早幼粒临床护理理论与操作规范细胞白血病有 t(15;17)(q22;q21),即 15 号染色体 PmL(早幼粒白血病基因)与 17 号染色体 RARa(维 A 酸受体基因)形成 PmL－RARA 融合基因,这是 M_3 发病和使用全反式维 A 酸治疗有效的分子基础。

5.生化检查

CNSL 患者脑脊液压力增高,脑脊液检查可见白细胞计数增多,蛋白质增多,葡萄糖定量减少,涂片可找到白血病细胞。在使用化疗药物期间,血清尿酸浓度增高,甚至出现尿酸结晶。患者发生 DIC 时可有凝血异常。高白细胞时血糖降低(假性低血糖),肿瘤溶解时出现高钾、高磷及低钙血症等。

(四)诊断

根据患者有出血、发热、贫血、骨痛等临床表现,结合血常规和骨髓象特点,一般可作出诊断。但需进一步做形态学、细胞化学、免疫学、染色体和基因检查等,来明确急性白血病的类型。

(五)护理

1.病情观察

(1)观察体温及血压变化,记录体温变化及热型,有无感染征象。发热时注意有无伴随症状如畏寒、寒战、咽痛、肛周不适等,体温达 38.5℃ 以上时可予以温水擦浴或冰块物理降温,观察降温效果,及时更换汗湿的衣服及床单;血压降低时,要密切观察患者神志变化,保证输液通畅,观察尿量变化,防治休克。

(2)观察患者营养状况、活动情况、排便情况等。

(3)定期检测血常规变化,以便了解病情的发展及药物治疗的效果,随时调整药物剂量。

(4)观察化疗的不良反应。

2.贫血的护理

(1)保证充足的休息及睡眠,减少活动。贫血严重的患者改变体位,如坐起或起立时动作应缓慢,由人扶持协助,防止突然体位改变发生晕厥而摔伤。

(2)严重贫血、血红蛋白<60g/L 时应尽量卧床休息,必要时予氧气吸入,并做好生活护理,遵医嘱输注红细胞悬液。

(3)老年患者、耐受力较差的患者或贫血较重需要长期输血治疗的患者,有时患者的血红蛋白>60g/L,但已出现明显的心累、气紧、头昏、耳鸣、面色苍白等贫血症状,也应积极采取输血治疗,以提高患者的生活质量。

3.出血的护理

(1)严密观察患者有无出血倾向,如皮肤出血点、瘀斑、鼻出血、齿龈及眼底出血等。指导患者避免外伤。少量的鼻出血可用干棉球或蘸 1:1000 肾上腺素棉球填塞压迫止血并局部冷敷;大量鼻出血时应配合医师实施止鼻血术。眼底出血者注意不能揉擦眼球,防止出血加重。牙龈出血者使用冷去甲肾上腺素盐水漱口,出血不止者可用吸收性明胶海绵贴敷。

(2)监测生命体征及血常规,血小板低于 $50×10^9$/L 采取预防出血措施;血小板低于 $20×10^9$/L 时,患者应卧床休息。并观察有无头昏、头痛、视物模糊、心慌等症状。警惕内出血相关征象,如呕血、便血、咯血、血尿或头痛、恶心、呕吐、视物不清、颈项强直、意识障碍等,及时通知医师做好抢救准备。

(3)护理动作轻柔,避免不必要的穿刺。

（4）对服用类固醇的患者，给予抗酸治疗。

（5）必要时输注血小板、凝血因子、新鲜冰冻血浆。

（6）指导患者预防出血，宜用软毛牙刷刷牙，勿用牙签剔牙，以防牙龈损伤。禁用手挖鼻孔。勿用手搔抓皮肤，保持大便通畅，勿用力排便。

（7）避免使用含阿司匹林的药品。

4.感染的护理

（1）保持病室整洁，定时通风，保持空气流通，温度在 18～22℃，湿度在 60%。定时空气和地面消毒，维持环境清洁。避免或减少探视。工作人员及探视者在接触患者之前要认真洗手。定期进行室内空气及患者常用器具的细菌培养，监测环境的洁净度。定时洗澡更衣及更换床上罩单，重病患者行床上擦浴，保持皮肤清洁，必要外出检查时，戴口罩预防呼吸道感染。根据气温变化，随时增减衣物，防止受凉感冒。对于接受超大剂量化疗、免疫抑制剂治疗、干细胞移植治疗期间患者，必要时采用保护性隔离护理，移居单间或空气层流洁净病房，实施全环境保护。

（2）保持口腔及皮肤清洁卫生，预防感染。于进餐前后、睡前晨起用生理盐水漱口，睡前晨起应用软毛刷刷牙；粒细胞缺乏时给予口泰（复方氯己定含漱液）、制霉菌素含漱液漱口。定期洗澡更衣，勤剪指甲；女性患者应注意会阴部清洁，经期应增加清洗次数；保持大便通畅，便秘者可给予轻泻剂，如蜂蜜、番泻叶等，防止发生肛裂。便后用温水、盐水、艾利克（聚维酮碘溶液）稀释液或 1/5000 高锰酸钾溶液洗坐浴，预防肛周感染。

（3）除体温观察外，还应注意咽、鼻腔、腋下、外阴、肛门等的隐匿感染。

（4）实施各种注射、穿刺检查治疗技术应严格遵守无菌技术操作原则，皮肤消毒要彻底，操作后局部以无菌敷料保护不少于 24h。

5.药物护理

（1）向患者讲解药物的作用、不良反应及有关的注意事项。

（2）化疗药物一般需新鲜配制，根据不同药物药理特点在相应时间内用完，以免影响疗效，确保剂量准确。例如，蒽环类化疗药物、长春碱类宜较快输注；而阿糖胞苷、高三尖杉酯碱宜缓慢滴注。氟达拉滨静脉输注要求是 50mg 药＋生理盐水 100mL，30min 内输完，严防药物渗漏。

（3）化疗药物输注时首选深静脉导管，如选用外周浅表静脉，应选择弹性较好、血流丰富且避开关节、反复穿刺及有瘢痕静脉，轮换使用。先用生理盐水建立输液通道，确保无误后再进行化疗药物的输注。化疗过程中加强巡视，防止药物外渗，并做好患者的相关教育，如发现化疗药物有外渗、外漏，应立即停止滴注，并回抽 2～3mL 血液，以吸除部分药液，然后拔出针头更换注射部位。外渗局部冷敷后再用硫酸镁湿敷，亦可用 2% 利多卡因＋地塞米松局部做环形封闭，观察局部的变化。

（4）对症处理化疗不良反应：如使用甲氧氯普胺、昂丹司琼等药，最低程度的减少恶心、呕吐的发生。根据心脏功能等因素，化疗过程适当补液，保证每日尿量在 3000mL 以上，对入量够而尿仍少者，给予利尿剂。

（5）骨髓抑制的防护：多种化疗药物有抑制骨髓作用，一般化疗后 7～14 天血常规可降至最低点,恢复时间为之后的 5~10 天,并逐渐恢复。故从化疗开始至结束后 2 周应加强预防贫血、出血和感染的护理。定期复查血常规,化疗结束后复查骨髓象,以便了解骨髓抑制情况及评价疗效,并根据病情给予对症支持治疗。

(6)鞘内注射药物后应去枕平卧位 4~6h,以免头痛。

6.饮食护理

(1)给予高蛋白、高维生素、高热量、营养丰富、易消化的饮食。注意饮食卫生,忌生冷及刺激性食物,防止发生肠道感染。不要进食产气过多和辛辣的食物,避免饭后立即平卧。口腔溃疡疼痛明显时可予利多卡因漱口液含漱(生理盐水 250mL+2％利多卡因 10~20mL),以减轻疼痛。

(2)化疗期间鼓励患者多饮水,每日 2000~3000mL,若为高白细胞血症,每日饮水量应在3000mL 以上。并遵医嘱给予别嘌醇及小苏打口服,以碱化、水化尿液,防止化疗期间细胞破坏引起的尿酸性肾病。注意监测患者的电解质、血清白蛋白等生化指标,维持水电解质平衡,必要时采用肠外营养的方式补充营养。

(3)化疗期间由于药物影响,患者进食少,应给予清淡合乎口味的饮食,注意食物的色、香、味,鼓励患者进食。避免在治疗前后 2h 内进餐,恶心、呕吐时应暂缓进餐,保持口腔清洁。

(4)血小板减少时,应指导患者进食少渣的软食,禁辛辣、生硬、刺激性食物,以防止口腔黏膜擦伤引起出血。

7.心理护理

(1)急性白血病是一种恶性程度高的疾病,病死率高,治愈率低,治疗成本高。因此患者容易产生紧张、恐惧和忧虑,甚至产生悲观绝望的恶劣情绪。这样常常会影响疾病的治疗和恢复。部分患者甚至出现自杀、自伤行为。

(2)了解患者的性格及其对疾病的了解程度,注意患者的情绪变化,随时予以有针对性的心理疏导,克服消极情绪。理解、关心患者,向患者及家属介绍本病的相关知识、国内外治疗此病的最新进展及成功病例,鼓励患者正视疾病使其安心配合治疗与护理。

(3)治疗前向患者解释放、化疗中可能出现的不良反应,消除顾虑,取得配合。

(4)了解患者的社会支持系统,嘱家属、亲友给予支持和鼓励,建立社会支持网。

(六)健康教育

(1)向患者及其家属说明白血病是造血系统恶性疾病,虽然难治,但目前治疗进展快、效果好,应树立战胜疾病的信心。家庭应为白血病患者创造安全、舒适和愉悦宽松的环境,使患者保持良好的情绪状态,有利于疾病康复。

(2)帮助患者建立良好的生活方式,注意休息、营养。缓解期生活要有规律,保持良好的生活方式,保证充足的休息和睡眠。适当进行健身活动,如慢跑、散步、太极拳等,以提高机体抗病能力。注意合理饮食,应食富含营养、清淡、易消化、无刺激的食物。

(3)学会自我护理的方法与技巧,注意个人卫生,少去人群拥挤的公共场所。注意保暖,避免受凉,学会自测体温,经常检查咽部、口腔有无感染。勿用牙签剔牙、用手挖鼻孔,避免外伤等。沐浴时水温不宜过高,以免血管扩张加重皮肤出血。

(4)指导患者遵医嘱合理用药,禁止使用对骨髓造血系统有损害的药物等。并说明坚持巩固维持治疗可延长急性白血病的缓解期和生存期。

（5）定期门诊复查血常规，发现发热、出血及骨、关节疼痛时要及时到医院检查。

（6）消除环境中的危险因素，不要多接触 X 线或其他有害的放射线及有害物质。

二、慢性白血病的护理

慢性白血病是一类起病较隐匿、病程进展缓慢的造血干细胞、祖细胞来源的恶性克隆性血液系统疾病。其临床表现以贫血、白细胞升高、淋巴结肿大、肝脾大为主要特征。自然病程较急性白血病长。根据细胞类型分为：慢性粒细胞白血病、慢性淋巴细胞白血病、慢性粒单细胞白血病、幼淋巴细胞白血病及毛细胞白血病等，其中以前两种最为常见。

（一）病因与发病机制

病因目前不明，但某些诱因可能与白血病的发生有关：①病毒；②放射线；③化学物质；④遗传和先天性易患因素。有研究表明暴露于高剂量的电离辐射是增加 CML 的危险因素。

慢性白血病是一组起病较隐匿，病程进展缓慢，外周血和骨髓出现幼稚细胞增多，但分化相对较好的血液系统恶性疾病。常见症状有全身乏力，低热，不适感及肝脾大等。许多实验和临床观察表明，脾脏有利于白血病细胞移居、增殖和剧变，而脾内粒细胞增殖状态有所不同，脾脏不仅捕捉白血病细胞，而且还是白血病细胞的仓库和"隐蔽所"，并为其增殖转移提供了一个有利的环境，从而使白血病细胞在骨髓、血液与脾脏间的往返循环增加，使细胞正常的释放，调节过程受到破坏。慢性白血病患者的染色体异常，包括数量和结构的改变。

（二）临床表现

1.慢性粒细胞白血病

各年龄组均可发病，以中年最多见，男性多于女性。

（1）一般症状。

早期可有倦怠乏力、低热、腹部不适等。

（2）肝脾大。

脾肿见于 90％患者，脾大的程度与病情、病程、特别是白细胞数密切相关。肝大见于 40％～50％患者。

（3）加速期/急变期表现。

如出现不明原因的发热、虚弱、骨痛、脾脏进行性肿大、其他髓外器官浸润表现、贫血加重或出血，以及对原来有效的药物失效，则提示进入加速期或急变期。急变期为 CML 终末期，多数为急粒变，其次为急淋变。

2.慢性淋巴细胞白血病

多见于老年患者，起病缓慢，早期多无自觉症状，往往因血常规检查异常或体检发现淋巴结或脾大才就诊。

（1）一般表现。

早期症状常见疲倦、乏力、不适感，随病情进展而出现消瘦、发热、盗汗等。晚期因骨髓造血功能受损，出现贫血和血小板减少。由于免疫功能减退，易并发感染。终末期可发生 Richter 转化，即转化为其他类型的淋巴系统肿瘤。

(2)淋巴结大、肝脾大。

60%~80%患者淋巴结肿大,颈部、锁骨上部位常见。肿大淋巴结较硬,无粘连、压痛,可移动,疾病进展时可融合,形成大而固定的团块。CT扫描可发现肺门、腹膜后、肠系膜淋巴结大,50%~70%患者有轻至中度脾大,轻度肝大。脾梗死少见。

(3)自身免疫表现。

部分晚期或化疗后患者中4%~25%并发自身免疫性溶血性贫血、2%出现特发性血小板减少性紫癜、<1%的患者合并纯红细胞再生障碍性贫血。

(三)辅助检查

1.慢性粒细胞白血病

(1)血常规:慢性期白细胞计数明显增高,早期高于$20×10^9/L$,晚期可达$100×10^9/L$,可见各阶段中性粒细胞,以中性中幼粒、晚幼粒和杆状核粒细胞为主;嗜酸、嗜碱性粒细胞增多;可出现贫血;血小板早期正常或增多,晚期逐渐减少。

(2)骨髓涂片细胞学检查:骨髓增生明显或极度活跃,以髓系细胞为主,尤其是中性中幼粒、晚幼粒和杆状核粒细胞明显增多;原粒细胞小于10%,急变期≥20%,或原始细胞+早幼细胞≥50%。

(3)染色体检查:Ph染色体是CML的重要标志。Ph染色体若为阴性,而临床怀疑CML者,行荧光原位杂交技术可发现BCR-ABL融合基因。

(4)分子生物学检查:BCR-ABL融合基因阳性。

2.慢性淋巴细胞白血病

(1)血常规:外周血B淋巴细胞≥$5×10^9/L$,并至少持续3个月。

(2)骨髓涂片细胞学检查:骨髓增生明显活跃或极度活跃,以成熟淋巴细胞为主,红系、粒系和巨核细胞均减少。

(3)免疫表型:肿瘤性B淋巴细胞呈单克隆性,只表达κ或λ轻链中的一种,CD5、CD19、CD23、CD27、CD43阳性;SmIg、CD20弱阳性;FMC7、CD22、CD79b弱阳性或阴性;CD10阴性。

(3)染色体和基因检查:常规核型分析40%~50%CLL患者伴染色体异常,13q-最常见,单纯13q-预后较好;其次为11q-、+12,17p-,预后差;伴复杂染色体核型异常的预后最差。

(4)淋巴结活检:病理可见典型的弥漫性小淋巴细胞浸润,细胞形态与血液中淋巴细胞一致。

(四)诊断

1.慢性粒细胞白血病

根据脾大,典型的外周血白细胞计数增高,以晚幼粒和杆状核细胞为主,嗜酸、嗜碱性粒细胞绝对计数增高,NAP积分降低,伴有Ph染色体和/或BCR-ABL基因阳性可诊断。

2.慢性淋巴细胞性白血病

淋巴细胞≥$5×10^9/L$且至少持续3个月,具有CLL免疫表型特征;或虽然外周血淋巴细胞<$5×10^9/L$,但有典型骨髓浸润引起的血细胞减少及典型的CLL免疫表型特征(CD5、CD19、CD23阳性,FMC7阴性,SmIg弱表达,CD22/CD79b弱表达或阴性等),均可诊断CLL。

(五)护理

1.病情观察

(1)监测生命体征,特别是体温及血压变化,听取患者主诉,发热时,要询问患者有无伴随症状如畏寒、寒战,有无咽痛及肛周不适等症状,体温达 38.5℃ 及以上时可予以温水擦浴或冰块物理降温,及时有效执行医嘱,并观察降温效果;血压降低时,要密切观察患者神志变化,保证输液通畅,保证治疗有效进行,观察尿量,防治休克。

(2)定期监测血常规变化,以便了解病情的发展及药物治疗的效果,随时调整药物剂量,及时处理危急值。

2.脾大的护理

脾大患者每日测量脾脏大小及质地,听取主诉。脾脏逐步增大是主要特征,特别是加速期和急变期易形成巨脾导致压迫症状,出现左腹胀痛、饱胀感、压迫感等。患者腹胀腹痛时,遵医嘱使用镇痛药物,指导患者调整至舒适体位,可坐位或左侧卧位,减少活动。饮食避免干硬、辛辣,宜以流质、软食为主,少食多餐,避免因进食、进饮过多加重饱胀感。改变体位时动作要缓慢,避免剧烈回头、弯腰等以免导致脾破裂。

3.白细胞淤滞症的护理

当外周血白细胞急剧增多($\geqslant 100 \times 10^9$/L)时可发生白细胞淤滞症。患者出现呼吸急促、意识障碍、排尿障碍,男性患者可出现阴茎异常勃起等临床表现,可并发颅内出血、肺栓塞、脑栓塞、呼吸窘迫综合征等急症。护理中要多与患者交流,及早发现患者语言、行为异常处,抽血时有无采血困难(常遇到有回血但抽不出来),听取有无视物模糊、排尿困难等主诉,及时通知医生并处理。指导患者多饮水,卧床休息,遵医嘱输注阿糖胞苷、高三尖杉酯碱或口服羟基脲等药物降低白细胞,配合血液成分治疗,分离多余白细胞;同时,大量输液及利尿可能导致电解质紊乱,应关注生化指标,防止低钾或高钾血症发生。

4.药物护理

(1)向患者讲解药物不良反应及有关的注意事项。例如,酪氨酸激酶抑制剂应餐中服用,常见的不良反应有粒细胞和血小板减少、水肿,故在使用期间要监测血常规变化;阿糖胞苷、羟基脲可引起骨髓抑制,因此需定期复查血常规;干扰素的不良反应有发热、恶心、食欲缺乏及肝功能异常,注射前半小时监测体温和口服贝诺酯预防发热,定期监测肝功能变化;环磷酰胺可引起出血性膀胱炎和脱发,应指导患者多饮水,保证尿量 4000mL/d,密切观察小便颜色的变化,监测小便常规;氟达拉滨静脉输注要求:氟达拉滨 50mg＋生理盐水 100mL,30min 内输完,严防药物渗漏,常见的不良反应是骨髓抑制、神经毒性、消化道反应等。

(2)对症处理化疗不良反应。例如,输注利妥昔单抗可能出现过敏,故输注前半小时要使用抗过敏药物,输注过程中速度要慢,一般 500mg 药物加入 500mL 溶液中,输注时间应大于 6h。

5.饮食护理

给予高蛋白、高维生素、高热量、营养丰富、易消化的饮食。注意饮食卫生,忌生冷及刺激性食物,防止发生肠道感染。化疗期间鼓励患者多饮水,每日 2000～3000mL,并遵医嘱给予别嘌醇及小苏打口服,以碱化、水化尿液,防止化疗期间细胞破坏过多引起的尿酸性肾病。血小板减少时,应指导患者进少渣的软食,禁辛辣、生硬、刺激性食物,以防止口腔黏膜擦伤引起出血。

6.心理护理

(1)慢性白血病是一种造血系统恶性疾病,病程长短不一,不易根治,因此患者容易产生焦虑、恐惧、悲观、失望的情绪,可能影响疾病的治疗和恢复。

(2)理解、关心患者,向患者及家属介绍本病的相关知识、国内外治疗此病的最新进展及成功病例,正确认识、正确对待此病,帮助患者树立战胜疾病的信心。注意患者的情绪变化,随时予以疏导,使患者安心配合治疗和护理,达到最佳治疗效果。

(六)健康护理

1.疾病认知指导

对慢性白血病患者,让其家属和患者都了解疾病的过程,使患者主动做好自我护理,延长慢性期。

2.休息与活动指导

指导患者保持积极的心态,可适当参加社交活动及身体锻炼,但应避免劳累,建立良好的生活方式,注意劳逸结合。自我感觉不适时,以卧床休息为主,坚持室内运动及床上锻炼。

3.就诊指导

遵医嘱按时服药,定期门诊复查,调整药物维持剂量;如出现发热、出血、肿块、脾大等不适时及时就诊。

第四节　多发性骨髓瘤

多发性骨髓瘤(MM)是血液系统第二大恶性肿瘤,是骨髓内浆细胞克隆性增生的恶性肿瘤。MM约占所有恶性肿瘤的1%,约占血液系统恶性肿瘤的10%,在欧美国家已成为仅次于非霍奇金淋巴瘤的第二大常见血液系统恶性肿瘤。

一、病因与发病机制

病因尚不明确。遗传、环境因素、化学物质、电离辐射、病毒感染、慢性炎症和抗原刺激都可能与骨髓瘤发病有关。目前认为骨髓瘤细胞起源于前B细胞或更早阶段。近年研究发现骨髓瘤有c−myc基因重组,部分有高水平的n−ras基因蛋白质表达。被激活的癌基因蛋白质产物可能促使一株浆细胞无节制地增殖。白介素6(IL−6)是促进B细胞分化成浆细胞的调节因子。进展性骨髓瘤患者髓中IL−6异常升高,提示以IL−6为中心的细胞因子网络失调可引起骨髓瘤细胞增生。

二、临床表现

1.骨骼病变

90%以上的MM患者有骨骼破坏,60%可出现病理性骨折,严重患者可合并截瘫,80%伴有骨痛。骨骼破坏可以出现在任何部位,最常见的依次为脊柱(49%)、颅骨(35%)、骨盆

(34%)、肋骨(33%)、肱骨(22%)、股骨(13%)和下颌骨(10%)。

2.高钙血症

发生率约为15%,由骨质破坏所致,表现为呕吐、乏力,严重者可有意识模糊等症状。

3.感染

由于M蛋白大量产生而使正常免疫球蛋白合成受抑制造成免疫缺陷,患者易发生呼吸道及尿路感染,且较顽固而不易控制,是MM患者最主要的死因。患者也可发生病毒感染,病毒感染以带状疱疹常见。

4.高黏滞综合征

表现为头晕、视力障碍、耳鸣、手足麻木、肾功能不全,严重者发生昏迷。

5.贫血

肿瘤细胞浸润骨髓是导致贫血的主要原因,通常为单纯的正细胞正色素性贫血,部分患者合并全血细胞减少。

6.肾脏损害

可作为首发表现之一。表现为蛋白尿、管型尿,甚至肾衰竭。半数可进展为肾衰竭,是MM的第二大死因。

7.其他

患者如果有淀粉样变性则表现为舌体肥大、腮腺肿大、肝脾大及外周神经病变等,晚期部分患者有出血倾向。

三、辅助检查

(一)生化常规检查

血清异常球蛋白增多,而白蛋白正常或减少。尿凝溶蛋白(又称尿本周氏蛋白)半数阳性。

在患者的蛋白电泳或M蛋白鉴定结果中会出现特征性的高尖的"M峰"或"M蛋白"。故常规生化检查中,若球蛋白总量增多或蛋白电泳中出现异常高尖的"M峰",应到血液科就诊,除外骨髓瘤的诊断。

(二)血常规检查

贫血多呈正细胞、正色素性,血小板正常或偏低。

(三)骨髓检查

浆细胞数目异常增多≥10%,为形态异常的原始或幼稚浆细胞。

(四)骨骼 X 线检查

可见多发性溶骨性穿凿样骨质缺损区或骨质疏松、病理性骨折。

对于 MM 患者的骨损害,一般认为 CT、核磁共振(MRI)等发现病变的机会早于 X 线检查;这些影像学手段检查对骨损害病变的敏感性依次为:PET-CT>MRI>CT>X 线。

(五)染色体、荧光原位杂交技术(FISH)等生物学检查

骨髓染色体 17p13 缺失,和/或 t(4;14)和/或 t(14;16)异常,往往提示高危。荧光原位杂交技术(FISH),特别是用 CD138(在大多数骨髓瘤细胞表达阳性)磁珠纯化后的 FISH 即 iFISH 检查,更能提高检验的阳性率。这一检测已被用于 2015 年新修订的国际预后分期系统(RISS 分期系统)中。

(六)血清游离轻链检查

较普通的血或尿轻链检查敏感性高,已被国际骨髓瘤工作组(IMWG)专家定义为严格完全缓解(sCR)的疗效标准。若 MM 患者治疗后,血清游离轻链由阳性转为阴性,其疗效为严格完全缓解。

四、诊断

(一)国际卫生组织(WHO)诊断 MM 标准

1.主要标准

(1)骨髓浆细胞增多(>30%)。

(2)组织活检证实有浆细胞瘤。

(3)M-成分:血清 IgG>3.5g/dL 或 IgA>2.0g/dL,尿本周蛋白>1g/24h。

2.次要标准

(1)骨髓浆细胞增多(10%~30%)。

(2)M-成分存在但水平低于上述水平。

(3)有溶骨性病变。

(4)正常免疫球蛋白减少 50% 以上:IgG<600mg/dL,IgA<100mg/dL,IgM<50mg/dL。

3.诊断 MM 要求

(1)具有至少 1 项主要标准和 1 项次要标准。

(2)或者具有至少 3 项次要标准而且其中必须包括其中的(1)项和(2)项。患者应有与诊断标准相关的疾病进展性症状。

(二)国际骨髓瘤工作组(IMWG)关于 MM 诊断标准

1.症状性 MM

(1)血或尿中存在 M-蛋白。

(2)骨髓中有克隆性浆细胞或浆细胞瘤。

(3)相关的器官或组织损害(终末器官损害,包括高钙血症、肾损害、贫血或骨损害)。

2.无症状 MM

(1)M-蛋白≥30g/L。

(2)和/或骨髓中克隆性浆细胞≥10%。

(3)无相关的器官或组织损害或无症状。

IMWG 的专家认为,无症状 MM 患者,即使诊断了 MM,在出现高钙血症、肾损害、贫血或骨损害这些终末器官损害前,可以对患者严密观察;一旦出现了高钙血症、肾损害、贫血或骨损害这些终末器官损害之一,既要开始进行治疗。

五、护理

(一)病情观察

(1)严密观察骨痛的部位、性质、程度,一般多位于身体负重处,如腰骶部、下背部疼痛。准确、全面的疼痛评估应从患者的主诉、生理、行为方面综合评估。

(2)若患者出现食欲缺乏、厌食、恶心、呕吐及多尿,则提示高钙血症的可能,应遵医嘱及时处理。

（3）观察有无贫血及出血的表现，如面色苍白，活动后心悸、气促、皮肤黏膜可见出血点，牙龈出血、视物模糊等。

（4）密切观察生命体征的变化，注意观察有无发热、咳嗽等症状，密切观察极易发生在口腔、肛周、皮肤等部位的感染征象，反复感染是骨髓抑制的晚期征象，可导致患者免疫力降低。

（5）定期监测肾功能的变化，准确记录 24h 出入量，观察患者有无水肿，每天监测体重，注意监测尿常规。

（二）休息与活动

（1）根据贫血程度制订日常休息活动的计划，卧床休息时，应注意加强床旁基础护理，保持舒适功能卧位。①轻度贫血患者可参加正常工作，但应避免中、重度体力劳动。②中度贫血患者应该有计划地适量活动。③重度贫血患者以卧床休息为主，保持情绪稳定，协助部分生活护理。④极重度贫血患者应绝对卧床休息，必要时给予吸氧，遵医嘱输入红细胞悬液，做好生活护理，减少探视的人数和次数，使患者得到充分的休息。

（2）平日应睡硬板床加海绵垫，因为硬板床能使患者的骨骼、脊柱等保持平直，以免骨组织受到损伤；海绵垫使支持体重的面积宽而均匀，作用于患者身体上的正压反作用力分布在一个较大的面积上，从而降低在骨隆突部皮肤所受的压力，患者感觉柔软、舒适，还可延长翻身的间隔时间。

（3）不做剧烈活动和扭腰、转体等动作。翻动患者时，要轻、稳、准、协调、用力均衡，避免推、拖、拉、拽，并注意上、下身保持在同一平面上，防止扭曲身体，以免摩擦、磨破患者的皮肤及引起翻身所致病理性骨折，使摆正体位处于功能位置。

（4）患者避免长时间站立、久坐或固定一个姿势，防止负重发生变形。适度活动，以促使肢体血液循环。外出活动时，护士也要告知患者和家属注意，起床和下地活动时动作轻柔缓慢一些，地面应设有防滑标志，防止滑倒，应有家人陪同以防跌伤。

（三）饮食指导

给予患者清淡、易消化饮食，避免油腻、辛辣刺激性强的食物，选择高热量、高维生素、高蛋白质饮食，与患者家属共同制订食谱，可变换食物的品种以增进食欲，并注意饮食卫生，切忌饮暴食，应少食多餐，禁食冷饮、冷食，戒除烟酒，不饮浓茶咖啡等，多摄取粗纤维食物，保持大便通畅，预防便秘。高尿酸血症患者需限制嘌呤的摄入，不能食用动物内脏、海鲜类、豆类等高嘌呤食物，鼓励患者多饮水，以促进尿酸排出。高钙血症患者也应多饮水，使每日尿量达 2000mL 以上，需限制高钙食物摄入，如奶及奶制品、海带、虾、芝麻酱等。患者适当的注意营养是必要的，但没有必要过分强调营养，要注意均衡饮食。

（四）用药护理

（1）双磷酸盐输注的护理：静脉使用该类药物时应该严格掌握输注速度，缓慢输入。同时，帕米磷酸二钠和唑来膦酸有引起颌骨坏死的风险，因此，使用双磷酸盐类药物治疗前应进行口腔检查，慎行口腔侵袭性操作。

（2）硼替佐米皮下注射的护理：由于硼替佐米静脉给药具有较明显的周围神经毒性，同时存在患者对静脉通道的耐受性较差等问题。皮下注射操作方便，可避免反复或长期留置静脉通道，减少治疗费用，患者痛感小，提高了患者治疗的耐受性。研究表明，皮下注射硼替佐米具有不低于传统静脉给药方式的治疗效果,同时具有更低的周围神经毒性发生率。

(五)骨痛的护理

(1)运用同情心认同和理解患者对疼痛的反应,也可以运用语言或非语言的交流形式,比如听音乐、看书、聊天等分散患者注意力,淡化患者疼痛意识,用倾听、抚摸、安慰等方式使患者情绪稳定。

(2)减少疼痛刺激,取舒适卧位,防止因姿势不当造成肌肉、韧带或关节牵扯而引起疼痛。

(3)采取减轻疼痛的方法:①皮肤刺激法,如按摩、冷疗、热疗、针灸等。②情境处理法,包括松弛技巧、呼吸控制法、音乐疗法、自我暗示法、注意力分散法、引导想象法。③药物止痛治疗,遵医嘱使用合适的止痛剂及给药途径,了解止痛剂的有效剂量及使用时间,预防不良反应,给药后严密观察止痛效果。

(六)活动障碍的护理

(1)帮助患者在可以活动的限度内进行活动,鼓励行走,防止骨骼进一步脱钙,可提供拐杖、手杖、靠背架等。

(2)活动时注意安全,需有家属或医护人员陪同,防止摔伤。

(3)瘫痪卧床患者应严密观察肢体受压情况,应每1～2h协助变换体位并每日两次按摩下肢及屈伸等被动性活动,防止四肢萎缩。

(4)受压部位皮肤给予温热毛巾按摩或理疗,保持床单清洁干燥,勤翻身,建立翻身记录卡,实施床旁交接班,加强营养,提高抵抗力,防止压疮发生。

(七)预防感染

(1)指导患者养成良好的个人卫生习惯,加强口腔护理,保持皮肤清洁,女患者注意会阴部卫生,防止泌尿道感染,注意用物清洁。

(2)休养环境保持整洁,空气流通,定时消毒。

(3)注意保暖,防止受凉感冒;少去公共场合,避免交叉感染。

(4)合理使用抗生素,做护理操作时严格遵守无菌原则。

(5)骨髓受抑制严重时,应考虑保护性隔离,限制探视,以防交叉感染。

(6)监测体温的变化,每日测体温4～6次,以及早发现感染征象。

(八)心理护理

MM是血液系统的恶性肿瘤,病程较长,疾病易反复,多数患者在确诊后就会表现出恐惧、烦躁、焦虑、悲观等一系列严重的心理问题,这些不良心理反应对疾病的治疗及转归极为不利,因此,心理护理应贯穿全程。护士要对患者表示同情理解,关心患者,多与患者交谈,鼓励患者表达自己内心感受,耐心倾听患者的诉说,鼓励患者以积极的态度对待疾病,保持情绪稳定,树立信心,积极配合治疗。加强与患者及其家属的沟通交流,建立良好的护患关系。

六、健康教育

(1)根据患者的年龄、文化程度、心理承受能力向患者及家属介绍本病的基本知识,鼓励患者正视疾病,坚持治疗。

(2)指导患者通过情绪宣泄、精神放松、局部热敷等方法来增加舒适感,以缓解疼痛及精神紧张。

（3）帮助患者制订合理的活动制度，如打太极拳、散步等，避免剧烈运动。

（4）让患者及家属了解多饮水的好处，鼓励患者多饮水，保持小便通畅。

（5）指导患者睡硬板床，长期卧床者定时翻身。

（6）养成良好的生活习惯，以及保持良好的个人卫生习惯，防止感染。

（7）定期复诊，坚持按医嘱服药，不擅自停药或减药，如有不适随时就诊。

第六章　神经外科疾病

第一节　神经外科常用护理技术操作

一、心肺复苏术

(一)物品准备

胸外按压板、脚踏凳、纱布2块、手电筒、记录单、医疗垃圾桶、手消液、自备手表。

(二)操作步骤

(1)双手轻拍患者双肩,于两耳边呼叫患者,判断意识,无反应。

(2)通知医师,记录时间(计时开始),将患者置于复苏体位。

(3)清除口鼻分泌物或异物,有义齿取下,开放气道。

(4)判断颈动脉搏动,颈动脉无搏动,胸外按压30次。

(5)口对口人工呼吸:开放气道,送气时捏住患者鼻翼两侧,呼气时松开,送气时间为1s,并观察送气时胸廓有无起伏。

(6)胸外按压与人工通气比例为30∶2。

(7)5个循环后判断患者呼吸及颈动脉搏动。

(8)开放气道(仰头举颌法),同时触摸颈动脉搏动10s。

(9)复苏指征:颈动脉有搏动,自主呼吸恢复,胸廓有起伏,口唇及颜面、甲床发绀减轻,皮肤色泽转为红润,观察瞳孔缩小、对光反射恢复。

(10)报告:复苏成功(计时结束)。

(11)记录与报告时间。

(12)恢复舒适体位。

(13)按六步洗手法洗手。

(14)记录。

二、鼻饲术

(一)物品准备

治疗碗、压舌板、镊子、胃管、注射器、纱布、治疗巾、液体石蜡、棉签、胶布、别针、弯盘、听诊器、手电筒、温开水、水杯、鼻饲饮食、手消液。

(二)操作步骤

(1)洗手,戴口罩,查对,告知。

(2)协助患者取舒适体位,颌下放治疗巾,备胶布,治疗碗内放温水。

(3)清洁鼻腔,检查胃管是否通畅,胃管放入弯盘置于患者颌下。

(4)测量长度,做标记(鼻尖到耳垂到剑突长度),液体石蜡纱布润滑胃管前端。

(5)右手纱布托住胃管前端,沿一侧鼻孔缓缓插入,插至 14～16cm 时嘱患者吞咽。

(6)插入 45～55cm 时用注射器抽吸胃液,确定胃管位置。

(7)固定胃管。

(8)一手反折胃管,一手用注射器抽吸少量温开水注入胃内。

(9)缓慢注入药液或营养液。

(10)再注入少量温开水(20～50mL)。

(11)反折胃管末端,用纱布包好。

(12)协助患者取舒适体位。

(13)整理用物,洗手,摘口罩。

三、氧气吸入术

(一)物品准备

氧气装置(氧气表、湿化瓶、导管)、治疗盘、弯盘、纱布、鼻塞吸氧管、湿化瓶用水、小药杯 1 个(装湿化水)、棉签、胶布、记录单、别针、手消液。

(二)操作步骤

(1)洗手,戴口罩。

(2)备齐物品端至床旁,查对,解释,移凳,取湿化瓶,用水倾倒于湿化瓶内。

(3)检查有无胶圈并装湿化瓶,安装流量表,检查装置是否良好并报告。

(4)检查鼻腔通气情况,清洁湿润鼻腔,备胶布。

(5)连接鼻塞吸氧管于湿化瓶导管上,开流量表,检查氧气装置。

(6)调至所需流量(常用 2～4L/min),湿润鼻塞吸氧管前端,插鼻塞吸氧管于一侧鼻腔,胶布固定鼻塞或吸氧管。

(7)别针固定导管,记录吸氧时间及流量,并将记录单挂于氧气表上。

(8)向患者交代注意事项,洗手。

(9)停止吸氧:手托弯盘(内有纱布)至床旁,查对解释。

(10)取下别针,拔出鼻塞吸氧管,分离鼻塞吸氧管,并放于弯盘中。

(11)关流量表,记录停止吸氧时间,移回小凳。

(12)撤离氧气装置并放于弯盘内。

(13)整理用物,洗手。

(14)口述:分离吸氧装置,湿化瓶初消后,清水冲洗干净,待干备用,流量表乙醇擦拭,待干备用。

四、雾化吸入术

(一)物品准备

治疗车、治疗本、一次性简易喷雾器、中心供氧装置(氧气流量表)、基础治疗盘(治疗巾、10mL 注射器、雾化液、纱布、一次性压舌板)、手电筒、弯盘 2 个、一次性垫巾、漱口杯、生理盐水、初消桶、手消液、污物桶。

(二)操作步骤

(1)洗手,戴口罩,检查物品有效期。

（2）生理盐水倒于漱口杯内，备齐物品，推车至患者床旁。

（3）查对，向患者解释，移凳。

（4）检查口腔（无红肿、无破溃），垫垫巾，协助患者漱口。

（5）教会患者深吸气、换气（用口深吸气，停留2s，用鼻腔均匀呼气）。

（6）安装、检查氧气装置，打开一次性简易喷雾器并取出连接，取雾化吸入液，启开瓶盖，消毒瓶口，打开注射器，抽吸雾化吸入液10mL，将7～10mL雾化吸入液加入一次性简易喷雾器内。

（7）与氧气装置相连接，打开氧气开关，调试氧气流量6～10L/min。

（8）嘱患者将口含嘴含于口中，观察吸入情况。

（9）查对并向患者交代注意事项，将凳移回原处。

（10）整理用物，洗手，记录（雾化吸入的时间及吸入药物的名称）。

五、经口鼻吸痰术

(一)物品准备

中心负压吸引装置（负压表、导管、负压瓶，瓶内置有100mL初消液）或电动吸引器、生理盐水2瓶（无菌生理盐水与清洁生理盐水各1瓶）、注射器针头帽、治疗盘、弯盘、纱布、一次性吸痰管、启瓶器、初消桶、压舌板、开口器及舌钳、手消液。

(二)操作步骤

（1）洗手，戴口罩。

（2）取密闭无菌生理盐水瓶并检查瓶口有无松动，除尘，检查液体质量。

（3）标明用途与开瓶日期（无菌生理盐水润滑用，开瓶后24h内有效），启开并去除铝盖，去除清洁生理盐水瓶塞。

（4）备齐物品，推车至患者床旁，呼叫患者，查对解释。

（5）安装负压吸引装置，检查负压吸引装置（范围0.04～0.06），用注射器针头帽封闭负压吸引管前端。

（6）两瓶生理盐水置于床头桌上，无菌生理盐水放置远离患者端并取下瓶塞。

（7）打开一次性吸痰管外包装，右手戴手套，取出吸痰管，吸痰管与负压导管相连接。

（8）吸痰管浸入无菌生理盐水瓶内，润滑前端，并试吸100mL生理盐水。

（9）阻断吸力，缓缓将吸痰管插入患者鼻腔10～15cm，放开阻断，将吸痰管自下而上左右旋转、缓慢上提（时间小于15s）吸净痰液。

（10）在清洁生理盐水瓶内冲洗吸痰管，如病情需要，更换吸痰管，按上述方法重复吸痰。

（11）分离吸痰管，脱手套（使手套反折将吸痰管包于手套内），手套和吸痰管放入黄色垃圾袋内，用注射器针头帽封闭负压吸引管前端。

（12）擦拭患者鼻、面部，交代注意事项，推车回治疗室，整理用物，洗手，记录吸出痰液的性质及量，操作完毕。

六、经气管切开处吸痰术

(一)物品准备

一次性垫巾、一次性吸痰管（粗细、长度适中，直径不超过气管套管内径的1/2，一般选择

12 号吸痰管)、无菌生理盐水和清洁生理盐水、无菌生理盐水或 5% 的碳酸氢钠注射液(气管点药用)、一次性注射器、负压吸引器和痰桶、垃圾桶(内套黄色垃圾袋)。

(二)操作步骤

(1)洗手,戴口罩,检查吸痰管。

(2)取密闭无菌生理盐水,除尘,检查液体质量。

(3)标明液体用途与开瓶日期(24h 有效),启开并除去铝盖,去除清洁盐水瓶塞。

(4)备齐用物至患者床前,呼叫患者并解释。

(5)安装负压吸引装置,检查负压吸引装置,用注射器针头帽封闭负压吸引管前端。

(6)将两瓶生理盐水放置床头桌上,打开一次性吸痰管外包装。

(7)洗手,右手戴手套并取出吸痰管,吸痰管与负压吸引器相连接。

(8)吸痰管浸入无菌生理盐水瓶内,润滑前端,并试吸 100mL 生理盐水。

(9)阻断吸力,缓慢将吸痰管插入气管切开内套管 5~7cm(插入鼻腔 10~15cm),放开阻断,将吸痰管自下而上左右旋转、缓慢上提吸净痰液,清洁盐水瓶内冲洗吸痰管(如有需要,更换吸痰管,按上述方法吸痰)。

(10)分离吸痰管,脱手套(使手套反折,将吸痰管包于手套内)。

(11)手套和吸痰管放入黄色垃圾袋内,用注射器针头帽封闭负压吸引管前端。

(12)擦拭患者气管切口处皮肤,交代注意事项,推车回治疗室,整理用物,洗手。

七、胃肠减压术

(一)物品准备

治疗盘、治疗碗内盛生理盐水、治疗巾、一次性胃管、20mL 注射器、液体石蜡、纱布、棉签、胶布、镊子、止血钳、弯盘、压舌板、听诊器、胃肠减压器、手消液。

(二)操作步骤

(1)洗手,戴口罩,备齐用物,推治疗车至患者床旁,查对,告知,移凳。

(2)检查一次性负压吸引器性能,保持负压状态,患者取坐位或仰卧位。

(3)颌下垫治疗巾,检查鼻腔,检查胃管,胃管放入弯盘,置于患者颌下。

(4)测量长度做标记(鼻尖到耳垂到剑突长度),液体石蜡纱布润滑胃管前端。

(5)右手用纱布托住胃管前端,沿一侧鼻孔缓缓插入,插至 14~16cm 时嘱患者吞咽,插入 55cm 时用注射器抽吸胃液,确定胃管位置。

(6)固定胃管,胃管末端与一次性负压吸引器连接,固定导管。

(7)交代注意事项,协助患者取舒适卧位,移凳,整理用物,洗手,摘口罩。

(8)停止胃肠减压,洗手,戴口罩。

(9)端治疗盘(弯盘、纱布、治疗本)至患者床旁,查对,解释,移凳。

(10)弯盘置于患者颌下,分离胃管与一次性负压吸引器。

(11)堵塞胃管末端及负压吸引器接头,去除胶布。

(12)纱布包裹鼻孔处胃管,边拔边擦胃管。

(13)胃管拔出到达咽部时,嘱患者屏气并快速拔出,放入弯盘,清洁面部,去除胶布痕迹,协助患者取舒适卧位,移凳,整理用物,洗手,摘口罩。

八、女患者导尿术

(一)物品准备

治疗车、导尿包、手消液、垃圾桶(内套黄色垃圾袋)、一次性垫巾。

(二)操作步骤

(1)评估患者,告知,检查手消液的有效期,洗手,戴口罩。

(2)检查导尿包外包装与有效期,备齐物品,推车至患者床旁,遮挡患者。

(3)取仰卧位,站在患者右侧,协助患者脱去对侧裤腿,盖在近侧腿部。

(4)暴露会阴部,双腿自然分开,垫一次性垫巾,打开导尿包外包装。

(5)左手戴手套,用9个棉球自上而下、由外向内分别消毒阴阜及左右大腿内侧,大、小阴唇及前庭,尿道口至肛门。

(6)将消毒所用物品放于黄色垃圾袋内,脱手套。

(7)打开导尿包内层,戴无菌手套,铺洞巾,将导尿物品置于洞巾上。

(8)尿袋与尿管连接,润滑导尿管前端,用4个棉球由内向外再次消毒。

(9)轻插导尿管6~8cm,直到尿液流出后再插入1~2cm。

(10)确定导尿管插入后,向气囊内注入10mL生理盐水。

(11)向外轻拉导尿管,确定气囊顶住膀胱出口,导尿管不会脱出。

(12)撤洞巾,脱手套,撤垫巾,将尿袋固定在患者床旁。

(13)协助患者穿好裤子。

(14)整理床单位,交代注意事项,整理用物,洗手,记录。

(15)口述记录尿液的性质、量及导尿时间、尿袋的到期时间。

第二节 头皮疾病

一、头皮感染

头皮感染多为伤后初期处理不当所致,常在皮下组织层发生感染。若处理不善,患者头皮可发生坏死,或向深部侵袭,引起颅骨骨髓炎、硬脑膜外积脓,甚至导致硬脑膜下积液和脑脓肿。

(一)临床表现

头皮感染表现为局部红、肿、热、痛,耳前、耳后或枕下淋巴结肿大及压痛,由于头皮有纤维隔与帽状腱膜相连,故炎症区张力较高,患者常伴有全身畏寒、发热等中毒症状,严重感染可通过血管侵入颅骨和(或)颅内。

(二)辅助检查

1.血常规检查

检查结果可见白细胞增多,局部积液及脓液细菌培养结果呈阳性。化脓菌多为葡萄球菌、链球菌及厌氧菌。

2.影像学检查

可明确有无颅内受损及有无颅内脓肿形成,有无颅骨骨折。

(三)治疗

1.非手术治疗

早期予以抗生素及局部热敷,选择对常见感染细菌敏感的抗生素进行静脉滴注,局部伤口用含有抗生素的生理盐水冲洗。以后根据药敏试验结果选择敏感抗生素。

2.手术治疗

患者一旦有脓肿形成,应及时切开排脓。

(四)护理评估

1.健康史

了解患者一般情况,包括患者年龄、职业、民族、嗜好、有无呕吐,饮食是否符合营养要求,有无食物过敏,睡眠是否正常,有无尿便异常,日常生活是否能自理。了解患者起病情况,患者的起病方式或首发症状,头部是否受过外伤,局部伤口有无经过清创处理,是否接受破伤风抗毒素注射。患者是否曾患结核、肝炎等传染病,是否到过或生活在疫区,有无高血压、心脏病、糖尿病,是否曾进行或正在进行治疗,用药情况如何,有无手术禁忌,家庭成员的健康状况。

2.身体状况

(1)观察患者的意识、瞳孔、生命体征:头皮浅层感染时,患者意识、瞳孔正常;患者出现意识障碍、瞳孔改变时,提示颅内感染。单纯头皮感染对患者的体温、脉搏、呼吸、血压无明显影响;有脓肿形成时,患者体温升高,脉搏、呼吸加快,血压升高。患者如体温不升、脉搏加快、呼吸浅快、血压偏低,常提示感染性休克。

(2)评估患者局部情况:观察患者局部伤口,评估创面大小,局部有无脓肿形成,有无红、肿、热、痛,耳前、耳后淋巴结有无肿大及压痛。患者出现眼睑水肿时,可提示帽状腱膜下脓肿形成。

3.心理与社会状况

了解患者文化程度、居家环境、宗教信仰、住址、家庭成员,患者在家中的地位和作用,了解患者的经济情况及费用支付方式,患者家庭成员及患者对疾病的认识,以及他们对康复的期望值,以便进行心理疏导和鼓励。

(五)常见的护理诊断/问题

1.恐惧

与担心疾病的预后有关。

2.舒适的改变

与头部外伤带来的局部不适有关。

3.体温异常

与感染有关。

4.知识缺乏

缺乏头皮感染相关的自我保健知识。

(六)护理措施

1.术前护理

(1)饮食护理:患者因发热,机体代谢加快,消耗增加,应给予高热量、高蛋白饮食,如禽、蛋、鱼、肉类,以补充热量、加快伤口愈合。注意保证食物新鲜、清洁、易消化。

(2)体位护理:①术前应保证充足的睡眠,以利于增进食欲,恢复体力,增强机体抵抗力,患者睡眠休息时应尽量减少探视;②颅内压增高患者需绝对卧床休息,卧床时抬高床头15°~30°,以利于颅内静脉回流,降低颅压。避免导致颅压增高的因素,如咳嗽、用力排便、情绪激动等,无颅内压增高患者可取自由卧位;③有癫痫发作史的患者服药不可中断,发作时四肢关节处加以保护,以防脱臼、骨折,拉好床档,以防坠床;④训练床上排便,避免术后因不习惯在床上排便而引起便秘、尿潴留。

(3)心理护理:头部外伤史、局部红肿热痛、对预后的担心等因素导致患者产生恐惧的心理反应。应通过与患者及其家属的交流,观察了解其心理反应,针对不同的原因给予相应的心理指导。①同情、关心并细心照顾患者。②耐心倾听患者的主观感受,头痛不能忍受者遵医嘱予以镇痛药。③宣教本病相关知识,如感染发热的原因、抗生素的治疗作用等。④提供本病治愈病例的相关信息,激发患者配合治疗的信心。

(4)症状护理。

1)头痛:头痛是头皮纤维隔与帽状腱膜相连,使炎症区张力较高所致。①予以局部冷敷或镇痛药减轻疼痛。②剧烈头痛伴有恶心呕吐等表现时,应及时报告医师,进一步了解是否有颅内感染。

2)发热:患者体温升高是病原菌毒性产物作用于机体所致,可伴有全身畏寒等中毒症状。应做好以下护理。①及时采用冰敷、温水擦浴等物理降温措施,并指导患者不可自行移动冰敷位置,以免影响降温效果。及时更换冰袋,定期测量体温,以观察降温效果。降温期间患者如有畏寒或寒战,应及时报告医师做好对应处理。②高热使患者食欲差、抵抗力低,应做好口腔护理,维持口腔正常功能,防止口腔感染。③做好皮肤护理,以维持皮肤完整性,防止压疮形成。④正确采集标本送检,观察药物效果及药物对患者有无不良反应,为医师选择药物提供准确的临床资料。

(5)术前准备:常规术前准备如下所述,头部皮肤准备时保护创面。

1)皮肤准备:剃光头后用肥皂水和热水洗净并用络合碘消毒,以免术后伤口或颅内感染;天冷时,备皮后戴帽子,以防感冒。

2)下列情况暂不宜手术:术前半月内服用阿司匹林类药物、女性患者月经来潮,以免导致术中出血不止,术后伤口或颅内继发性出血;感冒发热、咳嗽,使机体抵抗力降低,呼吸道分泌物增加,易导致术后肺部感染。

3)术晨准备:取下活动义齿和贵重物品并妥善保管;指导患者排空尿、便;术前30min予以手术前用药;备好术中用药、病历等用物;有脑室引流者进手术室前要关闭引流管,并包以无菌纱布,进手术室途中不要随意松动调节夹,以免体位改变造成引流过量、逆行感染或颅内出血。

2.术后护理

(1)饮食护理:头皮感染手术多在局部麻醉下进行,对胃肠道功能影响很小,故术后 2h 即可进食,应给予高热量、高蛋白饮食,以补充热量,促进伤口愈合。

(2)体位护理:麻醉未清醒前去枕平卧,头偏向健侧,以防呕吐物吸入呼吸道。清醒后,血压平稳者抬高床头 15°～30°,以利颅内静脉回流。

(3)心理护理:患者术后会因手术创伤、伤口疼痛、伤口引流等被限制活动,从而产生孤独、无助感。①指导患者正确配合,向患者解释各种管道的作用,保持管道的通畅。②安排亲友探视,指导其安慰、鼓励患者,使患者消除孤独感。③告知患者头痛是伤口疼痛,不要紧张,必要时给予镇痛药。

(4)管道护理:向患者做好健康宣教,保持引流管通畅,防止引流管在患者翻身时扭曲、脱出;同时应注意引流袋悬挂的位置与高度,以防止逆行感染;观察引流情况,及时发现管腔堵塞,并报告医师遵医嘱进行相应处理。冲洗引流时注意无菌操作,保持冲入量与引流量一致;4～6d 拔管,拔管后观察局部有无渗液、渗血。

(5)症状护理:见本节"术前护理"内容。

(七)健康教育

(1)指导患者进食高蛋白、高热量、易消化的食物,以增强其机体抵抗力,促进康复。

(2)宣教患者保护局部皮肤,新愈创面不可抓挠,防止感染。

(3)出现原有症状或原有症状加重时,应及时就诊。

(4)出院后 3 个月复查。

二、头皮良性肿瘤

头皮良性肿瘤是指发生于头皮各层结构的良性肿瘤,包括血管瘤、神经纤维瘤等。血管瘤起源于血管,常在出生后出现或被发现,随小儿成长而增大,压之褪色,松手后恢复原状,蔓状血管瘤宜尽早手术;神经纤维瘤可发生在头皮各部分,或发自神经干或起源于其末梢,但均依附于神经,男性发病率略高于女性。除神经纤维瘤病外,肿瘤多为单个,生长缓慢,凡局部有疼痛或位于枕、额部影响功能和容貌者,宜早日施行切除术。头皮神经纤维瘤切除时因无顾及功能障碍之忧,一般能彻底切除,对巨大肿瘤则应尽量减少术中失血,并需行植皮手术。

(一)临床表现

1.头皮血管瘤

(1)毛细血管瘤:又称草莓状痣,多见于女婴。表现为大小及形状各异的红斑,高出皮肤,呈草莓状分叶,边界清楚,质软,为葡萄酒色或鲜红色,压之褪色。部分在出生后 1 年内自动消失。

(2)海绵状血管瘤:常在出生时或出生后不久发生,成人少见。血管瘤多位于头皮深部,呈球状,隆起于头皮表面,大小与形状各异,头皮颜色可正常或呈紫蓝色。肿瘤边界不清,触之柔软,有弹性,头低位时较易充盈、隆起,抬头后消失。

(3)蔓状血管瘤:青壮年多见,常有外伤史。肿瘤为局限性色块,由较粗大的迂曲血管构成,外观呈蚯蚓状或条索状,多属静脉血管。病变多位于皮下或肌肉内,也可侵及颅骨,范围广,可触到连珠状迂曲而粗大的血管及搏动。

2.头皮神经纤维瘤

(1)神经纤维瘤:常为单发,瘤体较小,边界清楚,肿瘤质韧、光滑,可在皮下活动。肿瘤为实质性,圆形或梭状,多见于上颈段神经的分布区。有自发性疼痛或触压引起相应神经分布区的麻木感及传导性疼痛。

(2)神经纤维瘤病:为散布全身各处、大小不一的皮下、沿神经干分布的无痛性结节,肿瘤多呈梭形,有传导性疼痛。神经纤维瘤病在头皮常见于三叉神经和枕大神经的分布区。常有家族史。

(3)神经鞘瘤:沿周围神经或脑神经分布,多为单发,常见于头皮和四肢皮下,偶见于躯干和内脏。

(二)辅助检查

了解辅助检查情况,以评估患者心、肺、肾功能及是否有手术禁忌证;明确肿瘤的部位,较大血管瘤宜先做血管造影,自供血动脉内或局部注入造影剂,以了解其确切范围,利于术中控制出血和彻底清除病灶。

(三)治疗

1.手术治疗

巨大血管瘤或头皮血管瘤影响容貌者宜手术治疗,神经纤维瘤局部有疼痛或影响功能和美容者宜早日手术。蔓状血管瘤必要时先行一侧颈外动脉结扎或在瘤周围行头皮全层缝扎。

2.非手术治疗

血管瘤术后若留有残余,可辅以放疗和局部注射硬化剂。

(四)护理评估

1.健康史

了解患者的文化程度、居家环境、宗教信仰、住址、家庭成员及以往病史。

2.身体状况

(1)询问患者起病情况、起病方式或首发症状:毛细血管瘤多见于女婴,一般出现在出生后数天,逐渐增大,1年内可长到极限,之后常停止生长。损害多为1个到数个,直径2～4cm,高出皮肤,呈草莓状分叶,边界清楚,质软,呈葡萄酒色或鲜红色,压之褪色,生长在发际内者可因密集的毛囊影响呈暗色。海绵状血管瘤多发生在出生时或出生后不久,成人较少见,损害多见于睑裂附近,随小儿成长而增大,局部呈隆起肿块,边界不清楚,质软有弹性,呈紫红色,手压后可缩小,放手后恢复原状,瘤体较大时可有沉重感或隐痛。神经纤维瘤常为单发,瘤体较小,边界清楚,可在皮下活动,实质性,有弹性,呈圆形或梭状,长轴与神经干方向一致,表面皮肤一般正常。

(2)观察患者的意识、瞳孔、生命体征:头皮血管瘤和单纯神经纤维瘤未侵犯颅内组织不会引起意识和瞳孔的改变。但当患者出现面色苍白、脉搏快、血压低等出血征象或硬物刺伤肿块引起出血时,应及时报告医师并遵医嘱进行相应处理。

3.心理与社会状况

了解患者的经济情况及费用支付方式,患者家庭成员及患者对疾病的认识,以及他们对康复的期望值,以便有针对性地进行心理疏导和鼓励。

(五)常见的护理诊断/问题

1. 恐惧

与担心疾病的预后有关。

2. 知识缺乏

缺乏头皮肿瘤的相关知识。

3. 潜在并发症

感染。

(六)护理措施

1. 术前护理

(1)饮食护理:进食鱼、蛋、肉等高蛋白、高热量、富营养、易消化的清淡饮食,以提高机体抵抗力和术后组织修复能力。术前2周戒烟酒,以避免烟酒刺激呼吸道黏膜,引起上呼吸道感染,使呼吸道分泌物增加而影响手术和麻醉。术前禁食10~12h,禁饮6~8h,以免麻醉后呕吐造成误吸,引起窒息。

(2)体位护理:见"头皮疾病"中"头皮感染"的相关内容。

(3)心理护理:患者可因头皮肿块影响容貌而产生自卑心理,同时因知识的缺乏及对术后情况的未知等因素而产生焦虑、恐惧的心理反应,应通过与患者及家属的多方面交流,观察了解其心理状况,并针对不同的原因进行相应的心理护理,应做到:同情并关心患者,耐心倾听患者的主诉;宣教手术切除肿瘤有关知识;为患者提供本病治愈病例的信息,激发其信心,消除负面心理反应对患者的影响。

2. 术后护理

(1)心理护理:患者可因术后手术创伤、伤口疼痛、导尿管、静脉输液等各种管道而被限制活动,会产生孤独、恐惧的心理反应,在护理工作中应做到以下几点。①指导患者正确配合,并及时了解患者的心理状况,安排亲友探视,必要时陪护患者,指导其亲友鼓励安慰患者,分担患者的痛苦,使患者消除孤独感。②保持各种管道的通畅,防止折叠、脱出,以减少插管、穿刺等物理刺激给患者造成的恐惧,并宣教各种管道的自我护理方法。③患者伤口疼痛时应关心体贴患者,消除紧张、恐惧感,并指导患者通过与亲友交谈、听音乐、保证充足睡眠等方式分散注意力,减轻疼痛。必要时遵医嘱给予镇痛药减轻疼痛。

(2)饮食护理:局部麻醉患者4h后可进食流质,并逐渐过渡到普通饮食。全身麻醉患者麻醉清醒后4~6h内禁食,以免引起呕吐。患者口渴时应做好解释,并用棉签蘸水湿润嘴唇,以缓解口渴感。麻醉清醒4~6h后无呕吐者可进食少量不产气流质,如米汤、菜汤,不宜进食牛奶,以免引起肠胀气,如无不适,次日可进食少油汤类、牛奶,并逐渐过渡到半流食、软食、普食。

(3)体位护理。

(4)潜在并发症——感染的护理:注意患者的体温变化,患者出现发热,伤口红、肿、热、痛等炎症反应时,提示伤口感染。伤口感染未及时控制,患者出现意识、瞳孔改变,提示并发颅内感染,应报告医师并协助其及时处理。

(七)健康教育

1.心理指导

巨大头皮血管瘤切除术后有可能遗留瘢痕,影响美容,少数神经纤维瘤病和神经鞘瘤有恶变的可能,这些因素都会给患者带来负面的心理反应。

(1)通过和患者及家属的交流了解患者的心理状况,以针对不同情况进行心理指导。

(2)指导患者留长发或戴假发,修饰自身形象,必要时指导患者去美容科或美容医院行头皮移植术。

(3)开导患者正视所患疾病恶变的可能性存在,但较少见,积极乐观的情绪有利于康复,而消极情绪是恶变的诱因之一。

2.饮食指导

进食高蛋白、富含营养、易消化的饮食,以增强机体抵抗力,促进康复。

3.就诊及复查

出现原有症状或手术部位红、肿、热、痛、积液、积脓时,应及时就诊。术后 3~6 个月门诊复查。

三、头皮恶性肿瘤

头皮恶性肿瘤有黑色素瘤、基底细胞癌、鳞状细胞癌、肉瘤。黑色素瘤多发生于皮肤或接近于皮肤的黏膜,好发于成年人,并随年龄增长而发病率提高。基底细胞癌又称基底细胞上皮瘤、侵蚀溃疡,是皮肤癌肿最常见类型之一,好发于头面部外露部位,多见于户外工作者和老年人,其特点是发展缓慢,呈浸润性生长,但很少有血行或淋巴转移。鳞状细胞癌简称鳞癌,起源于表皮或其附件,如皮脂腺导管、毛囊,多见于老年男性。头皮肉瘤起源于皮下软组织,包括纤维肉瘤、横纹肌肉瘤、脂肪肉瘤。纤维肉瘤一般来自皮下纤维组织或筋膜,枕颈部和眼眶部多见,患者多为成年人,开始为局部出现硬而无痛的结节,生长迅速,隆起明显并压迫头皮,使其萎缩,发生溃疡。横纹肌肉瘤仅见于颞部和枕部。脂肪肉瘤较少见。头皮恶性肿瘤以手术治疗为主,预后欠佳。

(一)临床表现

1.黑色素瘤

按其形态分为两型。

(1)结节型黑色素瘤:病变呈结节状,高出皮肤表面,颜色多为黑色,也可以为褐色、蓝黑色、灰白色或淡红色。周围绕以红晕,表面光滑,呈息肉状或菜花样,发展迅速,可自行溃破而渗血。此型很早便可发生转移,5 年生存率仅为 50%~60%。

(2)浅表型黑色素瘤:或称湿疹样癌,生长较慢,转移较迟,5 年生存率为 70%。

2.基底细胞癌

肿瘤初发时为有光泽或花纹状结节,表面逐渐破溃成边缘不整齐的溃疡,易出血,创面不易愈合。肿瘤生长缓慢,可向深部浸润发展,常破坏颅骨。肿瘤极少发生远处转移。

3.鳞状细胞癌

肿瘤发展缓慢,病程较长,早期为一疣状突起,逐渐形成硬结,并发展成乳头状。癌肿表面易出血,常感染化脓。肿瘤常浸润至周围正常组织,深部可达肌层和颅骨。

4.肉瘤

起源于皮下软组织,分为 3 类。

(1)纤维肉瘤:一般来自皮下纤维组织或筋膜,多见于四肢和躯干。枕颈部和眼眶部多见,开始为局部出现硬而无痛的结节,生长迅速,隆起明显并压迫头皮,使其萎缩发生溃疡。触之瘤质较硬,不活动,无痛,有胀感。

(2)横纹肌肉瘤:肿瘤质硬,不活动,发展迅速,常侵袭颅骨,肿瘤血液供应丰富。

(3)脂肪肉瘤:常无明显症状,或偶有压痛。肿瘤呈浸润性生长,瘤质较软,不活动,可累及头皮和颅骨。

(二)辅助检查

影像学检查以明确肿瘤的部位、性质、大小。

(三)治疗

1.手术治疗

手术是治疗头皮恶性肿瘤的主要方法。黑色素瘤与头皮鳞癌采用一次性手术切除。肉瘤多采用根治术。

2.非手术治疗

(1)放射治疗:基底细胞癌一般采用放射治疗。黑色素瘤浅表型和早期病变术后辅以放射治疗。不适宜手术或有手术禁忌的鳞癌也用放射治疗。可用 X 线治疗,根据病灶大小、深浅决定剂量与疗程。

(2)化学药物治疗:黑色素瘤已转移者,化疗可延缓病情恶化。无淋巴转移的头面部基底细胞癌多应用局部涂敷抗癌药。

(3)冷冻、激光治疗:适用于富于纤维成分、病灶不大的基底细胞癌。

(4)免疫治疗:应用自身肿瘤制成的疫苗行皮内注射,选用白介素-2、卡介苗接种、转移因子、淋巴因子激活的细胞等,以提高患者机体抵抗力。

(四)护理评估

1.健康史

了解患者文化程度、居家环境、宗教信仰、住址、家庭成员及以往病史,了解患者在家中的地位和作用。

2.身体状况

(1)询问患者起病方式和首发症状:黑色素瘤患者病变部位如有黑色素斑或黑痣,可因理发、洗发、瘙痒的反复刺激或长期戴帽压迫、摩擦,表皮糜烂,依附的毛发脱落,并逐渐增大,发生瘤变。基底细胞癌早期表现为局部皮肤略呈隆起,淡黄色或粉红色小结节,仅有针头或绿豆大小,有蜡涂光泽,质较硬,伴有毛细血管扩张,无压痛或疼痛。病变位于深层者,表皮皮肤略凹陷,失去正常皮肤的光泽和纹理。鳞癌多为继发,常在原有头皮的慢性溃疡、瘢痕等损害基础上癌变。

(2)了解有无神经功能受损:一般头皮恶性肿瘤未侵犯颅内组织时,无神经功能受损表现。

(3)了解有无肿瘤转移表现:结节型黑色素瘤很早发生转移,出现区域性淋巴结肿大,并常转移到肺、脑、肝等器官,浅表型黑色素瘤则转移较迟。深在型鳞癌病变发展较快,并向深层浸润,可达颅骨,可有早期区域性淋巴结转移,也有经血行转移者,但罕见。收集这些资料,可为制订和选择治疗护理方案提供重要依据。

3.心理与社会状况

了解患者的经济情况及费用支付方式,患者家庭成员以及患者对疾病的认识和对康复的期望值,以便进行心理疏导和鼓励。

(五)常见的护理诊断/问题

1.恐惧

与担心疾病的预后有关。

2.知识缺乏

缺乏头皮恶性肿瘤的相关知识。

3.潜在并发症

感染、营养不良。

(六)护理措施

1.术前护理

(1)体位护理:取自由卧位,晚期患者应协助改变卧位,每2h翻身1次,防止压疮形成。

(2)症状护理:患者肿瘤局部出现糜烂、溃疡、感染,或局部淋巴结肿大,提示病情加重,应及时报告医师处理。保持皮肤清洁,必要时局部换药,每天1～2次,防止感染。

(3)心理护理:局部肿块、疼痛、肿块性质未定、高额的医疗费用和手术的威胁及术后情况的未知,可使患者产生恐惧、焦虑的心理反应,应通过与患者及家属多方面的交流了解其心理特点,对不同原因进行心理指导。

(4)饮食护理:患者可因焦虑、恐惧及肿瘤对机体的影响,出现食欲下降,或肿瘤后期、肿瘤转移患者呈恶病质。鼓励患者进食高营养、富含蛋白质、易消化的食物,以保证机体需要量的供给及提高机体对手术和放疗、化疗的耐受力。根据患者的饮食习惯,制作色、香、味俱佳的菜肴。消化吸收差的患者,宜采用少食多餐的方法进食。严重恶病质不能经口进食者,遵医嘱静脉补充营养,并做好口腔护理。

2.术后护理

(1)饮食护理。

(2)体位护理。

(3)心理护理。

1)患者可因麻醉后反应、手术创伤、伤口疼痛等原因出现呕吐、头痛等表现,同时因各种管道限制了躯体活动,这些因素使患者产生恐惧、孤独的心理反应,应加强头痛、呕吐的护理,指导患者采取半坐卧位,防止管道脱出,主动关心患者,以缓解其恐惧的不良心理反应。

2)患者常因对肿瘤性质的猜疑而感到焦虑不安,应根据患者的文化程度、心理耐受能力等各方面因素确定是否如实告知,认为术后暂不宜告知者,应告知患者信赖的亲友,以取得亲友的理解和配合。

3)安排亲友陪伴或探视,指导其鼓励安慰患者,消除患者孤独无助感,增强其战胜疾病的信心。

4)耐心倾听患者的主诉,遵医嘱给予镇痛药。

(4)症状护理。

1)密切观察头痛的性质、部位,伤口疼痛时,常不伴有呕吐,可遵医嘱适当镇痛。

2)观察伤口敷料情况,伤口敷料渗血,提示活动性出血,伴意识、瞳孔、生命体征异常,常见于侵及颅骨的头皮肿瘤切除术后,提示脑水肿或硬膜外血肿,应立即报告医师处理。

3)呕吐时将头偏向一侧,以防止误吸,及时处理呕吐污物,更换污染被服,减少感官刺激,呕吐后用温开水漱口。呕吐频繁者可肌内注射甲氧氯普胺 10mg。

(5)放疗化疗护理。

1)鼓励患者正视现实,为患者提供本病治疗效果较好的病例信息,帮助其树立战胜疾病的信心。

2)静脉注射化疗药物时,应确保针头在血管内方可注入,防止皮肤损伤,同时应从小静脉开始,以保护血管。

3)定期抽血进行血常规、肝功能、肾功能检查,并做好化疗、放疗的必要性及有关不良反应的相关知识宣教。

(七)健康教育

1.心理指导

与患者积极沟通交流,了解其心理状态,鼓励其树立战胜疾病的信心,增强生活的勇气。

2.饮食指导

进食高蛋白、富含营养、易消化的饮食,以增强机体抵抗力,促进康复。

3.就诊及复查

出现原有症状或手术部位红、肿、热、痛、积液、积脓时,应及时就诊。术后 3～6 个月门诊复查。

第三节　颅骨疾病

一、颅骨骨髓炎

颅骨骨髓炎是指颅骨因细菌感染而产生的一种化脓性炎症,常因葡萄球菌等化脓性细菌由伤口或邻近组织的感染蔓延侵入颅骨,引起炎症导致,其感染范围可以局限在一块颅骨上,也可超过骨缝,侵及多个颅骨。常见于儿童和青壮年,虽然抗生素广泛应用,但头部软组织感染引起者仍不少见。颅骨骨髓炎的炎症极易向周围扩散,使病情加重,如诊断治疗不及时,可导致不良后果,但早期诊断,积极治疗,尤其是在发生颅内并发症之前采取有效措施则预后良好。

颅骨骨髓炎的病因包括:在开放性损伤过程中颅骨直接被污染,而伤后清创又不够及时或在处理中不够恰当;头皮损伤合并伤口感染,经血管蔓延至颅骨,或头皮缺损使颅骨长期外露坏死而感染;开放性颅骨骨折,累及鼻窦、中耳腔和乳突。

(一)临床表现

1.急性期

局部头皮出现炎性反应,如红、肿、热、痛等,远处头皮可有水肿,邻近淋巴结肿大,且伴有全身感染症状,如发热、倦怠、乏力、食欲不振、寒战等。在外周血中白细胞可增多,如治疗不及时或炎症没有得到控制,感染可向颅内或颅外扩展,在颅外可形成骨膜下脓肿,在颅内可形成硬脑膜外脓肿、脑膜炎或脑脓肿、感染性静脉窦栓塞等。

2.慢性期

颅骨感染迁延未愈可转成慢性骨髓炎,局部表现为头皮下积脓或反复破溃而形成窦道。窦道有时闭合,有时破溃流脓,脓液中可伴有坏死的小骨块,当排脓不畅时,局部及全身感染症状也随之加剧。

(二)辅助检查

1.脓液培养

结果多为阳性。

2.脑脊液常规检查

色浑浊,白细胞、蛋白明显增多,糖及氯化物降低。

3.颅骨 X 线平片检查

一般在颅骨感染后 2～3 周才能在 X 线平片上呈现改变,可见单发或多发边缘不整的低密度骨缺损,或椭圆形地图状,或虫蚀,或低密度区,颅骨边缘有明显的反应性骨质增生的高密度骨硬化带。

4.颅脑 CT 扫描

有助于颅内脓肿的诊断,合并硬脑膜外或硬脑膜下脓肿时,表现为颅骨内板下方脑外出现菱形低密度区,增强检查内缘有均一、明显带状强化,同时伴有邻近脑组织水肿。

(三)治疗

1.急性期

应用大剂量广谱抗生素治疗。已形成头皮下或骨膜脓肿则应早期拆除伤口缝线或切开引流,并注意伤口深处有无污物,同时将已失去活力和血供的游离感染的骨片取出。

2.慢性期

已发展有慢性窦道及颅骨缺损的患者应尽早采取手术治疗。一般做直线或 S 形切口,全部切除病灶颅骨、异物、死骨和肉芽组织,直至正常颅骨为止,术中以抗生素溶液冲洗。缝合头皮伤口或大部缝合,皮下引流,术后抗生素治疗,直至伤口愈合。若合并硬脑膜下脓肿,应同时引流处理。

(四)护理评估

1.健康史

(1)个人史:了解患者的文化程度和家庭背景,如患者的居家环境、家庭住址、家庭成员,患者在家庭中的地位、经济情况以及以往病史等。

(2)询问患者起病方式或首发症状:了解患者头部是否有伤口或头面部疖肿、鼻窦炎、口腔咽喉炎及身体其他部位化脓性感染。

2.身体状况

(1)观察患者有无意识障碍:观察患者瞳孔大小与对光反射是否异常。颅骨骨髓炎如控制不及时,则可穿破硬脑膜,向颅内蔓延,引起颅内并发症,据文献报道约占30%,其中主要并发症为脑脓肿,可因其侵犯的部位、范围及严重程度而引起不同的神经系统症状与体征,如头痛、呕吐、高热、谵妄、抽搐、昏迷等。

(2)评估患者有无神经功能受损:当颅骨骨髓炎并发脑脓肿时,可因其部位不同,引起不同的神经系统症状和体征,如肢体瘫痪、失语等。

3.心理与社会状况

了解患者及其家庭成员对疾病的认知和对康复的期望值,以便有针对性地进行心理疏导和鼓励。

(五)常见的护理诊断/问题

1.体位异常

与疾病引起的全身感染有关。

2.自理能力缺陷

与疾病引起的自理能力下降有关。

3.知识缺乏

缺乏颅骨骨髓炎相关的自我保健知识。

4.潜在并发症

颅内感染。

(六)护理措施

1.术前护理

(1)心理护理:体温异常、自理能力下降、对手术的恐惧、术后情况的未知等因素导致患者产生焦虑、恐惧的心理,应通过与患者及其家属的交流、及时观察了解其心理反应,针对不同的原因进行心理护理,同情、关心患者,激发患者对治疗的信心。

(2)饮食护理:见"头皮疾病"中"头皮良性肿瘤"的相关内容。

(3)体位护理:见"头皮疾病"中"头皮感染"的相关内容。

(4)症状护理:高热多由致病力强的细菌感染引起,起病急,全身中毒症状重,体温可高达38~40℃,需及时降温。

1)体温监护:一般每天测体温4次,如持续高热,尤其伴有中枢神经系统或心、肝、肾疾病的高热或超高热,需24h连续体温监测,为防止加重主要脏器功能损害,高热应及时采取相应的降温措施。

2)卧床休息:高热时,机体代谢增加而进食少,尤其是体质虚弱者,需绝对卧床休息,以减少机体消耗。

3)营养及水、电解质平衡的维持:高热时,各种代谢功能的变化使机体热量消耗大,液体丢失多而消化吸收功能下降。应给予高热量、高蛋白、高维生素、低脂肪等易消化、富营养的流质或半流质饮食,鼓励患者多饮水,保持每天热量在1.25×10^4J以上,液体摄入量3000mL左右。必要时给予静脉输液并补充电解质,以促进致病微生物及其毒素的排出。输液治疗时应严密观察,尤其对于心、脑疾病患者,应严格控制输液速度,以防止输液过快导致急性肺水肿、脑水肿。

4)生活护理:高热患者唾液分泌减少,抵抗力下降,口腔内食物残渣是细菌的良好培养基,广谱抗生素的应用导致菌群失调,易引起口腔炎或口腔黏膜溃疡。因此,做好口腔护理,每天2~3次。高热及退热过程中大量出汗易刺激患者皮肤,需加强皮肤护理,随时更换汗湿的床单、被服,擦干汗液并擦洗局部,以保持皮肤清洁,同时鼓励并协助患者翻身、按摩受压部位,尤其对于昏迷、惊厥等意识障碍患者,加强保护措施,防止压疮、坠床等意外。

5)降温处理:持续高热可增加心、脑、肾等重要器官代谢,加重原有疾病,威胁患者生命,故应积极采取降温措施。①物理降温:控制室温,夏季可用空调、电扇降低环境温度,必要时撤减被褥。冰敷,头部置冰帽或冰枕的同时,于腋下、腹股沟等大血管处置冰袋;冰敷时注意冰袋装入冰块量不超过 1/2,以使之与局部接触良好,并用双层棉布套包裹冰袋后使用,需每 30min 左右更换 1 次部位,防止局部冻伤,同时注意观察有无皮肤变色、感觉麻木等;持续冰敷者应及时更换溶化的冰块。擦浴,用 32~34℃温水或 30%~50%乙醇擦浴以加快蒸发散热;乙醇擦浴禁用于乙醇过敏、体弱等患者;擦浴时应密切观察患者的反应,同时禁擦胸前、腹部、后项、足心等处,若患者出现寒战、面色苍白、脉搏及呼吸快时应立即停止擦浴并保暖;降温毯持续降温,此法为利用循环冷却水经过毯面直接接触,使热由机体传导至水流而降低体温,降温效果较好,每小时可降温 1~2℃,同时可据病情调节降低体温,尤其适用于持续高热的昏迷患者;当患者降温过程中出现寒战时,应加用冬眠药物,防止因肌肉收缩而影响降温效果;清醒患者使用降温毯时,难以耐受寒战反应,故不宜调温过低。冰盐水灌肠或灌胃,以 4℃左右等渗盐水 200mL 加复方阿司匹林(APC)0.42g 灌肠或灌胃,必要时采用 4℃左右低温液体静脉输入,也可达到降温效果。②药物降温:对于明确诊断患者、婴幼儿及高热伴头痛、失眠、兴奋症状者,可适当使用药物降温,但注意用量适宜,防止因出汗过多、体温骤降、血压降低而引起虚脱,且不可用于年老体弱者。用药过程中应加强观察,防止变态反应、造血系统损害及虚脱发生。③冬眠低温疗法:首先使用适量的冬眠合剂,使自主神经受到充分阻滞,肌肉松弛,消除机体御寒反应,使患者进入睡眠状态。物理降温,根据具体条件使用半导体或制冷循环水式降温毯,或大冰袋、冰帽、乙醇擦浴。降温以肛温维持在 32~35℃、腋温维持在 31~33℃为宜,肌肉放松时,可适当减少用量和减慢速度。当患者颅压降至正常范围,维持 24h 即可停止亚低温治疗。1 个疗程通常不超过 7d。缓慢复温,终止亚低温治疗时,应先停止降温措施。多采用自然复温法使患者体温恢复至正常。若室温低,可采用空调辅助复温,一般复温速度 24h 回升 2℃为宜,不可复温过快,防止复温休克。

6)密切观察病情,遵医嘱合理使用抗生素,高热伴有抽搐、昏迷者使用护栏,必要时约束患者肢体,防止坠床。

2.术后护理

(1)饮食护理:麻醉清醒后 6h,如无吞咽障碍,即可进食少量流质饮食。术后早期胃肠功能未完全恢复,尽量少进牛奶、糖类等易产气食物,防止其消化时产气过多,引起肠胀气。以后逐渐过渡到高热量、高蛋白、富营养、易消化饮食。

(2)体位护理:麻醉未清醒前去枕平卧,头偏向健侧,以防呕吐物吸入呼吸道。清醒后,血压平稳者,抬高床头 15°~30°,以利颅内静脉回流。

(3)心理护理:患者可因麻醉后反应、手术创伤、伤口疼痛、头痛、呕吐,加之伤口引流管、导尿管、静脉输液等管道限制了躯体活动,从而产生孤独、恐惧的心理反应,应指导患者正确配合,解释相关知识,以缓解患者的孤独、恐惧心理。加强巡视,及时询问患者,早期即根据病情安排亲人探视或陪伴,指导其鼓励、安慰患者,分担患者的痛苦,使患者消除孤独感。同时告知手术和麻醉顺利,术后如能积极配合,能很快愈合,以增强其信心。

(4)症状护理:密切观察意识、瞳孔、生命体征,必要时 24h 连续监测并及时记录。①呕吐时头偏向一侧,同时协助患者排出呕吐物,不可咽下,以避免呕吐物误入气管或反流入胃内加重呕吐,需及时清理呕吐物,更换污染衣物、被单,避免感官刺激;呕吐频繁时,可遵医嘱肌内注射甲氧氯普胺 10mg。②头痛者应注意观察头痛的性质、部位,同时伴呕吐者,观察呕吐是否为喷射性,并加强意识、瞳孔的观察,以及时发现颅内血肿;抬高床头,以利静脉回流,减轻脑水肿,必要时快速静脉滴注 20％甘露醇,如有不能耐受的伤口疼痛,可遵医嘱予以镇痛药。

(5)管道护理:妥善固定好各种管道,保持管道通畅,以防止折叠、压迫、弯曲、脱落或非计划性拔管而造成意外,更换引流袋时应注意无菌操作,防止逆行感染的发生。

(6)潜在并发症。

1)脑脓肿:炎症扩散,引起头皮下脓肿破溃后形成慢性窦道,可向下扩散形成硬脑膜外脓肿,硬脑膜被侵蚀穿破即引起脑脓肿,多为单发,也有多发。①密切观察患者意识、瞳孔、肢体活动情况,及早发现异常。②先行 CT 或 MRI 检查,可了解脓肿的位置及大小。③穿刺抽脓,如经多次抽脓无效,应行开颅脓肿切除术。

2)化脓性脑膜炎:由炎症扩散、硬脑膜被穿破引起,患者可有头痛、颈部抵抗感等脑膜刺激征并高热等症状,除积极降温、全身应用大剂量抗生素外,应每 2~3d 行腰椎穿刺,了解脑脊液压力及细胞计数,并于鞘内注射抗生素,同时指导患者注意腰椎穿刺后平卧 4~6h。

(七)健康教育

(1)多进食高蛋白、高营养、易消化饮食,以促进愈合,增强机体抵抗力。

(2)颅骨缺损者指导其如何保护骨缺损区域,以防止硬物刺伤。告知患者颅骨缺损对生活起居没有太大影响,影响美容者可戴帽子或假发适当掩盖。

(3)如出现原有症状或伤口部位红、肿、热、痛等异常,应及时就诊。

(4)术后 3 个月复查,颅骨缺损者可于 1 年后行修补术。

二、颅骨良性肿瘤

颅骨良性肿瘤较少见,常见的颅骨良性肿瘤生长在颅盖部。多数起源于外板,向外生长,也有少数起源于板障与内板,出现颅压增高与脑的局灶症状。常见的颅骨良性肿瘤有骨瘤、血管瘤和淋巴管瘤、胚胎性颅骨肿瘤、软骨瘤、巨细胞瘤、动脉瘤性骨囊肿、脂肪瘤等。本病好发于 20~40 岁成年男女,也有少数见于儿童和老人。一般予手术切除,较少复发,反复复发者预后不良,其中巨细胞瘤易恶变。

(一)临床表现

1.骨瘤

最常见,瘤体多不大,局部隆起,患者多无自觉症状,为生长缓慢的无痛肿块,多单发,常见的额窦骨瘤多表现为反复发作的鼻窦炎。

2.血管瘤和淋巴管瘤

部分患者会有头痛的症状,肿物增大且有搏动感,但杂音和震颤少见。大部分为单发。

3.胚胎性颅骨肿瘤

临床表现取决于肿瘤的部位,病变位于板障者主要表现为皮下肿物,偶尔有头痛症状;病变位于眼眶部的患者通常表现为无痛性眼球突出,或因眼外肌功能改变而有所表现;板障内上皮样囊肿极少数会侵蚀鼻窦,表现为张力性气颅。

4.软骨瘤

较少见,肿瘤发生在软骨连接处,肿瘤生长缓慢,较大的软骨瘤可引起颅内压及相应部位的神经系统症状,常受侵及的部位为颅中窝和脑桥小脑三角。

5.巨细胞瘤

偶见,肿瘤生长缓慢,常位于蝶骨及额、颞、顶部,早期无症状,较大肿瘤可引起相应的症状,如神经功能障碍和颅压增高等。

6.动脉瘤性骨囊肿

好发于 20 岁以下。可能表现为疼痛的肿块或颅内病变,也可能表现为脑出血,症状持续时间一般不到 6 个月,内板的肿物有可能导致颅内压增高和局部神经损害。

(二)辅助检查

1.X 线摄片检查

显示骨瘤呈现为圆形或椭圆形,局限性高密度影。巨细胞瘤在 X 线平片上有 3 种表现:单囊型、多囊型、单纯骨破坏型。

2.CT 检查

软骨瘤提示颅底高密度肿块,呈分叶状,边界清,有钙化,肿块;基底宽且与颅骨相接。巨细胞瘤在 CT 扫描呈无明显强化的均匀一致高密度影。

3.MRI 检查

可见 T_1 加权像为低信号,T_2 加权像为高信号。

(三)治疗

1.骨瘤

小骨瘤用骨凿切除,累及颅内的骨瘤需行骨瓣切除,再行颅骨修补,鼻窦内的骨瘤经颅或鼻切除。

2.血管瘤和淋巴管瘤

手术是最有效的治疗方法。

3.胚胎性颅骨肿瘤

对于胚胎来源的肿瘤的治疗是采用手术切除。肿瘤切除后很少有复发,除非无法鞍区切除。

4.软骨瘤

软骨瘤位于颅底,基底宽,部分切除以达到减压的目的,岩骨和颅中窝底的行颞下入路,必要时切除部分颞叶。

5.巨细胞瘤

巨细胞瘤由于肿瘤多位于颅底,血运较丰富,很难全部切除,易恶变。治疗上采用根治性切除术,但因为颅骨的巨细胞瘤所在的位置及浸润周围骨质,常很难根治。这种情况下很容易复发,最好的治疗就是反复的手术切除。对于残余的巨细胞瘤可以行放射治疗。

6.动脉瘤性骨囊肿

采取手术的方法切除病变可以治愈,但有出血的危险,次全切或刮除有高达50%的复发率。如果只做部分切除,冷冻手术能降低复发率。

(四)护理评估

1.健康史

(1)个人史:了解患者的文化程度和家庭背景,如患者的居家环境、家庭住址、家庭成员,患者在家庭中的地位、经济情况以及既往病史等。

(2)询问患者起病方式或首发症状:颅骨骨瘤一般都较小,无明显症状者易被忽视,个别与外伤有关;板障型骨瘤多膨胀性生长,范围较广时可出现相应部位的局部疼痛;颅骨软骨瘤多见于颅中窝底、蝶鞍旁或岩骨尖端的软骨联合部,可出现眼球运动障碍、面部感觉减退等第Ⅲ～第Ⅵ对脑神经受压症状;巨细胞瘤早期,局部可有胀感和疼痛感,如发生在鞍区附近或蝶骨,可出现视力、视野障碍,或有动眼神经、展神经及三叉神经症状,侵入颅内及生长较大时,可出现相应部位的神经系统体征及颅内压增高症状。

2.身体状况

(1)观察患者意识、瞳孔及生命体征:观察患者有无意识障碍及其程度,瞳孔是否等大等圆,对光反射是否灵敏。颅骨良性肿瘤多生长缓慢,如不向颅内发展,患者多意识清楚,瞳孔大小及对光反射正常;如巨细胞瘤位于鞍区附近,影响动眼神经,可出现瞳孔不等大,对光反射迟钝或消失;大的软骨瘤可引起颅压增高,从而导致意识障碍。

(2)评估患者有无神经功能受损:观察患者是否视力视野障碍。发生于蝶骨的巨细胞瘤影响视交叉,致视力减退、视野缺损。观察患者有无眼球运动障碍、面部感觉减退,软骨瘤位于颅中窝底、岩骨尖、蝶枕骨的软骨结合部,可出现该部位神经功能障碍,导致上述症状。

3.心理与社会状况

了解患者家庭背景,如文化程度、家庭成员、患者及家属对疾病的认知程度及对疾病治疗的期望值,以便有针对性地进行心理疏导及护理。

(五)常见的护理诊断/问题

1.恐惧

与担心肿瘤恶化有关。

2.脑组织灌注不足

与肿瘤引起的局部压迫有关。

3.知识缺乏

缺乏颅骨肿瘤的相关自我保健知识。

4.潜在并发症

颅内出血、感染。

（六）护理措施

1.术前护理

（1）心理护理：患者可因局部疼痛、舒适的改变、肿瘤对其生命的威胁、脑神经受损所引起的功能障碍等因素而产生恐惧、焦虑的心理反应，应多与患者交流，针对不同原因进行心理疏导，同时讲解手术相关知识，提供本病治愈信息，增强患者信心。

（2）饮食护理：见"头皮疾病"中"头皮良性肿瘤"的相关内容。

（3）体位护理：见"头皮疾病"中"头皮感染"的相关内容。

（4）视力、视野障碍的护理：视力、视野障碍可影响患者的日常生活自理能力，患者常因此而产生自卑心理和封闭情绪，在护理上应注意以下5点。①开导患者，并加强巡视，及时提供帮助，热情、耐心地照顾患者，以消除其无助感。②协助患者的日常生活，去除房间、通道上的障碍物，同时避免地面湿滑，防止患者摔倒。③日常用物放在患者视力好或视野健侧，热水瓶应妥善放置，防止患者发生烫伤。④指导患者不单独外出。⑤及时接应红灯。

（5）头痛、呕吐的护理：头痛、呕吐常为手术创伤及麻醉反应。患者出现剧烈头痛、呕吐，甚至伴随意识、瞳孔、生命体征的改变，提示脑水肿或继发性颅内出血。①密切观察意识、瞳孔、生命体征及头痛的性质、部位，呕吐是否喷射性，以及时发现脑危象。②抬高床头15°～30°，以利颅内静脉回流。③不能耐受的头痛，遵医嘱予以罗通定60mg口服，呕吐频繁者予以甲氧氯普胺10mg肌内注射；必要时予以20%甘露醇100mL静脉滴注，脱水降低颅压，密切观察用药后头痛、呕吐是否缓解，必要时配合CT检查，以排除颅内血肿形成。

（6）咳嗽、吞咽功能受损的护理：由于颅后窝巨大软骨瘤对邻近组织的压迫，术后患者可能出现后组脑神经受损，表现为咳嗽、吞咽障碍，护理上应注意以下3点。①做好心理指导，消除患者紧张情绪。②鼓励患者咳嗽排痰，排痰不畅时可辅以叩背、体位引流、雾化吸入等方法，必要时行负压吸痰，及时清除呕吐物及呼吸道分泌物，防止窒息。③有吞咽功能障碍的患者，术后暂缓经口进食，予以留置胃管，同时应注意保持口腔清洁，口腔护理每天2～3次，防止口腔感染。

2.术后护理

（1）心理护理：患者可因麻醉后反应、手术创伤、各种管道等导致的躯体活动限制，从而产生孤独无助心理，护士应指导患者正确配合，及时清理呕吐物及污染被服，多倾听患者主诉，加强巡视，关心体贴患者，适时安排患者家属及亲友探视，必要时予以陪护，指导其安慰、鼓励患者，以分担患者的痛苦，消除其孤独的心理反应。

（2）饮食护理：可按常规由流质过渡到普通饮食，应多进食高蛋白、高热量、易消化的食物，以增强机体的修复能力，颅后窝巨大软骨瘤侵犯后组脑神经致吞咽困难者，应予胃管鼻饲流质，防止其发生呛咳、窒息及营养不良。

（3）体位护理：麻醉未清醒前去枕平卧位，头偏向健侧，以利呕吐物及呼吸道分泌物排出；麻醉清醒后血压平稳者，抬高床头15°～30°，以利静脉回流和消除脑水肿及颜面部水肿；同时注意给予翻身，每2h1次，防止压疮形成，翻身时保护好各种管道，防止脱出和折叠；拔除创口引流后，患者应尽早离床活动，先在床上坐起，如无不适再双腿下床，然后在床边适度活动，逐渐扩大活动范围，并有专人陪护，防止因久未下床活动及术后体虚引起虚脱、晕厥。

(4)视力、视野障碍的护理,头痛、呕吐的护理,咳嗽、吞咽功能受损的护理:见本节"术前护理"内容。

(七)健康教育

1.心理指导

护士应加强与患者交流,鼓励患者树立战胜疾病的信心。

2.饮食指导

多进食高蛋白饮食,以利机体康复。

3.活动指导

劳逸结合,加强体育锻炼,增强体质。

4.安全指导

有视力障碍者应防止烫伤及摔伤。

5.就诊指导

如出现原有症状或症状加重,应及时就诊。局部伤口如出现红、肿、热、痛、流液、流脓,应及时就诊。

6.复查

术后3个月门诊复查。

三、颅骨恶性肿瘤

颅骨恶性肿瘤预后差,临床多见于多发性骨髓瘤、成骨细胞瘤、网织细胞肉瘤、纤维肉瘤和转移瘤。除多发性骨髓瘤外,均好发于青壮年,其中成骨细胞瘤较常见,网织细胞肉瘤和纤维肉瘤较少见。

(一)临床表现

1.颅骨多发性骨髓瘤

肿瘤为多发性,好发部位除颅骨外,尚有肋骨、胸骨、锁骨、椎体、骨盆和长骨两端。多见于40岁以上成年人,肿瘤为实质性,呈暗红色或灰色,质脆,富含血管。头部出现扁平或半球形肿物,生长快,有间歇性或持续性自发性疼痛。高球蛋白血症是本病的主要表现,患者可有血钙增高。

2.颅骨成骨细胞瘤

好发于青少年,肿瘤多发于颅盖部,生长迅速,血运丰富,局部可有搏动及血管杂音。颅盖部可见肿块,局部有压痛,头皮紧张发亮,呈青紫色。

3.颅骨网织细胞肉瘤

肿瘤来源于骨髓造血组织,较少发生在颅骨,见于青少年。颅骨局部肿块,生长缓慢,可有自发性疼痛,一般多向颅外生长。

4.颅骨纤维肉瘤

肿瘤起源于骨膜或颅骨板障,好发于青壮年,位于颅盖或颅底部,病程发展迅速。早期表现为疼痛性肿块,生长迅速,侵入颅内时常引起颅压增高及其他神经症状。

5.颅骨转移瘤

颅骨转移瘤以癌为主,常见原发灶为肺癌、乳腺癌、膀胱癌、肾癌、前列腺癌、子宫癌等。多数经血行转移,以顶骨发生率高。颅盖骨发生单一或多发性肿块,质稍硬,不活动,早期症状不明显。中期和晚期常有局部疼痛。肿瘤增大并向颅内发展者,可有颅压增高症状。

(二)辅助检查

1.血液检查

多发性骨髓瘤呈进行性贫血,血红蛋白低,血小板减少(一般在 $100 \times 10^9/L$ 以下)白细胞数变化不明显,但淋巴细胞比例相对增高,并出现高球蛋白血症,清蛋白与球蛋白比例倒置。

2.骨髓检查

表现为细胞生长活跃,少数患者有大量未成熟的浆细胞。成骨细胞瘤患者也常有贫血,血清碱性磷酸酶常增高。

3.影像学检查

多发性骨髓瘤 X 线平片检查可见较多散在、大小不一的低密度区,多数患者同时侵犯肋骨、脊柱椎体。成骨细胞瘤患者颅骨平片可见大小不等、边缘不清的骨质破坏,局部有软组织影。纤维肉瘤患者 X 线平片早期仅有外板的破坏,晚期可见骨质大量破坏,内无放射状骨针,CT 扫描可见颅底骨质破坏及肿瘤影像,增强不明显。

(三)治疗

1.手术治疗

手术切除病变组织并适当扩大范围,较大的骨髓瘤单发病灶和未转移的颅盖部恶性肿瘤应尽早行手术切除,多发性骨髓瘤或已转移的恶性肿瘤及恶病质患者不宜手术。成骨细胞瘤因血运丰富,为防止术中大出血,术前需行动脉造影,以了解肿瘤的血运情况,必要时先行颈外动脉结扎,以减少术中失血。

2.非手术治疗

化学药物治疗以烷化剂治疗为主,如洛莫司汀口服,环磷酰胺静脉滴注,博来霉素静脉滴注,化疗的同时予适量激素短期应用,可缓解病情。

(四)护理评估

1.健康史

(1)个人史:了解患者的文化程度和家庭背景,如患者的居家环境、家庭住址、家庭成员,患者在家庭中的地位、经济情况以及既往病史等。

(2)询问患者起病方式及首发症状:不同类型肿瘤各有其特点,多发性骨髓瘤可同时发生在颅骨、肋骨、椎体、胸骨、骨盆等处,从发病到就诊一般 3 个月到 1 年,疼痛为主要症状,头部可出现扁平形稍隆起的肿物,压痛明显;成骨细胞瘤在颅盖骨发现肿块,因肿瘤生长迅速,头皮多紧张发亮,并与肿瘤粘连,肿瘤及周围皮下有静脉曲张,有时可摸到搏动或听到血管杂音;纤维肉瘤进展较快,易向肺部转移,颅盖部的肿瘤早期局部可出现肿块及疼痛,位于眶顶的可出现突眼,位于颅底的则出现相应的脑神经症状;颅骨转移瘤多来源于肺癌、乳腺癌等,常伴有原发部位的症状和体征。

2.身体状况

评估患者有无神经功能受损:颅骨纤维肉瘤如发生在颅底,可引起相应的脑神经症状和神经系统体征。

3.心理与社会状况

了解患者家庭背景,如文化程度、家庭成员、患者及家属对疾病的认知程度及对疾病治疗的期望值,以便有针对性地进行心理疏导及护理。

(五)常见的护理诊断/问题

1.恐惧

与担心肿瘤恶化有关。

2.舒适的改变

与头部外伤带来的局部不适有关。

3.自理能力缺陷

与疾病引起的自理能力下降有关。

4.知识缺乏

缺乏颅骨肿瘤的相关自我保健知识。

5.营养失调:低于机体需要量

与脑损伤后头痛、呕吐、贫血等有关。

(六)护理措施

1.术前护理

(1)饮食护理:多进食优质蛋白,提供高热量、易消化食物,增强患者体质,提高手术耐受力。

(2)体位护理:采取自主卧位。

(3)心理护理:局部疼痛、肿瘤性质对生命的威胁、昂贵的医疗费用、手术对生命的威胁等因素导致患者产生恐惧、焦虑的心理反应。应通过与患者及家属的交流,及时发现患者不良心理反应,针对各种原因进行心理疏导。同情并细心照顾患者,加强巡视,认真倾听患者主诉,讲解手术相关知识,提供本病治愈信息,增强患者信心。

(4)症状护理。

1)头痛、呕吐:见"颅骨疾病"中"颅骨良性肿瘤"的相关内容。

2)贫血:多发性骨髓瘤和成骨细胞瘤患者常伴有贫血。①应注意防止感冒与出血。②观察皮肤、黏膜是否有出血点。③加强饮食指导。④必要时遵医嘱输血治疗。

2.术后护理

(1)心理护理:麻醉后反应、手术创伤、各种管道限制患者的躯体活动,使患者产生孤独无助心理,应指导患者正确配合,及时清理呕吐物及污染被服,倾听患者主诉,加强巡视,关心体贴患者,适时安排患者家属及亲友探视,必要时陪护,指导其安慰、鼓励患者,分担患者的痛苦,消除其孤独的心理反应。

(2)饮食护理:补充高热量、优质蛋白饮食,以利组织修复。贫血者指导进食动物肝、菠菜等含铁丰富的食物。

(3)体位护理:见"颅骨疾病"中"颅骨良性肿瘤"的相关内容。

(4)症状护理:同术前护理的症状护理。

(七)健康教育

1.心理护理

提供本病治疗效果好的病例信息,鼓励患者继续治疗,树立生活信心。

2.饮食护理

进食高热量、高蛋白食物,加强营养,增强机体抵抗力,促进组织修复。

3.体育锻炼

加强体育锻炼,劳逸结合,增强体质。

4.治疗护理

遵医嘱继续行放疗、化疗。

5.复查随诊

术后3个月复查,如发现原有症状再发或加重、手术部位异常,应及时就诊。

四、颅骨海绵状血管瘤

颅骨海绵状血管瘤是常见的颅骨良性肿瘤,占颅骨良性肿瘤的10%,好发于顶骨,其次为额骨及枕骨,肿瘤多为单发,生长缓慢,没有明显的年龄差异,多见于青少年,男女之比为1:3,为颅骨内多数扩张的血窦及窦间疏密不等的纤维组织。本病以手术治疗为主,不能全切者加用小剂量的放射治疗,多数预后良好。

(一)临床表现

大多数患者无症状,少数患者轻微头痛可能是其唯一主诉,常因此或体检做影像学检查而发现本病。本病病程较长,多表现为头痛和局部包块,依据部位不同而出现相应神经功能缺失,可合并病理性骨折、出血或癫痫发作。

1.癫痫

占40%～100%,见于大多数幕上脑内海绵状血管瘤,表现为各种形式的癫痫。其中约40%为难治性癫痫。海绵状血管瘤比发生于相同部位的其他病灶更易于发生癫痫,原因可能是海绵状血管瘤对邻近脑组织的机械作用(缺血、压迫)及继发于血液漏出等营养障碍,病灶周边脑组织常因含铁血黄素沉着、胶质增生或钙化成为致痫灶。

2.出血

与颅内动静脉畸形(AVM)出血不同,海绵状血管瘤的出血一般发生在病灶周围脑组织内,较少进入蛛网膜下腔或脑室,出血预后较AVM好,但首次出血后再次出血的可能性增加。女性患者,尤其是妊娠期女性海绵状血管瘤患者的出血率较高。反复出血可引起病灶增大并加重局部神经功能缺失。

3.局部神经功能缺失

占15.4%～46.6%。急性及进行性局部神经功能缺失常继发于病灶出血,症状取决于病灶部位与体积,可表现为静止性、进行性或混合性。大量出血引起严重急性神经功能症状加重较少见。

(二)辅助检查

1.X线检查

X线切线位片上可见放射状骨针,血管压迹加深则表明有恶变。

2.CT 检查

CT 扫描可见明显增强的肿块。

3.MRI 检查

具体诊断海绵状血管瘤最敏感的方法。T_1 加权像呈低信号肿瘤影,T_2 加权像肿瘤周围是含铁血黄素的低信号"黑环"。

4.血管造影检查

有时可看到肿瘤染色。

(三)治疗

本疾病首选手术治疗。早期病变局限,手术难度小,预后好,大的肿瘤因出血多不能全切,可加用小剂量放疗。较大的肿瘤术前行脑血管造影,了解肿瘤供血情况,必要时阻断供血动脉,以减少术中失血。手术方法包括肿瘤全切术、部分切除或活检术和颅骨成形术。

1.肿瘤全切术

适应较小的肿瘤,尽量全切肿瘤组织。

2.部分切除或活检术

适应较大的肿瘤,以免强行全切肿瘤而使术中失血过多。

3.颅骨成形术

适应颅骨缺损较大者。

(四)护理评估

1.健康史

了解患者的文化程度和家庭背景,如患者的居家环境、家庭住址、家庭成员,患者在家庭中的地位、经济情况以及既往病史等。

2.身体状况

(1)询问患者起病方式或首发症状:本病发展较慢,除局部肿胀感和可能触及肿块外,多无其他症状。如在局部触及非骨性肿块,压之变小或有压缩性,头低位时肿大,张力增高,头高位时反之,说明外板已破坏。

(2)了解意识、瞳孔、生命体征:尽管本病很少累及颅内,但合并严重感染时可引起意识、瞳孔、生命体征的改变。

3.心理与社会状况

了解患者家庭背景,如文化程度、家庭成员、患者及家属对疾病的认知程度及对疾病治疗的期望值,以便有针对性地进行心理疏导及护理。

(五)常见的护理诊断/问题

1.恐惧

与担心肿瘤恶化有关。

2.脑组织灌注不足

与肿瘤引起的局部压迫有关。

3.知识缺乏

缺乏颅骨肿瘤的相关自我保健知识。

4.潜在并发症

颅内出血、感染。

(六)护理措施

见"颅骨疾病"中"颅骨良性肿瘤"的相关内容。

(七)健康教育

1.心理指导

护士应加强与患者交流,鼓励患者建立健康的人格,使其树立起战胜疾病的信心。

2.饮食指导

多进食高蛋白饮食,以利机体康复。

3.活动指导

劳逸结合,加强体育锻炼,增强体质。

4.安全指导

有视力障碍者应防止烫伤及摔伤。

5.就诊及复查

如出现原有症状或症状加重,应及时就诊。局部伤口如出现红、肿、热、痛、流液、流脓,应及时就诊。术后3个月门诊复查。

第四节　垂体瘤

垂体瘤是一组从腺垂体和神经垂体及颅咽管上皮残余细胞发生的肿瘤。此组肿瘤以腺垂体的腺瘤占大多数,来自神经垂体者少见。垂体瘤约占颅内肿瘤的10%,大部分为良性腺瘤,极少数为恶性。

一、病因及分类

(一)病因

垂体瘤的发病机制是一个多种因素共同参与的复杂得多步骤过程,至今尚未明确。主要包括两种假说:一是下丘脑调控异常机制,二是垂体细胞自身缺陷机制。人们对下丘脑垂体轴生理功能的不断研究,发现腺垂体可分泌如下激素:生长激素(GH)、泌乳素(PRL)、促肾上腺皮质激素(ACTH)、促甲状腺素(TSH)、促卵泡激素(FSH)、黄体生成素(LH)。

(二)分类

1.根据肿瘤细胞染色的特性

分为嫌色性、嗜酸性、嗜碱性细胞腺瘤。

2.根据肿瘤内分泌功能

分为泌乳素瘤(PRL腺瘤)、生长激素瘤(GH腺瘤)、促肾上腺皮质激素瘤(ACTH腺瘤)、促甲状腺素瘤(TSH腺瘤)、促性腺素瘤(FSH和LH腺瘤)、混合性激素分泌瘤、无功能垂体腺瘤。

3.按肿瘤大小

分为微腺瘤(直径≤1cm)、大腺瘤(1cm<直径≤3cm)、巨腺瘤(直径>3cm)。

二、临床表现

垂体瘤可有一种或几种垂体激素分泌亢进的临床表现。除此之外,还可因肿瘤周围的正常垂体组织受压和破坏引起不同程度的腺垂体功能减退的表现,以及肿瘤向鞍外扩展压迫邻近组织结构的表现。

(一)激素分泌过多综合征

1.PRL 腺瘤

女性多见,典型表现为闭经、溢乳、不育。男性则表现为性欲减退、阳痿、乳腺发育、不育等。

2.GH 腺瘤

未成年人可表现为生长过速、巨人症。成人表现为肢端肥大。

3.ACTH 腺瘤

临床表现为向心性肥胖、满月脸、水牛背、多血质、皮肤紫纹、毳毛增多等。重者闭经、性欲减退、全身乏力,有的患者伴有高血压、糖尿病、低血钾、骨质疏松等。

4.TSH 腺瘤

少见,由于垂体促甲状腺激素分泌过盛,多引起甲状腺功能亢进症状。

5.FSH 和 LH 瘤

非常少见,有性功能减退、闭经、不育、精子数目减少等。

(二)激素分泌减少

某种激素分泌过多干扰了其他激素的分泌,或肿瘤压迫正常垂体组织而使激素分泌减少,表现为继发性性腺功能减退(最为常见)、甲状腺功能减退(次之)、肾上腺皮质功能减退。

(三)垂体周围组织压迫症候群

1.头痛

因为肿瘤造成鞍内压升高,垂体硬膜囊及鞍膈受压,多数患者出现头痛,主要位于前额、眶后和双颞部,程度轻重不同,间歇性发作。

2.视力减退、视野缺损

肿瘤向前上方发展压迫视交叉,多数为颞侧偏盲或双颞侧上方偏盲。

3.海绵窦综合征

肿瘤向侧方发展,压迫第Ⅲ、Ⅳ、Ⅵ对脑神经,引起上眼睑下垂、眼外肌麻痹和复视。

4.下丘脑综合征

肿瘤向上方发展,影响下丘脑,可导致尿崩症、睡眠异常、体温调节障碍、饮食异常、性格改变。

5.脑脊液鼻漏

如肿瘤破坏鞍底,可导致脑脊液鼻漏。

6.垂体卒中

由瘤体内出血、坏死导致。起病急骤,剧烈头痛、恶心、呕吐,并迅速出现不同程度的视力减退,严重者可在数小时内双目失明,常伴眼外肌麻痹,可出现意识模糊、定向力障碍、颈项强直甚至突然昏迷。

三、辅助检查

1.激素测定

包括 PRL、GH、ACTH、TSH、FSH、LH、MSH、T_3、T_4 等。

2.影像学检查

包括 MRI、CT、X 线平片和放射性核素检查。

(1)MRI:垂体瘤的影像学检查首选 MRI,因其敏感,能更好地显示肿瘤及其与周围组织的解剖关系,可以区分视交叉和蝶鞍隔膜,清楚显示脑血管及垂体肿瘤是否侵犯海绵窦和蝶窦、垂体柄是否受压等情况,MRI 比 CT 检查更容易发现小的病变。MRI 检查的不足是它不能像 CT 一样显示鞍底骨质破坏征象以及软组织钙化影。

(2)CT:常规 5mm 分层的 CT 扫描仅能发现较大的垂体占位病变。高分辨率多薄层(1.5mm)冠状位重建 CT 在增强扫描检查时可发现较小的垂体瘤。

(3)X 线平片:瘤体较大时,平片可见蝶鞍扩大、鞍底呈双边,后床突及鞍背骨质吸收、变薄及向后竖起。

(4)放射性核素:应用于鞍区疾病的放射性核素成像技术也发展迅速,如正电子断层扫描(PET)已开始用于临床垂体瘤的诊断。

3.其他检查

垂体瘤的特殊检查主要指眼科检查,包括视野检查、视力检查和眼球活动度检查。肿瘤压迫视交叉或视束、视神经时,可引起视野缺损或伴有视力下降。

四、治疗要点

垂体瘤的治疗方法有手术治疗、放射治疗、药物治疗及激素替代治疗。

1.手术治疗

瘤体微小,限于鞍内者,可经鼻蝶入路显微手术切除。有鼻部感染、鼻窦炎、鼻中隔手术史(相对),巨大垂体瘤明显向侧方、额叶底、鞍背后方发展者(相对),有凝血机制障碍或其他严重疾病的患者禁忌经鼻蝶手术方式,需经颅垂体瘤切除术。手术方法如下。

(1)经颅垂体瘤切除术:包括经额叶、经颞叶和经蝶骨嵴外侧入路。

(2)经蝶垂体瘤切除术:包括经口鼻蝶入路、经鼻(单侧或双侧)蝶窦入路、经筛窦蝶窦入路和上颌窦蝶窦入路。

(3)立体定向手术(经颅或经蝶):垂体内植入同位素 180,90Ir,放射外科(γ 刀和 X 刀)。

2.放射治疗

放射治疗对无功能性垂体瘤有一定效果。适应证:①肿瘤体积较小,视力、视野未受影响;②患者全身情况差,年老体弱,有其他疾病,不能耐受手术者;③手术未能切除全部肿瘤,有残余肿瘤组织者,术后加放射治疗。

3.药物治疗

常用药物为溴隐亭,可减少分泌性肿瘤过高的激素水平,改善临床症状及缩小肿瘤体积。

4.激素替代治疗

有腺垂体功能减退者,应补充外源性激素,纠正内分泌紊乱。

五、护理措施

(一)术前护理

1.心理护理

垂体瘤由于病程长,常伴有头晕、头痛、视力减退、肢端肥大、性功能障碍、闭经、泌乳等症状,使患者思想负担重,精神压力大,常有恐惧、焦虑、自卑、抑郁等心理障碍。入院后护士应准确评估患者心理,加强沟通和交流,做好心理疏导。

2.术前准备

经蝶垂体瘤切除术:①经口呼吸训练,术后患者由于鼻腔填塞碘仿纱条及手术创伤切口疼痛,需经口呼吸,因此术前应训练患者经口呼吸,让患者或他人将双鼻腔捏紧;②鼻腔准备,因手术经鼻腔蝶窦暴露鞍底,经过鼻腔黏膜,因此需保持口、鼻腔清洁,用生理盐水棉签清洗鼻腔或滴眼液滴鼻,注意保暖,防止感冒,术前剃鼻毛。

3.垂体卒中

避免一切诱使颅内压升高的因素,防止感冒、咳嗽及保持排便通畅。如发生垂体卒中,应遵医嘱应用肾上腺皮质激素,并做好急诊手术的准备工作。

4.垂体功能低下

晚期由于肿瘤压迫,垂体萎缩,腺体组织内分泌功能障碍,致垂体功能下降。表现为面色苍白、嗜睡、低体温、低血压、食欲缺乏。如出现上诉症状,应立即通知医生,遵医嘱应用激素替代治疗。

(二)术后护理

1.体位

麻醉完全清醒后取半卧位,床头抬高 30°～60°,除有利于呼吸和颅内静脉回流,减轻脑水肿外,对经蝶垂体瘤切除的患者,还可减少创腔渗液,利于切口愈合。

2.气道管理

经鼻蝶垂体手术术后早期易发生气道梗阻,危险因素与手术入路和患者的基础疾病有关。鼻腔、口腔积血和鼻腔填塞物均可造成堵塞。护理上需注意:及时清除口腔及呼吸道内分泌物;由于鼻腔用凡士林纱布条或膨胀海绵填塞,吸氧管应放于口腔或行面罩吸氧,指导患者用口呼吸;对经蝶入路患者,禁忌经鼻腔安置气管插管、鼻胃管及经面罩无创正压通气。

3.视力、视野观察

密切观察患者视力、视野改变,若患者术后视力、视野同术前或较术前明显改善,但数小时后又出现视力、视野损害,甚至失明,应高度警惕继发鞍区血肿或水肿。

4.鼻部护理

鼻内镜下术后鼻腔伤口一般经过肿胀期、结痂期、恢复期。术后肿胀最为明显,患者术后鼻腔用高分子膨胀海绵填塞止血,由于手术和海绵的刺激,鼻腔常有少量液体渗出,术后应注意观察渗出液的颜色、性质及量,保持鼻前庭周围及敷料清洁,避免打喷嚏、擤鼻等动作,当咽部有异物感或窒息感时,立即通知医生处理,直至48h后取出纱条。

5.并发症的观察和护理

（1）出血：密切观察患者生命体征、意识状态，评估视力及视野变化以及有无剧烈头痛，如有异常，立即通知医生。

（2）水钠平衡失调：尿崩症是垂体瘤术后最常见的并发症之一，由于垂体柄和神经垂体受损，引起抗利尿激素分泌减少所致。多发生在术后48h内，可出现烦渴、多饮、多尿，每小时尿量大于250mL，或24h尿量在4000～10000mL。尿比重＜1.005。护理：及时发现尿崩症状，根据医嘱应用垂体后叶素；排除引起多尿的因素，如脱水剂的应用、大量饮水、大量及过快补液等，准确记录尿量、尿比重，严格记录24h出入液体量；遵医嘱术后3d内每天2～3次检测血电解质，及时纠正电解质紊乱；评估患者脱水情况，指导患者饮水；部分患者表现为低钠血症，需缓慢纠正，避免中枢脱髓鞘。

（3）脑脊液鼻漏：可出现取出引流条后鼻腔有水样液体流出，患者坐起、低头时加重。

（4）消化道出血：由于下丘脑损伤使自主神经功能障碍所致。可出现呕吐或由胃管内抽出大量的咖啡色胃内容物，伴有呃逆、腹胀等症状。护理：密切观察生命体征的变化；保持静脉输液通畅；出血期遵医嘱禁食，出血停止后给予温凉流质、半流质和易消化软食；可遵医嘱给予预防消化道出血的药物；出血后3d未排便者慎用泻药。

（5）高热：是由于下丘脑体温调节中枢受损所致。体温可高达39～40℃，持续不降，肢体发凉。护理措施包括：监测体温变化及观察周身情况；给予物理降温，必要时应用药物降温；及时更换潮湿的衣服、被褥、保持床单清洁干燥；给予口腔护理，每天2次，鼓励患者多饮水；给予清淡、易消化的高热量、高蛋白流质或半流质饮食。

（6）垂体功能低下：护理同术前。

（7）激素替代治疗的护理：用药时间，选择早晨静脉滴注或口服激素治疗，使激素水平的波动符合生理周期，减少不良反应；预防应激性溃疡，应用抑酸剂预防应激性溃疡，增加优质蛋白的摄入，以减少因激素的蛋白分解作用所致的营养不良；监测生命体征，大剂量应用激素者需严格监测生命体征，激素在减量时注意观察患者的意识状态，若意识由清醒转为嗜睡、淡漠甚至昏迷，需及时通知医生，同时监测血糖。

六、健康指导

（一）用药指导

指导患者用药方法和注意事项，自觉遵医嘱服用药物，若服用激素类药物，不可擅自减量，需经门诊检查后遵医嘱调整用量。

（二）活动指导

出院后注意休息，在体力允许的情况下逐渐增加活动量，避免劳累，少去公共场所，注意自我保护，防止感冒。视力、视野障碍未恢复时，尽量不外出，如需外出，应有家人陪伴。

（三）饮食

进食清淡、易消化饮食，勿食辛辣食物，戒烟酒；术后有尿崩者，需及时补充水分，以保证出入液量的平衡；口渴时喝水要慢，以延长水分在体内停留的时间；血钠过低者，可在水中加少许盐，饮食宜偏咸，以补充丢失的盐分。

(四)复诊

出院后 3 个月到门诊复查。出现以下症状,应立即就诊:①鼻腔流出无色透明液体;②头痛逐渐加重;③视力、视野障碍加重;④精神萎靡不振、食欲差、面色苍白、无力等。

第七章 普外科疾病

第一节 胃十二指肠溃疡

胃、十二指肠局限性圆形或椭圆形的全层黏膜缺损,称为胃十二指肠溃疡。因溃疡的形成与胃酸—蛋白酶的消化作用有关,也称为消化性溃疡。纤维内镜技术的不断完善、新型制酸剂和抗幽门螺杆菌(Hp)药物的应用使溃疡病诊断和治疗发生了很大改变。外科治疗主要用于急性穿孔、出血、幽门梗阻或药物治疗无效的溃疡患者以及胃溃疡恶性变等情况。

一、胃及十二指肠解剖生理概要

(一)胃的解剖

1.胃的位置和分区

胃位于食管和十二指肠之间,上端与食管相连的入口部位为贲门,距离门齿约 40cm,下端与十二指肠相连接的出口为幽门。腹段食管与胃大弯的交角称为贲门切迹,该切迹的黏膜面形成贲门皱襞,有防止胃内容物向食管逆流的作用。幽门部环状肌增厚,浆膜面可见一环形浅沟,幽门前静脉沿此沟的腹侧面下行,是术中区分胃幽门与十二指肠的解剖标志。将胃小弯和胃大弯各作 3 等份,再连接各对应点,可将胃分为 3 个区域,上 1/3 为贲门胃底部 U(upper)区;中 1/3 是胃体部 M(middle)区,下 1/3 即幽门部 L(lower)区。

2.胃的韧带

胃与周围器官有韧带相连接,包括胃膈韧带、肝胃韧带、脾胃韧带、胃结肠韧带和胃胰韧带,胃凭借韧带固定于上腹部。

3.胃的血管

胃的动脉血供丰富,来源于腹腔动脉。胃小弯动脉弓供血胃小弯。胃大弯动脉弓供血胃大弯。胃短动脉供应胃底。胃后动脉分布于胃体上部与胃底的后壁。胃有丰富的黏膜下血管丛,静脉回流汇集到门静脉系统。胃的静脉与同名动脉伴行,胃短静脉、胃网膜左静脉均回流入脾静脉;胃网膜右静脉则回流入肠系膜上静脉;胃左静脉(即冠状静脉)的血液可直接注入门静脉或汇入脾静脉;胃右静脉直接注入门静脉。

4.胃的淋巴引流

胃黏膜下淋巴管网丰富,并经贲门与食管、经幽门与十二指肠交通。胃周淋巴结沿胃的主要动脉及其分支分布,淋巴管回流逆动脉血流方向走行,经多个淋巴结逐步向动脉根部聚集。胃周共有 16 组淋巴结。按淋巴的主要引流方向可分为以下四群:腹腔淋巴结群,引流胃小弯上部淋巴液;幽门上淋巴结群,引流胃小弯下部淋巴液;幽门下淋巴结群,引流胃大弯右侧淋巴液;胰脾淋巴结群,引流胃大弯上部淋巴液。

5.胃的神经

胃受自主神经支配,支配胃的运动神经包括交感神经与副交感神经。胃的交感神经主要抑制胃的分泌和运动并传出痛觉;胃的副交感神经主要促进胃的分泌和运动。交感神经与副交感神经纤维共同在肌层间和黏膜下层组成神经网,以协调胃的分泌和运动功能。

6.胃壁的结构

胃壁从外向内分为浆膜层、肌层、黏膜下层和黏膜层。胃壁肌层外层是沿长轴分布的纵行肌层,内层由环状走向的肌层构成。胃壁肌层由平滑肌构成,环行肌纤维在贲门和幽门处增厚,形成贲门和幽门括约肌。黏膜下层为疏松结缔组织,血管、淋巴管及神经丛丰富。由于黏膜下层的存在,使黏膜层与肌层之间有一定的活动度,因而在手术时黏膜层可以自肌层剥离开。

(二)胃的生理

胃具有运动和分泌两大功能,通过其接纳、储藏食物,将食物与胃液研磨、搅拌、混匀,初步消化,形成食糜,并逐步分次排入十二指肠,此为胃的主要生理功能。此外,胃黏膜还有吸收某些物质的功能。

(三)十二指肠的解剖和生理

十二指肠是幽门和十二指肠悬韧带(Treitz 韧带)之间的小肠,长约 25cm,呈 C 形,是小肠最粗和最固定的部分。十二指肠分为四部分。

1.球部

长为 4～5cm,属腹膜间位,活动度大,黏膜平整光滑,球部是十二指肠溃疡好发部位。胆总管、胃十二指肠动脉和门静脉在球部后方通过。

2.降部

与球部呈锐角下行,固定于后腹壁,腹膜外位,仅前外侧有腹膜遮盖,内侧与胰头紧密相连,胆总管和胰管开口于此部中下 1/3 交界处内侧肠壁的十二指肠乳头,距幽门 8～10cm,距门齿约 75cm。从降部起,十二指肠黏膜呈环形皱襞。

3.水平部

自降部向左走行,长约 10cm,完全固定于腹后壁,属腹膜外位,横部末端的前方有肠系膜上动、静脉跨越下行。

4.升部

先向上行,然后急转向下、向前,与空肠相接,形成十二指肠空肠曲,由十二指肠悬韧带(Treitz 韧带)固定于后腹壁,此韧带是十二指肠空肠分界的解剖标志。整个十二指肠环抱在胰头周围。十二指肠的血供来自胰十二指肠上动脉和胰十二指肠下动脉,两者分别起源于胃十二指肠动脉与肠系膜上动脉。胰十二指肠上、下动脉的分支在胰腺前后吻合成动脉弓。

十二指肠接受胃内食糜及胆汁、胰液。十二指肠黏膜内有 Brunner 腺,分泌的十二指肠液含有多种消化酶如蛋白酶、脂肪酶、蔗糖酶、麦芽糖酶等。十二指肠黏膜内的内分泌细胞能够分泌胃泌素、抑胃肽、胆囊收缩素、促胰液素等肠道激素。

二、胃十二指肠溃疡急性穿孔

急性穿孔是胃十二指肠溃疡严重并发症,为常见的外科急腹症。起病急、病情重、变化快,需要紧急处理,若诊治不当,可危及生命。近来溃疡穿孔的发生率呈上升趋势,发病年龄渐趋高龄化。十二指肠溃疡穿孔男性患者较多,胃溃疡穿孔则多见于老年妇女。

(一)病因及病理

约90％的十二指肠溃疡穿孔发生在球部前壁,而胃溃疡穿孔60％发生在胃小弯,40％分布于胃窦及其他各部。急性穿孔后,有强烈刺激性的胃酸、胆汁、胰液等消化液和食物溢入腹腔,引起化学性腹膜炎,导致剧烈的腹痛和大量腹腔渗出液,6～8h后细菌开始繁殖并逐渐转变为化脓性腹膜炎。病原菌以大肠埃希菌、链球菌为多见。由于强烈的化学刺激、细胞外液的丢失以及细菌毒素吸收等因素,患者可出现休克。胃十二指肠后壁溃疡,可穿透全层并与周围组织包裹,形成慢性穿透性溃疡。

(二)临床表现

多数患者既往有溃疡病史,穿孔前数天溃疡病症状加剧。情绪波动、过度疲劳、刺激性饮食或服用皮质激素药物等常为诱发因素。

1.症状

穿孔多在夜间空腹或饱食后突然发生,表现为骤起上腹部刀割样剧痛,迅速波及全腹,患者疼痛难忍,可有面色苍白、出冷汗、脉搏细速、血压下降等表现。常伴恶心、呕吐。胃内容物沿右结肠旁沟向下流注时,可出现右下腹痛,疼痛也可放射至肩部。当腹腔有大量渗出液稀释漏出的消化液时,腹痛可略有减轻。由于继发细菌感染,出现化脓性腹膜炎,腹痛可再次加重。偶尔可见溃疡穿孔和溃疡出血同时发生。溃疡穿孔后病情的严重程度与患者的年龄、全身情况、穿孔部位、穿孔大小、时间及是否空腹穿孔密切有关。

2.体征

体检时患者表情痛苦,仰卧微屈膝,不愿移动,腹式呼吸减弱或消失;全腹压痛、反跳痛,腹肌紧张呈"板样"强直,尤以右上腹最明显。叩诊肝浊音界缩小或消失,可有移动性浊音;听诊肠鸣音消失或明显减弱。患者有发热,实验室检查示白细胞计数增加,血清淀粉酶轻度升高。在站立位X线检查时,约80％的患者可见膈下新月状游离气体影。

(三)治疗

1.非手术治疗

适用于一般情况好,症状体征较轻的空腹穿孔;穿孔超过24h,腹膜炎已局限者;经水溶性造影剂行胃十二指肠造影检查证实穿孔已封闭的患者。非手术治疗不适用于伴有出血、幽门梗阻、疑有癌变等情况的穿孔患者。治疗措施主要包括:持续胃肠减压,减少胃肠内容物继续外漏;输液以维持水、电解质平衡,并给予营养支持;全身应用抗生素控制感染;经静脉给予 H_2 受体拮抗剂或质子泵抑制剂等制酸药物。非手术治疗6～8h后病情仍继续加重,应立即转手术治疗。非手术治疗少数患者可出现膈下或腹腔脓肿。痊愈的患者应胃镜检查排除胃癌,根治幽门螺杆菌感染并采用制酸剂治疗。

2.手术治疗

(1)单纯穿孔缝合术:单纯穿孔修补缝合术的优点是操作简便,手术时间短,安全性高。一般认为,穿孔时间超出8h,腹腔内感染及炎症水肿严重,有大量脓性渗出液;以往无溃疡病史或有溃疡病史未经正规内科治疗,无出血、梗阻并发症,特别是十二指肠溃疡患者;有其他系统器质性疾病不能耐受急诊彻底性溃疡手术,为单纯穿孔缝合术的适应证。穿孔修补通常采用经腹手术,穿孔以丝线间断横向缝合,再用大网膜覆盖,或以网膜补片修补;也可经腹腔镜行穿孔缝合大网膜覆盖修补。所有胃溃疡穿孔患者,均需做活检或术中快速病理检查除外胃癌,若为恶性病变,应行根治性手术。单纯穿孔缝合术术后溃疡病仍需内科治疗,Hp 感染阳性者需要抗 Hp 治疗,部分患者因溃疡未愈,仍需行彻底性溃疡手术。

(2)彻底性溃疡手术:优点是一次手术同时解决了穿孔和溃疡两个问题,如果患者一般情况良好,穿孔在 8h 内或超过 8h,腹腔污染不严重;慢性溃疡病特别是胃溃疡患者,曾行内科治疗,或治疗期间穿孔;十二指肠溃疡穿孔修补术后再穿孔,有幽门梗阻或出血史者可行彻底性溃疡手术。手术方法包括胃大部切除术外,对十二指肠溃疡穿孔可选用穿孔缝合术加高选择性迷走神经切断术或选择性迷走神经切断术加胃窦切除术。

胃溃疡常用的手术方式是远端胃大部切除术,胃肠道重建以胃十二指肠吻合的 Billroth Ⅰ式为宜。Ⅰ型胃溃疡通常采用远端胃大部切除术,胃的切除范围在 50% 左右,行胃十二指肠吻合;Ⅱ、Ⅲ型胃溃疡宜采用远端胃大部切除加迷走神经干切断术,Billroth Ⅰ式吻合,如十二指肠炎症明显或是有严重瘢痕形成,则可行 Billroth Ⅱ式胃空肠吻合;Ⅳ型,即高位小弯溃疡处理困难。根据溃疡所在部位的不同,可采用切除溃疡的远端胃大部切除术,可行 Billroth Ⅱ式胃空肠吻合,为防止反流性食管炎,也可行 Roux-en-Y 胃空肠吻合。溃疡位置过高,可以采用旷置溃疡的远端胃大部切除术或近端胃大部切除术治疗。术前或术中应对溃疡做多处活检以排除恶性溃疡的可能。对溃疡恶变病例,应行胃癌根治术。

三、胃十二指肠溃疡大出血

胃十二指肠溃疡患者有大量呕血、柏油样黑粪,引起红细胞、血红蛋白和血细胞比容明显下降,脉率加快,血压下降,表现为休克前期症状或休克状态,称为溃疡大出血。胃十二指肠溃疡出血,是上消化道大出血中最常见的原因,约占 50%。

(一)病因及病理

溃疡基底部的血管壁被侵蚀并导致破裂出血。胃溃疡大出血好发于胃小弯,出血源自胃左、右动脉及其分支。十二指肠溃疡大出血好发于球部后壁,出血源自胰十二指肠上动脉或胃十二指肠动脉及其分支。大出血后血容量减少、血压降低、血流缓慢,可在血管破裂处形成凝血块而暂时止血。由于胃肠道蠕动和胃十二指肠内容物与溃疡病灶的接触,暂时停止的出血可能再次出血。

(二)临床表现

胃十二指肠溃疡大出血的临床表现取决于出血量和出血速度。患者的主要症状是呕血和解柏油样黑粪,多数患者只有黑粪而无呕血,迅猛的出血则为大量呕血与紫黑血便。呕血前常有恶心,便血前后可有心悸、眼前发黑、乏力、全身疲软,甚至出现晕厥。患者过去多有典型溃疡病史,近期可有服用阿司匹林等情况。如出血速度缓慢,则血压、脉搏改变不明显。短期内失血量超过 800mL,可出现休克症状。患者焦虑不安、四肢湿冷、脉搏细速、呼吸急促、血压下降。如血细胞比容在 30% 以下,出血量已超过 1000mL。大出血通常指的是每分钟出血量超过 1mL 且速度较快的出血。患者可呈贫血貌、面色苍白,脉搏增快;腹部体征不明显,腹部稍胀,上腹部可有轻度压痛,肠鸣音亢进。腹痛严重的患者应注意有无伴发溃疡穿孔。大量出血早期,由于血液浓缩,血常规变化不大,以后红细胞计数、血红蛋白值、血细胞比容均呈进行性下降。

(三)治疗

治疗原则是补充血容量,防治失血性休克,尽快明确出血部位并采取有效止血措施。

1.补充血容量

建立可靠畅通的静脉通道,快速滴注平衡盐液,做输血配型试验。同时严密观察血压、脉搏、尿量和周围循环状况,并判断失血量,指导补液。失血量达全身总血量的 20% 时,应输注羟乙基淀粉、右旋糖酐或其他血浆代用品,用量在 1000mL 左右。出血量较大时,可输注浓缩红细胞,也可输全血,并维持血细胞比容不低于 30%。输入液体中晶体与胶体之比以 3:1 为宜。监测生命体征,测定中心静脉压、尿量,维持循环功能稳定和良好呼吸、肾功能十分重要。

2.留置鼻胃管

用生理盐水冲洗胃腔,清除血凝块,直至胃液变清,持续低负压吸引,动态观察出血情况。可经胃管注入 200mL 含 8mg 去甲肾上腺素的生理盐水溶液,每 4~6h1 次。

3.急诊纤维胃镜检查

可明确出血病灶,还可同时施行内镜下电凝、激光灼凝、注射或喷洒药物等局部止血措施。检查前必须纠正患者的低血容量状态。

4.止血、制酸、生长抑素等药物的应用

经静脉或肌内注射巴曲酶;静脉给予 H_2 受体拮抗剂(西咪替丁等)或质子泵抑制剂(奥美拉唑等);静脉应用生长抑素(醋酸奥曲肽注射液等)。

5.急症手术止血

多数胃十二指肠溃疡大出血,可经非手术治疗止血,约 10% 的患者需急症手术止血。手术指征如下。①出血速度快,短期内发生休克,或较短时间内(6~8h)需要输入较大量血液(>800mL)方能维持血压和血细胞比容者。②年龄在 60 岁以上伴动脉硬化症者,自行止血机会较小,对再出血耐受性差,应及早手术。③近期发生过类似的大出血或并发穿孔或幽门梗阻。④正在进行药物治疗的胃十二指肠溃疡患者发生大出血,表明溃疡侵蚀性大,非手术治疗难以止血。⑤纤维胃镜检查发现动脉搏动性出血,或溃疡底部血管显露再出血危险很大。急诊手术应争取在出血48h 内进行,反复止血无效,拖延时间越长则危险性越大。胃溃疡较十二指肠溃疡再出血概率高 3 倍,应争取及早手术。

四、胃十二指肠溃疡瘢痕性幽门梗阻

胃十二指肠溃疡患者因幽门管、幽门溃疡或十二指肠球部溃疡反复发作形成瘢痕狭窄,并发幽门痉挛水肿,可以造成幽门梗阻。

(一)病因及病理

溃疡引起幽门梗阻的机制有痉挛、炎症水肿和瘢痕 3 种,前两种情况是暂时的、可逆的,在炎症消退、痉挛缓解后幽门恢复通畅。瘢痕造成的梗阻是永久性的,需要手术方能解除。瘢痕性幽门梗阻是由于溃疡愈合过程中瘢痕收缩所致,最初是部分性梗阻,由于同时存在痉挛或是水肿使部分性梗阻渐趋完全性。初期,为克服幽门狭窄,胃蠕动增强,胃壁肌层肥厚,胃轻度扩大。后期,胃代偿功能减退,失去张力,胃高度扩大,蠕动消失。胃内容物滞留,使胃泌素分泌

增加,使胃酸分泌亢进,胃黏膜呈糜烂、充血、水肿和溃疡。由于胃内容物不能进入十二指肠,因吸收不良患者可有贫血、营养障碍;呕吐引起的水电解质丢失,可导致脱水、低钾低氯性碱中毒。

(二)临床表现

腹痛与反复呕吐是幽门梗阻的主要表现。早期,患者有上腹部膨胀不适、阵发性胃收缩痛,伴有嗳气、恶心与呕吐。呕吐多在下午或夜间发生,量大者1次可达1000~2000mL,呕吐物含大量宿食,有腐败酸臭味,但不含胆汁。呕吐后自觉胃部饱胀改善,故患者常自行诱发呕吐以减轻症状。患者常有少尿、便秘、贫血等慢性消耗表现。体检时,患者营养不良性消瘦、皮肤干燥、弹性消失、上腹部隆起,可见胃型和蠕动波,上腹部可闻及振水声。

(三)治疗

怀疑幽门梗阻者可先行盐水负荷试验,空腹情况下置胃管,注入生理盐水700mL,30min后经胃管回吸,回收液体超过350mL提示幽门梗阻。经过1周包括胃肠减压、全肠外营养以及静脉给予制酸药物治疗后,重复盐水负荷试验。如幽门痉挛水肿明显改善,可以继续保守治疗;如无改善,则应考虑手术。瘢痕性梗阻是外科手术治疗的绝对适应证。术前需要充分准备,包括禁食,留置鼻胃管并以温生理盐水洗胃,直至洗出液澄清;纠正贫血与低蛋白血症,改善营养状况;维持水、电解质平衡,纠正脱水、低钾低氯性碱中毒。手术目的在于解除梗阻,消除病因。术式以胃大部切除为主,也可行迷走神经干切断术加胃窦部切除术。如老年患者、全身情况极差或并发其他严重内科疾病者,可行胃空肠吻合加迷走神经切断术治疗。

五、护理措施

(一)护理评估

1.术前评估

(1)健康史:了解患者的年龄、性别、职业及饮食习惯等;了解患者发病过程、治疗及用药情况,特别是非甾体消炎药如阿司匹林、吲哚美辛,以及肾上腺皮质激素、胆汁酸盐等。了解患者既往是否有溃疡病史及胃手术病史等。

(2)身体状况:了解患者是否有上消化道症状;评估患者腹痛的性质、程度、是否周期性发作;是否有呕血、黑粪等症状;是否有腹部刺激征、程度及范围;患者的生命体征是否平稳、有无感染或休克的表现;便血前后是否有心悸、头晕、目眩甚至晕厥;患者是否有恶心、呕吐及发生的时间,了解呕吐物的性质;患者是否有水、电解质失衡及营养不良。

(3)心理与社会状况:了解患者对疾病的态度;情绪是否稳定;对疾病、检查、治疗及护理是否配合;对医院环境是否适应;对手术是否接受及程度;是否了解康复知识及掌握程度;家属及亲友的心理状态,家庭经济承受能力等。

2.术后评估

(1)了解患者麻醉方式,手术方法,术中出血量、补液量及性质,放置引流管位置、数量、目的,麻醉及手术经过是否顺利。

(2)了解生命体征、切口、胃肠减压及引流情况;肠蠕动恢复及进食情况;是否发生并发症。

(3)了解患者术后各种不适的心理反应;患者和家属是否配合术后治疗、护理、饮食、活动及相关康复知识的掌握情况。

(二)常见的护理诊断/问题

1.恐惧、焦虑

与疾病知识缺乏、环境改变及担心手术有关。

2.疼痛

与胃十二指肠黏膜受侵蚀或胃肠内容物对腹膜的刺激及手术创伤有关。

3.营养失调:低于机体需要量

与摄入不足及消耗增加有关。

4.有体液不足的危险

与禁食、穿孔后大量腹腔渗出液、幽门梗阻患者呕吐而致水、电解质丢失等有关。

5.潜在并发症

出血、感染、吻合口破裂或瘘、术后梗阻、倾倒综合征等。

(三)护理目标

(1)患者恐惧(焦虑)减轻或缓解。

(2)疼痛减轻或缓解。

(3)营养状况得到改善。

(4)体液维持平衡。

(5)并发症得到预防、及时发现与处理。

(四)护理措施

1.术前护理

(1)一般护理:急症患者立即禁食、禁饮;择期手术患者给予高蛋白、高热量、富含维生素、易消化、无刺激的食物;穿孔患者取半卧位;休克患者取休克体位。

(2)病情观察:密切监测生命体征、腹痛、腹膜刺激征及肠鸣音等变化。若患者有休克症状,根据医嘱及时补充液体和应用抗生素,维持水、电解质平衡和抗感染治疗;做好急症手术前的准备工作。

(3)用药护理:严格遵医嘱使用解痉及抗酸药物,减少胃酸分泌,并观察药物疗效,防止并发症的发生。

(4)溃疡大出血患者的护理:严密观察呕血、便血情况,并判断、记录出血量;监测生命体征变化,观察有无口渴、四肢发冷、尿少等循环血量不足的表现;患者应取平卧位;禁食、禁饮;若患者过度紧张,应给予镇静剂;遵医嘱,及时输血、补液、应用止血药物,以纠正贫血和休克;同时做好急症手术前的准备工作。

(5)幽门梗阻患者的护理:完全性梗阻患者禁食、禁饮,不完全性梗阻者,给予无渣半流质,以减少胃内容物潴留。遵医嘱输血、补液,改善营养状况,纠正低氯、低钾性碱中毒。做好术前准备,术前3d,每晚用300~500mL温生理盐水洗胃,以减轻胃壁水肿和炎症,利于术后吻合口愈合。

(6)对拟行迷走神经切除术患者的护理:术前测定患者的胃酸,包括夜间12h分泌量、最大分泌量及胰岛素试验分泌量,以供选择手术方法参考。

(7)术前准备:包括皮肤准备、药物敏感试验、术前插胃管、尿管等。

（8）心理护理：及时安慰患者，缓解紧张、恐惧情绪，解释相关的疾病和手术知识。

2.术后护理

（1）患者术后取平卧位：严密监测生命体征，血压平稳后取低半卧位。卧床期间，协助患者翻身。若病情允许，鼓励患者早期活动，活动量因人而异。对年老体弱或病情较重者，活动量适当减少。

（2）术后禁食：待肠功能恢复拔除胃管当天进食。注意维持水、电解质平衡；及时应用抗生素；准确记录 24h 出入液量，以便保证合理补液；若患者营养状况差或贫血，应补充血浆或全血，以利于吻合口和切口的愈合。

（3）饮食饮水方法：患者拔除胃管当天可饮少量水或米汤，第 2 天进半量流质饮食，若患者无腹痛、腹胀等不适，第 3 天进全量流质，第 4 天可进半流质饮食，以稀饭为好，第 10～14 天可进软食。少进牛奶、豆类等产气食物，忌生、冷、硬及刺激性食物。进食应少量多餐，循序渐进，每天 5～6 餐，逐渐减少进餐次数并增加每次进餐量，逐渐过渡为正常饮食。拔除胃管当天可少量饮水，每次 4～5 汤勺，每 1～2h1 次。

（4）妥善固定胃肠减压管和引流管，保持通畅，尤其是胃管应保持负压状态。观察并记录胃管和引流管引流液体的颜色、性质和量。

（5）安全管理：加强风险评估，根据需要，给予保护措施及警示标识。

（6）并发症的观察和护理。

1）吻合口出血常在术后 24h 内发生，可从胃管不断吸出新鲜血液，患者有脉搏增快、血压下降等低血容量的表现。应立即报告医生，加快输液。遵医嘱应用止血药物和输新鲜血。通过非手术治疗止血效果不佳或出血量大于 500mL/h，应行手术止血。

2）十二指肠残端破裂多发生于术后 3～6d，是 Billroth Ⅱ 式胃切除术后早期最严重的并发症。原因一是患者术前营养不良未有效纠正，二是术中处理不当，三是术后胃管引流不畅。患者表现为突发上腹部剧痛，发热、腹膜刺激征及白细胞计数增加，腹腔穿刺可有胆汁样液体。一旦诊断，应立即手术治疗，并加强营养支持，局部引流。

3）吻合口破裂或瘘多发生于术后 5～7d。贫血、水肿、低蛋白血症的患者更易发生。如患者出现高热、脉速、腹痛及弥漫性腹膜炎的表现，应及时通知医生。

4）胃排空障碍胃切除术后，患者出现上腹持续性饱胀、钝痛、伴呕吐含有食物和胆汁的胃液。X 线上消化道造影检查显示：残胃扩张，无张力，蠕动波少而弱，胃肠吻合口通过欠佳。

多数患者经保守治疗而好转，包括禁食，胃肠减压，肠外营养，纠正低蛋白，维持水、电解质和酸碱平衡，应用促胃动力药物等。若患者经保守治疗症状未改善，应考虑可能并发机械性梗阻。

5）术后梗阻主要原因有吻合口缝合组织内翻过多、肠系膜间隙处理不当、局部粘连和水肿。根据梗阻部位分吻合口梗阻、输入袢梗阻和输出袢梗阻，后两者见于 Billroth Ⅱ 式胃切除术后。

输入袢梗阻：完全梗阻，表现为上腹部剧烈疼痛、频繁呕吐伴上腹部压痛，呕吐物量少，多不含胆汁，上腹部有时可扪及包块。急性完全性输入袢梗阻属于闭袢性肠梗阻，易发生肠绞窄，病情不缓解者应行手术解除梗阻。慢性不完全性输入袢梗阻，也称"输入袢综合征"，表现为餐后 30min 左右上腹胀痛或绞痛,伴大量呕吐,呕吐物为胆汁,几乎不含食物,呕吐后症状缓解或消失。不完全性输入袢梗阻应采取保守治疗,包括禁食、胃肠减压、营养支持等方法。若无缓解,可行手术治疗。

输出袢梗阻:进食后患者上腹部饱胀、呕吐含胆汁的胃内容物。若保守治疗无效,应行手术治疗。

吻合口梗阻:吻合口过小或吻合口的胃壁或肠壁内翻太多,或因术后吻合口炎症水肿,出现暂时性梗阻。若非手术治疗无效,应行手术解除梗阻。

6)倾倒综合征:根据症状出现的早晚而分为两种类型。

早期倾倒综合征:多于进食后 30min 内,患者出现心悸、心动过速、出汗、无力、面色苍白等表现,伴有恶心、呕吐、腹部绞痛、腹泻等消化道症状。多数患者经调整饮食后,症状能减轻或消失。处理方法:少量多餐,避免过甜、过咸、过浓流质食物,宜进食低糖类、高蛋白饮食。进餐时限制饮水。进餐后平卧 10～20min。饮食调整后症状不缓解,应用生长抑素治疗。手术治疗应慎重。

晚期倾倒综合征:又称低血糖综合征。患者表现为餐后 2～4h 出现头晕、心悸、无力、出冷汗、脉细弱甚至晕厥,也可导致虚脱。处理方法:饮食调整、食物中加入果胶延缓糖类吸收等措施,症状即可缓解。症状严重者,可应用奥曲肽 0.1mg 皮下注射,每天 3 次,能改善症状。

7)碱性反流性胃炎患者表现为上腹或胸骨后烧灼痛、呕吐胆汁样液体及体重减轻。抑酸剂治疗无效,较顽固。一般应用胃黏膜保护剂、胃动力药及胆汁酸结合药物。症状严重者,应考虑手术治疗。

8)溃疡复发患者再次出现溃疡病症状、腹痛、出血等症状。可采取保守治疗,无效者可再次手术。

9)营养性并发症:患者表现为体重减轻、营养不良、贫血等症状。应调节饮食,给予高蛋白、低脂饮食,补充铁剂和丰富的维生素。饮食调整结合药物治疗,营养状况可改善。

10)残胃癌:胃十二指肠溃疡患者行胃大部切除术后 5 年以上,残留胃发生的原发癌,好发于术后 20～25 年。患者表现为上腹部疼痛不适、进食后饱胀、消瘦、贫血等症状,纤维胃镜可明确诊断。

(五)护理评价

(1)恐惧(焦虑)是否减轻或缓解,情绪是否稳定。

(2)疼痛是否减轻或缓解,睡眠状况是否改善。

(3)营养状况是否改善,体重是否稳定或增加,低蛋白血症及贫血是否得到纠正。

(4)水、电解质是否维持平衡,生命体征是否平稳,皮肤弹性是否良好。

(5)术后并发症是否得到预防,是否及时发现和处理并发症。

(六)健康指导

(1)告知患者术后 1 年内胃容量受限,饮食应定时、定量、少量多餐、营养丰富,逐步过渡为正常饮食。少食腌、熏制食品,避免进食过冷、过硬、过烫、过辣及油煎炸的食物。

(2)告知患者注意休息、避免过劳,保持乐观的情绪,同时劝告患者放弃喝酒、吸烟等对身体有危害性的不良习惯。

（3）遵医嘱指导患者服用药物时间、方法、剂量及药物不良反应。避免服用对胃黏膜有损害性的药物，如阿司匹林、吲哚美辛、皮质类固醇等药物。

（4）告知患者及家属有关手术后期可能出现的并发症，如有不适，及时就诊。

第二节　胃癌

胃癌是我国常见恶性肿瘤之一。2005 年，胃癌病死率占我国恶性肿瘤病死率的第 3 位。胃癌的好发年龄在 50 岁以上，男性发病率明显高于女性，男女比例约为 2∶1。

一、病因

胃癌的病因尚未完全清楚，目前认为与下列因素有关。

（一）地域环境及饮食生活因素

胃癌发病有明显的地域差别，中国、日本、俄罗斯、南非、智利和北欧等国家和地区发病率较高，而北美、西欧、印度的发病率则较低。我国西北与东部沿海地区胃癌的发病率明显高于南方地区。长期食用腌制、熏、烤食品人群胃癌的发病率高，可能与上述食品中亚硝酸盐、真菌毒素、多环芳烃化合物等致癌物或前致癌物的含量高有关。食物中缺乏新鲜蔬菜、水果也与发病有一定关系。吸烟增加胃癌的发生率。

（二）幽门螺杆菌感染

是引发胃癌的主要因素之一。我国胃癌高发区人群幽门螺杆菌（Hp）感染率在 60％以上，低发区的 Hp 感染率为 13％～30％。Hp 能促使硝酸盐转化成亚硝酸盐及亚硝胺而致癌；Hp 感染引起胃黏膜慢性炎症，并通过加速黏膜上皮细胞的过度增殖导致畸变致癌；Hp 的毒性产物 CagA、VacA 可能具有促癌作用。

（三）癌前疾病和癌前病变

胃癌的癌前疾病是指一些使胃癌发病危险性增高的良性胃疾病，如慢性萎缩性胃炎、胃息肉、胃溃疡、残胃炎等。胃的癌前病变指的是容易发生癌变的病理组织学变化，但其本身尚不具备恶性改变。胃黏膜上皮细胞的不典型增生属于癌前病变，可分为轻、中、重 3 度，重度不典型增生易发展成胃癌。

（四）遗传因素

胃癌有明显的家族聚集倾向，研究发现，与胃癌患者有血缘关系的亲属发病率较对照组高 4 倍。有证据表明，胃癌的发生与抑癌基因 P53、APC、MCC 杂合性丢失和突变有关，而胃癌组织中癌基因 c－met、K－ras 等存在明显的过度表达。

二、病理生理与分型

约 50％的胃癌好发于胃窦部，其次为贲门部，发生在胃体者较少。

（一）大体分型

根据胃癌发展所处的阶段可分为早期胃癌和进展期胃癌。

1.早期胃癌

胃癌仅局限于黏膜和黏膜下层,不论病灶大小或有无淋巴结转移。癌灶直径在 5mm 以下称微小胃癌,10mm 以下称小胃癌;癌灶更小,仅在胃镜黏膜活检时诊断为胃癌,但切除后的胃标本虽经全黏膜取材未见癌组织,称为"一点癌"。早期胃癌的形态可分为 3 型。①Ⅰ型(隆起型):癌灶突向胃腔。②Ⅱ型(浅表型):癌灶比较平坦,无明显隆起与凹陷;Ⅱ型分 3 个亚型,即Ⅱa浅表隆起型、Ⅱb浅表平坦型和Ⅱc浅表凹陷型。③Ⅲ型(凹陷型):为较深的溃疡。此外,还有混合型(Ⅱa+Ⅱc、Ⅱc+Ⅱa+Ⅲ等)。

2.进展期胃癌

包括中、晚期胃癌。癌组织超出黏膜下层,侵入胃壁肌层,为中期胃癌;病变达浆膜下层或是超出浆膜向外浸润至邻近脏器或有转移者为晚期胃癌。国际上多按传统的 Borrmann 分类法将其分为 4 型。①Ⅰ型:息肉(肿块)型,为边界清楚突入胃腔的块状癌灶。②Ⅱ型:无浸润溃疡型,为边界清楚、略隆起的溃疡状癌灶。③Ⅲ型:有浸润溃疡型,为边缘模糊不清的溃疡状癌灶。④Ⅳ型:弥漫浸润型,癌肿沿胃壁各层向四周弥漫浸润生长,边界不清。若全胃受累致胃腔缩窄、胃壁僵硬如革囊状者称皮革胃,几乎均为低分化腺癌或印戒细胞癌,恶性程度极高。

(二)组织学分型

世界卫生组织于 1990 年提出的国际分类法将胃癌归类为上皮型肿瘤和类癌 2 种。其中上皮型肿瘤包括:①腺癌(包括乳头状腺癌、管状腺癌、低分化腺癌、黏液腺癌、印戒细胞癌);②腺鳞癌;③鳞状细胞癌;④未分化癌;⑤不能分类的癌。

(三)转移扩散途径

分为直接浸润、淋巴转移、血行转移、腹腔种植转移 4 种。

1.直接浸润

是胃癌的主要扩散方式之一。贲门胃底癌易侵及食管下端,胃窦癌可向十二指肠浸润。胃癌可由原发部位向纵深浸润发展,穿破浆膜后,易扩散至大网膜、结肠、肝、脾、胰腺等邻近器官。

2.淋巴转移

是胃癌的主要转移途径,早期胃癌可有淋巴转移,进展期胃癌的淋巴转移率高达 70% 左右。胃癌的淋巴结转移率与肿瘤浸润深度呈正相关。一般情况下,胃癌的转移是按淋巴流向转移,但也可发生跳跃式淋巴转移。终末期胃癌可经胸导管向左锁骨上淋巴结转移,或经肝圆韧带淋巴管转移到脐周。

3.血行转移

发生在晚期,癌细胞经门静脉或体循环转移至肝、肺、骨骼、肾、脑等,以肝转移为多见。

4.腹腔种植转移

胃癌浸润穿透浆膜后,癌细胞可脱落种植于腹膜、大网膜和其他脏器表面,形成转移结节。女性患者可发生卵巢转移性肿瘤,称为 Krukenberg 瘤。癌细胞广泛播散时,可形成大量癌性腹腔积液。

(四)临床病理分期

国际抗癌联盟(UICC)于 2002 年公布的第 6 版胃癌 TNM 分期法对治疗方法的选择有重

要意义。

T 代表原发肿瘤。T_x:原发肿瘤无法评估;T_1:肿瘤侵犯固有层或黏膜下层;T_2:肿瘤侵犯固有肌层或浆膜下组织;T_3:肿瘤穿透浆膜但未侵犯邻近结构;T_4:肿瘤侵犯邻近结构,当肿瘤经体腔内侵犯十二指肠和食管时,要依据这些部位(包括胃)的最大侵犯深度来分期。

N 代表区域淋巴结。N_x:区域淋巴结无法评估;N_0:无区域淋巴结转移;N_1:转移的淋巴结数目为 1~6 个;N_2:转移的淋巴结数目为 7~15 个;N_3:转移的淋巴结数目为 16 个以上。

M 代表肿瘤远处转移。M_0:无远处转移;M_1:有远处转移。

三、临床表现

(一)症状

早期胃癌多无明显症状,部分患者可有上腹隐痛、嗳气、反酸、食欲减退等消化道症状,无特异性。随病情进展,症状日益加重,常有上腹疼痛、食欲缺乏、呕吐、乏力、消瘦等症状。不同部位的胃癌有其特殊表现:贲门胃底癌可有胸骨后疼痛和进行性哽噎感;幽门附近的胃癌可有呕吐宿食的表现;肿瘤溃破血管后可有呕血和黑粪。

(二)体征

胃癌早期无明显体征,可仅有上腹部深压不适或疼痛。晚期可扪及上腹部肿块。若出现远处转移时,可有肝大、腹腔积液、锁骨上淋巴结肿大等。

四、辅助检查

(一)纤维胃镜检查

是诊断早期胃癌的有效方法。可直接观察病变的部位和范围,并可直接取病变组织进行病理学检查。采用带超声探头的电子胃镜有助于了解肿瘤浸润深度以及周围脏器和淋巴结有无转移。

(二)X 线钡餐检查

X 线气钡双重造影可发现较小而表浅的病变。肿块型胃癌表现为突向腔内的充盈缺损;溃疡型胃癌主要显示胃壁内龛影,黏膜集中、中断、紊乱和局部蠕动波不能通过;浸润型胃癌可见胃壁僵硬、蠕动波消失。

(三)腹部超声检查

主要用于观察胃的邻近脏器受浸润及淋巴结转移的情况。

(四)螺旋 CT 检查

有助于胃癌的诊断和术前临床分期。

(五)实验室检查

粪便隐血试验常呈持续阳性。胃液游离酸测定多显示酸缺乏或减少。

五、治疗

早期发现、早期诊断和早期治疗是提高胃癌疗效的关键。外科手术是治疗胃癌的主要手段。对中、晚期胃癌,积极辅以化疗、放疗及免疫治疗等综合治疗以提高疗效。

(一)手术治疗

常见的有根治性手术与姑息性切除术。

1.根治性手术

原则为整块切除,包括癌肿和可能受浸润胃壁在内的胃的全部或大部,以及大网膜、小网膜和局域淋巴结,并重建消化道。切除范围:胃壁的切线应距癌肿边缘 5cm 以上,食管或十二指肠侧切缘应距离贲门或幽门 3~4cm。

早期胃癌由于病变局限,较少淋巴结转移,可行内镜下胃黏膜切除术、腹腔镜或开腹胃部分切除术。

扩大胃癌根治术适用于胃癌侵及邻近组织或脏器,是指包括胰体、尾及脾的根治性胃大部切除术或全胃切除术;有肝、结肠等邻近脏器浸润,可行联合脏器切除术。

2.姑息性切除术

用于癌肿广泛浸润并转移、不能完全切除者。通过手术可以解除症状,延长生存期,包括姑息性胃切除术、胃空肠吻合术、空肠造口术等。

(二)化学治疗

是最主要的辅助治疗方法,目的在于杀灭残留的亚临床癌灶或术中脱落的癌细胞,提高综合治疗效果。但 4 周内进行过大手术、急性感染期、严重营养不良、胃肠道梗阻、重要脏器功能严重受损、血白细胞$<3.5\times10^9$/L、血小板$<80\times10^9$/L 等患者不宜化疗;化疗过程中出现以上情况也应终止化疗。常用的胃癌化疗给药途径有口服、静脉、腹膜腔、动脉插管区域灌注给药等。为提高化疗效果,多选用多种化疗药联合应用。临床上常用的化疗方案有:①FAM 方案,由 5FU(氟尿嘧啶)、ADM(多柔比星)和 MMC(丝裂霉素)3 药组成;②MF 方案,由 MMC 和 5-FU 组成;③ELP 方案,由 CF(叶酸钙)、5-FU 和 VP-16(依托泊苷)组成。

近年来,紫杉醇类(多西他赛)、草酸铂、拓扑异构酶Ⅰ抑制剂(伊立替康)、卡培他滨等新的化疗药物用于胃癌,含新药的化疗方案呈逐年增高趋势,这些新药单药有效率大于 20%,联合用药效果可达 50%左右。

(三)其他治疗

包括放射治疗、热疗、免疫治疗、中医中药治疗等。目前尚在探索阶段的还有基因治疗,主要有自杀基因疗法和抗血管形成基因疗法。

六、常见的护理诊断/问题

(一)焦虑/恐惧

与患者对癌症的恐惧、担心治疗效果和预后有关。

(二)营养失调:低于机体需要量

与长期食欲减退、消化吸收不良及癌肿导致的消耗增加有关。

(三)潜在并发症

出血、十二指肠残端破裂、吻合口瘘、消化道梗阻、倾倒综合征等。

七、护理措施

(一)术前护理

1.缓解焦虑与恐惧

患者对癌症及预后有很大顾虑,常有消极悲观情绪,鼓励患者表达自身感受,根据患者个体情况提供信息,向患者解释胃癌手术治疗的必要性,帮助患者消除不良心理,增强对治疗的信心。此外,还应鼓励家属和朋友给予患者关心和支持,使其能积极配合治疗和护理。

2.改善营养状况

胃癌伴有梗阻和出血者,术前常由于食欲减退、摄入不足、消耗增加以及恶心、呕吐等导致营养状况欠佳。根据患者的饮食和生活习惯,制订合理食谱。给予高蛋白、高热量、高维生素、低脂肪、易消化和少渣的食物;对不能进食者,应遵医嘱予以静脉输液,补充足够的热量,必要时输血浆或全血,以改善患者的营养状况,提高其对手术的耐受性。

3.胃肠道准备

对有幽门梗阻的患者,在禁食的基础上,术前 3d 起每晚用温生理盐水洗胃,以减轻胃黏膜的水肿。术前 3d 给患者口服肠道不吸收的抗菌药物,必要时清洁肠道。

(二)术后护理

1.观察病情

密切观察生命体征、意识、尿量、切口渗血、渗液和引流液情况等。

2.体位

全身麻醉清醒前取去枕平卧位,头偏向一侧。麻醉清醒后若血压稳定,取低半卧位,有利于呼吸和循环,减少切口缝合处张力,减轻疼痛与不适。

3.禁食、胃肠减压

术后早期禁食、胃肠减压,以减少胃内积气、积液,有利于吻合口的愈合。

4.营养支持

主要有肠外营养支持、早期肠内营养支持和饮食护理。

(1)肠外营养支持:因胃肠减压期间引流出大量含有各种电解质,如钾、钠、氯、碳酸盐等的胃肠液,加之患者禁食,易造成水、电解质和酸碱失衡和营养缺乏。因此,术后需及时输液,补充患者所需的水、电解质和营养素,必要时输血清清蛋白或全血,以改善患者营养状况,促进切口愈合。详细记录 24h 出入液量,为合理输液提供依据。

(2)早期肠内营养支持:对术中放置空肠喂养管的胃癌根治术患者,术后早期经喂养管输注肠内营养液,对改善患者的全身营养状况、维护肠道屏障结构和功能、促进肠功能早期恢复、增强机体的免疫功能、促进伤口和肠吻合口的愈合等都有益处。根据患者个体状况,合理制订营养支持方案。护理时注意以下问题。①喂养管的护理,妥善固定喂养管,防止滑脱、移动、扭曲和受压;保持喂养管的通畅,防止营养液沉积堵塞导管,每次输注营养液前后用生理盐水或温开水 20～30mL 冲管,输注营养液的过程中每 4h 冲管 1 次。②控制输入营养液的温度、浓度和速度,营养液温度以接近体温为宜,温度偏低会刺激肠道,引起肠痉挛,导致腹痛、腹泻;温度过高则可灼伤肠道黏膜,甚至可引起溃疡或出血;营养液浓度过高易诱发倾倒综合征。③观察有无恶心、呕吐、腹痛、腹胀、腹泻和水电解质紊乱等并发症的发生。

(3)饮食护理:肠蠕动恢复后可拔除胃管,逐渐恢复饮食。注意少食产气食物,忌生、冷、硬和刺激性食物。少量多餐,开始时每天 5～6 餐,以后逐渐减少进餐次数并增加每次进餐量,逐步恢复正常饮食。全胃切除术后,肠管代胃容量较小,开始全流质饮食时宜少量、清淡;每次饮食后需观察患者有无腹部不适。

(三)健康教育

1.胃癌的预防

积极治疗 Hp 感染和胃癌的癌前疾病,如慢性萎缩性胃炎、胃息肉及胃溃疡;少食腌制、熏、烤食品,戒烟、酒。高危人群定期检查,如大便隐血试验、X 线钡餐检查、内镜检查等。

2.适当活动

参加一定的活动或锻炼,注意劳逸结合,避免过度劳累。

3.定期复查

胃癌患者须定期门诊随访,检查肝功能、血常规等,注意预防感染。术后 3 年内每 3～6 个月复查 1 次,3～5 年每半年复查 1 次,5 年后每年 1 次。内镜检查每年 1 次。若有腹部不适、胀满、肝区肿胀、锁骨上淋巴结肿大等表现时,应随时复查。

第三节　肠梗阻

肠内容物由于各种原因不能正常运行、顺利通过肠道,称为肠梗阻,是常见的外科急腹症之一。肠梗阻不但可引起肠管本身形态和功能的改变,还可导致全身性生理紊乱,临床表现复杂多变。

一、病因及分类

(一)按肠梗阻发生的基本原因分类

分为机械性肠梗阻、动力性肠梗阻、血运性肠梗阻 3 类。

1.机械性肠梗阻

最常见。是各种原因导致的肠腔缩窄、肠内容物通过障碍。主要原因包括:肠腔内堵塞,如结石、粪块、寄生虫、异物等;肠管外受压,如肠扭转、腹腔内肿瘤压迫、粘连引起肠管扭曲、嵌顿疝等;肠壁病变,如肿瘤、肠套叠、先天性肠道闭锁等。

2.动力性肠梗阻

是神经反射或毒素刺激引起肠壁肌肉功能紊乱,使肠蠕动消失或肠管痉挛,以致肠内容物无法正常通行,而本身无器质性肠腔狭窄。可分为麻痹性肠梗阻及痉挛性肠梗阻两类。前者常见于急性弥漫性腹膜炎、低钾血症、细菌感染及某些腹部手术后等;后者较少见,可继发于尿毒症、慢性铅中毒和肠功能紊乱等。

3.血运性肠梗阻

是由于肠管血运障碍引起肠失去蠕动能力,肠内容物停止运行,如肠系膜血栓形成、栓塞或血管受压等。随着人口老龄化,动脉硬化等疾病增多,现已不属少见。

(二)按肠壁有无血运障碍分类

分为单纯性肠梗阻、绞窄性肠梗阻。

1.单纯性肠梗阻

只有肠内容物通过受阻,而无肠管血运障碍。

2.绞窄性肠梗阻

伴有肠管血运障碍的肠梗阻。

(三)其他分类

肠梗阻还可根据梗阻部位分为高位(如空肠上段)和低位肠梗阻(如回肠末段与结肠);根据梗阻的程度分为完全性和不完全性肠梗阻;根据梗阻的发展过程分为急性和慢性肠梗阻。当发生肠扭转、结肠肿瘤等时,病变肠袢两端完全阻塞,称为闭袢性肠梗阻。

上述肠梗阻的类型并不是固定不变的,随着病情的发展,某些类型的肠梗阻在一定条件下可以相互转换。

二、病理生理

肠梗阻的病理生理可分为局部及全身性变化。

(一)局部变化

单纯性机械性肠梗阻早期,一方面,梗阻以上肠管肠蠕动增加,以克服肠内容物通过障碍;另一方面,肠腔内因液体和气体的积贮而膨胀。积液主要来自胃肠道分泌液。气体大部分是咽下的空气,部分是由血液弥散至肠腔内及细菌发酵后产生的气体。肠梗阻部位越低,时间越长,肠腔积气、积液引起肠膨胀越明显。

急性完全性梗阻时,肠腔内压力迅速增加,肠壁静脉回流受阻,毛细血管及淋巴管淤积,肠壁充血、水肿、增厚,呈暗红色。由于组织缺氧,毛细血管通透性增加,肠壁上有出血点,并有血性渗出液渗入肠腔和腹腔。随着血运障碍的发展,继而出现动脉血运受阻,血栓形成,肠壁失去活力,肠管变成紫黑色。由于肠壁变薄、缺血和通透性增加,腹腔内出现带有粪臭的渗出液,可引起腹膜炎。最后,肠管可缺血、坏死而溃破、穿孔。

慢性不完全性肠梗阻局部改变主要是由于长期肠蠕动增强,导致梗阻近端肠壁代偿性肥厚和肠腔膨胀,远端肠管则变细、肠壁变薄。痉挛性肠梗阻多为暂时性,肠管多无明显病理改变。

(二)全身性变化

肠梗阻患者常常会出现水、电解质、酸碱失衡,有些患者出现全身性感染,甚至出现休克。

1.水、电解质、酸碱失衡

高位肠梗阻时,由于早期频繁呕吐、不能进食,更易出现脱水;加之酸性胃液及大量氯离子丢失产生,代谢性碱中毒。低位肠梗阻时,患者呕吐发生迟,其体液的丢失主要是由于肠管活力丧失,无法正常吸收胃肠道分泌的大量液体,丢失的体液多为碱性或中性,丢失的钠、钾离子多于氯离子;加之毛细血管通透性增加,导致血浆渗出,积存在肠腔、腹腔内,即丢失于第三间隙;同时组织灌注不良导致酸性代谢产物增加、尿量减少等,均极易引起严重的代谢性酸中毒;大量的钾离子丢失还可引起肠壁肌张力减退,加重肠腔膨胀,并可引起肌无力及心律失常。

2.感染和中毒

以低位肠梗阻表现显著。由于梗阻以上的肠腔内细菌数量显著增加,细菌繁殖产生大量毒素。由于肠壁血运障碍,通透性增加,细菌和毒素可以透过肠壁引起腹腔内感染,并经腹膜吸收,引起全身性感染。

3.休克及多器官功能障碍

体液大量丧失、血液浓缩、电解质紊乱、酸碱平衡失调以及细菌大量繁殖、毒素的释放等均可引起严重休克。当肠坏死、穿孔,发生腹膜炎时,全身中毒尤为严重。最后可引起严重的低血容量性休克和中毒性休克。肠腔大量积气、积液引起腹内压升高,膈肌上抬,影响肺的通气及换气功能;同时腹内压增高,阻碍了下腔静脉回流,从而导致呼吸、循环功能障碍。最后可因多器官功能障碍乃至衰竭而死亡。

三、临床表现

不同类型肠梗阻的临床表现有其自身的特点,但存在腹痛、呕吐、腹胀及停止排便、排气等共同表现。

(一)症状

1.腹痛

单纯性机械性肠梗阻由于梗阻部位以上肠管剧烈蠕动,患者表现为阵发性腹部绞痛。疼痛发作时,患者自觉腹内有"气块"窜动,并受阻于某一部位,即梗阻部位;随着病情进一步发展,可演变为绞窄性肠梗阻,表现为腹痛间歇期缩短,呈持续性剧烈腹痛。麻痹性肠梗阻患者腹痛的特点为全腹持续性胀痛或不适;肠扭转所致闭袢性肠梗阻多表现为突发腹部持续性绞痛并阵发性加剧;而肠蛔虫堵塞多为不完全性,以阵发性脐周腹痛为主。

2.呕吐

与肠梗阻发生的部位、类型有关。在肠梗阻早期,呕吐多为反射性,呕吐物以胃液及食物为主。高位肠梗阻早期便发生呕吐且频繁,主要为胃及十二指肠内容物等;低位肠梗阻呕吐出现较迟而少,呕吐物可呈粪样,若吐出蛔虫,多为蛔虫团引起的肠梗阻;麻痹性肠梗阻时呕吐呈溢出性;绞窄性肠梗阻呕吐物为血性或棕褐色液体。

3.腹胀

程度与梗阻部位有关,症状发生时间较腹痛、呕吐晚。高位肠梗阻由于呕吐频繁,腹胀较轻;低位肠梗阻腹胀明显。闭袢性肠梗阻患者腹胀多不对称;麻痹性肠梗阻则表现为均匀性全腹胀。肠扭转时腹胀多不对称。

4.停止排便排气

完全性肠梗阻,多不再排便排气;但在高位肠梗阻早期,由于梗阻以下肠腔内仍残存粪便及气体,可在灌肠后排出或自行排出,故不应因此而排除肠梗阻。不完全性肠梗阻可有多次少量排便排气;绞窄性肠梗阻可排血性黏液样便。

(二)体征

1.局部

(1)腹部视诊:机械性肠梗阻可见肠型和蠕动波。

(2)触诊:单纯性肠梗阻因肠管膨胀,可有轻度压痛,但无腹膜刺激征。绞窄性肠梗阻时,可有固定压痛和腹膜刺激征。蛔虫性肠梗阻,常在腹中部触及条索状团块。肠套叠时可扪及腊肠样肿块。

(3)叩诊:绞窄性肠梗阻时,腹腔有渗液,移动性浊音可呈阳性。

(4)听诊:机械性肠梗阻时有肠鸣音亢进,气过水音。麻痹性肠梗阻时,则肠鸣音减弱或消失。

2.全身

肠梗阻初期,患者全身情况可无明显变化。梗阻晚期或绞窄性肠梗阻患者可出现唇干舌燥、眼窝凹陷、皮肤弹性消失、尿少或无尿等明显脱水体征,还可出现脉搏细速、血压下降、面色苍白、四肢发冷等中毒和休克征象。

四、辅助检查

(一)实验室检查

若肠梗阻患者出现脱水、血液浓缩,可引起血红蛋白、血细胞比容、尿比重均升高。而绞窄性肠梗阻多有白细胞计数和中性粒细胞比例显著升高。血气分析、血清电解质、血尿素氮及肌酐检查出现异常结果,则表示存在电解质、酸碱失衡或肾功能障碍。呕吐物和粪便检查有大量红细胞或隐血试验阳性,提示肠管有血运障碍。

(二)X线检查

对诊断肠梗阻有很大价值。正常情况下,小肠内容物运行很快,气体和液体充分混合,故在腹部X线片上只显示胃和结肠内气体,小肠内气体不显示。肠梗阻时,小肠内容物停滞,气、液体分离,一般在梗阻4~6h后,腹部立位或侧卧位透视或摄片可见多个气液平面及胀气肠袢;空肠梗阻时,空肠黏膜环状皱襞可显示"鱼肋骨刺"状改变。回肠扩张的肠袢多,可见阶梯状的液平面。蛔虫堵塞者可见肠腔内成团的蛔虫成虫阴影。肠扭转时可见孤立、突出的胀大肠袢。麻痹性肠梗阻时,胃泡影增大,小肠、结肠全部胀气。当怀疑肠套叠、乙状结肠扭转或结肠肿瘤时,可行钡剂灌肠或CT检查,以明确梗阻的部位和性质。

五、治疗

治疗原则是纠正肠梗阻引起的全身性生理紊乱和解除梗阻。具体治疗方法应根据肠梗阻的病因、性质、类型、部位、程度、有无并发症以及患者的全身情况而决定。

(一)基础治疗

既可作为非手术治疗的措施,又可为手术治疗的术前处理。主要措施包括禁食,胃肠减压,纠正水、电解质及酸碱失衡,防治感染和中毒,酌情应用解痉剂、镇静剂等。

(二)解除梗阻

根据梗阻情况,一般采用非手术治疗和手术治疗。

1.非手术治疗

适用于单纯性粘连性肠梗阻、麻痹性或痉挛性肠梗阻、蛔虫或粪块堵塞引起的肠梗阻、肠结核等炎症引起的不完全性肠梗阻等。具体措施除上述基础治疗外,还包括中医中药治疗、口服或胃肠道灌注植物油、针刺疗法、腹部按摩等。

2.手术治疗

适用于各种类型的绞窄性肠梗阻以及由肿瘤、先天性肠道畸形引起的肠梗阻,非手术治疗无效的患者。手术大体可归纳为以下4种。

(1)解除病因:如粘连松解术、小肠折叠排列、肠切开取异物、肠套叠复位、肠扭转复位术等。

(2)肠切除肠吻合术:如肠肿瘤、炎症性狭窄或局部肠袢已坏死,则应做肠切除肠吻合术。

(3)短路手术:肠梗阻原因既不能简单解除,又不能切除,如晚期肿瘤已浸润固定,或肠粘连成团,与周围组织粘连广泛者,则可将梗阻近端与远端肠袢行短路吻合术。

(4)肠造口或肠外置术:一般情况极差或局部病变不能切除的低位梗阻患者,可行肠造口术,暂时解除梗阻。对单纯性结肠梗阻,一般采用梗阻近侧(横结肠)造口,以解除梗阻。如已有肠坏死,则宜切除坏死肠段并将断端外置做造口术,以后行二期手术治疗结肠病变。

六、护理评估

(一)术前评估

1.健康史

了解患者的一般情况,包括年龄、性别,发病前有无体位不当、饮食不当、饱餐后剧烈活动等诱因;既往有无腹部手术及外伤史、各种急慢性肠道疾病史及个人卫生情况等。

2.身体状况

了解患者局部梗阻情况及伴随症状,评估水、电解质、酸碱失衡等全身状况。

(1)局部:评估腹痛、腹胀、呕吐、停止排气、排便等症状的程度,有无进行性加重;呕吐物、排泄物、胃肠减压抽出液的量及性状;有无腹膜刺激征及其范围。评估梗阻的类型:机械性还是动力性,单纯性还是绞窄性,完全性还是不完全性。

(2)全身:评估生命体征变化情况;有无眼窝凹陷、皮肤弹性降低等明显的脱水体征;有无出现水、电解质、酸碱失衡或休克征象。

(3)辅助检查:实验室检查是否提示有水、电解质及酸碱失衡及其类型,腹部X线平片检查有哪些异常发现。

3.心理与社会状况

评估患者的心理状态,有无过度焦虑或恐惧,是否了解围手术期的相关知识;了解患者的家庭、社会支持情况,包括家属对肠梗阻相关知识的掌握程度,对患者心理和经济的支持情况等。

(二)术后评估

1.术中情况

了解患者采取的麻醉、手术方式及术中输血、输液情况。

2.术后情况

评估患者回病房后的意识、生命体征及切口情况;评估腹腔引流管是否通畅有效,引流液的颜色、性状和量;了解患者有无切口疼痛、腹胀、恶心、呕吐等不适;评估患者术后有无发生肠粘连、腹腔内感染或肠瘘等并发症;评估切口愈合及术后康复的情况。

七、常见的护理诊断/问题

(一)急性疼痛

与肠蠕动增强或肠壁缺血有关。

(二)体液不足

与频繁呕吐、腹腔及肠腔积液、胃肠减压等有关。

(三)潜在并发症

术后肠粘连、腹腔感染、肠瘘。

八、护理目标

(1)患者腹痛程度减轻。

(2)患者体液能维持平衡,能维持重要器官、脏器的有效灌注量。

(3)患者未发生并发症或并发症得以及时发现和处理。

九、护理措施

(一)非手术治疗护理/术前护理

1.缓解疼痛与腹胀

常采用胃肠减压、半卧位、按摩、针刺等方法。

(1)胃肠减压:有效的胃肠减压对单纯性肠梗阻和麻痹性肠梗阻可达到解除梗阻的目的。现多采用鼻胃管(Levin管)减压,先将胃内容物抽空,再行持续低负压吸引。置胃肠减压期间,应保持减压管通畅和减压装置有效的负压,注意引流液的色、质、量,并正确记录。如发现血性液体,应考虑肠绞窄的可能。胃肠减压可减少胃肠道积存的气体、液体,减轻肠腔膨胀,有利于肠壁血液循环的恢复,减轻肠壁水肿;胃肠减压还可以降低腹内压,改善因膈肌抬高而导致的呼吸与循环障碍。向减压管内注入生植物油或中药等,可以润滑肠管或是刺激肠蠕动恢复。注入药物后,须夹管1~2h。中药应浓煎,每次100mL左右,防止量过多引起患者呕吐、误吸。

(2)安置体位:取低半卧位,以减轻腹肌紧张,有利于患者的呼吸。

(3)应用解痉剂:在确定无肠绞窄后,可应用阿托品、山莨菪碱等抗胆碱类药物,以解除胃肠道平滑肌痉挛,抑制胃肠道腺体分泌,使患者腹痛得以缓解。

(4)按摩或针刺疗法:若为不完全性、痉挛性或单纯蛔虫所致的肠梗阻,可适当顺时针轻柔按摩腹部,并遵医嘱配合应用针刺疗法,缓解疼痛。

2.维持体液与营养平衡

主要采用补液及肠外营养支持。

(1)补液:补充液体的量与种类取决于病情,包括呕吐次数、量及呕吐物的性状等,以及皮肤弹性、尿量、尿比重、血液浓缩程度、血清电解质、血气分析结果等。故应严密监测上述病情变化及实验室检查结果。

(2)饮食与营养支持:肠梗阻时需禁食,应给予胃肠外营养。若梗阻解除,患者开始排气、排便,腹痛、腹胀消失12h后,可进流质饮食,忌食易产气的甜食和牛奶等;如无不适,24h后进半流质饮食;3d后进软食。

3.呕吐护理

呕吐时坐起或头偏向一侧,及时清除口腔内呕吐物,以免误吸引起吸入性肺炎或窒息。呕吐后给予漱口,保持口腔清洁。观察和记录呕吐物颜色、性状和量。

4.严密观察病情变化,及早发现绞窄性肠梗阻

定时测量体温、脉搏、呼吸和血压,以及腹痛、腹胀和呕吐等变化,及时了解患者各项实验室指标。若出现以下情况,应警惕绞窄性肠梗阻发生的可能。

(1)腹痛发作急骤,发病开始即可表现为持续性剧痛,或持续性疼痛伴阵发性加重;有时出现腰背痛。

（2）呕吐出现早、剧烈而频繁。

（3）腹胀不对称，腹部有局限性隆起或触痛性肿块。

（4）呕吐物、胃肠减压液或肛门排出物为血性，或腹腔穿刺抽出血性液体。

（5）出现腹膜刺激征，肠鸣音可不亢进或由亢进转为减弱甚至消失。

（6）体温升高、脉率增快、白细胞计数升高。

（7）病情进展迅速，早期出现休克，抗休克治疗无效。

（8）经积极非手术治疗而症状体征未见明显改善。

（9）腹部 X 线检查可见孤立、突出胀大的肠祥，位置固定不变，或有假肿瘤状阴影；或肠间隙增宽，提示腹腔积液。此类患者病情危重，应在抗休克、抗感染的同时，积极做好术前准备。

5.术前准备

慢性不完全性肠梗阻，需行肠切除手术者，除一般术前准备外，应按要求做肠道准备。急诊手术者，紧急做好备皮、配血、输液等术前准备。

（二）术后护理

1.体位

全身麻醉术后暂时予以平卧位，头偏向一侧；血压平稳后给予半卧位。

2.饮食

术后暂禁食，禁食期间给予静脉补液。待肠蠕动恢复、肛门排气后，可开始进少量流质；进食后若无不适，逐步过渡至半流质。

3.术后并发症观察和护理

如果存在广泛性肠粘连或手术后胃肠道麻痹，应鼓励患者术后早期活动，如病情平稳，术后 24h 即可开始床上活动，3d 下床活动，以促进机体和胃肠道功能的恢复，防止肠粘连。一旦出现阵发性腹痛、腹胀、呕吐等，应积极采取非手术治疗措施，一般多可缓解。如患者有引流管，应妥善固定并保持通畅，观察并记录引流液色、质、量。更换引流管时注意无菌操作。监测生命体征变化及切口情况，若术后 3～5d 出现体温升高、切口红肿及剧痛，应怀疑切口感染；若出现局部或弥漫性腹膜炎表现，腹腔引流管周围流出液体带粪臭味，应警惕腹腔内感染及肠瘘的可能。根据医嘱进行积极的全身营养支持和抗感染治疗，局部双套管负压引流。引流不畅或感染不能局限者，需再次手术处理。

（三）健康教育

1.饮食指导

少食刺激性强的辛辣食物，宜进高蛋白、高维生素、易于消化吸收的食物。避免暴饮暴食，饭后忌剧烈活动。

2.保持排便通畅

老年便秘者应注意通过调整饮食、腹部按摩等方法保持大便通畅，无效者可适当给予缓泻剂，避免用力排便。

3.自我监测

指导患者自我监测病情，若出现腹痛、腹胀、呕吐、停止排便等，及时就诊。

十、护理评价

通过治疗与护理,患者是否:①腹痛程度减轻;②脱水得到纠正,电解质维持在正常范围;③未发生肠粘连、腹腔内感染、肠瘘等术后并发症。若发生,得到及时发现和处理。

第四节　肠瘘

肠瘘是指肠管与其他脏器、体腔或体表之间存在病理性通道,肠内容物经此进入其他脏器、体腔或至体外,引起严重感染、体液失衡、营养不良等改变。肠瘘是腹部外科中常见重症疾病之一,可引起一系列病理生理紊乱及严重并发症,甚至危及患者生命。

一、病因

(一)先天性

与胚胎发育异常有关,如卵黄管未闭所致脐肠瘘。

(二)后天性

占肠瘘发生率的95%以上,常见病因如下。①腹部手术损伤,绝大多数肠瘘都是由手术创伤引起的,常见原因为手术误伤肠壁或吻合口愈合不良。②腹部创伤,无论是腹部开放性或闭合性损伤,受损的肠管若未经及时处理,均可发展为肠瘘。③腹腔或肠道感染,如憩室炎、腹腔脓肿、克罗恩(Crohn)病、溃疡性结肠炎、肠结核、肠系膜缺血性疾病。④腹腔内脏器或肠道的恶性病变,如肠道恶性肿瘤。

(三)治疗性

是指根据治疗需要而施行的人工肠造瘘,如空肠造瘘、结肠造瘘等。

二、分类

(一)按肠腔是否与体表相通

1.肠外瘘

较多见,指肠腔通过瘘管与体表相通。肠外瘘又可根据瘘口的形态分为管状瘘及唇状瘘。前者常见,是指肠壁瘘口与腹壁外口之间存在一瘘管;后者可直接在创面观察到破裂的肠管及在瘘口处外翻成唇状的肠黏膜。

2.肠内瘘

指肠腔通过瘘管与腹内其他脏器或肠管的其他部位相通,如胆囊横结肠瘘、直肠膀胱瘘、空肠空肠瘘等。

(二)按肠道连续性是否存在

1.侧瘘

肠壁瘘口范围小,仅有部分肠壁缺损,肠腔仍保持其连续性。

2.端瘘

肠腔连续性完全中断,其近侧端与体表相通,肠内容物经此全部流出体外,又称为完全瘘。此类瘘很少见,多为治疗性瘘。

(三)按瘘管所在的部位

1.高位瘘

包括胃、十二指肠、位于 Treitz 韧带 100cm 范围内空肠上段的瘘,如胃十二指肠瘘、十二指肠空肠瘘。

2.低位瘘

指距离 Treitz 韧带 100cm 以远的空肠下段、回肠与结肠的瘘。

(四)按肠瘘的日排出量

1.高流量瘘

指每天消化液排出量在 500mL 以上。

2.低流量瘘

指每天排出的消化液在 500mL 以内。

三、病理生理

肠瘘形成后的病理生理改变与瘘管的部位、大小、数目等相关。一般而言,高位肠瘘以水、电解质紊乱及营养丢失较为严重;而低位肠瘘则以继发性感染更为明显。

(一)水、电解质及酸碱失衡

正常成人每天所分泌的约 8000mL 消化液绝大部分由肠道重吸收,仅有 150mL 液体随粪便排出体外。发生肠瘘时,这些消化液可经瘘管排至体外、其他器官或间隙,或因消化道短路过早地进入低位消化道,重吸收率大幅降低,导致消化液大量丢失,严重时导致周围循环和肾衰竭。伴随消化液的流失,还可出现相应电解质的丧失;如以胃液丢失为主,丧失的电解质主要为 H^+、Cl^-、K^+,患者可出现低氯低钾性碱中毒;而伴随肠液丢失的电解质主要为 Na^+、K^+ 及 HCO_3^-,患者表现为代谢性酸中毒及低钠血症、低钾血症。

(二)营养不良

肠瘘患者由于消化液大量流失,影响消化道的消化吸收功能,加之消化液中大量消化酶和蛋白质的丧失,以及炎症、创伤的额外消耗,均可导致蛋白质的分解代谢增加,引起负氮平衡及多种维生素的缺乏。患者表现为体重骤减,并发贫血、低蛋白血症,若未及时处理,可因恶病质而死亡。

(三)消化液腐蚀及感染

由于排出的消化液中含有大量消化酶,可消化腐蚀瘘管周围的组织及皮肤,引起局部糜烂、出血并继发感染。其次,消化液若流入腹膜腔或其他器官内,还可引起弥漫性腹膜炎、腹腔内器官感染、腹腔脓肿等。

四、临床表现

肠瘘的临床表现可因瘘管的部位及其所处的病理阶段不同而异。

(一)腹膜炎期

多在创伤或手术后 3~5d。

1.局部

由于肠内容物外漏,对周围组织器官产生强烈刺激,患者有腹痛、腹胀、恶心、呕吐或由于麻痹性肠梗阻而停止排便、排气。肠外瘘者,可于体表找到瘘口,并见消化液、肠内容物及气体排出,周围皮肤被腐蚀,出现红肿、糜烂、剧痛,甚至继发感染,破溃出血。

瘘口排出物的性状与瘘管位置有关。如高流量的高位小肠瘘漏出的肠液中往往含有大量胆汁、胰液等,多呈蛋花样,刺激性强,腹膜刺激征明显;而结肠瘘等低位肠瘘,若瘘口小,其漏出液排出量小,也可形成局限性腹膜炎。因漏出液内含有粪渣,有臭气。

2.全身

继发感染的患者体温升高,达38℃以上;患者可出现严重水、电解质及酸碱平衡失调,严重脱水者可出现低血容量性休克。若未得到及时、有效处理,则有可能并发脓毒症、多器官功能障碍综合征(MODS),甚至死亡。

(二)腹腔内脓肿期

多发生于瘘形成后7~10d。排至腹腔的肠内容物引起腹腔内纤维素性渗出等炎性反应,若漏出物和渗出液得以局限,则形成腹腔内脓肿。患者可因脓肿所在部位的不同而表现为恶心、呕吐、腹泻、里急后重等;瘘口排出大量的脓性液体甚至脓血性液体。全身可继续表现为发热,若引流通畅,全身症状可逐渐减轻。

(三)瘘管形成期

在引流通畅的情况下,腹腔脓肿逐渐缩小,沿肠内容物排出的途径形成瘘管。这时患者的感染基本已控制,仅留有瘘口局部刺激症状及肠粘连表现,全身症状较轻,甚至消失,营养状况逐渐恢复。

(四)瘘管闭合

瘘管炎症反应消失,瘢痕愈合,患者临床症状消失。

五、辅助检查

(一)实验室检查

血常规检查可出现血红蛋白值、红细胞计数下降;严重感染时,白细胞计数及中性粒细胞比例升高。血生化检查可有血清 Na^+、K^+ 浓度降低等电解质紊乱的表现;反映营养及免疫状态的血清清蛋白、转铁蛋白、前清蛋白水平和总淋巴细胞计数下降;肝酶谱(GPT、GOT、AKP、$\gamma-GT$ 等)及胆红素值升高。

(二)特殊检查

1.口服染料或药用炭

是最简便实用的检查手段。适用于肠外瘘形成初期。通过口服或胃管内注入亚甲蓝、骨炭末等染料后,观察和记录其从瘘口排出的情况,包括部位、排出量及时间等,以初步判断瘘的部位和瘘口大小。

2.瘘管组织活检及病理学检查

可明确是否存在结核、肿瘤等病变。

(三)影像学检查

1.B超及CT检查

有助于发现腹腔深部脓肿、积液、占位性病变及其与胃肠道的关系等。

2.瘘管造影

适用于瘘管已形成者,有助于明确瘘的部位、长度、走向、大小、脓腔范围及引流通畅程度,同时还可了解其周围肠管或与其相通的肠管情况。

六、治疗

(一)非手术治疗

主要采用输液及营养支持、控制感染、药物治疗等方法。

1.输液及营养支持

给予补液,纠正水、电解质及酸碱平衡失调;根据病情给予肠外或肠内营养支持。

2.控制感染

根据肠瘘的部位及其常见菌群或药物敏感性试验结果选择抗生素。

3.药物治疗

生长抑素制剂如奥曲肽等,能显著降低胃肠分泌量,从而降低瘘口肠液的排出量,以减少液体丢失。当肠液明显减少时,改用生长激素,可促进蛋白质合成,加速组织修复。

4.经皮穿刺置管引流

对肠瘘后腹腔感染比较局限或者少数脓肿形成而患者全身情况差、不能耐受手术引流者,可在 B 超或 CT 引导下,经皮穿刺置管引流。

5.封堵处理

对于瘘管比较直的单个瘘,用胶片、胶管、医用胶等材料进行封堵瘘口,也能取得一定疗效。

(二)手术治疗

主要采用腹腔引流、瘘口造口等方法。

1.早期腹腔引流术

肠瘘发生后,腹膜炎症状明显,甚至有明显中毒症状者,以及有局限性腹腔内脓肿或瘘管形成早期经皮穿刺置管引流有困难者,应早期行腹腔引流术。术中可在瘘口附近放置引流管或双套管,以有效引流外溢肠液,促进局部炎症消散、组织修复及瘘管愈合。

2.瘘口造口术

对于瘘口大、腹腔污染严重、不能耐受一次性彻底手术者,可行瘘口造口术。待腹腔炎症完全控制、粘连组织大部分吸收、患者全身情况改善后再行二次手术,切除瘘口,肠管行端端吻合。

3.肠段部分切除吻合术

对经以上处理不能自愈的肠瘘均需进一步手术治疗。可切除瘘管附近肠袢后行肠段端端吻合,该方法最常用且效果最好。

4.肠瘘局部楔形切除缝合术

较简单,适合于瘘口较小且瘘管较细的肠瘘。

七、常见护理诊断

(一)体液不足

与禁食、肠液大量外漏有关。

(二)体温过高

与腹腔感染有关。

(三)营养失调:低于机体需要量

与肠液大量丢失、炎症和创伤引起的机体高消耗状态有关。

(四)皮肤完整性受损

与瘘口周围皮肤被消化液腐蚀有关。

(五)潜在并发症

出血、腹腔感染、粘连性肠梗阻。

八、护理措施

(一)非手术治疗护理/术前护理

1.维持体液平衡

补充液体和电解质,纠正水、电解质及酸碱平衡失调;根据患者生命体征、皮肤弹性、黏膜湿润情况、出入液量、血电解质及血气分析检测结果,及时调整液体与电解质的种类与量。

2.控制感染

通过合适的体位、合理应用抗生素等方法减少感染的发生。

(1)体位:取低半坐卧位,以利漏出液积聚于盆腔,减少毒素的吸收,同时有利于呼吸及引流。

(2)合理应用抗生素:遵医嘱合理应用抗生素。

(3)负压引流的护理:经手术切口或瘘管内放置双套管行腹腔灌洗并持续负压吸引,以充分稀释肠液,保持引流通畅,减少肠液的溢出,减轻瘘口周围组织的受侵蚀程度,促进局部炎症消散、肉芽组织生长,从而为瘘管的愈合创造有利条件。

1)调节负压大小:一般情况下,负压以 $75\sim150$ mmHg($10\sim20$ kPa)为宜,具体应根据肠液黏稠度及日排出量调整。注意避免负压过小致引流不充分,或负压太大造成肠黏膜吸附于管壁引起损伤、出血。当瘘管形成、漏出液少时,应降低压力。

2)保持引流管通畅:妥善固定引流管,保持各处连接紧密,避免扭曲、脱落。定时挤压引流管,并及时清除双腔套管内的血凝块、坏死组织等,避免堵塞。可通过灌洗的声音判断引流效果,若冲洗过程中听到明显气过水声,表明引流效果好。若出现管腔堵塞,可沿顺时针方向缓慢旋转松动外套管,若无效,应通知医师,另行更换引流管。

3)调节灌洗液的量及速度:灌洗液的量及速度取决于引流液的量及性状。一般每天灌洗量为 $2000\sim4000$ mL,速度为 $40\sim60$ 滴/分钟,若引流量多且黏稠,可适当加大灌洗的量及速度;而在瘘管形成、肠液溢出减少后,灌洗量可适当减少。灌洗液以等渗盐水为主,若有脓腔形成或腹腔内感染严重,灌洗液中可加入敏感抗生素。注意保持灌洗液的温度在 $30\sim40$ ℃,避免过冷对患者造成不良刺激。

4)观察和记录:观察并记录引流液的量及性状,并减去灌洗量,以计算每天肠液排出量。多发瘘者常多根引流管同时冲洗和引流,应分别标记冲液瓶和引流瓶,并分别观察和记录。通过灌洗量和引流量判断进出量是否平衡。若灌洗量大于引流量,常提示吸引不畅,须及时处理。灌洗过程中应观察患者有无畏寒、心悸气急、面色苍白等不良反应,一旦出现,应立即停止灌洗,对症处理。

3.营养支持

在肠瘘发病初期,原则上应停止经口进食,可通过中心静脉置管行全胃肠外营养,达到既迅速补充所需热量又减少肠液分泌的目的。应注意输液的速度和中心静脉导管的护理,避免导管性感染。随着病情的好转、漏出液的减少和肠功能的恢复,逐渐恢复肠内营养,以促进肠蠕动及胃肠激素释放,增加门静脉系统血流,增强肠黏膜屏障功能。可通过胃管或空肠喂养管给予要素饮食,但应注意逐渐增加灌注的量及速度,避免引起渗透性腹泻。

4.瘘口周围皮肤的护理

由于从瘘管渗出的肠液具有较强的腐蚀性,造成周围皮肤糜烂,甚至溃疡、出血。因此,须保持充分有效的腹腔引流,减少肠液漏出;及时清除漏出的肠液,保持皮肤清洁、干燥,可选用中性皂液或 0.5%氯己定清洗皮肤;局部清洁后涂抹复方氧化锌软膏、皮肤保护粉或皮肤保护膜加以保护。若局部皮肤发生糜烂,可采取红外线或超短波等进行理疗。

5.瘘口堵塞护理

对应用堵片治疗的患者,须注意观察堵片有无发生移位或松脱。若发现异常,及时通知医师,予以调整或更换合适的堵片。

6.心理护理

肠瘘多发生于术后,且疾病初期患者的局部及全身症状严重,病情易反复,因此患者容易产生悲观、失望情绪。通过集体讲座、个别辅导等方法向患者及其家属解释肠瘘的发生、发展过程和治疗方法,并向患者介绍愈合良好的康复患者,通过患者间的经验交流,消除心理顾虑,增强对疾病治疗的信心,以积极配合各项治疗和护理。

7.术前准备

除胃肠道手术前的常规护理外,还应加强以下护理措施。①肠道准备:术前 3d 进少渣半流质饮食,并口服肠道不吸收抗生素;术前 2d 进无渣流质,术前 1d 禁食。术前 3d 起每天以生理盐水灌洗瘘口 1 次,术日晨从肛门及瘘管行清洁灌肠。②皮肤准备:术前认真清除瘘口周围皮肤的污垢及油膏,保持局部清洁。③保持口腔卫生:由于患者长期未经口进食,易发生口腔溃疡等,应予生理盐水或漱口液漱口,每天 2 次,并观察口腔黏膜改变,及时处理口腔病变。

(二)术后护理

除肠道手术后常规护理,还应注意以下 3 点。

1.饮食护理

为避免再次发生肠瘘,可适当延长禁食时间至 4～6d,禁食期间,继续全胃肠外营养支持,并做好相应护理。

2.引流管护理

肠瘘术后留置的引流管较多,包括腹腔负压引流管、胃肠减压管、导尿管等。应妥善固定并标志各种管道,避免扭曲、滑脱;更换引流袋时严格无菌技术操作,注意连接紧密;保持各管道引流通畅,负压引流管须根据引流情况及时调整负压;观察并记录各引流液的颜色、性状和量。

3.并发症的观察与护理

主要预防术后出血、腹腔感染及粘连性肠梗阻的发生。

（1）术后出血：常见原因包括：术中止血不彻底，引起创面渗血；创面感染侵蚀到血管，引起出血；负压吸引力过大，损伤肠黏膜。应严密监测生命体征，观察切口渗血、渗液情况，以及各引流液的性状、颜色和量。若发现出血，及时通知医师并协助处理。

（2）腹腔感染：由于肠瘘患者营养物质大量流失，全身状况较差，术后容易发生切口及腹腔感染，甚至再次发生肠瘘，应加强监测。除保持引流通畅、预防性应用抗生素外，尚需注意观察有无切口局部或腹部疼痛、腹胀、恶心、呕吐等不适，切口有无红肿、发热；腹部有无压痛、反跳痛、肌紧张等腹膜刺激征表现以及生命体征的变化，及早发现感染征象。

（3）粘连性肠梗阻：若术后患者体质虚弱，活动少，或并发术后腹腔感染，可导致肠粘连。术后患者麻醉反应消失、生命体征平稳，可予半坐卧位。指导患者在术后早期进行床上活动，如多翻身、肢体伸屈运动；在病情许可的前提下，鼓励其尽早下床活动，以促进肠蠕动，避免术后发生肠粘连。观察患者有无腹痛、腹胀、恶心、呕吐、停止排便排气等肠梗阻症状，若发生，应及时汇报医师，并按医嘱给予相应处理。

第八章　胸外科手术

第一节　胸壁手术(漏斗胸矫正术)的护理

一、概述

(一)胸壁相关解剖及生理知识

1.胸壁分为浅层结构和深层结构

浅层结构分为皮肤、浅筋膜、乳房3部分。①皮肤:胸前、外侧区皮肤较薄,尤以乳头、胸骨前面和两侧部最薄。除胸骨表面部分外,均有较大的活动性。②浅筋膜:胸前、外侧区的浅筋膜与颈、腹部和上肢浅筋膜相延续,内含脂肪、浅血管、淋巴管、皮神经和乳腺。其厚度个体差异较大,胸骨前面较薄,其余部分较厚。

深层结构包括深筋膜和肌层。①深筋膜:胸前外侧区的深筋膜分为浅、深两层。②肌层:胸肌可分为胸上肢肌和胸固有肌。胸上肢肌均起自胸廓外面,止于上肢带骨或肱骨,主要有胸大肌、胸小肌、前锯肌。胸固有肌参与构成胸廓,在肋间隙内主要有肋间外肌和肋间内肌。

2.胸壁的血管

(1)肋间动脉:又叫肋间后动脉,多数分支发自胸主动脉。各肋间静脉与同序数的肋间动脉伴行,位于动脉上方。肋间静脉向后汇入奇静脉、半奇静脉或副半奇静脉。

(2)胸廓内动脉:发自锁骨下动脉第一段的下壁,沿胸骨侧缘外侧1~2cm处下行,至第6肋间隙处分为腹壁上动脉和肌膈动脉两终支。分支至心包下部和膈。胸廓内动脉有两条静脉与之伴行,分支也有同名静脉伴行。

3.肋间神经和肋下神经

肋间神经共11对,位于相应的肋间隙内。肋下神经1对,位于第12肋下方。肋间神经和肋下神经均为胸神经前支,与肋间动、静脉伴行。血管行于肋沟内,神经沿肋下缘前行。

4.胸部淋巴结和淋巴管

(1)胸骨旁淋巴结位于胸骨两侧、胸廓内血管周围,以第1~2肋间隙出现率最高,收纳乳房内侧部等处的淋巴,该部的癌肿常转移至此淋巴结。胸骨旁淋巴结的配布范围为胸骨侧缘外侧约3cm,第1~6肋间隙范围内。胸骨后面一般无淋巴结。

(2)肋间淋巴结位于肋间隙内,分为前、中、后组。前、中组有时缺如,后组比较恒定。前组位于肋骨和肋软骨交界处附近,输出管注入胸骨旁淋巴结;中组位于腋前线至肋角范围内,输出管注入腋淋巴结;后组位于肋角内侧,输出管注入胸导管。

(二)胸骨及肋的相关解剖知识

1.胸骨

位于胸前壁正中,前凸后凹,可分柄、体和剑突3部分。胸骨柄上宽下窄,上线中份为颈静脉切迹,两侧有锁切迹与锁骨相连结。胸骨柄外侧线上份接第1肋。胸骨柄与胸骨体连接处微向前突,称为胸骨角,可在体表扪及,两侧平对第2肋,是计数肋的重要标志。胸骨角向后平对第2胸椎体下缘。胸骨体呈长方形,外侧缘接第2~7肋软骨。剑突扁而薄,形状变化较大,下端游离。

2.肋

由肋骨与肋软骨组成,共12对。第1~7对肋前端与胸骨连接,称为真肋。第8~10对肋前端借助软骨与上位肋软骨连接,形成肋弓,称为假肋。第11~12对肋前端游离于腹壁肌层中,称为浮肋。

二、专科手术护理

(一)护理评估

(1)评估患者生命体征、辅助检查阳性结果,如肺功能、呼吸型态等。

(2)评估患儿的生理发育,如出生时情况、身高、体重、行为活动、反应、是否并发其他畸形等。

(3)评估患者对手术创伤、疾病转归的认知程度。

(4)评估患者价值观。

(5)评估特殊器材的准备及备血情况。

(二)常见的护理诊断/问题

1.生长发育改变

与疾病/遗传有关。

2.自我形象紊乱

与胸廓畸形有关。

3.气体交换受损

与疼痛、疾病有关。

4.有低效型呼吸型态的危险

与手术创伤、疼痛有关。

5.有猝死的危险

与手术损伤大血管、心脏有关。

(三)护理措施

(1)心理护理及卫生宣教:针对患者的精神状态、认知程度、人生观、价值观耐心做好心理护理及卫生宣教。

(2)备正中劈胸骨开胸器械,以供突发意外损伤时急救。

(3)体位护理:使患者取仰卧位,双上肢曲肘上举,自然置于头边,胸部下垫高3~5cm。

(4)备齐特殊手术仪器,如胸腔镜全套。核查矫形钢板及其附近的型号、灭菌有效期。

(5)严密观察患者病情及生命体征变化,麻醉未清醒前取去枕平卧位,监测血氧饱和度,使其在正常范围内。

第二节　胸膜手术(胸腔闭式引流术)的护理

一、概述

(一)胸腔、胸膜与胸膜腔的相关解剖

1.胸腔

由胸廓和膈围成,上界是胸廓上口,与颈根部通连,下界是膈,借以和腹腔分隔。胸腔内容纳纵隔的所有器官和组织,左、右两侧的胸膜囊和肺。

2.胸膜

分为脏胸膜和壁胸膜。脏胸膜被覆于肺的表面,与肺紧密结合,并伸入叶间裂内。壁胸膜贴附于胸内筋膜内面、膈上面、纵隔侧面,并突至颈根部。根据壁胸膜配布部位不同,分为肋胸膜、膈胸膜、纵隔胸膜和胸膜顶。胸膜顶上面覆以胸膜上膜,有固定和保护作用。

3.胸膜腔

是脏胸膜与壁胸膜围成的一个封闭的腔隙,左、右各一,互不相通。

4.胸膜隐窝

壁胸膜与脏胸膜之间大部分互相贴近,故胸膜腔是潜在的腔隙,但在壁胸膜各部相互转折处,肺缘不能伸入其内,这些部位的胸膜腔称为胸膜隐窝。

(二)胸膜的血管、淋巴和神经

1.血管

壁胸膜的血液供应主要来自肋间后动脉、胸廓内动脉和心包膈动脉的分支,脏胸膜来自支气管动脉和肺动脉的分支。静脉与同名动脉伴行,最终注入上腔静脉和肺静脉。

2.淋巴

胸膜的淋巴管位于间皮深面的结缔组织中。脏胸膜的淋巴管与肺的淋巴管吻合,注入支气管肺淋巴结。壁胸膜各部的淋巴管回流不同,分别注入胸骨旁淋巴结、肋间淋巴结、隔淋巴结、纵隔前后淋巴结和腋淋巴结。

3.神经

脏胸膜由肺丛的内脏感觉神经支配,肺丛位于肺根前、后方。脏胸膜对触摸、温度等刺激不敏感,定位不准确,但对牵拉敏感,故肺手术时可经肺根进行局部麻醉,以阻滞肺丛的传入冲动。壁胸膜由脊神经的躯体感觉神经支配,肋间神经分布至肋胸膜和膈胸膜周围部,膈神经分支分布至膈胸膜中央部、纵隔胸膜和胸膜顶。壁胸膜对机械性刺激敏感,痛阈低,定位准确。胸膜炎时,常可引起壁胸膜牵涉性痛,如出现胸腹痛或颈肩痛等。

二、胸腔闭式引流术

(一)手术适应证

(1)外伤性血胸、气胸或血气胸。

(2)自发性气胸,肺压缩大于50%。

(3)大量或持续胸腔积液,需彻底引流以便于诊断和治疗者。

（4）脓胸早期者。

（5）开胸术后引流。

(二)麻醉方式

局部麻醉。

(三)手术体位

取斜坡仰卧位,患侧上肢上举,标记切口。

(四)术前准备

1.患者准备

患者可采取坐位或半坐位,上肢抬高抱头或置于胸前。

2.物品准备

闭式引流包、胸管 1～2 根及胸瓶、10×34 号大三角针、0 号丝线、10mL 注射器、2％利多卡因、生理盐水。

(五)专科手术护理

1.护理评估

（1）评估患者生命体征、辅助检查阳性结果,如肺功能、呼吸型态、胸膜腔积气、气液平面、胸部大片密度增高阴影等。

（2）评估患者的血氧饱和度。

（3）评估患者病史与临床表现。

2.常见的护理诊断/问题

（1）气体交换受损:与疼痛、疾病有关。

（2）有低效型呼吸型态的危险:与手术创伤、疼痛有关。

（3）有休克的危险:与手术创伤、疼痛有关。

（4）有大出血的危险:与手术意外损伤胸壁、肺血管有关。

3.护理措施

（1）备肋间开胸器械,以供突发意外损伤时急救使用。

（2）体位护理:斜坡位(半坐卧位),患者仰卧,抬高手术床头背板 45°,患侧上肢曲肘上举,自然置于头边。

（3）引流护理:根据患者年龄、病史备胸腔引流管 1～2 根,水封式胸腔引流瓶 1～2 套,生理盐水 500～1000mL。胸腔积液或积气时,放置引流管 1 根,积液、积气同时存在时,需放置引流管 2 根。正确连接引流管和引流瓶,引流管与引流瓶连接前,应妥善固定引流管,引流瓶内注水 500mL,与引流管相连的连接管必须与浸没于引流瓶内液面下的水封管连接。引流管与引流瓶连接好后,立即记录引流瓶液体量(以引流瓶刻度为准)或在引流瓶外液面处做明显标识。引流管不可受压、打折、阻塞、漏气,需维持引流通畅。胸腔引流瓶放置位置应低于胸腔引流出口 60cm 以上。搬运患者过程中,必须夹闭引流管。

（4）严密观察患者病情及生命体征变化,监测血氧饱和度。

第三节　肺手术的护理

一、概述

(一)肺相关解剖知识

1.肺

位于胸腔内,膈的上方、纵隔的两侧。肺表面包有胸膜脏层,透过胸膜脏层,可见许多呈多角形的小区,称为肺小叶,正常肺呈浅红色,质柔软,呈海绵状,富有弹性。两肺外形不同,右肺宽而短,左肺狭而长。肺近似半圆锥形,上端为肺尖,下面为肺底(膈面),内侧面为纵隔面,外侧面为肋面。肺表面为脏胸膜被覆,光滑。幼儿肺的颜色呈淡红色,随年龄增长,空气中的尘埃吸入肺内,逐渐变成灰色至黑紫色。

2.肺的分叶

左肺由斜裂分为上叶、下叶。右肺被水平裂和斜裂分为上叶、中叶、下叶。

3.支气管树

在肺门处,左、右主支气管分为次级支气管,进入肺叶,称为肺叶支气管。左肺有上叶和下叶支气管;右肺有上叶、中叶和下叶支气管。肺叶支气管进入肺叶后,继续分出再次级支气管,称为肺段支气管。故称主支气管为1级支气管,肺叶支气管为2级支气管,肺段支气管为3级支气管。全部各级支气管在肺内反复分支形成树状,称为支气管树。

4.支气管肺段

每一肺段支气管及其所属的肺组织称为支气管肺段,简称肺段。支气管肺段呈圆锥形,尖端朝向肺门,底朝向肺的表面,构成肺的形态学和功能学的基本单位。每一肺段都有自己的动脉和支气管,相邻两个肺段共用一条静脉。右肺分为10段,左肺分为8~10段。每一段都呈楔形,底在肺表面,尖在肺根。

(二)血管、淋巴管及神经

1.支气管及肺段的血液供应

肺动脉是运送血液以进行气体交换的功能性血管,其分支在肺门,先位于支气管前方,再转向后方。左、右侧支气管动脉为营养血管,通常有1~4支,左侧主要起自胸主动脉和主动脉弓;右侧主要来自3~5肋间后动脉。

2.肺的淋巴可分为浅、深两组

浅组为分布于肺脏胸膜及其深面的淋巴管丛,由此丛汇合成淋巴管注入支气管肺(门)淋巴结。深组位于各级支气管和血管周围,并形成淋巴管丛,然后汇合成淋巴管,沿肺血管和各级支气管回流至支气管肺(门)淋巴结。两组淋巴管丛在胸膜下和肺门处有吻合。

3.肺的神经来自肺丛

支配有迷走神经的副交感纤维和第2~4胸段脊髓的交感神经纤维以及感觉神经纤维,它们在肺根的前、后方组成肺前丛和肺后丛。肺丛的分支随血管和支气管进入肺组织。迷走神经传出纤维(副交感纤维)支配支气管平滑肌收缩和腺体分泌。交感神经传出纤维则使支气管平滑肌舒张,腺体分泌减少。迷走神经传入纤维分布于支气管黏膜、肺胸膜和肺结缔组织,形成呼吸反射弧的传入部分。

二、肺叶切除手术

(一)手术适应证

(1)肺良性肿瘤。

(2)肺癌。

(3)肺结核干酪性瘤。

(4)慢性肺脓肿。

(5)支气管扩张。

(二)麻醉方式

全身麻醉(双腔螺纹管)。

(三)手术体位

侧卧位(健侧 90°卧位)。

(四)术前准备

1.患者准备

吸烟者应戒烟 2 周以上,术前行肺功能检查和血气分析测定。

2.物品准备

开胸器械包、胸肋小件、肺钳、手术衣、孔巾、双层大单、单极电刀线、长头电勾、胸管 1~2 根、直线切割器 TLC75、闭合器 TX30G、PW 胶、吸收性吸收性明胶海绵。

三、肺减容术

(一)手术适应证

(1)明确诊断为肺气肿。

(2)呼吸困难进行性加重,内科治疗无效。

(3)肺部 CT 显示病变区呈不均质分布。

(二)麻醉方式

全身麻醉(双腔螺纹管)。

(三)手术体位

侧卧位(健侧 90°卧位)。

(四)术前准备

1.患者准备

吸烟者应戒烟 2 周以上,术前行肺功能检查和血气分析测定。

2.物品准备

开胸包、胸肋小件、孔巾、双层大单、单极电刀线、长头电勾、直线切割器 TLC75、钉仓 TCR75、胸管 2 根及胸瓶、PW 胶、吸收性吸收性明胶海绵、可吸收垫片。

四、肺手术护理措施

(一)护理评估

(1)评估患者生命体征、双侧肺功能。

（2）评估患者的血氧饱和度及血氧分压。

（3）评估患者病史与临床表现。

（4）评估中心供氧和中心负压吸引。

（5）评估手术体位用具、胸腔镜物品准备。

（6）评估易受压部位皮肤状况，如眼、耳郭、肩峰、肘部、胸部、髋部、膝部、足踝。

（7）预评估手术失血量及备血情况。

（二）常见的护理诊断/问题

1.气体交换受损

与疼痛、单肺通气、肺组织有效换气面积减少有关。

2.有窒息的危险

与麻醉、手术损伤气管有关。

3.有大出血的危险

与手术意外损伤胸壁、肺血管有关。

4.有误吸的危险

与气管受损、周围血管神经功能障碍危险有关。

5.有低效型呼吸型态的危险

与手术创伤、疼痛有关。

6.有皮肤完整性受损、臂丛神经受损的危险

与手术体位、手术时间、个体营养状况有关。

7.有外科感染的潜在危险

与手术创伤、气管开放、沾染手术的隔离技术有关。

（三）护理措施

（1）协助麻醉，插双腔螺纹气管插管，便于随时选择性单肺通气。

（2）备气管切开包及急救全套器械，保证两条通畅的负压吸引，以便紧急救治窒息、误吸、休克患者。胸腔镜微创手术时常规备开胸手术器械，便于发生突发情况时紧急开胸。

（3）建立良好的外周静脉通路1～2条，严格管理静脉通路，术中严密观察患者的病情变化、手术进程，结合患者病情变化准确执行医嘱，术中发生大出血时，进行快速输液、输血等抢救工作，维持手术患者组织灌注充分。及时精准记录液体输入量，保持术中循环稳定，避免引起体液过多或体液不足。

（4）体位护理：90°侧卧位，患侧在上。健侧床沿适宜高度放置双层搁手架，托起患者置入10～15cm厚软胸垫，胸垫上缘距腋下5cm，患者向健侧侧卧，上腿弯曲，下腿伸直，两腿之间放置长方形软枕，患者手臂放置在搁手架上，头部放置正方软枕和啫喱垫，胸垫两侧加塞直径约20cm的圆柱软枕，固定患者髋部、膝部和上肢，检查头、颈、脊柱，保持在同一水平线上。安置体位过程中注意预防压疮，保持静脉通路、气管导管、尿管的通畅，保护患者隐私。

（5）胸腔闭式引流护理：根据患者年龄、病史备胸腔引流管1～2根，水封式胸腔引流瓶1～2套，生理盐水500～1000mL。胸腔积液/积气时，放置引流管1根，积液、积气同时存在时，需放置引流管2根。正确连接引流管和引流瓶，引流管与引流瓶连接前，应固定妥引流管，

引流瓶内注水 500mL,与引流管相连的连接管必须与浸没于引流瓶内液面下的水封管连接。引流管与引流瓶连接好后,立即记录引流瓶液体量(以引流瓶刻度为准)或在引流瓶外液面处做明显标识。引流管不可受压、打折、阻塞、漏气,需维持引流通畅。胸腔引流瓶放置位置应低于胸腔引流出口 60cm 以上。搬运患者过程中,必须夹闭引流管。

(6)肺充气试验护理:胸腔注入 37~40℃生理盐水,使肺全部淹没水中,吸净气管导管内分泌物,然后加压通气鼓肺,使肺全部复张,检查是否有漏气。

(7)皮肤护理:安置体位时操作轻柔,勿拖、拉、拽,垫枕平整,软硬适当,贴压疮贴,衬衬垫等。术后检查患者全身皮肤情况,尤其注意观察负极板粘贴处和受压处皮肤完整性,若出现皮肤压红、水疱等现象,立即进行压疮护理,及时登记和交班。

(8)严密观察患者病情及生命体征变化,监测血氧饱和度。

(9)预防潜在并发症:严格执行沾染手术技术规范,遵医嘱适时使用抗生素。

第四节 纵隔手术的护理

一、概述

(一)纵隔相关解剖知识

纵隔不是器官,而是一个解剖区域。纵隔位于胸腔中部,纵向分隔了胸腔。纵隔的前界为胸骨,后界为脊柱胸段,上界是胸廓上口,下界为膈。通常以胸骨角平面(相当于第 4~5 胸椎体交界处)为界,将纵隔分为上纵隔和下纵隔。下纵隔以心包为界,又分为前纵隔、中纵隔和后纵隔。

1.上纵隔

上界为胸廓上口,下界为通过胸骨角和第 4 胸椎体下缘的平面。上纵隔其内自前向后有胸腺、左和右头臂静脉、上腔静脉、膈神经、迷走神经、喉返神经、主动脉弓及其 3 大分支,以及后方的气管、食管、胸导管等。

2.下纵隔

上界为上纵隔的下界,下界是膈,两侧为纵隔胸膜。下纵隔分 3 部分:前纵隔为胸骨和心包之间的狭窄区域,仅含有少量结缔组织和淋巴结;中纵隔即心包所在的位置,主要含有心包、心及出入心的大血管根部;后纵隔位于心包与脊柱胸部之间,内含有胸主动脉、奇静脉及其属支、主支气管、食管、胸导管、迷走神经、交感神经和淋巴结等。

(二)胸腺相关解剖及功能

1.胸腺

为机体的重要淋巴器官。其功能与免疫紧密相关,分泌胸腺激素及激素类物质。胸腺位于胸腔前纵隔,紧靠心脏,呈灰赤色,扁平椭圆形,分左、右两叶,由淋巴组织构成。胸腺在青春期前发育良好,青春期后逐渐退化,被脂肪组织所代替。

2.胸腺的主要功能

(1)产生 T 淋巴细胞:造血干细胞经血流迁入胸腺后,先在皮质增殖分化成淋巴细胞,其中大部分淋巴细胞死亡,小部分继续发育进入髓质,成为近于成熟的 T 淋巴细胞。整个淋巴器官的发育和机体免疫力都必须有 T 淋巴细胞,胸腺为周围淋巴器官正常发育和机体免疫所必需的结构。

(2)产生和分泌胸腺素和激素类物质:从 20 世纪 40 年代开始,已从胸腺中提出多种有效的体液因子,它们无种属特异性,在某种程度上代替胸腺功能,以微量存在于血中,以环核苷酸作为第二信使,可视为胸腺激素。

(三)淋巴结

1.纵隔前淋巴结

纵隔前淋巴结位于上纵隔前部和前纵隔内,在头臂静脉、上腔静脉、主动脉弓及其分支、心包前方和动脉韧带周围。收纳胸腺、心包前部、心、纵隔胸膜、膈前部和肝上面的淋巴,其输出管注入支气管纵隔干。其中位于动脉韧带周围者,称为动脉韧带淋巴结,左肺上叶的癌肿常转移至此淋巴结。

2.气管支气管淋巴结

气管支气管淋巴结位于气管杈和主支气管周围,收纳肺、主支气管、气管杈和食管的淋巴,其输出管注入气管旁淋巴结。

3.气管旁淋巴结

气管旁淋巴结位于气管周围,收纳气管胸部和食管的部分淋巴,其输出管注入支气管纵隔。

4.纵隔后淋巴结

纵隔后淋巴结位于上纵隔后部和后纵隔内,在心包后方,食管两侧,胸主动脉前方,收纳食管胸部、心包后部、膈后部和肝的部分淋巴,其输出管多注入胸导管。

5.心包外侧淋巴结和肺韧带淋巴结

心包外侧淋巴结位于心包与纵隔胸膜之间,沿心包膈血管排列。肺韧带淋巴结位于肺韧带两层胸膜间,肺下静脉的下方,收纳肺下叶底部的淋巴,其输出管注入气管支气管淋巴结,肺下叶的癌肿常转移到此。

二、胸腺切除术

(一)手术适应证

(1)胸腺肿瘤。

(2)胸腺瘤并发重症肌无力患者。

(二)麻醉方式

全麻气管插管。

(三)手术体位

侧卧位,肩背部垫一薄枕,双手展开。

(四)术前准备

1.患者准备

完善心肺功能检查,控制肺部感染。对并发重症肌无力的患者,应制订出抗胆碱酯酶药物的有效治疗剂量。

2.物品准备

开胸包、胸肋小件、胸骨锯、手术衣、孔巾、双层大单、单极电刀线、长头电勾、骨蜡、5号钢丝、钢丝剪、钢丝钳、胸管2根、PW胶、吸收性吸收性明胶海绵。

三、电视纵隔镜下纵隔肿瘤活检术

(一)手术适应证

1.诊断性手术适应证

纵隔淋巴结活检;纵隔内肿物性质的诊断和鉴别诊断。

2.治疗性手术适应证

胸腺切除治疗重症肌无力;纵隔囊肿切除;纵隔积聚物(如血、脓)的引流或清除;全肺切除术后支气管胸膜瘘残端修补术;气管周围孤立肿块或肿大淋巴结的切除等。

(二)麻醉方式

全身麻醉(双腔螺纹管)。

(三)手术体位

仰卧位,去除麻醉屏风架,肩部垫软垫,头部后仰10°～15°,颈部过伸。

(四)术前准备

1.患者准备

检查心肺功能,评估肿瘤对心脏大血管压迫情况,有无呼吸困难的症状。

2.物品准备

阑尾器械包、乳突撑开器、孔巾、双层大单、高频电刀、吸收性吸收性明胶海绵,4－0可吸收缝线、带吸引器电凝、开胸包及胸骨锯、骨蜡、带针钢丝。

3.特殊器械

(1)纵隔镜器械:活检钳、抓钳和分离钳、特制穿刺针(玻璃特制)、钛夹钳。

(2)纵隔镜设备系统:纵隔镜、冷光源、摄像系统、监视器、工作站。

四、专科手术护理

(一)常规护理

手术室围手术期护理。

(二)纵隔镜微创手术

备正中劈胸骨开胸器械,以供突发意外损伤时急救使用。

(三)专科手术护理

肺手术专科手术护理。

第五节　食管手术的护理

一、概述

(一)食管相关解剖及生理知识

1.食管

是连接咽和胃的消化管,也是消化管中最狭窄的部分,为肌性管道。上端起自咽下缘,相当于环状软骨或第 6 颈椎下缘;下端终于胃贲门,相当于第 11 胸椎水平,前方平对第 7 肋软骨。食管经颈部和胸部穿膈的食管裂孔进入腹腔,故可分为颈部、胸部和腹部三部。颈部上起环状软骨下缘,下至胸骨颈静脉切迹水平,长约 5cm。胸部上起胸骨颈静脉切迹,下至膈食管裂孔,长约 18cm。腹部由食管裂孔至胃贲门,此段最短,长 1～2cm。食管全长约 25cm,临床测量以上颌中切牙为定点,对于成人,由中切牙至贲门约为 40cm。

2.食管的狭窄

食管的管径并非上下均匀一致,由于食管本身的结构特点以及邻近器官的影响,食管呈现 3 个狭窄部。第一狭窄部位于咽与食管交接处,距中切牙 15cm;第二狭窄部位于气管杈水平,左主支气管跨越其前方,相当于胸骨角或第 4 与第 5 胸椎椎间盘水平,距中切牙 25cm;第三狭窄部为食管通过膈食管裂孔处,相当于第 10 胸椎水平,距中切牙 37～40cm。

3.食管壁的组织结构

食管具有消化管典型的 4 层结构,由黏膜、黏膜下层、肌膜和外膜组成。肌膜上 1/3 为横纹肌、下 1/3 为平滑肌、中 1/3 为横纹肌和平滑肌相混杂,食管起端处环行肌纤维较厚,可起到括约肌作用。外膜为疏松结缔组织。整个食管管壁较薄,仅 0.3～0.6cm,容易穿孔。

3.食管的功能

食管的主要功能是通过蠕动把食团输送到胃里。如果有外伤、异物、炎症或肿瘤,食物下咽就会发生困难。食管除运送食物外,距胃贲门 4～6cm 长的食管,还有防止胃内食物反流到食管的作用。当某些原因使抵抗反流的功能下降或消失时,胃内的胃酸就很容易反流到食管,重者可引起食管炎症、食管糜烂甚至食管溃疡。

(二)食管的血液供应、淋巴引流及神经支配

1.食管的血液供应

食管的供血分为 4 个区,即食管颈部、食管胸部上段、食管胸部下段和食管腹部。颈段食管由甲状腺下动脉的分支供应,胸部上段食管的动脉由支气管动脉及降主动脉的食管支供应,胸部下段由胸主动脉或肋间动脉的小支供应,腹段则由腹主动脉的膈动脉终支供应。食管本身的静脉有黏膜下静脉丛及周围静脉丛,黏膜下丛穿过肌肉至食管周围丛。食管上段静脉通过甲状腺下静脉汇入上腔静脉,食管下段静脉直接汇入奇静脉系统。

2.食管的淋巴引流

食管颈部的淋巴注入气管旁淋巴结和颈外侧下深淋巴结。食管胸部的淋巴除注入纵隔后淋巴结外,胸上部的淋巴注入气管旁淋巴结和气管支气管淋巴结,胸下部的淋巴注入胃左淋巴

结。食管腹部的淋巴管注入胃左淋巴结。食管的部分淋巴管注入胸导管。

3.食管的神经支配

交感神经的颈段食管由上、下颈交感神经节支配,胸段食管由第4及第5胸结节和大小内脏神经节支配,胸段食管下部由内脏大神经分支支配,腹段食管由腹腔丛的分支支配。副交感神经由迷走神经分支及部分喉返神经分支在食管周围形成神经丛支配。

二、食管下段癌根治术

(一)手术适应证

(1)早期食管癌,心、肝、肺、肾功能正常或能耐受手术者。

(2)中、下段食管癌不超过7cm,无严重外侵,无远处转移。

(3)贲门癌,癌中心在胃食管连接线上下2cm内。

(二)麻醉方式

全身麻醉(双腔螺纹管)。

(三)手术体位

取90°左侧卧位。

(四)术前准备

1.患者准备

术前3d进行肠道准备。

2.物品准备

开胸器械包、手术衣、孔巾、双层大单、单极电刀线、长头电勾、TLC75、CDH25吻合器、荷包钳、荷包线、空肠营养管、胸管、PW胶。

三、食管癌根治术(三切口)

(一)手术适应证

中、上段食管癌不超过5cm,无远处转移者。

(二)麻醉方式

全身麻醉(双腔螺纹管)。

(三)手术体位

取90°右侧卧位。

(四)术前准备

1.患者准备和物品准备

同食管下段癌根治术。

2.特殊用物

腹部自动拉钩、甲亢卧位工具、布类3套、4-0可吸收缝线。

四、专科手术护理

(一)护理评估

(1)评估患者生命体征、辅助检查阳性结果,如食管镜检查、食管脱落细胞学检查、食管吞钡实验。

(2)评估患者营养状况、精神状况。

（3）评估患者对手术创伤、疾病转归的认知程度。

（4）评估易受压部位,如眼、耳郭、肩峰、肘部、胸部、髋部、膝部、足踝的皮肤状况。

（5）评估手术体位用具、中心供氧和中心负压吸引的功能状态。

（6）评估特殊器材的准备及备血情况。

(二)常见的护理诊断/问题

1.营养失调,低于机体需要量

与消耗性疾病有关。

2.组织灌注量改变,体液不足

与内分泌代谢紊乱、术前禁饮禁食、清洁灌肠、胃肠减压有关。

3.腹泻

与清洁灌肠有关。

4.有窒息的危险

与食管肿瘤压迫、侵犯气管有关。

5.有大出血的危险

与手术意外损伤胸壁、心、肺血管有关。

6.有气体交换受损的危险

与手术创伤、改变胸腔压力、意外损伤肺组织有关。

7.有皮肤完整性受损、臂丛神经受损的危险

与手术体位、手术时间、个体营养情况有关。

8.有外科感染的潜在危险

与食管及胃开放、手术创伤、沾染手术的隔离技术有关。

(三)护理措施

（1）备气管切开包及急救全套,保证两条通畅的负压吸引,以便紧急救治窒息、误吸、休克患者。胸腔镜微创手术时常规备开胸手术器械,便于发生突发情况时紧急开胸。

（2）建立良好的外周静脉通路1～2条,严格管理静脉通路,术中严密观察患者的病情变化、手术进程,结合患者病情变化准确执行医嘱,术中发生大出血时,进行快速输液、输血等抢救工作,维持手术患者组织灌注充分。及时精准记录输入量,保持术中循环稳定,避免引起体液过多或体液不足。

（3）体位护理:食管下段癌根治术取90°右侧卧位,中、上段食管癌根治术（颈、胸、腹三切口）先取90°左侧卧位,后取平卧位。床沿适宜高度放置双层搁手架,托起患者置入10～15cm厚软胸垫,胸垫上缘距腋下5cm,患者向健侧侧卧,上腿弯曲,下腿伸直,两腿之间放置长方软枕,患者手臂放置搁手架上,头部放置正方软枕和啫喱垫,胸垫两侧加塞直径约20cm的圆柱软枕,固定患者髋部、膝部和上肢,检查头、颈、脊柱,保持在同一水平线上。安置体位过程中注意预防压疮,保持静脉通路、气管导管、尿管的通畅,保护患者隐私。

（4）引流护理:根据患者年龄、病史备胸腔引流管1根,水封式胸腔引流瓶1套,空肠营养管1根,生理盐水500mL。胸腔置引流管1根,正确连接引流管和引流瓶,引流管与引流瓶连接前,应固定妥引流管,引流瓶内注水500mL,与引流管相连的连接管必须与浸没于引流瓶内

液面下的水封管连接。引流管与引流瓶连接好后,立即记录引流瓶液体量(以引流瓶刻度为准)或在引流瓶外液面处做明显标识。空肠营养管和胃肠减压管从同一鼻腔通过,分别妥善固定于面部。引流管不可受压、打折、阻塞、漏气,需维持引流通畅。胸腔引流瓶放置位置应低于胸腔引流出口 60cm 以上。搬运患者过程中,必须夹闭胸腔引流管。

(5)严密观察患者病情及生命体征变化,监测血氧饱和度。

(6)皮肤护理:安置体位时操作轻柔,勿拖、拉、拽,垫枕平整,软硬适当,贴压疮贴,衬衬垫等。术后检查患者全身皮肤情况,尤其注意观察负极板粘贴处和受压处皮肤完整性,出现皮肤压红、水疱等现象,立即进行压疮护理,及时登记和交班。

(7)预防潜在并发症:严格执行沾染手术技术规范,遵医嘱适时使用抗生素。

第九章　骨科疾病

第一节　前臂骨折

前臂骨骼由尺骨和桡骨组成,尺骨上端为肘关节的重要组成部分,桡骨下端为腕关节的重要组成部分,根据骨折部位不同,可分为桡骨干骨折、尺骨干骨折、尺桡骨干双骨折、孟氏骨折和盖氏骨折等。直接暴力和间接暴力均可造成骨折,按骨折的稳定性分为稳定骨折和不稳定骨折。伤后前臂肿胀、疼痛,活动受限,可出现成角畸形,被动活动时疼痛加剧。前臂局部有压痛,骨折有移位时,可触及骨折端,并可扪及骨擦感和骨折处的异常活动。绞扎扭伤软组织损伤常很严重,常有皮肤挫裂、撕脱,肌肉、肌腱常有断裂,也易于合并神经、血管损伤。

对于无移位的骨折,闭合复位多能成功,采用小夹板或石膏夹板外固定即可,但应注意复查骨折是否发生移位。如整复后骨折不稳定,则行经皮穿针内固定;对于少数闭合复位失败、开放性骨折或合并血管神经损伤者,则宜行切开复位内固定。

专科护理如下。

一、病情观察

主要警惕前臂骨筋膜室综合征的发生,尺骨、桡骨骨干双骨折损伤范围较大,前臂高度肿胀或外固定过紧时,可以引起前臂骨筋膜室综合征。应严密观察患肢疼痛与肿胀的程度,手指的颜色、皮温、感觉及运动的变化,有无患肢被动牵拉痛,如患者出现剧烈疼痛、皮肤苍白或发绀、肌肉麻痹、感觉异常和桡动脉搏动减弱或消失等症状,应立即拆除一切外固定,及时报告医生予以处理。

二、体位护理

站立或坐位时肘关节屈曲90°,前臂旋前中立位,绷带或三角巾悬挂胸前。卧床时适当抬高患肢,可伸直肘关节,患肢垫枕与躯干平行,在不影响治疗的前提下保持舒适度,以促进静脉回流,减轻肿胀。

三、功能锻炼

(一)第一阶段

复位固定后1~2周。于复位固定后即可开始,练习上臂、前臂肌肉的舒缩活动,用力握拳,充分屈伸拇指、对指、对掌;站立时前臂用三角巾悬吊于胸前,做肩前、后、左、右摆动及水平方向的绕圈运动;第4天开始用健肢帮助患肢做肩前上举、侧上举及后伸动作;第7天增加患肢肩部主动屈伸、内收、外展运动及手指的抗阻练习,可以捏橡皮泥、拉橡皮筋或弹簧等。每个动作重复10次,每天3~4次。

(二)第二阶段

复位固定2周后至去除外固定前。除继续前期锻炼外,开始进行肩、肘、腕各关节活动,用橡皮筋做阻力,做肩前屈、后伸、外展、内收运动,肘关节屈伸、腕关节背伸活动,每个动作重复10次,每天3～4次,频率和范围可逐渐增加,以患者能够承受为度,但禁忌做前臂旋转活动。4周后增做用手推墙动作,增加两骨折端之间的纵向挤压力,每天10～20次。

(三)第三阶段

外固定除去后。继续前期锻炼并用橡皮筋做抗阻力的肩前伸、后伸、外展、内收运动,阻力置于肘以上部位;逐步增加前臂旋前、旋后的主动、被动练习;腕关节屈伸运动,可采用两手掌相对、指尖向上或手掌放于桌面、健手压于患手之上练习腕背伸,两手背相对、指尖向下练习腕掌屈;手指的抗阻练习,可以捏握力器、拉橡皮筋等;每个动作重复10次,每天3～4次。此外,还可增加如捏橡皮泥、玩积木、洗漱、进餐、穿脱衣服、如厕、沐浴等练习,以训练患肢灵活性和协调性。

四、常见并发症的护理

(一)骨筋膜室综合征

为前臂损伤患者的早期严重并发症,应严密观察患肢疼痛与肿胀程度,手指的颜色、皮温、感觉及运动变化,有无患指被动牵拉痛,警惕发生前臂的骨筋膜室综合征。如出现剧烈疼痛、一般止痛剂不能缓解、苍白或发绀、肌肉麻痹、感觉异常和无脉等症状,应立即拆除一切外固定,即使有可能使复位的骨折再移位也应如此,以免出现更严重的并发症——前臂缺血性肌挛缩,使病情不可逆转,并及时报告医生进一步处理。

(二)腕关节强直

向患者解释功能锻炼的意义,参照本节功能锻炼方法,指导患者进行正确的功能锻炼。

五、出院指导

(1)保持好患肢体位和固定,确保骨折顺利康复。

(2)强调功能锻炼的意义:前臂具有旋转功能,骨折后会造成手的协调性及灵活性丧失,给生活带来不便,患者易产生焦虑和烦躁情绪。应向患者解释,强调功能锻炼对功能恢复的重大影响,以调动患者的主观能动性,主动参与治疗和护理活动。

(3)按本节上述锻炼计划进行功能锻炼,最大限度地恢复患肢功能,重点防止腕关节强直的发生。功能锻炼的时间要比骨折愈合的时间长,使患者有充分的思想准备,做到持之以恒。

第二节　肘部损伤

肘关节是仅有一个关节腔的关节,具有2种不同的功能,旋前、旋后运动发生在上尺桡关节;屈曲和伸直发生在肱桡和肱尺关节。肘关节有3个显而易见的标志,它们是尺骨的鹰嘴突、肱骨内上髁和外上髁。肘关节周围有肱动脉、肱静脉及正中神经、桡神经、尺神经通过,故骨折时易于受到损伤。常见的肘部损伤有肱骨髁上骨折、肱骨外髁骨折、肱骨内上髁骨折、肱骨髁间骨折、尺骨鹰嘴骨折、肘关节脱位等。肘部损伤后,临床表现为疼痛、肿胀明显、皮下瘀斑、肘关节呈畸形、活动受限,轻微活动肘部即有明显骨擦感,严重者可出现多处张力性水疱,如合并血管神经损伤可出现相应临床表现。

肘部损伤的主要治疗方法包括保守疗法,即手法整复外固定、骨牵引;手术疗法,即切开复位或微创复位内固定。

专科护理如下。

一、病情观察

(一)警惕血管神经损伤

(1)受伤后,注意观察患肢远端桡动脉搏动、腕和手指的感觉、活动、温度、颜色。如出现皮肤发绀甚至苍白、温度变低、肢体发凉、桡动脉搏动减弱或消失,应立即报告医生及时处理。

(2)肢体发生剧烈疼痛,皮肤感觉很快减退或消失时,肌肉易发生瘫痪,应特别注意。有时需注意,虽在远端可触及动脉搏动但并不能排除动脉损伤,一定要与健侧对比。如发现异常情况,应及时处理。

(3)注意手部及手指的皮肤感觉和运动情况:如出现手背桡侧或尺侧皮肤感觉减退、麻木,手指活动受限等异常情况,应及时告知医生,以免延误治疗。

(二)警惕前臂缺血性肌挛缩

当患肢出现以下症状或异常感觉时,一定及时妥善处理,避免造成不可逆转的严重后果。①疼痛呈进行性加重,常较剧烈。②前臂皮肤红肿,压痛严重,张力大,手指苍白、发绀和发凉。③感觉异常。④桡动脉搏动细弱或消失。⑤手指常处于半屈曲状,有被动牵拉痛,即被动伸指时前臂疼痛加重。

二、体位护理

行长臂石膏托固定后,平卧时患肢垫枕与躯干平行,离床活动时,用吊带或三角巾悬吊前臂于胸前。行尺骨鹰嘴持续骨牵引治疗时,应取平卧位,患侧上臂稍离床面,以保持牵引的有效性。

(一)肱骨髁上骨折

1.无移位骨折

站立位时,患肢屈肘 90°位,颈腕带悬吊。

2.有移位骨折

手法复位外固定后,伸直型骨折肘关节屈曲约 90°位,屈曲型骨折肘关节屈曲 40°～60°位,悬吊前臂于胸前;经皮穿针内固定术后,石膏托固定,屈肘 90°位,颈腕带悬吊。

(二)肱骨外髁及尺骨鹰嘴骨折

体位应保持在屈肘 90°位前臂旋后位(掌心向上)。

(三)肱骨内上髁骨折、肱骨髁间骨折等

体位保持在 90°位,前臂中立位或旋前位(掌心向下)。

(四)脱位

肘关节后脱位,复位后用长臂石膏托固定肘关节屈曲 90°位,三角巾悬吊 2～3 周。肘关节前脱位,复位后肘关节屈曲 45°位,石膏托固定,三角巾悬吊 2～3 周。陈旧性肘关节脱位,牵引加手法复位后,石膏托固定肘关节屈曲 90°位,三角巾悬吊。

三、功能锻炼

(一)第一阶段

损伤复位外固定期内。初期骨折及整复固定或手术当天麻醉消失后即可进行肩关节旋转、耸肩、腕关节屈伸及手部的抓空、握拳等增力活动,同时,用力做关节不动的静力肌收缩,静力肌收缩每次需坚持到 15s 以上或感觉疲劳,然后放松,如此反复练习,每小时锻炼 3～5min。进行肩关节旋转运动时,先用健肢手托扶患肢肘部,顺应患肢肩关节做旋转活动。进行耸肩、腕关节屈伸及手部功能锻炼时,健肢可与患肢同时进行锻炼。可根据个人承受能力每个动作重复 10～20 次,每天练习 3～4 次。

(二)第二阶段

外固定去除后,开始做肘关节主动屈伸练习,可用健手托扶患肘,鼓励患者主动尽力屈伸肘关节,活动度由小到大,感觉疲劳可适当休息后继续练习。如患者主动锻炼困难,应帮助或指导陪护者协助患者进行被动锻炼:一手妥善托扶固定患肘,另一手握住患肢腕部,缓和用力屈伸患肘,尽量屈伸到患者所能承受的最大角度,禁止暴力被动屈伸活动,避免骨化性肌炎的发生。每次活动 20 次,每天 3～4 次,以患者能够承受为度。

10 岁以下小儿,功能锻炼时应有家人陪同,家人需了解功能锻炼的意义及方法,以协助和指导患儿在出院后进行功能锻炼。

各种类型的骨折锻炼方法有不同的要求,应遵从医嘱。

四、常见护理问题

(一)骨化性肌炎

肘关节周围是骨化性肌炎的好发部位,是肘部损伤的严重并发症之一,在肘部损伤中发生率约为 3%。因此,功能锻炼过程中应注意严格按医嘱进行功能锻炼,避免粗暴的被动屈伸、牵拉及按摩组织损伤部位。骨化性肌炎发生后,在初期要适当制动,在无痛情况下主动练习关节活动,必要时行手术和放射治疗。

(二)肘内翻畸形

肱骨髁上骨折是该并发症常见的原因,其临床表现为儿童时期肘关节无明显症状,外观较差;青少年时期亦很少发生疼痛,当关节逐渐发生退行性改变时,疼痛逐渐加重。其预防措施主要是维持好整复或手术后固定位置,即石膏夹或铁丝托外固定,屈肘 90°,前臂中立位。

(三)迟发性尺神经炎

当感觉手的尺侧麻木不适、疼痛,手指做精细动作不灵便时,应及时就诊,以便得到及时治疗,治疗越早,恢复得也越快、越完全。

五、出院指导

(1)保持休息与活动时的体位要求,注意维持外固定位置,未经医生允许,切勿私自松动去除外固定物,避免并发症及不利于骨折愈合的情况发生。

(2)继续加强功能锻炼,具体方法可参照住院期间功能锻炼指导。患儿应由家长督促按锻炼计划进行功能锻炼,以最大限度地恢复患肢功能。

第三节　肱骨干骨折

肱骨干骨折一般系指肱骨外科颈以下 1～2cm 至肱骨髁上 2cm 之间的骨折。根据骨折部位不同,可分为上 1/3 骨折、中 1/3 骨折和下 1/3 骨折。肱骨干骨折后出现局部疼痛、肿胀明显,上臂有短缩或成角畸形,活动功能丧失。查体:局部压痛,移动患肢和手法检查时可闻及骨擦音。肱骨中、下 1/3 骨折常易合并桡神经损伤,出现垂腕畸形,掌指关节不能伸直,拇指不能外展,手背一、二掌骨间(虎口区)皮肤感觉减退或消失。此外,肱骨干骨折有时也伤及由上臂经过的肱动脉、肱静脉、正中神经和尺神经。

肱骨干骨折主要治疗方法包括保守疗法,即手法整复外固定;手术疗法,即切开复位或微创复位内固定。

一、病情观察

(一)警惕神经损伤

如患肢出现垂腕畸形,伸拇及伸掌指关节功能障碍,手背桡侧感觉减退或消失,则提示伴有桡神经损伤,应及时报告医生给予处理。

(二)警惕血管损伤

严密观察骨折局部情况及患肢桡动脉搏动、手指活动、毛细血管反应、皮肤感觉等情况,特别是肱骨中、下 1/3 骨折尤应注意。使用夹板或石膏固定后,外固定松紧度应适宜,如出现肢体末端高度肿胀、指端发绀、发凉、疼痛剧烈等,应及时报告医生给予处理,防止血液循环障碍导致局部坏死。

(三)警惕感染

术后注意观察伤口渗血情况,针孔或刀口保持清洁干燥,除严格无菌操作和及时合理应用抗生素外,还应保持床单位及个人卫生。合理饮食调配以增强机体抵抗力,预防针孔或刀口感染。

(四)警惕压迫性溃疡

如石膏或夹板内出现剧烈疼痛或跳痛、针刺样痛,应考虑局部受压过度,及时报告医生早期处理,防止发生压迫性溃疡。

二、体位护理

"U"形石膏托或夹板固定后平卧位时,患侧肢体用枕垫起,与躯干同高,保持患肢曲肘 90°,前臂中立位,掌心贴腹放置,以保证复位后的骨折断端不移位。内固定术后使用外展架固定者,以半卧位为宜;平卧位时,可于患肢下垫一软枕,使之与躯体平行,以减轻肿胀;坐位或站立、行走时将前臂用颈腕带或三角巾悬吊于胸前;严重肿胀者卧床时用垫枕抬高患肢,高于心脏水平,以利于肿胀消退。

三、功能锻炼

(一)第一阶段

1～2 周。复位固定后及手术麻醉消退即开始练习耸肩、握拳及腕关节活动,握拳时要用力伸握,并做上臂肌肉的主动舒缩练习,保持正常肌肉紧张,每小时练习 3～5min,练习强度和频率以不感到疼痛和疲劳为度,禁止做上臂旋转活动。

(二)第二阶段

3～4 周。开始练习肩、肘关节活动:健侧手握住患侧腕部,使患肢向前伸展再屈肘后伸上臂及耸肩等动作,每天 3～4 次,每次 5～10 下,活动范围、频率应逐渐增大。

(三)第三阶段

5～6 周。①继续中期的功能锻炼。②局部软组织已恢复正常,肌肉坚强有力,骨痂接近成熟,骨折断端已相当稳定。此期可根据骨折愈合情况,因人而异,扩大活动范围,由小到大,次数由少到多。③双臂上举:两手置于胸前,十指相扣,掌心向外,先屈肘 90°,用健肢带动患肢伸直肘关节,双上臂同时上举,再慢慢放回原处,如此反复,每天 3～4 次,每次 10 下。④旋转肩关节,身体向患侧倾斜,屈肘 90°,使上臂与地面垂直,以健侧手握患侧腕部做肩关节旋转动作(即划圆圈动作)。

(四)第四阶段

6～8 周。在前期锻炼的基础上进行以下锻炼。①举臂摸头(肩外展外旋运动),上臂外展、外旋,用手摸自己的头枕部。②反臂摸腰,患肢上臂外展、内旋、屈肘、后伸,用手指背侧触摸腰部。③大小云手,左上肢屈肘,前臂置于胸前,掌心向下;右侧上肢伸直,外展于体侧,掌心向下,双上肢向外上方经外下方再向内划弧,还至原处,如此循环往复。此方法可使肩、肘、腰、腿、颈部均得到锻炼,并配合药物熏洗、按摩,使肩、肘关节活动功能早日恢复。每天早、晚各 1 次,每次 5～10min。

四、出院指导

(1)保持休息与活动时的体位要求。

(2)继续进行功能锻炼,骨折 4 周内,严禁做上臂旋转活动,外固定解除后,逐步达到生活自理。

(3)伴有桡神经损伤者,遵医嘱口服营养神经药物并配合理疗 1～2 个月。

第四节　肩部损伤

肩部周围损伤包括肩胛骨骨折、锁骨骨折、肱骨上端骨骺分离、肱骨外科颈及大结节撕脱骨折等。肩部损伤后局部疼痛、肿胀,肩关节活动障碍,患肩不能抬举,活动时疼痛加重,患者常用健手扶托患肢前臂,头倾向患侧,以缓解疼痛症状。严重肩胛骨骨折时,深呼吸会引起肩背部疼痛,因血肿的血液渗入肩袖旋转肌群的肌腹,可引起肌肉痉挛和疼痛,待出血吸收后疼痛减轻,肩部运动逐渐恢复。其中,肱骨上端骨骺分离的表现取决于患儿伤后骨折严重程度,肩关节避痛性活动受限,一些大龄儿童的稳定型骨骺分离或青枝骨折可能仅有疼痛和轻压痛,甚至可有一定范围的主动活动;肱骨外科颈及大结节撕脱骨折上臂内侧可见瘀斑,合并肩关节脱位者,会同时出现方肩畸形,有时合并血管、神经损伤。

肩部损伤的主要治疗方法包括保守疗法,即手法整复外固定;手术疗法,即切开复位或微创复位内固定。

专科护理如下。

一、病情观察

(一)警惕血管神经损伤

严密观察损伤局部情况及患肢桡动脉搏动、手指活动、远端毛细血管反应、皮肤颜色及感觉等情况。应注意观察腋窝肿胀是否明显,如出现肢体肿胀非常明显、皮温下降、肤色苍白、桡动脉搏动弱,必须立即报告医生,以便及时处理。开放性骨折应注意观察伤口渗血情况,如有大量持续渗血,应及时报告医生。

(二)警惕骨折合并其他并发症

肩部骨折除导致肩部一处或多处骨折外,还可能伴有脊柱骨折脱位、肋骨骨折。在患者入院初期,应严密观察是否有胸闷、憋气等异常情况出现,如发现有上述异常情况出现,应立即报告医生,以利早期诊断治疗。

二、体位护理

(1)肩部损伤在行手法整复或术后(包括切开复位内固定术和手法复位经皮穿针内固定术):卧硬垫床,取半卧位或平卧位,禁忌患侧侧卧,以防外固定松动。卧位时可将肩部或患肢上臂适当垫高,屈肘90°,掌心贴腹放置或用三角巾悬吊置于胸前;站立位时,可将上臂略前屈、外展,腋下垫大棉垫,悬吊于胸前。

(2)锁骨骨折"8"字绷带或锁骨带固定后,平卧时不用枕头,应在两肩胛间垫窄枕,保持两肩后伸外展。

(3)肱骨外科颈骨折患者卧床时可抬高床头30°~45°或取平卧位,在患侧上肢下垫一软枕,使之与躯干平行放置,避免前屈或后伸。

(4)注意维持患肢固定的位置:外展型骨折固定于内收位,内收型骨折固定于外展位,防止已复位的骨折再移位。外展架固定的正确位置是肩关节外展70°,前屈30°,屈肘90°,随时予以保持。

三、功能锻炼

(一)全身锻炼

肩部损伤患者除特殊病情需要卧床治疗者,需要进行全身锻炼时,能下地活动者,均以局部锻炼为主。

(二)局部锻炼

1.第一阶段

初期骨折整复固定以及术后复位固定的次日,即可开始练习用力握拳和放开的"抓空增力"活动。接近关节端的骨折,可在健手扶持下做一定范围的肘、腕及手部关节屈伸活动。此期主要动作是:肌肉紧张收缩锻炼,每次每个动作需坚持到15s以上或感觉疲劳,然后放松,如此反复练习,每小时锻炼3~5min。锁骨骨折、肩锁关节脱位及肩胛骨骨折患者,术后3d可做肩关节屈伸运动,以健侧手扶持患侧前臂,逐步行肩关节活动,根据患者耐受程度,前屈可达90°,后伸20°。1周后,可逐步从事一般性以患手为主的自理活动,如书写、拿取食物、翻书阅读等,注意避免其他负重活动。肱骨大结节、肱骨上端骨骺分离及肱骨外科颈骨折,此期应禁止肩关节外展和外旋活动。

2.第二阶段

一般 X 线检查骨折端有骨小梁通过或有外骨痂形成时,逐步增加三角肌及肩袖肌力。方法为从等长收缩到抗阻力锻炼,循序渐进。方法有:站立位前屈上举、增加内外旋范围锻炼、上肢外展、外旋锻炼。

3.第三阶段

解除外固定后,全面练习肩关节活动,徒手练习以下动作。①肩关节的环转运动(划圆圈),患者弯腰90°,患肢自然下垂,以肩为顶点做圆锥体旋转运动,顺时针和逆时针在水平面上划圆圈,开始范围小,逐渐扩大划圈范围。②肩内旋运动,将患侧手置于背后,用健侧手托扶患侧手去触摸健侧肩胛骨。肩关节的内旋活动较难恢复,锻炼时难度大,应克服困难,坚持锻炼。③肩内收运动,患侧手横过面部去触摸健侧耳朵。④做手指爬墙动作练习肩外展、上举运动,患者面对或侧身对墙而立,患手摸墙交替上爬,直到肩关节上举完全正常。⑤用健肢扶托患肩做上举、外展运动。

主动锻炼前先热敷肩关节 20min,可促进局部血液循环,减轻锻炼时疼痛。每次的活动范围以僵硬终点为起始处,而非终点。第一、第二阶段每个锻炼动作应重复 10 次以上,每天练习 3~4 次。

各种类型的骨折不同治疗方法有不同的功能锻炼要求,应结合医生的要求具体指导患者做好功能锻炼。

四、潜在并发症的护理

(一)潜在并发症

臂丛神经和腋部血管损伤。

(1)行"8"字绷带外固定时,腋窝部所垫的棉花或其他柔软衬物必须足够多,并有良好的弹性。

(2)绷带固定松紧适宜,固定后注意观察双手感觉、肌力和肢端血运。观察内容包括:注意腋窝肿胀情况,如发现肿胀明显,必须及时处理;注意肢体皮温、肤色、桡动脉搏动情况,如有异常,应及时报告医生,以利早期处理。

(二)潜在并发症

肩关节功能障碍。

多发生于肱骨外科颈骨折后,早期合理的功能锻炼是避免肩关节功能障碍的有效途径。具体方法除参照本节局部功能锻炼之相关部分外,还应注意以下事项。

(1)老年患者更要积极进行适当的功能锻炼活动。

(2)初期先松握拳,屈伸肘、腕关节,舒缩上肢肌肉等活动。

(3)在 2~3 周内,外展型骨折应限制肩关节外展活动,内收型骨折及骨折合并肩关节脱位的患者则应限制肩关节做内收活动。3 周后则应练习肩关节做各方向活动,但活动范围应循序渐进,每天练习十余次。

(4)解除夹板固定后,配合中药熏洗,可促进肩关节功能恢复。

五、出院指导

(1)除必要的休息外,不提倡卧床,应尽可能离床活动。

(2)注意维护患肢固定的位置,观察患肢手指的血运。如外固定松动、手的颜色改变,应及时到医院检查,以便予以调整和处理。绝不能在拆除固定后将患肢长期下垂和用前臂吊带悬挂于胸前,否则将导致肩关节外展、上举活动障碍,并且长时间难以恢复。

(3)继续坚持功能锻炼:指导并督促患者在日常生活中尽可能多地使用患肢,发挥患肢功能,要求患者用患肢端碗、夹菜、刷牙、系腰带等,逐步达到生活自理。

第五节　股骨粗隆间骨折

股骨粗隆间骨折是指股骨颈基底以下至粗隆水平以上部位发生的骨折。根据损伤机制、骨折线的走行方向和骨折局部情况,可分为顺粗隆间型、反粗隆间型和粗隆下型骨折。其中以顺粗隆间型骨折最常见。股骨粗隆间骨折后患肢明显短缩、外旋畸形,大粗隆部有明显肿胀及压痛,皮下淤血,患肢纵轴叩击痛阳性,主动活动障碍。

常用治疗方法是采用保守牵引疗法或手术疗法,手术疗法多采用切开复位内固定术。

专科护理如下。

一、病情观察

(一)警惕休克

粗隆部是骨松质,且该部有许多肌肉附着,血液循环丰富,因此损伤局部出血量大,易出现休克现象,故早期应严密观察生命体征变化,如有异常,及时报告医生予以处理。

(二)警惕血管神经损伤

严密观察骨折局部情况及患肢足背动脉搏动、足趾活动、毛细血管反应、皮肤颜色、皮肤感觉等情况。如出现患肢远端足背动脉搏动减弱或消失、足趾皮温降低、颜色暗紫或苍白、毛细血管反应异常或皮肤感觉异常等情况,必须立即报告医生给予处理。

(三)警惕脂肪栓塞

创伤后 1～3d,如发现患者体温突然升至 38℃ 以上,脉搏 120～200 次/分钟,又无其他感染迹象;或有烦躁不安、呼吸困难、意识障碍、皮下淤血点、血压下降、进行性低氧血症等,均提示有脂肪栓塞的可能,应立即报告医生,以利早期诊断治疗。

二、体位护理

(1)骨折或术后 1 周内宜取平卧位,卧硬垫床,可根据患者需要取半坐卧位,患肢抬高15°～30°并保持外展中立位。

(2)牵引肢体位:牵引期间,应保持患肢于 45°外展中立位,患肢避免内收,防止发生髋内翻畸形,健肢及其他重物不可压迫患肢。

(3)护理人员应掌握患者的病情和治疗情况,注意观察患者体位、角度的变化,如发现异常,及时纠正,防止发生髋内翻畸形,患者应遵从医嘱,不能因卧床时间长而疏忽或私自改变体位。

三、功能锻炼

(一)第一阶段

2周以内。自伤后、术后第2天或牵引之日起，即可指导患者作足踝背伸、跖屈和股四头肌的等长收缩运动，每次屈曲或收缩需坚持到15s以上或感觉疲劳然后放松，做股四头肌的等长收缩运动必须使肌肉绷紧，方能达到效果。如此反复练习，每小时锻炼3～5min。对膝部进行推拿按摩，每天用手向两侧推动髌骨，方法是患者本人或他人用拇指、示指卡捏髌骨向上、下、左、右4个方向各推动3～5下。目的是解除局部肌紧张，防止关节面粘连造成膝关节僵硬。股四头肌收缩活动也可以促进髌骨的上下活动。第2周开始练习抬臀运动，方法：以健足蹬床，双手撑床，轻轻抬起臀部。

(二)第二阶段

3～6周。此期肿痛消失，骨折部位已较稳定，锻炼幅度可适当增加。4周后牵引重量减轻，膝关节可适当屈伸活动。

(三)第三阶段

6～10周。无移位骨折共需牵引6周左右，有移位的骨折牵引时间不应少于8周。去除牵引后重点加强膝、髋关节的运动强度，可采取被动运动与主动运动相结合的方法。

牵引期间可逐步坐起，锻炼髋关节屈伸功能。手术后第2天即可适度坐起。如果固定牢固，可早期下地扶拐不负重行走和行下肢关节功能锻炼。

四、出院指导

(一)继续加强功能锻炼

(1)股骨粗隆间骨折患者需较长时间扶拐锻炼，因此，扶拐是下床活动的必要条件，扶拐方法的正确与否与发生继发性畸形、再损伤或引起臂丛神经损伤等有密切关系，因此，出院前应教会患者正确使用双拐。

(2)注意加强患肢膝关节的伸屈功能锻炼。

(3)下床活动时，应注意保持患肢的外展中立位，以免因负重和内收肌的作用而发生髋内翻畸形。

(二)2～3个月拍片复查或遵从医嘱按时复诊

若骨折已骨性愈合，可在医生指导下酌情使用双拐，而后改用单拐或弃拐行走。

第六节　股骨颈骨折

股骨颈骨折系指股骨头下至粗隆间的一段较细部的骨折。根据骨折线部位不同，可分为头下骨折、经颈骨折、基底骨折。头下骨折时，旋股内、外侧动脉的分支损伤最重，股骨头血供损失最大，骨折最不易愈合，故股骨头缺血性坏死的发生率最高，基底部骨折与其相反。按移位程度分为不完全骨折、无移位的完全骨折、部分移位的完全骨折、完全移位的完全骨折。股骨颈骨折后，患肢呈短缩、内收、外旋、屈曲畸形，腹股沟韧带下或大粗隆部有肿块、瘀斑。体检局部压痛,腹股沟中点部压痛明显,纵轴叩击痛阳性,被动活动患髋关节疼痛加重。

常用的治疗方法有闭合复位内固定术、人工股骨头置换术、人工全髋关节置换术等。

专科护理如下。

一、病情观察

(一)警惕血管神经损伤

严密观察骨折局部情况及患肢足背动脉搏动、足趾活动、毛细血管反应、皮肤颜色、皮肤感觉等情况。如出现远端足背动脉搏动减弱、足趾皮温降低、颜色暗紫或苍白、毛细血管反应异常或皮肤感觉异常等情况,必须立即报告医生给予处理。

(二)警惕脂肪栓塞

创伤后 1～3d,如发现患者体温突然升至 38℃ 以上,脉搏 120～200 次/分钟,又无其他感染迹象;或有烦躁不安、呼吸困难、意识障碍、皮下淤血点、血压下降、进行性低氧血症等,均提示有脂肪栓塞的可能,应立即报告医生,以利早期诊断治疗。

二、体位护理

(1)骨折后 1 周内宜取平卧位,卧硬垫床,牵引期间,可根据患者需要取半坐卧位或坐位,患肢抬高 15°～30°并保持中立位。切忌侧卧,患肢避免内收、外旋,健肢及其他重物不可压迫患肢。

(2)术后患肢应保持外展 30°中立位,患侧穿中立位鞋,两大腿之间可放置软枕,以防患肢内收。

(3)护理人员应掌握患者的病情和治疗情况,注意观察患者体位、角度的变化,如发现异常,及时纠正,以免影响治疗效果,患者应遵从医嘱,不能因卧床时间长而疏忽或私自改变体位。

三、功能锻炼

(一)闭合复位及牵引

自伤后、闭合复位内固定术后第 2 天或牵引之日起,即可指导患者做足踝背伸、跖屈和股四头肌的等长收缩运动,每次屈曲或收缩必须使肌肉绷紧 15s 以上,方能达到效果,如此反复,每小时锻炼 3～5min。对膝部进行推拿按摩,每天用手向两侧推动髌骨,方法:患者本人或他人用拇指、示指卡捏髌骨向上、下、左、右 4 个方向推动各 3～5 下。目的是解除局部肌紧张,防止关节粘连造成膝关节僵硬。

(二)人工股骨头置换

术后 3d 拔除导尿管、引流管等,准备起床。起床的过程特别容易引起脱位,患者第 1 次起床需护士协助,起床时患肢不能越过中线或屈曲超过 45°,通常使用健侧髋部完成起床的动作,使用患侧髋部先完成上床的动作。下床时坐较高且带扶手的椅子,遵循 90°原则,即髋关节屈曲不超过 90°。下床时间上午、下午各 1 次,每次不超过 15min,以防静脉血滞留。下地行走的时间根据病情,术后第 5 天,如患者坐起时无头晕、心悸等,允许患者站立和行走。开始时,可在助行器协助下进行原地踏步练习,然后在病房内练习行走,当患者的身体状况允许时,可改用手臂拐杖替代助行器。术后第 6 天,进行卧－坐－立转移训练。患者坐高椅,保持膝关节低于髋关节;用加高的自制坐便器如厕;要确保座椅牢固,最好有扶手,可适当加垫以增加高度;

不要交叉两腿及踝;不要向前弯身超过90°,要学会坐时背部尽量贴近椅背,保持患肢膝关节伸直。术后第7天,进行上下楼练习。上楼时健腿先上,患腿后上,拐杖随后或同行。下楼时拐杖先下,患腿随后,健腿最后。术后第2周,巩固和提高第1周的训练成果,至伤口拆线出院:对于准备出院回家的患者,应当教会患者如何习惯从走路有人协助到无人协助的改变。人工股骨头置换术后除做好以上锻炼外,同时进行上肢肌力练习,以恢复上肢的力量,便于术后能较好地使用拐杖。

四、出院指导

(1)闭合复位内固定术患者,术后必须卧床3个月,卧床期间做到"三不",即不侧卧、不盘腿、不负重。3个月后拍片复查或遵从医嘱按时复诊。若骨折已骨性愈合,可在医生指导下使用双拐负重。

(2)人工股骨头置换患者术后6~10周内不要弯身捡地上的东西,不要突然转身或伸手去取身后的物品。

第七节　股骨干骨折

股骨干骨折是指股骨小转子下2~5cm起至股骨髁上2~4cm之间的股骨骨折。根据骨折部位不同,可分为上1/3骨折、中1/3骨折和下1/3骨折。由于股骨干周围有强大的肌群包绕,常导致骨折后两断端发生严重移位,临床以中下1/3骨折最为多见,其中下1/3骨折时,近骨折端因受内收肌的牵拉而易向后倾斜成角突起移位,并有损伤腘窝部动、静脉及神经的危险。股骨干骨折后出现较严重的局部肿胀、明显疼痛及下肢主要功能完全丧失,可伴有程度不等的短缩和成角、旋转畸形。体检局部压痛,纵向推顶、叩击痛等,均十分明显,移动患肢和手法检查时可感觉或听到骨擦音(不可随意测试)。如伴有腘窝部动、静脉及神经损伤时有相应症状,成人股骨骨折如内出血超过500mL,还可发生失血性休克。

股骨干骨折的主要治疗方法有保守治疗和手术治疗。保守治疗方法是骨牵引与夹板、石膏外固定结合进行治疗;手术治疗采用切开复位或微创复位内固定治疗。

专科护理如下。

一、病情观察

(一)警惕休克

损伤局部出血量大者,在骨折数小时后即可能出现休克现象,故早期应严密观察生命体征的变化,如有异常,及时报告医生予以处理。

(二)警惕血管神经损伤

严密观察骨折局部情况及患肢足背动脉搏动、足趾活动、毛细血管反应、皮肤颜色、皮肤感觉等情况,股骨下1/3骨折尤应注意。如出现患肢剧烈疼痛、持续高度肿胀、远端足背动脉搏动减弱或消失、足趾皮温降低、颜色暗紫或苍白、毛细血管反应异常或皮肤感觉异常等情况,必须立即报告医生给予处理。如为开放性骨折,应注意观察伤口渗血情况,如有大量、持续新鲜渗血,应及时报告医生。胫骨结节牵引和股骨髁上牵引患者应注意患肢感觉和活动情况,如肢体感觉麻木、足背伸无力,应及时报告医生予以处理。

(三)警惕脂肪栓塞

创伤、整复或手术后 1～3d,如发现患者体温突然升至 38℃ 以上,脉搏 120～200 次/分钟,又无其他感染迹象;或有烦躁不安、呼吸困难、意识障碍、皮下淤血点、血压下降、进行性低氧血症等,均提示有脂肪栓塞的可能,应立即报告医生,以利早期诊断治疗。

二、体位护理

(1)骨折或术后 1 周内宜取平卧位,卧硬垫床,除牵引患者外,肿胀消退后可根据患者需要取半坐卧位或坐位,患肢抬高 15°～30°并保持中立位,指导患者穿中立位鞋或使用足踝功能位固定支具防止足下垂。

(2)牵引体位:股骨干骨折部位不同,要求的牵引体位、角度也不同,一般下段骨折屈膝 70°～80°,屈髋 30°～40°;中段骨折屈膝 60°～70°,屈髋 40°左右,并将患肢置于 30°外展位;上段骨折屈膝屈髋 70°左右,并保持外展位 65°左右。患肢避免内旋、外旋,健肢及其他重物不可压迫患肢。

(3)护理人员应掌握患者的病情和治疗情况,注意观察患者体位、角度的变化,如发现异常,及时纠正,防止患肢畸形愈合,患者应遵从医嘱,不能因卧床时间长而疏忽或私自改变体位。

三、功能锻炼

股骨干骨折后因局部广泛出血,骨折时骨膜撕脱及长时间固定,股四头肌易失去活力而影响膝关节功能,因此,应早期加强股四头肌功能锻炼和膝关节的屈伸锻炼。

(一)手术治疗患者的功能锻炼

1.第一阶段

术后当天。采用下肢多功能支架将患膝置于 90°位,麻醉消退后调整为患者所能耐受的最大角度,一般为 50°～70°,夜间伸直膝关节,抬高患肢 15°～30°,以促进静脉回流,减轻肿胀,缓解疼痛,增加舒适感,确保患者安静休息。

2.第二阶段

术后 1～3d。该期使用下肢多功能支架的原则是:保持屈膝位,防止伸膝障碍,更需确保手术切口的顺利愈合。日间患者清醒治疗期间,将患膝置于患者所能耐受的最大角度,一般在 70°～90°,指导患者进行股四头肌的静力收缩练习,尽力持续收缩,然后放松,根据患者情况逐渐增加锻炼强度和次数,一般每 30min 锻炼 5min。午休或夜间休息可放平支架,抬高患肢,让患者充分休息,以保证持续锻炼的精力和状态。

3.第三阶段

术后 4～10d。继续进行股四头肌等长收缩练习,增加强度和频率,一般每 30min 锻炼 10min;指导患者进行直腿抬高练习,患肢抬高至 45°时维持数秒,然后放平休息,随着锻炼的进展,患者的耐力会越来越好,每天 2 次,每次 5～10 下,具体可根据患者情况而定,不可让患者过度疲劳和疼痛;被动伸屈患膝关节,每天 2 次,每次均被动屈曲膝关节至患者所能耐受的最大角度,方法是一手扶托患膝关节下部向上用力,一手把握患肢踝部向下用力,一般可达到

90°,持续 15～20min 后放松肢体,屈伸膝过程均需缓慢进行,切勿操之过急,以免造成新的损伤。运动前辅以骨伤电脑治疗仪,用电流刺激局部软组织,松弛肌肉、肌腱等关节周围组织,以利屈膝运动;运动后辅以冷疗 30min,以减少关节周围组织或关节内腔渗血渗液,将肿胀降低到最低限度。

4.第四阶段

术后 11～21d。使用 CPM 支架持续被动运动,此时切口基本愈合,肿胀基本消退,出血停止,疼痛减轻,CPM 支架被动运动不会影响切口愈合。开始时屈曲度数以患者主动屈曲度数增加 5°为宜,以后每天递增,增加幅度根据患者耐受力和关节局部状况而定,每次 1h,每天 4次,保持一定的活动范围,直至患者主动伸屈活动达到被动伸屈的范围。在被动锻炼间隙,鼓励患者主动运动患膝关节,可在运动前后辅以中药赤木洗剂进行膝关节周围熏蒸烫洗,以达舒筋通络、软坚散结、松弛肌肉的目的,进一步增加膝关节的活动范围。本期患膝屈曲常可达到90°～130°。

(二)牵引治疗患者的功能锻炼

1.第一阶段

骨折 1 周内。自牵引之日起,即可指导患者作足踝背伸、跖屈和股四头肌的等长收缩运动,每次屈曲或收缩需坚持到感觉疲劳然后放松,做股四头肌的等长收缩运动必须使肌肉绷紧,方能达到效果,如此反复练习,每小时锻炼 3～5min。对膝部进行推拿按摩,每天用手向两侧推动髌骨,方法:患者本人或他人用拇指、示指卡捏髌骨向上、下、左、右 4 个方向活动,目的是解除局部肌紧张,防止关节面粘连造成膝关节僵直,股四头肌收缩活动也可以促进髌骨的上下活动。

2.第二阶段

骨折后 2～3 周。在第一阶段的基础上,逐渐加大锻炼强度;第 2 周开始练习抬臀运动,方法:以健足蹬床,双手撑床,轻轻抬起臀部,本阶段以患者臀部能抬高离床 5～10cm 为好,股四头肌的等长收缩运动以每次能坚持到 15s 以上为好。可鼓励患者自己进行躯体移动,具体方法:以健足蹬床,双手或双肘撑床,收腹、抬臀,使健肢连同患肢带动牵引锤一起上下活动,躯干及大、小腿应成一直线,以增进肌力和髋膝活动范围。

3.第三阶段

骨折后 4～6 周。此期肿痛消失,骨折部位已较稳定,锻炼幅度可适当增加。除第一、第二阶段的锻炼项目外,重点锻炼屈膝功能,可予以患肢多功能支撑器,自5°～10°开始逐渐加大锻炼角度,注意每次锻炼前均应注意检查外固定的可靠性,并在有效的骨牵引作用下进行。

四、出院指导

(1)继续加强功能锻炼。

1)下地活动或负重时间、去除外固定时间必须严格遵从医嘱,不可私自行事。股骨干骨折患者需较长时间扶拐锻炼,因此,扶拐是下床活动的必要条件,扶拐方法的正确与否与发生继发性畸形、再损伤或引起臂丛神经损伤等有密切关系,因此,出院前应教会患者正确使用双拐。

2)扶拐下床不负重活动者,必须使用双拐;下地负重活动者,可使用单拐。股骨中段以上骨折,下床活动时始终应注意保持患肢的外展体位,以免因负重和内收肌的作用而发生继发性向外成角突起畸形。严禁患肢内外旋活动,以免影响骨折的稳定和愈合。

(2)注意加强患肢膝关节的伸屈功能锻炼,每天至少20次。锻炼用力应适度,活动范围应由小到大,循序渐进,且不可操之过急,每次应以不感到疲劳为度,以免给骨折愈合带来不良影响。严禁对患膝施以暴力的锻炼方法。

(3)在下床活动的同时,可指导患者用中药熏洗膝、踝关节,以利舒筋、活血、消肿,使关节在短时间内恢复到正常活动度。

(4)2~3个月后拍片复查或遵从医嘱按时复诊。

第八节　膝部损伤

膝部损伤包括膝关节半月板损伤、韧带损伤、髌骨骨折等,直接暴力或间接暴力均可致伤。近几年,由于膝关节镜的临床应用,膝部损伤的治疗向微创化发展,极大地减轻了患者的痛苦。但膝部损伤由于症状不严重,早期易被患者忽视,就医后也易存在轻病心理,影响遵医行为,加之关节固定后极易出现活动障碍、强直等并发症,故护理过程中应注意强化患者的遵医行为,指导患者做好功能锻炼,早日恢复关节功能。

一、膝关节半月板损伤

当膝关节半屈曲受到旋转力作用时,半月板被夹在股骨与胫骨之间而易发生损伤。半月板损伤的主要症状为伤后膝关节疼痛,逐渐肿胀,有弹响,关节可突然出现绞锁,发生伸直障碍,但常可屈曲。上下楼时腿乏力,打软腿,过伸或过屈疼痛,股内侧肌可出现萎缩。查体关节间隙有明显压痛,麦氏征阳性,Apley试验阳性,半月板加压试验阳性。

膝关节半月板损伤的主要治疗方法包括保守疗法,即加压包扎(可选用弹性绷带或棉垫)及石膏托固定制动;手术疗法包括关节镜下施行半月板修补术、切除术、移植术。

专科护理如下。

(一)病情观察

1.警惕血管损伤

一般来说,创伤、扭伤引起的疼痛多在整复固定或手术后1~3d,随着肿胀消退而日趋缓解,如肢体远端出现剧烈疼痛并逐渐加重,同时伴有皮肤苍白、麻木等情况,应立即报告医生进行处理。

2.警惕神经损伤

术后肢体位置摆放正确,取中立位,如出现患肢感觉麻木、肿胀不适,运动异常等情况,应警惕固定局部有腓总神经受压的危险,及时报告医生给予适当处理。

3.警惕血栓性静脉炎

血栓性静脉炎关键在于术后早期诊断,早期处理。多发生在术后3~4d,早期症状轻微,不易引起注意,病情发展时,牵拉腓肠肌可有明显疼痛,小腿三头肌可有压痛。术后应嘱患者主动及被动进行踝关节的伸屈活动,充分发挥踝泵作用,这对预防静脉炎的发生有着重要作用。

(二)体位护理

半月板损伤早期或术后早期宜取平卧位,待肿胀消退后,可根据患者需要取半坐卧位或坐位,患肢抬高 15°～30°并保持中立位,以利静脉回流,减轻肿胀,注意避免健肢及其他重物的压迫。

(三)功能锻炼

术后早期正确的功能锻炼可增强肌力,促进血液循环,防止血栓形成。

1.术前股四头肌锻炼方法

患者取仰卧位,两腿伸直平放于床上,抬腿时要伸直膝关节抬离床面,足跟稍离床即可,根据肌力大小在腿上施加重量。抬腿时要缓缓抬起,然后慢慢放下。当腿抬到适当高度时(<45°)停 3～5s 后缓慢放下,然后再次抬高,每次屈曲或收缩需坚持 15s 以上或感觉疲劳后放松,这样反复练习,每 2h 练习 1 次,每次 5～10min。

2.术后股四头肌锻炼方法

(1)第一阶段:术后 1～3d。24h 内指导患者进行股四头肌肌肉等长收缩锻炼,可先练习健肢,再练习患肢。24h 后,患肢进行股四头肌及腓肠肌的锻炼,也可以先进行股四头肌练习后再试着抬腿锻炼腓肠肌(方法是患者仰卧,两腿平放,伸直膝关节后慢慢抬离床面至足跟稍离床面即可)。每天练 4～5 次,每次 5min,以不感到疲劳为原则,且抬腿不宜超过 45°。护士应经常检查患者的锻炼效果,以确实看到股四头肌收缩和完全舒张为标准,防止患者用臀大肌的收缩代替股四头肌的收缩锻炼。

(2)第二阶段:术后 4～9d。膝部制动固定期的锻炼:护士协助患者取仰卧位或坐位,将手置于膝后,嘱患者用力将膝部压向手,再放松,反复"压紧→放松",每小时 1 次,每次 5min。直腿抬高锻炼:首先抗重力抬高,伸直膝关节,抬离床面 70°为宜;然后进行抗阻力抬高,如足部绑缚沙袋。增加锻炼强度,改变体位,减慢抬腿速度和延长滞空时间。术前若有股四头肌萎缩,应强化锻炼,术后一旦恢复感觉,就开始锻炼。

(3)第三阶段:术后 10～14d。此期患肢关节积液消退后,可在床上做伸屈关节的活动。患膝下垫一软枕,屈膝 30°,使足跟抬离床面,逐渐增加伸屈角度,直至患膝伸直,每次 15min,每天 2 次。待肌力完全恢复 2 周后,开始不负重行走。患者下地行走的时间应根据以下 4 个条件考虑:①股四头肌有能力抬腿;②膝关节无肿胀,无积液;③伤口已拆线,全身情况良好,下地后无头晕不适;④已学会正确用拐。具备以上 4 个条件,就可以扶拐,患肢不负重下地活动。

(4)第四阶段:术后 3～6 周。①手术后 3～4 周:半蹲练习,双足分开与肩同宽,双膝轻轻弯曲约呈 30°,身体重心尽量向后(要有坐下的感觉),每天 1 次,每次 10～15min,要求每天增加 30～60s。②术后 4～6 周:半蹲位练习,每天 2 次,每次除 30°外,增加 40°～80°靠墙站立 1 次,时间尽可能长,并每天增加 30～60s,此期患者可增加行走距离,如感觉良好,则可开始慢跑,时间约 10min,不要求速度。③6 周以后:如果股四头肌力量恢复良好,则可开始进行患肢单腿半蹲锻炼,方法同上,还可以进行综合训练器的抗阻伸膝练习,大重量慢起慢落。

3.术后宜早下地、晚负重

半月板成形术后 1 周扶拐下地行走;半月板切除术后 2 周扶拐下地行走。术后 1 个月可以使患肢逐渐负重。避免过早负重加重关节内的创伤反应,导致慢性滑膜炎,引起膝部持续疼痛。

（四）常见问题膝关节绞锁的护理

（1）向患者及家属讲解本病的有关知识及特点，消除其紧张、恐惧心理，使肌肉放松，以利治疗。

（2）半月板绞锁后要及时解锁，手法要适当，严禁粗暴、强迫性的手法，以免使半月板边缘附着的组织撕破处向中心部延伸，加重损伤。手法解锁后，要将患侧膝部制动休息 10d，避免剧烈运动，防止再次发生绞锁。

（3）对于慢性期绞锁者，应教会患者自行解锁法：患者采用坐位，小腿自然下垂，轻轻摆动膝关节，以求自动解锁。

（4）陈旧性半月板损伤，反复发生疼痛、绞锁者，一经确诊损伤无法自行修复者，应尽早采取手术方法治疗。

（五）出院指导

（1）加强功能锻炼。

1）局部按摩：指导患者每天坚持用双手掌按摩膝关节 2～3 次，每次来回按摩膝关节 50 次，以促进膝关节血液循环，使局部新陈代谢旺盛。

2）术后第 7～8 周，指导患者在床边训练下蹲运动，即先将两足分开与两肩等宽，上身挺直，两手抓紧床栏下蹲，每次 5～10min，每天 3～4 次。

3）功能锻炼用力应适度，活动范围应由小到大，循序渐进，切不可操之过急，每次应以不感到疲劳为度，以免给膝关节的康复带来不良影响。

（2）下地行走锻炼时要求跟－趾式走路，不能跛行，每一步都必须伸直膝关节，以免造成膝关节僵直。下肢锻炼的方法有上下台阶法、蹬车运动法、抗阻力伸膝法、负重下蹲起立法、划船运动法。

（3）告知患者下地行走时应克服急躁心理，不能长时间行走，不能急走、急转，以防意外损伤。

（4）2 个月后拍片复查或遵从医嘱按时复诊。

二、膝关节韧带损伤

韧带是连接关节相邻两骨之间或软骨之间的致密纤维结缔组织或膜，由弹力纤维及胶原纤维编织而成，是膝关节重要的静力性稳定因素，其主要功能是限制作用和制导作用。当韧带承受的应力超过其屈服点，即完全断裂的标志后，常为撕裂伤，仍能保持大体形态的连续性，但其维持关节稳定的张力明显丧失，出现直向不稳定。若暴力较严重，膝关节有极度的移位发生时，可发生韧带形态连续性的丧失，完全断裂，多表现为复合不稳定。

膝关节内、外侧副韧带损伤后主要表现为膝关节内侧或外侧疼痛、肿胀，断裂部位压痛，皮下淤血，关节侧向活动受限；膝关节前、后交叉韧带损伤后主要表现为患者自觉有撕裂感，关节部位显著肿胀、疼痛，不稳定，肌肉紧张，行走时易打软腿。

膝关节韧带损伤的主要治疗方法包括保守疗法，即石膏夹板外固定；手术疗法，即关节镜下修补术或重建术。

专科护理如下。

(一)病情观察

1.警惕血管损伤

一般来说,创伤、扭伤引起的疼痛多在整复固定或手术后 1~3d,随着肿胀消退而日趋缓解,如肢体远端出现剧烈疼痛并逐渐加重,同时伴有皮肤苍白、麻木等情况,应立即报告医生进行处理。

2.警惕神经损伤

术后肢体位置摆放正确,取中立位,如出现患肢感觉麻木、肿胀不适、运动异常等情况时,应警惕固定局部有腓总神经受压的危险,及时报告医生给予适当处理。

3.警惕骨筋膜室综合征

术后 1~2d 应着重观察小腿肿胀情况,关节镜手术中需大量的关节冲洗液冲洗,有时关节冲洗液会外渗造成小腿严重肿胀,导致小腿骨筋膜室综合征,故应密切观察患者小腿肿胀和疼痛情况,包扎不应过紧,抬高患肢,有助于水肿消退。如观察到足背动脉搏动减弱,足趾肤色灰白,皮温降低,患肢感觉异常或迟钝,小腿肌张力明显升高等骨筋膜室综合征表现,应及时报告医生处理。

(二)体位护理

(1)新鲜韧带损伤早期,患侧下肢制动、休息,禁止牵拉受伤韧带,可抬高患肢 15°~30°。

(2)石膏固定膝关节于功能位,不固定踝关节,时间为 4~6 周。

(3)石膏固定期间可以扶拐下地活动,注意正确使用拐杖,掌握好平衡,严防跌倒,以免引起新的损伤。

(三)功能锻炼

术后早期正确的功能锻炼可增强肌力,促进血液循环,防止血栓的形成。

1.石膏固定期

(1)韧带损伤初期石膏固定次日,护士即指导患者开始锻炼踝、趾关节的背伸、屈曲和小腿的三头肌、股四头肌的等长舒缩锻炼。每次踝、趾关节的背伸、屈曲或小腿的三头肌、股四头肌的收缩锻炼都需要坚持 15s 以上或感觉疲劳后放松。如此反复锻炼,每小时锻炼 3~5min,每天 4~5 次。

(2)指导患者股四头肌的正确锻炼方法:护士协助患者取仰卧位,患膝伸直,嘱患者绷紧股四头肌,此时髌骨上移,股四头肌处于绷紧状态,使其持续 15s 后放松。如此反复锻炼,每小时锻炼 3~5min,每天 4~5 次。进行锻炼时,应告知患者尽量伸直膝关节,以利于股四头肌的锻炼,防止石膏拆除后出现关节僵硬的情况。

(3)膝内侧副韧带损伤应指导患者强化夹紧大腿的动作(双膝间夹枕),以锻炼股内收肌。手术后 1 周,扶拐带石膏下地活动,可以负重。6 周拆除石膏,做膝关节屈伸锻炼。

(4)膝外侧副韧带损伤应指导患者强化分开大腿的动作(双膝用弹力绷带捆缚在一起),以锻炼阔筋膜张肌。石膏固定 6 周,拆除石膏后,逐渐做关节屈伸运动。

(5)膝交叉韧带损伤,应指导患者强化主动抬起和下压膝关节动作,以锻炼股四头肌、腘绳肌和腓肠肌,石膏固定 6 周,拆除石膏后,逐渐做关节屈伸运动。

2.石膏拆除后

(1)屈曲的练习方法:以下方法任选其一,每天 1 次,力求角度略有增长即可。练习过程中或练习后如有特殊不适,应及时告知医生。练习过程中不得伸直休息,反复屈伸,否则将影响效果,且极易造成肿胀。①坐(或仰卧)位垂腿:坐(或仰卧)于床边,膝以下悬于床外。保护下放松大腿肌肉,使小腿自然下垂,至极限处保护 10min。必要时可于踝关节处加负荷。②仰卧垂腿:仰卧于床上,大腿垂直于床面(双手抱腿以固定),放松大腿肌肉,使小腿自然下垂,必要时可于踝关节处加负荷(负荷不应过大,否则肌肉不能放松,即无效果)。③坐位"顶墙":坐椅上,患侧足尖顶墙或固定,缓慢向前移动身体以增大屈膝角度,感疼痛后保持不动,数分钟后疼痛消失或降低,再向前移动,至极限。全过程控制在 30min 以内。④俯卧屈膝:俯卧位(脸向下趴于床上),双腿自然伸展,自行握患腿踝关节,使膝关节屈曲(可用长毛巾或宽带子系于脚腕处,以便于牵拉),或由他人帮助,但绝对禁止暴力推拿。

(2)主动屈伸练习(被动屈曲后进行):①坐位屈膝,坐位,足不离开床面,缓慢、用力,最大限度屈膝,保持 10s 后缓慢伸直。每次 2~4min,每天 1~2 次。②坐位伸膝,坐位,足垫高,于膝关节以上处加重物。完全放松肌肉,保持 30min。每次 30min,每天 1~2 次。③伸屈的练习法,伸展练习中肌肉及后关节的牵拉感及轻微疼痛为正常,不可收缩肌肉对抗,应完全放松,否则将会无效。练习中采用负荷的重量不宜过大,应使患膝敢于放松,持续至 30min,有明显牵拉感为宜。练习过程中不得中途休息,否则将影响效果。④俯卧悬吊,俯卧,膝以下悬于床外,踝关节处加重物。完全放松肌肉,保持 30min。每次 30min,每天 1~2 次。

3.支具固定期

手术后第 3 天即开始指导患者进行膝关节屈曲锻炼,锻炼屈度从 15°开始,逐渐增加,1 个月之内增加至 120°即可。每小时锻炼 3~5min,每天 4~5 次。下肢支具 12 个月后即可拆除。固定期及拆除固定后其他的锻炼方法详见石膏固定期及拆除期的锻炼方法。

(四)常见问题的护理

膝关节不稳定:膝关节韧带损伤后,无法限制膝关节的侧向分离或前后滑移,使得膝关节屈伸运动时又掺杂多个方向的移动,加上肌肉无力,导致膝关节不稳定。

(1)保持有效的固定,用护膝或弹性绷带保护和约束膝关节的活动,提醒患者避免再次牵拉受伤韧带。

(2)科学合理地进行膝周肌肉锻炼来增强膝关节的动力性稳定:如膝内侧副韧带损伤,应指导患者强化夹紧大腿的动作(双膝间夹枕),以锻炼股内收肌;膝外侧副韧带损伤应指导患者强化分开大腿的动作(双膝用弹力绷带捆缚在一起),以锻炼阔筋膜张肌。做上述内收和外展动作时,应使小腿和足处于自由摆动状态,可用悬吊牵拉法满足,避免因膝远端的肢体重力牵拉受伤韧带。若膝交叉韧带损伤,应强化主动抬起和下压膝关节的动作,以锻炼股四头肌、腘绳肌和腓肠肌。

(3)拆除外固定后,立即开始主动和被动屈伸膝关节,也可依靠下肢康复机,辅助热洗,凡士林涂擦皮肤后按摩及理疗,以尽快恢复膝关节的生理活动度。

(五)出院指导

(1)加强功能锻炼。

1)局部按摩:告知患者每天坚持用双手掌环形按摩膝关节2~3次,每次来回按摩膝关节50次,以促进膝关节的血液循环,使局部新陈代谢旺盛。

2)术后第7~8周,指导患者在床边训练下蹲运动,即先将两足分开,与两肩等宽,上身挺直,两手抓紧床栏下蹲,每次5~10min,每天3~4次。

3)指导患者加强腿部肌肉和膝关节的屈伸活动锻炼,坚持徒步行走及马步站桩等,通过股四头肌力量的增强,从而提高膝关节的稳定性。

(2)2个月后拍片复查或遵从医嘱按时复诊。

三、髌骨骨折

髌骨是全身最大的籽骨,呈扁平三角形,是伸膝装置的中间结构,起到保护膝关节稳定、增强股四头肌肌力等作用。髌骨骨折发生移位时,易导致髌前韧带及两侧扩张部的撕裂。同时在诊断为髌骨骨折时,一定要注意是否同时存在同侧的股骨干骨折、股骨髁或胫骨髁骨折、同侧髋关节后脱位等,避免漏诊或误诊。临床表现主要有:膝部疼痛,膝关节不能伸屈活动,不能负重,局部压痛,关节内大量积血,髌前皮下淤血、肿胀,严重者皮肤可发生水疱。有移位的骨折,可触及骨折线间隙。

髌骨骨折的主要治疗方法包括保守疗法,即手法整复外固定;手术疗法,即切开复位内固定。

专科护理如下。

(一)病情观察

1.警惕血管损伤

一般来说,创伤、骨折引起的疼痛多在整复固定或手术后1~3d,随着肿胀消退而趋缓解,如肢体远端出现剧烈疼痛并逐渐加重,同时伴有皮肤苍白、麻木、皮温下降等情况,应立即报告医生进行处理。

2.警惕神经损伤

骨折复位后外固定松紧适宜,需要保护的部位加衬垫,肢体位置摆放正确,取中立位,如出现患肢感觉麻木、肿胀不适、运动异常等情况,应警惕固定不当导致腓总神经受压的危险,需及时报告医生给予适当处理。

(二)体位护理

(1)骨折或术后早期取平卧位,肿胀消退后可根据患者的需要取半坐卧位或坐位,患肢抬高15°~30°并保持中立位,以利静脉回流,减轻肿胀,注意避免健肢及其他重物的压迫。

(2)护理人员应掌握患者的病情和治疗情况,注意观察患者体位变化,如发现异常及时纠正,防止患肢畸形愈合,患者应遵从医嘱,不能因卧床时间过长而私自改变体位。

(三)功能锻炼

术后早期正确的功能锻炼可增强肌力,促进血液循环,防止静脉血栓的形成。

1.手法整复外固定治疗患者的功能锻炼

(1)第一阶段:骨折1~3d。骨折后即开始指导患者做患侧股四头肌等长收缩,踝关节的屈曲背伸锻炼,锻炼的次数应因人而异,循序渐进,以防止股四头肌粘连、萎缩、伸膝无力。

(2)第二阶段:骨折后1周以内。肿胀消退即可指导患者下床不负重活动,使膝关节有小范围的伸屈活动,以防膝关节强直。

(3)第三阶段:骨折后 2~3 周。有托板固定者应解除,有限度地增大膝关节的活动范围。

(4)第四阶段:骨折后 6 周。骨折愈合去固定后,可用指推活髌法解除髌骨粘连,以后逐步进行床缘屈膝法、搓滚舒筋法锻炼,使膝关节伸屈功能早日恢复。①指推活髌法:护士或患者本人拇指、示指卡捏髌骨向上、下、左、右 4 个方向各推动 3~5 下。目的是解除局部肌紧张,防止关节面粘连,造成膝关节僵直。②床缘屈膝法:患者坐于床边,两手把持按压膝关节上部,用力屈曲膝关节后放松、复原,反复进行。目的是锻炼膝关节周围肌力,恢复膝关节功能活动,补气活血,强筋壮骨。③搓滚舒筋法:患者坐于凳上,将竹管或圆棒放在地上,患足踏在管上,膝关节屈伸蹬动竹管或圆棒前后滚动,目的是恢复膝关节的伸屈功能和肌力。

2.手术治疗患者的功能锻炼

(1)第一阶段:术后 3d 内。术毕回病房后即可将患肢用垫枕抬高 15°~30°,保持中立位,膝关节屈曲 10°~15°,待麻醉消失后即可进行踝趾关节的趾屈、背伸锻炼,每小时 1 次,每次做 5min。股四头肌的收缩锻炼从术后第 2 天开始,先教会患者健肢的股四头肌收缩锻炼,然后进行患肢练习,每 2h1 次,每次 6~8 下,以后逐渐增加活动量。其中活动量及活动时间增加时一般采用增量不增时或增时不增量的方法,避免引起患肢疲乏、疼痛。

(2)第二阶段:术后 4~28d。通过早期锻炼,患肢肿胀减轻或逐渐消失,术后 1 周左右,关节内外软组织尚未形成粘连或有粘连但尚未完全肌化,有利于膝关节早期活动,故术后中期是恢复膝关节功能的最佳时期。髌骨骨折行张力带钢丝内固定的患者,护士应经常指导患者上下推移患肢髌骨,防止髌骨关节面粘连,避免髌骨关节炎的发生。正确指导患者进行患肢膝关节的主动伸屈锻炼,保证脚在床上滑动,尽量屈曲膝关节,可以从 10°~20°开始,在最大屈曲位停留 5~10s,每天 5~6 次,以后逐渐增加活动范围。指导患者在屈曲锻炼时应缓慢进行,切勿操之过急,以免造成新的损伤。运动前辅以骨伤电脑治疗仪,用电流刺激局部软组织,松弛肌肉、肌腱等关节周围组织,以利屈膝运动;运动后辅以冷疗 30min,以减少关节周围组织或关节内腔渗血渗液,将肿胀降到最低限度。石膏外固定的患者每天 2~3 次髋、踝和足趾关节的活动,每次 10~20 下,患肢股四头肌等长收缩,每天训练 3 次,每次 50~100 下。锻炼过程中注意逐渐增加髋、踝、足趾关节的活动。

(3)第三阶段:术后 4 周以后。此期已解除外固定,髌骨稳定性进一步增强,膝关节活动范围已有不同程度改善,锻炼的自信心增强。患者可使用 CPM 支架持续被动运动,开始时屈曲度数以患者主动屈曲度数增加 5°为宜,以后每天递增,增加幅度根据患者耐受力和关节局部状况而定,每次 1h,每天 4 次,保持一定的活动范围,直至患者主动伸屈活动达到被动伸屈的范围。在被动锻炼间隙,鼓励患者主动运动患膝关节,可在运动前后辅以中药赤木洗剂进行膝关节周围熏蒸烫洗,以达舒筋通络、软坚散结、松弛肌肉的目的,进一步增加膝关节的活动范围。本期患膝屈曲常可达到 90°~130°。也可指导患者在膝关节周围采用揉、推、按等手法以舒筋活络。

3.手术治疗患者功能锻炼的注意事项

髌骨横行骨折使用张力带钢丝内固定在术后 3~5d,下极骨折及粉碎骨折在术后 4 周开始进行屈膝锻炼,以后逐步增加膝关节的伸屈活动度,锻炼的幅度、次数以患者能忍受疼痛为度。对于髌骨部分切除的患者,术后第 2 天练习股四头肌等长收缩,去石膏后不负重练习关节活动,6 周后扶拐逐渐负重行走,并加强关节活动度及股四头肌肌力锻炼,对初下地的患者,护士应在旁边保护。对于髌骨全切除的患者,因髌骨全切破坏了伸膝装置,将出现股四头肌肌力下降、短缩、膝部疼痛、关节活动受限,术后应尽早进行股四头肌收缩锻炼,外固定解除后加强膝关节的伸屈活动和自主性运动,行走时可用石膏托固定,6 周内的负重可扶双拐或单拐进行。

(四)常见问题的护理

1.膝关节强直

长期外固定、功能锻炼不及时或锻炼强度不够均可导致膝关节强直。

(1)向患者说明锻炼的意义和方法,使患者充分认识功能锻炼的重要性,消除思想顾虑,主动锻炼。

(2)指导患者坚持进行功能锻炼,具体的锻炼方法见本节局部功能锻炼方法。

(3)去除固定后,膝关节僵硬、疼痛者,可使用中药赤木洗剂进行膝关节周围熏蒸烫洗,以达到舒筋通络、软坚散结、松弛肌肉、减轻疼痛的目的。

2.膝关节创伤性关节炎

骨折愈合后,关节面不平整或关节面压力状况改变,长期磨损使关节软骨损伤、退变而产生创伤性关节炎。

(1)复位后肢体摆放稳定,妥善搬运,保持复位良好,关节面平滑,是预防创伤性关节炎的可靠保证。

(2)正确进行功能锻炼,使髌骨关节面得以在股骨滑车的模造中愈合,有利于关节面的修复。

(3)症状严重者应适当休息,待症状缓解后,不负重进行股四头肌的收缩锻炼和膝关节的伸屈锻炼。

(4)可内服消炎镇痛剂,外贴活血止痛膏治疗。

(5)必要时可选择手术治疗。

3.疼痛

髌骨骨折术后,为防止关节腔积液、积血,一般会予以伸膝位加压包扎,膝部可能会有较重胀痛感,可及早抬高患肢,预防性使用镇痛药物。如有剧烈疼痛、难以忍受者,应及早打开敷料查看,以免局部压迫导致皮肤坏死。

(五)出院指导

(1)练习膝关节伸屈活动,患者可用指推活髌法解除髌骨粘连,以后逐步使用床缘屈膝法、搓滚舒筋法锻炼,恢复膝关节的伸屈功能。

(2)2～3 个月后拍片复查或遵从医嘱按时复诊。

第九节 胫骨平台骨折

胫骨平台是膝关节的重要结构,一旦发生骨折,造成内外侧胫骨平台关节面不平、受力不均,将产生骨关节炎改变。由于胫骨平台内外侧分别有内外侧副韧带,平台中央有胫骨髁间棘,其上有交叉韧带附着,当胫骨平台骨折时,常发生韧带及半月板损伤。胫骨平台骨折可由间接暴力或直接暴力引起。可分为单纯胫骨外髁劈裂骨折、外髁劈裂并发平台塌陷骨折、单纯平台中央塌陷骨折及内侧平台骨折等类型。

一、临床表现

(1)膝关节肿胀、疼痛,压痛,活动障碍,关节内积血。

(2)为关节内骨干骨折,严重者还可并发半月板及关节韧带损伤,易造成膝关节功能障碍。

二、辅助检查

膝关节前后位和侧位 X 线片常可以清楚地显示平台骨折。若怀疑有骨折,但上述 X 线片未能显示,可以拍摄内旋 40°和(或)外旋 40°X 线片。内旋斜位像可显示外侧平台,而外旋斜位像可以显示内髁。必须仔细判定骨折的塌陷和移位,以便正确理解损伤特点和选择理想的治疗方法。当无法确定关节面粉碎程度或塌陷的范围或考虑采用手术治疗时,可行 CT 或 MRI检查。

三、治疗

(一)非手术治疗

适用于无移位的或不全的平台骨折;伴有严重的内科疾病;老年人骨质疏松患者的不稳定外侧平台骨折;感染性骨折患者;严重污染的开放骨折。多采取石膏、骨牵引、闭合复位等治疗。

(二)手术治疗

适用于胫骨平台骨折;开放胫骨平台;胫骨平台骨折并发骨筋膜室综合征;并发急性血管损伤;可导致关节不稳定的外侧平台骨折。治疗方法:切开复位内固定术,并发膝关节韧带损伤除处理骨折外,韧带损伤可同时修补。

四、护理评估

(一)健康史

(1)评估患者受伤的原因、时间,受伤的姿势,外力的方式、性质,以及骨折的轻重程度。

(2)评估患者受伤时的身体状况及病情发展情况。

(3)了解伤后急救处理措施。

(二)身体状况

(1)评估患者全身情况,包括意识、体温、脉搏、呼吸、血压等情况。观察有无休克和其他损伤。

(2)评估患者局部情况。

(3)评估牵引、石膏固定或夹板固定是否有效,观察有无胶布过敏反应、针眼感染、压疮、石膏变形或断裂,夹板或石膏固定的松紧度是否适宜等情况。

(4)评估患者自理能力、患肢活动范围及功能锻炼情况。

(5)评估开放性骨折或手术伤口有无出血、感染征象。

(三)心理与社会状况

由于损伤发生突然,给患者造成的痛苦大,而且患病时间长,并发症多,需要患者及家属积极配合治疗。应评估患者的心理状况,了解患者及家属对疾病、治疗及预后的认知程度,家庭的经济承受能力,对患者的支持态度及其他的社会支持系统情况。

五、常见的护理诊断/问题

(一)自理缺陷

与受伤后活动受限有关。

(二)焦虑

与担心骨折的愈合有关。

(三)有失用性综合征的危险

与患肢制动有关。

(四)潜在并发症

有腓总神经损伤、膝关节僵直和创伤性关节炎的可能。

六、护理措施

(一)非手术治疗及术前护理

1.术前相关检查工作

如影像学检查、心电图检查、胸部 X 线摄片、血液检查、尿便检查等。

2.术前指导

(1)备皮、洗澡、更衣,做好胃肠道准备、抗生素皮试等。

(2)术前 1 天晚 22:00 后嘱患者禁食、禁水,术晨取下义齿,贵重物品交家属保管等。

(3)嘱患者保持情绪稳定,避免过度紧张焦虑,必要时遵医嘱给予镇静药物,以保证充足的睡眠。

3.心理护理

老年人意外致伤,经常自责,顾虑手术效果,担忧骨折预后,易产生焦虑、恐惧心理。应给予耐心的开导,介绍骨折的特殊性及治疗方法,并给予悉心照顾,以减轻或消除患者的心理问题。

4.饮食护理

宜食用高蛋白、高维生素、高钙、粗纤维及果胶成分丰富的食物。品种多样,色、香、味俱全,且易消化,以适合于老年骨折患者。

5.体位护理

抬高患肢,预防肢体外旋,以免损伤腓总神经。

6.病情观察

(1)严密观察患者生命体征变化,包括体温、血压、脉搏、呼吸,并准确记录生命体征。

(2)严密观察肢体肿胀程度、感觉、运动功能及血液循环情况,警惕骨筋膜室综合征的发生。

（3）观察伤口周围敷料渗出情况，渗出物性质、量、颜色、气味，及时更换敷料，保持清洁干燥。

（4）有外伤的患者需观察和监测生命体征，评估有无威胁生命的并发症，如有无头部、胸部、腹部及泌尿系统的损伤等。

（二）术后护理

1.基础护理

协助患者洗漱、进食及排泄等，指导并鼓励患者做些力所能及的自理活动。

2.体位

抬高患肢，高于心脏平面 10°～15°，严禁肢体外旋。如为内侧平台骨折，尽量使膝关节轻度外翻；外侧平台骨折，尽量使膝关节轻度内翻。腘动脉损伤血管吻合术后给予屈膝位，以防血管再破裂。

3.术后观察

护士应注意观察术后放置伤口引流管患者引流液的性质、颜色及引流量，避免引流管及接头扭曲、松脱，如有血凝块堵塞引流管，可挤压引流管使血块排出，以免影响引流效果。

4.功能锻炼

原则是早锻炼、晚负重，以免因重力压迫使骨折再移位。术后 2d 开始做股四头肌收缩和踝关节屈伸的锻炼，4～6 周后逐步做膝关节屈伸锻炼，骨折愈合后才开始负重行走。

5.心理护理

护理人员应关心、体贴患者，日常生活中主动给予必要的帮助。督促、鼓励患者自己料理生活。患者卧床期间可完成力所能及的事情，如个人卫生清洁、床上进餐等。这样做既能锻炼肢体功能，又是对患者本人的一种良性刺激，有利于树立信心和希望，还能促使其由患者角色向健康人角色转变，为痊愈出院做好心理准备。

七、健康教育

（一）休息

保持心情愉快，按时作息，劳逸适度。

（二）营养调理

加强营养，多食优质蛋白含量高的食物及富含维生素的水果、蔬菜，以补充机体所需，促进骨折愈合。但应适当控制体重，以减轻肢体负荷。

（三）活动

正确使用双拐，6 个月内进行扶拐下床不负重活动。随着骨折愈合的程度，肢体逐步增加负重，并加做小腿带重物的伸膝抬举操练，以加强股四头肌肌力，增加膝关节的稳定度。下床时应有保护，防止摔倒造成二次损伤。

（四）取出内固定物

骨折内固定患者根据复查时骨折愈合情况，确定取内固定时间。

（五）复查

非手术治疗者若出现患肢血液循环障碍时，应及时就医。手术治疗者，根据骨折愈合情况，确定取内固定时间，一般为 6～8 个月。

第十章　心内科疾病诊疗与护理

第一节　冠心病

冠心病(CHD)是指冠状动脉发生粥样硬化引起管腔狭窄或闭塞,导致心肌缺血、缺氧或坏死而引起的心脏病。

冠心病是动脉粥样硬化导致器官病变的最常见类型,也是严重危害人类健康的常见病。本病多发于 40 岁以上成人,男性发病早于女性,经济发达国家发病率较高。近年来其发病呈年轻化趋势,已成为威胁人类健康的主要疾病之一。

一、疾病概述

(一)病史

1.发病情况

发病的持续时间,有无诱发因素如饱餐、寒冷刺激,有无明显的前驱症状或并发症。

2.病因和危险因素

研究表明,引起本病的原因是多方面的,主要的危险因素为年龄(多见于 40 岁以上人群,49 岁以后进展较快)、性别(男性发病率大于女性,但女性绝经期后发病率明显增加)、血脂异常、高血压(高血压患者患冠心病较血压正常者高 3～4 倍)、吸烟(吸烟可造成动脉壁氧含量不足,促进动脉粥样硬化的形成)、糖尿病和糖耐量异常、肥胖[BMI,即体重指数,体重指数(BMI)＝体重(kg)/身高 2(m²),BMI 正常值为 18.5～23.9,BMI≥28 视为肥胖]、家族史、缺乏运动。

(二)身体状况

1.体格检查

心前区有无隆起或凹陷,心尖冲动有无移位、强弱有无改变,心脏有无杂音,心界大小、心律、心率是否在正常范围内(正常成人心率 60～100 次/分)、各瓣膜区有无病理性杂音。

2.生命体征监测

T(体温)、P(脉搏)、R(呼吸)、BP(血压)、疼痛。

3.临床表现

(1)症状:以发作性胸痛为主要临床表现,典型疼痛特点如下。

1)部位:主要在胸骨体中、上段之后或心前区,界限不明确,常放射至左肩、左臂尺侧达无名指和小指;偶有放射至颈、咽或下颌部。

2)性质:胸痛常为压迫感、憋闷感或紧缩感,也可有烧灼感,偶伴濒死感发作时,患者往往不自觉停止原来的活动,直至症状缓解。

3)诱因:体力劳动、情绪激动、饱餐、寒冷、吸烟、心动过速、休克等。

4)持续时间:疼痛出现后常逐渐加重,持续 3～5min,休息或含服硝酸甘油可逐渐缓解,可数天或数周发作 1 次,亦可一周内发作多次。

(2)体征:心绞痛发作时,患者面色苍白、出冷汗、心率增快、血压升高。心尖部听诊可出现"奔马律"。一过性心尖部收缩期杂音是乳头肌缺血引起二尖瓣关闭不全所致。

4.评估患者冠心病所属类型

根据临床表现及心电图变化,冠心病可以分为五大型:

(1)隐匿型:患者有冠状动脉硬化,但病变较轻,或有较好的侧支循环,或患者痛阈较高因而无疼痛症状。心电图检查可有缺血性 ST 段改变。

(2)心绞痛型:由于心肌负荷的增加引起心肌急剧、短暂的缺血与缺氧的临床综合征。心电图可无变化或暂时 ST 段和 T 波变化。

(3)心肌缺血型:心肌纤维化,系心肌的血供长期不足,心肌组织发生营养障碍和萎缩,或大面积心肌梗死后,纤维组织增生所致。

(4)心肌梗死型:冠状动脉供血急剧减少或中断,使相应的心肌严重而持久地急性缺血导致心肌坏死。心电图变化较为典型,可出现 ST 段抬高呈弓背向上、宽而深的 Q 波、T 波倒置。

(5)猝死型:冠状动脉痉挛或栓塞导致心肌急性缺血,造成局部电生理紊乱,引起严重心律失常,从而致死。

(三)实验室及其他检查

1.血液检查

血常规、肾功电解质、凝血、心肌酶谱、BNP(心衰标志物)等。

2.心电图

是发现心肌缺血、心肌损伤,诊断心绞痛、心肌梗死最常用的检查方法。

3.X 线检查

心脏 X 线检查可无异常,若伴发缺血性心肌病可见心影增大、肺充血。

4.放射性核素检查

利用放射性铊显像所示灌注缺损,提示心肌供血不足或血供消失,对心肌缺血诊断有一定价值。

5.冠状动脉造影

选择性冠状动脉造影可使左、右冠状动脉及主要分支得到清楚显影,具有确诊价值,是诊断冠心病的金标准。

6.其他检查

二维超声心动图可探测到缺血区心室壁的运动异常;多层螺旋 CT 对诊断具有重要价值。

(四)心理－社会状况

患者是否有焦虑情绪,是否担心今后工作能力和生活质量,能否保持乐观、平和的心态,正确对待自己的病情。家属能否积极支持和配合治疗,予以理解,并设法进行疏导。必要时争取患者工作单位领导和同事的支持。

二、治疗原则

(一)抗血小板治疗

抗血小板治疗是冠心病二级预防的基石,与生活方式干预、危险因素的控制一样,有同等重要的地位。若无禁忌证,所有冠心病患者均应长期服用阿司匹林 $80\sim100mg/d$,冠状动脉旁路移植术后应于 6h 内开始服用阿司匹林。若不能耐受,可用氯吡格雷 $75mg/d$ 代替。抗血小板的药物主要包括环氧化酶—1(COX—1)抑制剂,如阿司匹林;腺苷二磷酸(ADP)依赖的P2Y12受体拮抗剂,如氯吡格雷、普拉格雷、替格瑞洛。

1.阿司匹林

阿司匹林是二级预防中使用最广泛、接受程度最高的抗血小板药物。阿司匹林是一种历史悠久的药物,最早于 1899 年由德国的费力克斯·霍夫曼与阿图尔·艾兴格林推广到临床。阿司匹林主要是通过环氧化酶中的 COX—1 活性部位多肽链 530 位丝氨酸残基的羟基发生不可逆的乙酰化,导致 COX 失活,继而阻断了花生四烯酸(AA)转化为血栓烷 A2(TXA2)的途径,抑制了血小板聚集,抑制了白血栓的形成。

2.氯吡格雷

氯吡格雷是血小板聚集抑制剂,它通过选择性地抑制 ADP 与血小板受体的结合而抑制血小板聚集。主要用于经皮冠状动脉介入治疗后 $12\sim15$ 个月、急性冠脉综合征的最初 1 个月及阿司匹林有禁忌证时。

3.普拉格雷

普拉格雷是新一代的口服强效噻吩并吡啶类药物,是一个无活性的前体,经细胞色素P450 酶代谢转化至活性代谢物后才能不可逆地抑制血小板的 P2Y12ADP 受体。2009 年 7 月通过美国食品药品监督管理局 FDA 允许用于经皮冠状动脉介入治疗的患者。推荐的初始剂量 60mg,维持剂量 10mg,体重低于 60kg 的患者,考虑每天剂量为 5mg。

4.替格瑞洛

替格瑞洛是一种新型的环戊基三唑嘧啶类口服抗血小板药物,为非前体药物,无须经肝代谢激活即可直接起效,并与 P2Y12ADP 受体可逆性结合。疗效优于氯吡格雷。替格瑞洛有快速起效的特点,180mg 负荷剂量给药 0.5h 后平均血小板抑制率可达 41%,给药 $2\sim4h$ 后达到最大作用 89%,此作用可保持 $2\sim8h$。主要用于经皮冠状动脉介入治疗前后。

2011 年美国心脏病学会/美国心脏协会(ACC/AHA)推荐:使用药物洗脱支架患者服用双联抗血小板治疗至少 12 个月,使用金属裸支架患者至少服用双联抗血小板治疗 1 个月,最好服用 12 个月。同时指出普拉格雷和替格瑞洛,在急性冠脉综合征患者或支架植入术后的阿司匹林联合抗血小板治疗方面获得了与氯吡格雷同等的地位(推荐类别Ⅰ,证据等级 A)。

(二)调脂稳定斑块治疗

斑块的稳定性是冠心病发生和发展的主要决定因素。吸烟、不健康的生活方式、肥胖、缺乏运动、高脂血症、高血压、高血糖等因素均可导致斑块的不稳定性。

北欧辛伐他汀生存研究(4S)首次证实应用他汀类药物进行二级预防可以大大减少冠心病的病死率,使冠心病死亡危险降低 42%。调整血脂异常是冠心病二级预防的必经之路。研究表明,血浆胆固醇,尤其是低密度脂蛋白胆固醇(LDL—C)是动脉粥样硬化发展的必备条件。他汀类药物通过抑制细胞内胆固醇合成早期的限速酶羟甲基戊二酸单酰辅酶A还原酶抑制剂(HMG－CoA还原酶抑制剂),起到降脂作用,并有稳定斑块的作用。

《2016中国成人血脂异常防治指南》(2016年修订版)根据个体动脉粥样硬化性心血管病的危险程度,决定是否启动药物调脂治疗,并将降低LDL－C水平作为防控动脉粥样硬化性心血管病的首要干预靶点。

调脂治疗需设定目标值:

(1)极高危者LDL－C<1.8mmol/L。

(2)高危者LDL－C<2.6mmol/L。

(3)中危和低危者LDL－C<3.4mmol/L。

(4)LDL－C基线值较高不能达目标值者,LDL－C至少降低50%。极高危患者LDL－C基线在目标值以内者,LDL－C仍应降低30%左右。

《2011AHA/ACCF冠心病和其他动脉粥样硬化血管疾病二级预防和危险降低治疗指南》指出:对于不耐受他汀或者应用他汀加胆酸隔置剂和(或)烟酸而低密度脂蛋白胆固醇(LDL－C)仍未达标的患者,可考虑应用依折麦布,但是为Ⅱb类推荐(证据等级C)。如果三酰甘油在200～499mg/dL,必须将非HDL－C降低至<130mg/dL,并且应考虑进一步将非HDL－C降低至<100mg/dL。降低非HDL－C可选择更强化的降低LDL－C治疗方案,也可在降低LDL－C治疗的基础上加用烟酸或贝特类药物。如果三酰甘油>500mg/dL,应先考虑使用烟酸或贝特类预防胰腺炎,然后再降低LDL－C使其达到目标值。

(三)ACEI/ARB

高血压是冠心病的主要危险因素。2011年AHA/ACCF指出,所有患者如果血压≥140/90mmHg,就需要启动降压治疗,可首选血管紧张素转化酶抑制剂(ACEI)或血管紧张素Ⅱ受体阻滞剂(ARB),为了控制血压可联合应用其他类型的降压药物(推荐类别Ⅰ,证据等级A)。糖尿病或慢性肾脏疾病患者血压>130/80mmHg,也需启动降压。实行个体化降压治疗,注意各类药物的适应证及禁忌证并定期监测血压。

在降压治疗过程中,要注意"J"形血压曲线的管理。临床研究(TRANSCEND、ONTARGET)显示,心血管事件发生率在收缩压130mmHg附近达到最低点,呈现出"J"形曲线特征。糖尿病患者心血管风险干预研究——降低血压试验(ACCORD－BP)、国际维拉帕米SR群多普利亚研究(INVEST)、长期单独应用替米沙坦以及联合应用替米沙坦与雷米普利多中心终点试验－糖尿病(ONTARGETDM)、退伍军人糖尿病研究(VADT)等,均显示收缩压<130mmHg或舒张压<70mmHg可增加心血管事件的风险或者至少并不比130～140mmHg的水平获益更多。

1.肾素－血管紧张素－醛固酮系统抑制剂

(1)ACEI:合并高血压、糖尿病、慢性肾脏疾病或射血分数降低的心表(HFrEF)患者必须立即并无限期使用ACEI,除非存在禁忌证或不能耐受。

(2)ARB:合并高血压、糖尿病、慢性肾脏疾病的患者或不能耐受ACEI的HFrEF患者。

(3)血管紧张素受体脑啡肽酶抑制剂(ARNI):对于NYHA心功能Ⅱ～Ⅲ级,有症状的HFrEF患者若能耐受ACEI/ARB,推荐使用ARNI替代ACEI/ARB以进一步降低心力衰竭的发病率及病死率。

(4)醛固酮受体拮抗剂：左心室射血分数(LVEF)≤35%,已经接受治疗剂量的 ACEI/ARB/ARNI 和 β-受体阻滞剂后仍有症状或急性心肌梗死后 LVEF≤40%的患者,合并糖尿病或心力衰竭,无显著肾功能障碍或高钾血症均应接受醛固酮受体拮抗剂的治疗。

2.β-受体阻滞剂

2011 年 AHA/ACCF 指出,对于无禁忌证的心肌梗死、急性冠脉综合征或左心室功能不全的患者,无论有无心力衰竭表现均应长期应用 β-受体阻滞剂(推荐类别Ⅰ,证据等级 A),甚至建议除上述情况以外的冠心病或其他血管疾病或糖尿病的患者,在无禁忌证的情况下也要长期应用(推荐类别Ⅱ,证据等级 C)。《β-肾上腺素能受体阻滞剂在心血管疾病应用专家共识》指出:冠心病患者使用 β-受体阻滞剂,可改善患者的远期预后,提高生存率,在二级预防中是一个不可缺少的角色。对于无心肌梗死或者 ACS 病史,且左心室功能正常的冠心病或其他血管疾病的患者,β-受体阻滞剂应用趋于保守。

血糖控制建议的目标:空腹血糖在 7~8mmol/L,餐后 2h 血糖在 8~10mmol/L,糖化血红蛋白(HbA1c)<7%,强调需要针对患者情况制定个性化的干预指标。

所有冠心病患者的病情稳定后都要了解血糖的情况,包括空腹血糖、口服葡萄糖耐量试验,防止因血糖异常促进动脉粥样硬化的发生。糖尿病患者是冠心病的高危人群,其冠心病患病率、病死率,及急性心肌梗死病死率,都是非糖尿病者的 2~4 倍。控制血糖是冠心病二级预防的重要步骤,应严格控制饮食,给予个体化运动治疗与药物治疗。在降糖药物当中,双胍类药物、α-糖苷酶抑制剂有助于降低体重、改善胰岛素抵抗,具有确切的保护心脏的作用,可以减少心肌梗死等严重心血管事件的发生。因此,比较适用于合并冠心病的糖尿病患者。格列酮类药物(如罗格列酮)虽可改善胰岛素抵抗、减轻腹型肥胖,但因可导致水钠潴留及水肿,故有心功能不全及水肿的糖尿病患者禁用。

(1)双胍类药物:双胍类药物主要有苯乙双胍和二甲双胍。这类药物能够增加外周组织对葡萄糖的利用,减少胃肠道对葡萄糖的吸收,抑制肝肾的糖异生。二甲双胍除能有效降糖以外,还可有一定的降血压、降血脂、改善血液高凝状态的作用,具有心血管保护作用,能显著改善长期预后,是超重或肥胖糖尿病患者的首选。

(2)α-糖苷酶抑制剂:α-糖苷酶抑制剂包括阿卡波糖和伏格列波糖。降血糖的作用机制是抑制糖苷酶的活性,延缓食物尤其是糖类的吸收,非常适合以糖类为主食的中国患者,可与饮食、运动及其他降糖药物联合使用,进餐时与第一口主食同服。

(3)无增加心血管风险或有心血管获益的新型降糖药:DPP-4i(沙格列汀、阿格列汀、西格列汀)、GLP-1RA(利拉鲁肽、艾塞那肽、索马鲁肽)、SGLT-2i(恩格列净、坎格列净、达格列净)。

三、护理

(一)护理目标与评价

(1)老年患者在接受治疗后,主诉疼痛程度减轻或消失。

(2)老年患者在其家属的协助下能主动参与制订活动计划并按要求进行活动,如活动后无不适反应,可适当增加活动量。

(3)老年患者能描述预防便秘的措施,未发生便秘。

(4)老年患者的致命性心律失常能被及时发现和处理,减少猝死发生率。

(5)老年患者在其家属的帮助下,能自觉避免心力衰竭的致病因素,不发生心力衰竭。

(二)护理措施

1.一般护理

(1)执行入院患者一般护理常规。

(2)按医嘱给予特别护理及分级护理。

(3)病室应保持清洁、整洁、安静、舒适、阳光充足、空气清新,室温在 18~22℃ 为宜,相对湿度为 50%~60%。

(4)评估心功能,心功能分级:

Ⅰ级:患者患有心脏病但体力活动不受限制。平时活动不引起疲乏、心悸、呼吸困难、心绞痛等症状。

Ⅱ级:体力活动轻度受限。休息时无自觉症状,一般的重体力活动可出现上述症状,休息后很快缓解。

Ⅲ级:体力活动明显受限。休息时无症状,轻度日常活动,如刷牙、洗脸即可引起上述症状,休息较长时间后方可缓解。患者应卧床休息,减少下床活动。

Ⅳ级:不能从事任何体力活动。休息时亦有心衰的症状,体力活动后加重。患者应绝对卧床休息。

(5)做好心理护理,调整心态,减轻精神压力,逐渐改变急躁易怒的性格,保持心理平衡。

(6)注意观察药物反应,根据病情对输液患者严格控制滴速。

2.病情观察

(1)一般状态:观察患者的精神意识状态,尤其注意有无面色苍白、表情痛苦、大汗或神志模糊、反应迟钝,甚至晕厥等表现。

(2)生命体征变化:注意监测体温、脉搏、呼吸、血压、疼痛的变化及程度。

(3)心绞痛或心肌梗死急性发作时,患者需绝对卧床,减少心肌耗氧,并汇报医生,遵医嘱用药,观察药物疗效及不良反应,注意做好防范措施,防止患者卧床期间坠床。及时评估患者疼痛程度。必要时,做好术前准备,急诊行介入手术治疗。

3.用药护理

(1)用药时护士要耐心解释各类药物的作用、不良反应及使用注意事项,指导患者遵医嘱正确用药,切勿自行减量或停药。

(2)扩血管药。如硝酸甘油,患者服用后可出现头部胀痛、颜面部发红、血压降低等,护理人员要监测血压变化,控制输液速度。硝酸甘油片开封后"三个月基本就无效了"。硝酸甘油片的物理、化学性质不稳定,有易挥发性,在与空气接触、温度升高、光照等条件下,药效大大降低。保存建议:

1)不使用就不要开封。

2)减少每次开药量。

3)选择阴凉处保存。

4)不宜贴身携带,易挥发。

(3)降脂药。如阿托伐他汀钙片、瑞舒伐他汀钙片,具有稳定斑块、抗炎等作用,而心脑血管突发事件发生的决定因素取决于动脉血管内粥样硬化斑块的稳定性。他汀类调血脂药的作用机制是抑制羟甲基戊二酸单酰辅酶A还原酶活性,从而抑制内源性胆固醇的合成。由于内源性胆固醇合成关键酶在夜间的活性最强,故内源性胆固醇的合成高峰在夜间。因此,大多数他汀类药物宜晚上服用,这样可以获得最好的降脂效果。

(4)抗凝药。如阿司匹林肠溶片,不仅有助于抑制新的血栓形成,还可以防止没放支架的血管动脉硬化的进一步恶化。阿司匹林对胃肠道有刺激,有慢性胃病、胃溃疡的人慎用,或在医生指导下用药;可导致凝血障碍,延长出血时间,致出血倾向;可发生过敏反应,可引起皮疹、血管神经性水肿和哮喘;长期大剂量应用阿司匹林易发生水杨酸中毒,出现头痛、眩晕、恶心、耳鸣、听视力减退,甚至精神失常等症状。如果未按照医嘱指导服用抗凝药物,可能导致血栓形成,严重者可导致死亡。

(5)止痛药。如酚咖片、盐酸吗啡使用时,注意评估患者的疼痛程度,遵医嘱及时给予止痛药。心肌梗死型患者使用盐酸吗啡止痛时,注意有无呼吸抑制,及时评估效果。

4.基础与生活护理

(1)休息。隐匿型心绞痛患者或心功能评估小于等于Ⅱ级的患者可适量活动;心肌梗死急性期或心功能评估大于Ⅱ级的患者,不宜强行下床活动,应以卧床休息为主,减少心肌耗氧量。一旦出现症状,立即停止活动,并及时予以处理,如含服硝酸甘油、麝香保心丸,吸氧等。

(2)饮食。给予低盐低脂饮食,多食蔬菜、水果和粗纤维食物,如芹菜、糙米等,避免暴饮暴食,注意少量多餐,戒烟酒。

(3)生活护理。

1)协助和指导患者完成日常生活,如洗漱、进食、如厕、穿脱衣服等。

2)保持床单位整洁干燥,对伴有心衰症状(呼吸困难、憋闷)患者,可适当摇高床头,利于呼吸。

3)评估排便情况:如排便的次数、性状、颜色及排便的难易程度,平时有无习惯性便秘,是否服用通便药物,并指导患者采取通便措施。

5.专科护理

(1)对症护理。胸痛护理如下:

1)休息:绝对卧床休息,保持环境安静,限制探视,并告知患者和其家属休息可以降低心肌耗氧量和交感神经兴奋性,有利于缓解疼痛,以取得合作。

2)饮食:起病后4~12h内给予流质饮食,以减轻胃扩张,随后过渡到低盐低脂、低胆固醇的清淡饮食,提倡少量多餐。

3)给氧:鼻导管给氧,氧流量为2~5L/min,以增加心肌氧的供应,减轻缺血症状和疼痛程度。

4)用药:患者胸痛无法缓解时,遵医嘱给予扩血管药或止痛药,积极做好术前准备工作,必要时急诊行介入手术治疗。

(2)防治并发症。指导患者积极做到全面综合的二级预防,预防相关的心血管事件,调节饮食,改善冠心病相关症状,减少复发。密切心电监测,及时发现心率及心律的变化,监测电解质和酸碱平衡变化,因电解质紊乱或酸碱平衡失调时更易并发心律失常。例如:

1)低钾血症(血钾<3.5mmol/L)所致心律失常:常见的有窦性心动过速,窦性期前收缩,室性心动过速,心房颤动、扑动,严重者可出现尖端扭转型室性心动过速,甚至出现心室颤动导致死亡。

2)高钾血症(血钾>5.5mmol/L)所致心律失常:常见的有窦性心动过缓、窦性心律不齐、窦性停搏、窦房传导阻滞、房室传导阻滞及室内传导阻滞等,严重时可出现心室颤动导致死亡。

3)低钙血症(血钙<2.25mmol/L)所致心律失常:心电图常见表现为 ST 段平坦且延长,T波形态及方向可正常,Q-T 间期延长,在单纯性低血钙中,对心率、节律及 P 波和 QRS 波群多无明显的影响。

4)高钙血症(血钙>2.75mmol/L)所致心律失常:心电图主要表现为 ST 段明显缩短或消失,Q-T 间期缩短,严重时 T 波可呈现倒置,或出现心律失常。

5)低镁血症(血镁<0.70mmol/L)所致心律失常,如房性、室性期前收缩,室性或室上性心动过速、心房颤动,甚至出现室性颤动。当血镁低于 0.75mmol/L 时,其电生理效应表现为对窦房结有直接变速效应,由于镁可激活钠钾 ATP 酶,低镁时此酶活性下降,导致细胞内缺钾;同时镁为钙通道阻滞剂,低镁时可增加细胞内钙,从而产生相应的心电图改变。

6)高镁血症(血镁>1.10mmol/L)可导致明显的窦性心动过缓,甚至可发生 Ⅰ 度房室传导阻滞及室内传导阻滞,严重镁中毒时发生心脏停搏。

7)pH 低,酸中毒,可导致血钾升高;pH 高,碱中毒,可导致血钾降低。

准备好急救药物和抢救设备,如除颤仪、临时起搏器等,随时准备抢救。

6.心理护理

患者焦虑情绪多来自对生活质量的担心,应予以充分理解,并指导患者保持乐观、平和的心态,正确对待自己的病情。告诉患者家属要积极配合和支持患者,并创造一个良好的身心修养环境。

7.康复护理

加强运动康复教育,与患者一起制订个体化运动方案,指导患者出院后的运动康复训练。进行个人卫生活动、家务劳动等对患者有益。无并发症的患者根据自身耐受情况,可适当活动。冠心病患者不宜超强度运动,运动时应量力而行,不能逞强好胜,使体力透支,引起危险。运动时的心率应低于(170-年龄)次/分,或休息 3min 可恢复,不感到疲劳。

(三)出院指导

(1)学会自我调节,保持乐观的精神状态,树立信心,做好长期与疾病做斗争的准备。

(2)积极治疗相关疾病,如高血压、高血脂、糖尿病等;积极配合调节饮食,以低盐低脂为宜,避免高脂肪、高胆固醇、高钠食物的摄入,控制体重。调整作息,劳逸结合,规律睡眠,戒烟戒酒,适当活动。

(3)环境应舒适安全,可根据老年患者自理能力,关心、督促和帮助其日常生活。

(4)植入支架后并不意味着高枕无忧,要根据医生的指导长期服用抗凝药物,改掉不良的生活习惯,积极治疗,避免诱发,定期到医院复查。如果未按照医嘱指导服用抗凝药物,可能导致血栓形成,严重者可导致死亡。

(5)定期到门诊随访。每年至少随访1次,评估患者的症状和临床心功能状态,给予心电图检查。另外,还要检测某些并发症(例如心力衰竭、心律失常),检查疾病危险因素的控制情况以及患者的生活方式和对药物治疗的依从性。

(6)推广微信公众平台。推广、普及冠心病二级预防相关知识,可以减少心血管不良事件的发生。微信公众平台适用于所有能够接收微信的心内科患者。可加强微信公众号的专业化管理,丰富微信推送内容,拓展微信在医疗护理服务中的功能。

第二节　高血压

高血压是一种以体循环动脉收缩期和(或)舒张期血压持续升高为主要特点的全身性疾病。高血压可分为原发性高血压即高血压病和继发性高血压即症状性高血压两大类。原发性高血压占高血压的90%以上。继发性高血压指的是某些确定的疾病和原因引起的血压升高,占高血压不到10%。

一、疾病概述

(一)健康史

1.起病情况

起病时间、有无明显的前驱症状(早期症状)和并发症、症状持续时间、缓解方式。

2.病因和危险因素

年龄(随着年龄的增高,老年人的血管弹性降低,血管内膜增厚,管腔狭窄,常伴有动脉粥样硬化,是老年人收缩期高血压的主要原因)、性别、遗传史,有无脑、肾、心血管疾病病史,有无遵医嘱长期服用降脂、降糖、抗凝等药物。

3.生活方式与饮食习惯

是否长期高钠、低钾膳食(老年人味觉功能减退,同时肾脏排钠能力降低,而钠盐摄入能引起水钠潴留,导致血容量增加,血管平滑肌细胞肿胀,血管腔狭窄,外周血管阻力增大,引起血压升高)、超重(老年人腹部脂肪容易堆积,形成向心性肥胖,超重者高血压的患病率比正常体重者高3~4倍)、经常过量饮酒、长期精神紧张、体力活动不足。

(二)身体状况

1.意识状态

有无意识障碍、肢体活动度改变,严重程度。

2.生命体征监测

T(温度)、P(脉搏)、R(呼吸)、BP(血压)。

3.临床表现

一般临床表现:有无头晕、眩晕、恶心、呕吐、视力模糊,是否有呼吸困难、疲倦、夜尿等。部分患者无症状,在测血压或普查时发现。长期高血压者,即使血压水平较高也可无明显症状。

4.靶器官病变

(1)心脏疾病:长期高血压,外周阻力升高,心肌细胞肥大,导致左心室向心性肥厚。动脉血管壁损害,易形成动脉粥样硬化,患者出现心前区疼痛等心绞痛和心肌梗死的临床表现。

(2)脑部疾病:长期高血压导致脑血管缺血和变性,脑动脉粥样硬化,微动脉瘤、脑血栓形成,最终导致脑梗死或脑出血。

(3)肾脏疾病:肾动脉粥样硬化,肾小球萎缩和纤维化导致肾功能下降。

(4)视网膜病变:初期表现为视网膜小动脉痉挛,以后逐渐出现硬化,严重时发生视网膜出血、渗出及视神经盘水肿。

5.高血压急症

(1)高血压危象:在高血压病程中,血压显著升高,以收缩压升高为主,收缩压可达260mmHg,舒张压可达120mmHg以上;出现头痛、烦躁、眩晕、心悸、气急、恶心、呕吐、视力模糊等症状。危象发作时交感神经活动亢进,血中儿茶酚胺升高。

(2)高血压脑病:表现为血压极度升高的同时伴有严重头痛、呕吐、神志改变,轻者可有烦躁、意识模糊,重者可发生抽搐、昏迷。其发生机制可能为过高的血压突破脑血管的自身调节机制导致脑灌注过多,引起脑水肿。

(三)实验室及其他检查

1.血液检查

检测血清血脂、血糖、尿素、肌酐,血清钾、钠等,了解有无伴发心血管病的危险因素。

2.尿液检查

尿常规,尿白蛋白肌酐比值,24h尿蛋白,尿电解质。

3.心电图及动态心电图

可发现收缩期高血压患者有无左心室肥厚、心律失常和伴发心肌缺血的表现。

4.超声心动图

可了解老年单纯收缩期高血压的左心室结构。

5.其他检查

胸部X线常规检查,了解心脏大小及肺部情况,有无呼吸系统疾病,有并发症时,配合相关并发症检查。

(四)心理-社会状况

患者是否有焦虑情绪,是否有长期精神压力,是否担心日后生活质量,是否可以保持乐观的心态,是否有自我照顾能力或需依赖家属,其家属是否支持并督促患者治疗。

二、治疗原则

降压目标:中青年血压<130/85mmHg;老年人血压<140/90mmHg。

(一)非药物治疗

(1)减轻体重。建议BMI控制在24以下。

(2)合理膳食。减少钠盐摄入,每人每日食盐量不超过6g;减少膳食脂肪,将脂肪控制在热量的25%以下;补充适量优质蛋白,蛋白质占总热量的15%左右;注意补充钾和钙;多吃蔬菜、水果;限制饮酒,男性饮酒每日酒精量<(20～30)g,女性<(10～15)g。

(3)增加体育活动。

(4)减轻精神压力,保持心理平衡,减少应激反应。

(二)药物治疗

降压药物应用原则如下:

第一,开始治疗时应用小剂量。

第二,使用适宜药物联合以达到最大降压效果,同时减少不良反应。

第三,优先应用长效的药物,每日 1 剂,提供 24h 持续效果。

第四,个体化原则。

常用的降压药物有以下 6 种。

1.利尿降压剂

利尿降压剂通过利钠排水、降低细胞外血容量、减轻外周血管阻力而发挥降压作用,适用于轻、中度高血压患者。临床常用噻嗪类利尿药、祥利尿药、保钾利尿药。

2.β—受体阻滞剂

β—受体阻滞剂主要通过抑制过度激活的交感神经活性、抑制心肌收缩力、减慢心率而发挥降压作用,适用于心率较快的中青年患者或合并心绞痛者,如比索洛尔、美托洛尔、阿替洛尔、普萘洛尔等。

3.钙通道阻滞剂

钙通道阻滞剂主要通过阻断血管平滑肌细胞上的钙离子通道,发挥扩张血管而降血压的作用。本类药物降压迅速,剂量和疗效呈正相关,如硝苯地平、氨氯地平等。

4.血管紧张素转换酶抑制剂

血管紧张素转换酶抑制剂通过抑制血管紧张素转换酶、阻断肾素血管紧张素系统而发挥降压作用。本类药物起效缓慢,3～4 周达到最大作用,如卡托普利、依那普利、贝那普利。

5.血管紧张素 II 受体阻滞剂

血管紧张素 II 受体阻滞剂通过阻断血管紧张素 II 受体而发挥降压作用。本类药物降压缓慢,但持久而平稳,在 6～8 周达到最大作用,如氯沙坦、替米沙坦等。

6.α—受体阻滞剂

α—受体阻滞剂不作为降压的首选药,适用于高血压伴前列腺增生者或难治性高血压患者的治疗。

三、护理

(一)护理目标与评价

(1)老年患者在治疗后生活质量提高,头晕恶心、呕吐等症状减轻或消失。

(2)老年患者血压控制平稳,有效防治动脉粥样硬化,预防、控制或逆转靶器官损害,未出现相关并发症临床表现。

(3)老年患者在其家属的帮助下,能按时用药,定时测量血压。

(4)老年患者情绪稳定,能积极配合治疗。

(二)护理实施

1.一般护理

(1)执行入院患者一般护理常规。

(2)按医嘱给予特别护理及分级护理。

(3)病室应保持清洁、整洁、安静、舒适、阳光充足、空气清新,室温在18~22℃为宜。

(4)测量评估患者血压级别,指导患者活动,如患者有明显的头晕、恶心等症状,应卧床休息,床栏加护,防止坠床或自伤。

(5)做好心理护理,避免患者情绪激动,保持心态平和。根据患者不同的性格特点给予指导,训练自我控制的能力,避免各种导致精神紧张的因素。

(6)保持呼吸道通畅。如有恶心、呕吐时,侧卧位或头偏向一侧,及时清除口腔分泌物、呕吐物,必要时行气管切开。

(7)保持口腔、皮肤清洁,预防并发症发生。

(8)注意观察药物反应,根据患者血压情况,遵医嘱调节用药,控制输液速度,防止并发症。

(9)患者起床时动作应缓慢,防止直立性低血压,引起意外。

2.病情观察

(1)意识改变:意识改变往往提示病情轻重。首先应了解刚发病时的意识状态是清醒、嗜睡、蒙眬还是昏迷,再定时观察意识状态的改变。

1)清醒:能够正确理解语言,准确回答问题,按指令做动作,各种深浅反射正常。

2)嗜睡:呼之能应,并能勉强配合检查和回答简单问题,停止刺激即又入睡。

3)蒙眬:表现为思维和语言的不连贯,对时间、地点、人物的定向力完全或部分发生障碍,可有幻觉、错觉、躁动不安、谵语和精神错乱。

4)昏迷:意识丧失,是一种严重的意识障碍。可分为浅昏迷、中昏迷及深昏迷。①浅昏迷:随意运动丧失,对周围事物及声、光刺激无反应,对疼痛刺激有反应,但不能唤醒。吞咽反射、咳嗽反射、角膜反射及瞳孔对光反射存在,眼球能运动。②中昏迷:对周围刺激无反应,防御反射、角膜反射减弱,瞳孔对光反射迟钝,眼球无运动。③深昏迷:一切刺激均无反应,全身肌肉松弛,深浅反射、吞咽反射及咳嗽反射均消失。

(2)生命体征变化。血压、脉搏、呼吸、瞳孔、意识,注意有无脑病的前驱症状。

(3)24h出入液量变化。观察尿量及外周血管灌注情况,评估出入液量是否平衡。

(4)在糖尿病合并高血压的病理情况下,24h动态血压波动曲线多呈非勺形或反勺形分布(血压一天中有两个高峰时间段,早晨6~8时为第一个血压高峰;下午4~6时为第二个血压高峰)。

3.用药护理

(1)耐心解释。用药时护士要耐心解释各类药物的作用、不良反应及使用注意事项,指导患者遵医嘱正确用药,切勿自行减量或停药。

(2)不同类用药护理注意事项。

1)利尿剂:如呋塞米片,通过利钠排水、降低细胞外高血容量、减轻外周血管阻力发挥降压作用。应注意患者电解质情况,有无心律失常。

2)β—受体阻滞剂:如酒石酸美托洛尔片,主要通过抑制过度激活的交感神经活性、抑制心肌收缩力、减慢心率发挥作用。应密切监测患者心率,防止患者心率过低,引起晕厥。

3)钙通道阻滞剂:如硝苯地平缓释片,主要通过阻断血管平滑肌细胞上的钙离子通道,发挥扩张血管、降低血压的作用。起效迅速,降压疗效和降压幅度相对较强,应注意血压监测,防止低血压。本类药物注意室温下避光保持。

4)血管紧张素转换酶抑制剂:如卡托普利片,通过抑制血管紧张素转换酶阻断肾素血管紧张素系统发挥降压作用。降压起效缓慢,疗效逐渐增强,在3~4周时达最大作用。观察患者有无刺激性干咳等药物不良反应。

5)血管紧张素Ⅱ受体阻滞剂:如氯沙坦,通过阻断血管紧张素Ⅱ受体发挥降压作用。降压起效缓慢,但持久而平稳,在6~8周时达到最大作用。观察患者有无眩晕、头痛,动态监测血钾情况。

6)α—受体阻滞剂:不作为一般高血压治疗的首选药,适用于高血压伴前列腺增生患者,也用于难治性高血压患者。

(3)用药指导。对于轻、中型高血压患者,宜从小剂量或一般剂量开始,2~3周后如血压未能得到满意控制,可增加剂量或换用其他类药,必要时可以用2种或2种以上药物联合治疗。(只服一种降压药对血压的有效控制率较低。在服用一种降压药效果不佳的情况下,许多患者往往会考虑增大用药的剂量。而增大药物剂量的同时药物的不良反应也会加大,而且很多药物的不良反应并不亚于高血压本身所带来的危害。不同降压药的作用机制及其达到最高血药浓度的时间是不同的,所以联合使用不同作用机制的降压药可以在不同的时间段起到有效降压的作用,从而延长降压药作用的时间。)尽可能用每日1片的长效制剂,便于长期治疗且减少血压波动。坚持定时定量服药,切忌擅自减药或停药。否则会出现停药反应,即表现为血压反弹并迅速升高,心悸、烦躁、多汗、心动过速等。

4.基础与生活护理

(1)休息。急性期绝对卧床休息或半卧位,减少搬动患者,教会患者缓慢改变体位。

(2)饮食。多食含维生素、蛋白质的食物,避免胆固醇食物;以清淡、无刺激的食物为宜,忌烟酒。适当控制食量和总热量,控制钠盐及动物脂肪的摄入。

(3)高血压患者的饮食方法建议:

1)三餐:饮食安排应少量多餐,避免过饱。

2)低盐:每人每天吃盐量应严格控制在6g以内,即约一小匙。

3)高钾:富含钾的食物进入人体可以对抗钠所引起的升压和血管损伤作用;如橙子、香蕉、干豆类、豌豆、菠菜、西红柿等。

4)果蔬:人体每天需要维生素B、维生素C,可以通过多吃新鲜蔬菜及水果来满足。

5)补钙:应多吃些富含钙的食品,如黄豆、葵花子、核桃、牛奶、花生等。

(4)生活护理。

1)协助和指导患者完成日常生活,如洗漱、进食、如厕、穿脱衣服等。

2)保持床单位整洁干燥,督促长期卧床患者翻身,保持皮肤清洁。

3)保持大便通畅,避免屏气或用力排便。血压逐渐稳定后,鼓励患者独立完成生活活动,以增强患者自我照顾的能力及信心。

5.专科护理

（1）对症护理。

1）出现头痛、颈部僵直、恶心等症状，应立即卧床，头部稍抬高，减少搬动，教会患者缓慢改变体位，保持安静，迅速建立静脉通道。

2）有失眠或精神紧张者，在进行心理护理的同时配以药物治疗或针灸治疗。

（2）合并高血压危象时。

1）密切观察意识及瞳孔变化，定时测生命体征并记录。若出现血压急剧升高、剧烈头痛、恶心、呕吐、烦躁不安、视力模糊、眩晕、惊厥、意识障碍等症状立即报告医生。

2）使用硝普钠的患者，每72h监测一次氰化物浓度。

3）遵医嘱给予速效降压药，尽快降低血压。

4）有抽搐、烦躁不安者，遵医嘱给予地西泮（安定）、巴比妥类药物，水合氯醛保留灌肠。

5）为减轻脑水肿，遵医嘱静脉应用脱水剂和利尿剂。

6）预防直立性低血压，应告诫患者不要突然起床或躺下以防晕厥。

（3）合并主动脉夹层动脉瘤时。

1）胸痛发作时应及时有效止痛。

2）详细记录疼痛的特征、部位、形式、强度、性质、持续时间等。

3）指导患者减轻疼痛的方法（如嘱咐患者放松、深呼吸）。

4）血压升高时应遵医嘱选用降压药，指导患者按时服药，生活规律，保证充足睡眠，消除紧张心理。

（4）合并脑出血时。

1）监测血压、脉搏、心率、心律、神志等变化。

2）记录24h出入液量，保证出入液量平衡。

3）去除造成血压升高的因素（紧张、焦虑、兴奋、疼痛、劳累等）。

6.心理护理

高血压患者的心理表现是紧张、易怒、情绪不稳，这些又都是血压升高的诱因。患者可通过改变自己的行为方式，培养对自然环境和社会的良好适应能力，避免情绪激动及过度紧张、焦虑，遇事要冷静、沉着；有较大的精神压力时应设法释放，向朋友、亲人倾吐。鼓励参加轻松愉快的业余活动，将精神倾注于音乐或寄情于花卉之中，使自己生活在最佳境界中，从而维持稳定的血压。

7.康复护理

鼓励高血压的老年患者多运动，让他们选择自己喜欢的运动方式，如健身、散步、太极拳、气功等，坚持每天运动1h，强度要依据个人的体质维持，稍微有点累可停止运动，除了可以控制血压还可以减肥。建议每周至少进行3～5次，每次30min以上中等强度的有氧运动，最好坚持每天都运动。

（三）出院指导

第一，保持心态平和，学会自我调节。

第二,降压药要在医生指导下服用,做到长期服药不中断、不随便服药,不随便进补,必要时须遵医嘱,还要定期自测血压,定期到医院复查血脂。自测血压时要注意:使用经过质检的血压计;使用大小合适的气囊袖带,即血压计的袖带宽度应能覆盖上臂长度的 2/3,同时袖带长度需达上臂周径的 2/3;测血压前安静休息 5min;血压计、上臂与心脏处在同一水平;血压计袖带松紧适宜,即测量血压时袖带的松紧度应适当,以刚能插入示指为宜,袖带的位置应距肘窝 2~3cm。

第三,为了降低血压,建议钠盐的摄入量减少至 5g/d,多选用钾、镁、碘和锌含量高的食物。因为这类元素,有降压、保护心脏和预防动脉粥样硬化的功能。限制吸烟饮酒,注意饮食控制与调节,减少动物脂肪的摄入。控制体重,减少肥胖。

第四,动静结合,改变不良生活方式。保证足够的睡眠时间,在紧张的工作和学习之余,应适当休息,不同性质的工作应交替进行,以免疲劳。提倡午休。血压控制良好且长期午睡的中年患者会有更好的血压控制,尤其是在午餐后午睡达 60min 的患者。午睡者的平均 24h 血压多降了 4mmHg,晚上睡觉时血压最大降低幅度为 2%。

第五,提高患者的社会适应能力,避免各种不良刺激的影响。

第六,如出现血压升高或过低、血压波动大,突然眼花、头晕、恶心呕吐,视物不清,偏瘫,失语,意识障碍,呼吸困难,肢体乏力等即到医院就医。如病情危重,请求救 120 急救中心。

第七,高血压是一种长期需要治疗的疾病,高血压往往没有症状,但对患者脏器的损害是持续存在的。血压的高度与并发症有关而与患者自身的症状不一定相关。因此,必须及早诊断,且要早期治疗。

第三节　心律失常

心律失常是指由于各种原因引起的心脏冲动频率、节律、起源部位、传导速度与激动次序的异常。快速性心律失常包括窦性心动过速、房性心动过速、阵发性室上性心动过速、心房扑动、心房颤动、室性心动过速、心室扑动、心室颤动等。缓慢性心律失常包括窦性心动过缓、窦性停搏、病态窦房结综合征、房室传导阻滞等。老年人心肌的正常生理性质发生改变,产生较高的兴奋性和较慢的传导,所以老年患者随着年龄增加心律失常发病率升高。老年人较为常见的心律失常为窦性心动过缓、心房颤动、房室传导阻滞和室性期前收缩等。

一、疾病概述

(一)病史

1.患病与治疗经过

发病经过、持续时间、有无明显伴发症状、有无进行相关治疗。

2.病因和危险因素

(1)各种器质性心脏病,如冠心病、高血压心脏病等手术引起的传导系统损伤。

(2)药物和电解质的影响,如洋地黄、抗心律失常药物、麻醉药、阿托品等及血钾改变。

(3)心外因素影响,如剧烈运动或过度劳累、情绪紧张、过度饮茶及咖啡、饮酒及吸烟、发热、休克、低氧血症、触电、溺水等。

(4)迷走神经张力增高。

3.生活方式与饮食习惯

注意是否长期吸烟、饮酒、饮浓茶和咖啡,是否长期精神紧张、过度疲劳。

(二)身体状况

1.一般状况

一般表现为心悸、胸闷、头晕、乏力等,注意有无意识障碍及其严重程度。

2.生命体征监测

T(体温)、R(呼吸)、BP(血压)、心率、心律。

3.临床表现

(1)窦性心动过缓:窦性心律的频率低于 60 次/分。常见于健康的青年人、运动员。可见于睡眠状态改变及心肌的缺血性、代谢性、炎症性病变;也可见于颅内高压、甲状腺功能低下、阻塞性黄疸,以及 β—受体阻滞剂等抗心律失常药物、拟胆碱药物等服用时。轻者无明显症状,心率慢时可引起头晕、胸闷和心悸。

(2)窦性心动过速:窦性心律的频率高于 100 次/分。可见于健康人吸烟、饮茶或咖啡、喝酒、运动、情绪激动时;也可见于某些病理状态,如发热、贫血、休克、失血、甲状腺功能亢进、心力衰竭,以及应用了阿托品、肾上腺素等药物。通常无症状或仅有心悸感,但如果代偿机制失调,可出现低血压、视物模糊和晕厥。

(3)室性期前收缩:可见于正常人,往往与精神紧张和吸烟等有关;亦可见于各种心脏病、电解质紊乱、心导管检查,以及服用洋地黄和奎尼丁等药物时。最常见的症状包括心悸、胸闷、心脏停搏感。部分室性期前收缩可导致心排血量下降及重要脏器血流灌注不足,由此引发乏力、气促、出汗、头晕、黑蒙,甚至诱发心绞痛发作。

(4)阵发性心动过速:是异位起搏点自律性增强或折返激动形成的一种阵发、快速而规律的心律失常,由三个或三个以上连续发生的期前收缩形成。根据异位起搏点的部位不同,分为阵发性房性心动过速、阵发性房室交界性心动过速和阵发性室性心动过速。阵发性室上性心动过速:可发生在无明显器质性心脏病的患者,也可见于风湿性心脏病、冠心病、甲状腺功能亢进、洋地黄中毒等。发作时可感心悸、头晕、胸闷,严重者发生晕厥、心力衰竭、休克。阵发性室性心动过速:多见于有器质性心脏病的患者,也可见于风湿性心脏病、心肌病、心肌炎、洋地黄中毒、代谢障碍等。临床症状不多,持续发作时可有低血压、心绞痛、呼吸困难、晕厥、抽搐甚至猝死。

(5)心房颤动:多见于器质性心脏病,如风湿性心脏病、心肌病和冠心病等,亦见于甲状腺功能亢进和洋地黄中毒者。房颤可引起心悸、胸闷等,如果发作时心室率过快或原心脏病严重者,可导致心绞痛、急性左心衰竭或休克。另外,心房栓子脱落可致体循环栓塞,以脑栓塞常见。房颤发作时,体检心律绝对不齐,心音强弱不一、脉搏短绌。

(6)心室颤动:常为严重器质性心脏病、心脏骤停、心脏性猝死及其他疾病患者临终前发生的心律失常,也可见于严重药物中毒、电解质紊乱、急性缺氧及心脏外伤等。患者出现意识丧失、抽搐、呼吸停顿甚至死亡。听诊心音消失,脉搏触及不到,血压监测不到。

(7)房室传导阻滞:冲动在心脏传导系统的任何部位传导时均可发生阻滞。按阻滞程度可分为三度,Ⅰ度和Ⅱ度房室传导阻滞为不完全性,Ⅲ度房室传导阻滞为完全性。房室传导阻滞多见于冠心病、风湿性心脏病、心肌炎和洋地黄中毒等。Ⅰ度房室传导阻滞多无症状;Ⅱ度房室传导阻滞在心室率慢时可引起心悸、头晕及胸闷等症状;Ⅲ度房室传导阻滞轻者可无症状或感头晕、心悸、憋气等,重者可引起晕厥、抽搐,即阿—斯综合征。

(三)实验室及其他检查

1.心电图检查

确诊心律失常的主要依据:

(1)窦性心动过缓:心电图示窦性心律,P波频率<60次/分。

(2)窦性心动过速:心电图示窦性心律,P波频率>100次/分。

(3)室性期前收缩:提前出现 QRS 波群,形态异常,宽大畸形,时限≥0.2s;提前出现的 QRS 波群前无相关 P 波;T 波与 QRS 波群主波方向相反。

(4)阵发性心动过速:

1)室上性阵发性心动过速:频率150~250次/分,节律规则;QRS 波形态正常。

2)室性阵发性心动过速:三个或三个以上的室性期前收缩连续出现;频率100~250次/分,节律可稍不规则;QRS 波群宽大畸形,时限>0.12s;T 波方向与 QRS 波群主波方向相反;P 波与 QRS 波无关。

(5)心房颤动:P 波消失,代之以350~600次/秒,形态、间隔及振幅绝对不规则的 F 波;心室率常在100~160次/分,R—R 间隔绝对不等;QRS 波群形态多正常。

(6)心室颤动:QRS—T 波群完全消失,代之以形状不一、大小不等、极不规则的心室颤动波,频率为150~500次/分。

(7)房室传导阻滞。

1)Ⅰ度房室传导阻滞:P—R 间期延长>0.02s;每个 P 波后均有1个 QRS 波群。

2)Ⅱ度房室传导阻滞:Ⅰ型(莫氏Ⅰ型或文氏现象),P—R 间期在相继的心搏中逐渐延长,直至 P 波后脱落1个 QRS 波群,以后又周而复始;Ⅱ型(莫氏Ⅱ型),P—R 间期固定,每个1,2或3个 P 波后有1个 QRS 波群脱落,形成所谓2:1、3:2或4:3房室传导阻滞。

3)Ⅲ度房室传导阻滞:P 波不能完全下传,P 波与 QRS 波群各自独立无关,P—P 间期相等,R—R 间期相等;P 波频率大于 QRS 波群频率;QRS 波群形态正常或增宽畸形,频率40~60次/分或更低,节律规则。

2.血液检查

血清钾、钠、肌酐等,了解有无伴发心血管病的危险因素。

3.其他检查

必要时可做动态心电图、电生理、影像学等检查,对病因判断有一定的价值。动态心电图可早期诊断心肌缺血和心律失常发作情况。

(四)心理—社会状况

患者是否长期精神紧张,对不能完全治愈的心律失常是否以乐观心态对待,对日后生活质量是否担心,心律失常导致的并发症是否对患者自我照顾能力有影响或使患者较为依赖家属,家属对患者的治疗及康复是否给予支持,对患者的情感需求是否给予满足。

二、治疗原则

抗心律失常药物有多种分类方法,广泛使用的是改良的 Vaughan-Wilams 分类,根据药物不同的电生理作用分为四类。需要注意的是,一种抗心律失常药物可能有多种不同的电生理特性。例如,索他洛尔兼有Ⅱ类与Ⅲ类的特征,胺碘酮兼有Ⅰ、Ⅱ、Ⅲ、Ⅳ类抗心律失常作用,还有阻滞 α-受体的作用。

(一)Ⅰ类

1.Ⅰa 类

奎尼丁是一种广谱的抗心律失常药,用于治疗室上性期前收缩、室性期前收缩和持续性心动过速。可预防房室结内折返性心动过速(AVNRT)的复发、预激综合征的心动过速,减慢心房扑动和心房颤动经旁道的前向传导。可以用于心房颤动与心房扑动的复律和复律后窦律的维持,以及部分严重的室性心律失常。奎尼丁可诱发晕厥或尖端扭转型室性心动过速。心脏外不良反应常见的有消化道不良反应,中枢神经系统毒性反应等,由于其不良反应,现已很少应用。

2.Ⅰb 类

(1)利多卡因:用于各种原因引起的室性心律失常,对室上性心律失常基本无效。由于缺乏临床试验证据以及可能存在抑制心肌收缩等潜在风险,不建议心肌梗死后预防性使用利多卡因。利多卡因能快速达到有效血浆浓度,中毒/治疗浓度比很大,很少发生血流动力学并发症和其他不良反应。报道的最常见不良反应为与剂量相关的中枢神经系统毒性反应,包括头晕、感觉异常、精神错乱、谵妄等。

(2)美西律:有效的抗急性或慢性室性快速型心律失常的药物,但对室上性心动过速无效。可用于治疗 Q-T 间期伴有的室性心律失常。不良反应包括震颤、构音障碍、头晕、感觉异常、复视、眼球震颤、精神障碍、焦虑、恶心、呕吐和食欲缺乏。美西律的不良反应和剂量相关,血浆浓度仅稍高于治疗水平即可有毒性作用。在使用美西律时,应避免使用利多卡因或减量使用。

3.Ⅰc 类

(1)氟卡尼:可用于治疗危及生命的室性心律失常和多数室上性心律失常,可用于心房颤动的复律和窦律维持。致心律失常作用是氟卡尼最重要的不良反应。

(2)普罗帕酮:适用于治疗室上性心动过速(包括心房颤动的复律和窦律维持)、室性心律失常。普罗帕酮可与美西律联用。约15%的患者出现轻微心血管外不良反应,眩晕、味觉障碍、视力模糊等最为常见,胃肠道反应次之。可能使支气管痉挛性肺部疾病恶化。有10%~15%的患者发生心血管系统不良反应,包括传导异常、心力衰竭加重等。

(3)莫雷西嗪:用于治疗和预防室性心律失常。通常耐受性良好。非心血管系统不良反应主要是神经系统毒性和胃肠道不良反应。有3%~15%的患者发生致心律失常反应,严重室性心律失常患者更常见。随着年龄增长,不良反应的易感性增加。

(二)Ⅱ类

此类药物为β-受体阻滞剂,适用于甲状腺功能亢进、嗜铬细胞瘤等有关的心律失常,或心脏肾上腺素能过度兴奋如运动、情绪激动等诱发的心律失常。用于心房扑动和心房颤动的心室率控制。对于折返环包含房室结的折返性心动过速有效。不良反应包括不能耐受的低血压、心动过缓、充血性心力衰竭。其他不良反应包括加重哮喘和慢性阻塞性肺疾病的病情、间歇性跛行、雷诺现象、抑郁、胰岛素依赖型糖尿病患者的低血糖危险性增高、乏力、多梦、失眠、性功能障碍等。常用Ⅱ类药物有艾司洛尔、美托洛尔和卡维地洛。艾司洛尔是超短效(半衰期仅9min)的心脏选择性β-受体阻滞剂,用于快速控制心房扑动或心房颤动的心室率。美托洛尔可降低心肌梗死后的总体病死率和心源性猝死发生率。卡维地洛是α-受体阻滞剂、β-受体阻滞剂,已经证明可提高中、重度心力衰竭的生存率,主要用于心力衰竭患者。

(三)Ⅲ类

1.胺碘酮

适用于多种室上性和室性快速型心律失常,可用于伴有器质性心脏病心功能不全的患者。胺碘酮的有效率等于或超过几乎所有其他抗心律失常药物,对大多数室上性快速型心律失常有效率为60%~80%,对室性快速型心律失常有效率为40%~60%。可用于心房颤动复律、窦律维持,以及射频手术消融围手术期。在复发性心房颤动患者维持窦律方面,胺碘酮优于Ⅰ类药物和索他洛尔。有报道称,使用胺碘酮5年,约75%的患者发生不良反应,18%~37%的患者被迫停药。最常见的停药原因是出现肺部和胃肠道症状。大多数不良反应在减量或停药后能逆转。长期和大剂量服药的不良反应较多。在非心血管不良反应中,肺部毒性反应是最严重的,机制不明,可能与高反应性或广泛的磷脂沉积有关。常见症状为呼吸困难、干咳、发热,建议第一年每三个月拍摄胸部X线片和进行肺功能测试,之后1年2次。当每天服用小于300mg的维持量时,肺部毒性反应不常见。出现肺部病变需要停药,可试用激素。尽管在不少患者中发现无症状的肝酶升高,但除了那些初始肝酶即不正常,服药后又较正常升高了2~3倍的患者,一般不需要停药。胺碘酮还可以发生神经功能不全、光敏感、皮肤脱色、胃肠道功能紊乱和甲状腺功能亢进(1%~2%)或甲状腺功能减退(2%~4%)。建议第一年每三个月检测1次甲状腺功能,此后每年1~2次。如有甲状腺功能不全的症状,应停药。无症状的轻微甲状腺功能指标异常,可以继续服药观察。

2.决奈达隆

是一种新型的Ⅲ类药物,是胺碘酮的衍生物,但不含碘,亲脂性较低,因此保持了胺碘酮的疗效,而少有胺碘酮的心外不良反应。在ANDROMEDA研究中,决奈达隆增加了中、重度心力衰竭患者的病死率,因此不建议用于心力衰竭的患者。

3.索他洛尔

是一种非选择性、无内源性拟交感活性的β-受体阻滞剂,能延长复极,具有Ⅱ类药特征。用于室上性和室性心律失常的治疗,可用于心房颤动的窦律维持。致心律失常是最严重的不良反应,约有4%的患者出现新的室性快速型心律失常或使室性心律失常加重,其中2.5%是尖端扭转型室性心动过速。应避免与其他延长QT间期的药物联用。

4.伊布利特

用于心房扑动和心房颤动的复律,只能用于终止发作,不能用于预防发作。可延长旁道的不应期,暂时性减慢预激综合征患者心房颤动时的心室率。也可终止持续性、单形性室性心动过速的发作。最常见的不良反应是 QT 间期延长和尖端扭转型室性心动过速,发生率约 2%。不良反应发生在用药后 4～6 小时,此后风险极小。故用药时及用药后 8 小时内应进行心电监护。

(四)Ⅳ类

Ⅳ类药为钙通道阻滞剂,常用的有维拉帕米和地尔硫　。终止持续性窦房结折返、房室结内折返或旁道前传的房室折返性心动过速发作时,在应用刺激迷走神经方法和给予腺苷后,下一步可考虑静脉用维拉帕米或地尔硫　。对于终止这些心律失常,维拉帕米和腺苷同样有效。维拉帕米和地尔硫　可以在几分钟内终止 60%～90% 以上的阵发性室上性心动过速。适用于控制心房颤动或心房扑动时的心室率,但不能用于心房颤动伴预激综合征的患者。口服维拉帕米或地尔硫　能预防房室结内折返和预激综合征患者前向性房室折返性心动过速的复发。血流动力学受损或接受 β-受体阻滞剂治疗的患者,应用维拉帕米应谨慎。异丙肾上腺素、钙剂、高血糖素、多巴胺、阿托品(仅部分有效)或临时起搏可对抗维拉帕米的一些不良反应。

(五)其他抗心律失常药物

1.腺苷

腺苷是存在于全身的一种内源性核苷,是急诊终止室上性心动过速,如房室结内或房室折返性心动过速的首选药物。腺苷通常在 30s 内可终止 92% 的室上性心动过速,作用时间非常短。对于曾经使用过 β-受体阻滞剂、心力衰竭代偿不佳或严重低血压的患者,更倾向于使用腺苷而不是维拉帕米。在服用干扰腺苷作用或代谢的药物(如茶碱)时,急性支气管收缩和静脉通路不佳的患者则首选维拉帕米。室上性心动过速患者给予腺苷时约 40% 发生一过性不良反应,通常是面部潮红、呼吸困难和胸部压迫感。这些症状消失迅速,一般短于 1min,可以耐受。当室上性心动过速突然终止时常见室性期前收缩、一过性窦性心动过缓、窦性停搏和房室传导阻滞。有时可发生心房颤动(有研究报道 12% 的发生率),而在预激综合征患者中诱发心房颤动是个棘手的问题。

2.洋地黄类

可用于控制心房颤动和心房扑动的心室率,尤其适用于合并心功能不全的患者,但不能用于伴有预激综合征的心房颤动患者。口服地高辛的治疗窗很窄,需要监测血清地高辛浓度。洋地黄中毒的心律失常主要由迷走神经张力增高和触发活动(后除极)所导致,可以用苯妥英钠控制中毒导致的房性心律失常,用利多卡因控制房室结以下部位起源的心律失常,缓慢性心律失常则可以用阿托品或临时起搏。洋地黄中毒的心血管外表现常见的有头痛、恶心、呕吐、视觉异常等。

三、护理

(一)护理目标与评价

(1)老年患者在治疗后活动耐力增加,心悸、胸闷、头晕等症状减轻或消失。

(2)老年患者能按时用药,生活质量提高,延长寿命,未出现相关并发症。

(3)老年患者情绪稳定,能积极配合治疗。

(4)治疗及时,患者能生活自理,未发生脑梗死等严重疾病。

(二)护理措施

1.一般护理

(1)执行入院患者一般护理常规。

(2)根据患者病情和生活自理能力,按医嘱给予特别护理及分级护理。

(3)病室应保持清洁、整洁、安静、舒适、阳光充足、空气清新,室温在18～22℃为宜,相对湿度为50%～60%。

(4)评估患者心律失常种类,指导患者活动,如患者有明显的心悸、头晕等症状,应卧床休息,床栏加护,防止坠床或自伤。

(5)做好心理护理,避免患者情绪激动,保持心态平和。根据患者不同的性格特点给予指导,训练自我控制的能力,避免各种导致精神紧张的因素。

(6)给予患者心电遥测监护,密切观察患者心律、心率,情况严重时可安置于冠心病监护病号(CCU)监护。

(7)长期卧床患者,保持口腔、皮肤清洁,预防并发症发生。

(8)注意观察药物反应,根据患者心率、心律,遵医嘱调节用药,严格控制输液速度,防止并发症。

(9)注意患者肢体、言语有无改变,防止脑梗死发生。

2.病情观察

(1)意识改变。意识改变往往提示病情轻重。首先应了解刚发病时的意识状态是清醒、嗜睡、蒙眬还是昏迷,然后定时观察意识状态的改变。

(2)生命体征变化。密切观察患者心律、心率、血压、呼吸、瞳孔、意识变化。当发生恶性心律失常,应立即汇报医生,备好抢救仪器设备并给予处理。

(3)血栓栓塞。若患者出现头痛、恶心、伴有血液循环改变的下肢疼痛、肢体及语言的障碍,应高度警惕患者发生了血栓栓塞事件。

3.用药护理

(1)用药前告知:应告知患者抗心律失常药物的名称、剂量和用法,遵医嘱按时、按量、按一定的给药途径准确给药。用药过程中应注意询问患者的反应,检查心率、心律,测脉搏、血压,观察呼吸变化,以及时发现药物的不良反应。

(2)常用抗心律失常药物。

1)Ⅰ类:钠通道阻滞剂

Ⅰa类:适度阻滞钠通道,如奎尼丁,可引起恶心、呕吐、腹泻、头晕、耳鸣、低血压、心电图Q-T间期延长等,一般应在白天给药,避免夜间给药。

Ⅰb类:轻度阻滞钠通道,如利多卡因,可引起困乏、烦躁、意识模糊,偶尔引起窦性停搏、房室传导阻滞、低血压等,应注意给药的剂量和速度,在治疗室性快速型心律失常时,一般先静脉推注50～100mg,有效后再以2～4mg/min的速度静脉滴注维持。肌内注射多用于室性心律失常的预防。

Ⅰc类:重度阻滞钠通道,如普罗帕酮,可引起头晕、恶心、呕吐、共济失调,静脉用药可致低血压、窦性心动过缓、房室传导阻滞,抑制心肌收缩等。餐时或餐后服用可较少发生肠道反应。

2)Ⅱ类:β-受体阻滞剂,如普萘洛尔,可引起窦性心动过缓、低血压,加重心力衰竭,诱发或加重支气管哮喘,当心率低于 50 次/分时应遵医嘱及时停药。

3)Ⅲ类:延长动作电位时程药,如胺碘酮(碘过敏者慎用),可引起胃肠道反应、甲状腺功能失调、肝功能损害、心动过缓等,少数可发生肺纤维化。

4)Ⅳ类:钙通道阻滞剂,如维拉帕米,作为阵发性室上性心动过速首选药,可以引起房室传导阻滞、心动过缓、低血压,抑制心肌收缩等。

(3)安装起搏器后应坚持必要的药物治疗。安装起搏器的患者大多数患有冠心病、高血压等疾病。患者不要以为装了起搏器就有了保险。其实安装了起搏器的患者同样可发生心绞痛、心力衰竭、心肌梗死等。因而患者不能麻痹大意,仍需按时服用治疗冠心病、高血压、心律失常的药物。

4.基础与生活护理

(1)休息。心律失常患者应该选择强度适中、较温和的运动,如慢跑、散步、打太极拳、做保健操等。其余较剧烈的运动,比如快速跑、打跆拳道、打篮球、打足球等,一般不建议。因为剧烈活动大大增加了心脏的负担,使心脏超出负荷,可以进一步恶化心脏功能,导致心力衰竭,严重的会引起死亡。心律失常患者在运动中需注意自己状态是否良好,如果有感到胸闷、气促、头晕等不适的时候,应该马上停止运动,并放松情绪,避免紧张。

(2)饮食。嘱咐患者多食纤维素丰富的食物,保持大便通畅。心动过缓患者避免排便时过度屏气,以免兴奋迷走神经而加重心动过缓。戒烟酒,避免摄入刺激性食物如咖啡、浓茶等,避免饱餐。膳食中钠、钾、镁的摄入,应根据病情随时调整。

(3)生活护理。

1)协助和指导患者完成日常生活,如洗漱、进食、如厕、穿脱衣服等。

2)保持床单位整洁干燥,督促长期卧床患者翻身,保持皮肤清洁。

3)避免屏气或用力排便。鼓励患者独立完成生活活动,以增强患者自我照顾的能力及信心。如患者自理过程中出现心悸、胸闷不适时,应立即休息或卧床。

5.对症护理

(1)出现心悸、头晕等症状,应立即卧床,保持安静,迅速建立静脉通道。

(2)有失眠或精神紧张者,在进行心理护理的同时配以药物治疗。

(3)遵医嘱使用抗心律失常药物,观察药物疗效及不良反应。

6.心理护理

鼓励患者表达自己的感受和焦虑的原因,避免不良刺激,减轻焦虑程度。对情绪性心律失常患者,应该诚恳接受患者的痛苦信息,给以抚慰,取得患者家属、朋友和周围人群的配合,改变其不良性格特征,注意劳逸结合,进行有意义的文化娱乐活动和社会交往活动,避免发生退缩行为;对器质性心脏病所致的心律失常的患者,应对患者及其家属进行疾病知识及治疗新技术、新方法的教育,解除其顾虑。使患者知道焦虑可加重心脏负担、诱发或加重心律失常,保持适当警惕又不过度紧张的心态,则有利于心律失常的控制。心律失常发作时,配合医生做好心电监护和及时处理各种心律失常,满足患者的各种需要,消除其恐惧心理。

7.康复护理

起搏器植入术后运动康复护理：术后 1 天可用术侧肢体进餐；术后 2 天可小范围活动术侧肩关节；术后 4 天后可抬高肢体 45°，以后逐渐增加；术后 1 周可术侧梳头，幅度不宜过大；术后 3 个月内不宜过量体力活动，不能提 5kg 以上重物。

8.出院指导

(1)保持心态平和，学会自我调节。

(2)坚持药物治疗，不随意增减药物。遵医嘱服用抗心律失常药物。应用某些药物(抗心律失常药、排钾利尿剂等)后产生不良反应时应及时就医。

(3)按时复查国际标准化比值(INR)，控制在 2～3 之间，自我观察有无出血迹象，如牙龈出血、皮肤出血点、黑便等。正确服药，预防脑卒中。

(4)指导患者自测脉搏，如脉搏<60 次/分或>100 次/分并伴有明显不适症状时需及时就医。脉搏测量的方法：示指、中指、无名指的指端，用适中的压力按于桡动脉处或其他浅表大动脉处，测脉 1 分钟。

(5)提高患者的社会适应能力，避免各种不良刺激的影响。

(6)积极治疗原发病，如冠心病、高血压心脏病、心肌病等。

(7)指导患者正确选择食谱。选低脂、易消化、清淡、富含营养的食物，少量多餐，多进含钾的食物，以减轻心脏负荷和防止低血钾症而诱发心律失常。

(8)保持大便通畅。劳逸结合，保证充足的睡眠和休息，无器质性心脏病者应积极参加体育锻炼，预防感染；有器质性心脏病者，根据心功能情况适度活动。

(9)对于阵发性室上性心动过速患者，可指导患者学会用刺激迷走神经的方式来终止发作。

(10)定期随访，复查心电图、超声心动图等。

第四节　心力衰竭

心力衰竭(HF)指各种心脏结构或功能性疾病导致心室充盈和(或)射血功能受损，心排血量下降，不能满足机体组织代谢的需求，以肺循环和(或)体循环淤血，器官、组织血液灌注不足为临床表现的一组综合征。可分为急性或慢性衰竭，左心、右心和全心衰竭。

根据全球各地的流行病学调查显示，在总人口数中，平均每一百个人，就会有 3～5 个人有某种程度的心力衰竭，因此心力衰竭可谓是一个重要的疾病问题。根据统计，老年人患有心力衰竭比较常见。

一、疾病概述

(一)病史

1.发病情况

如有无发病的诱发因素，如情绪激动、用力排便等，有无出现明显的前驱症状或并发症。

2.病因和危险因素

回顾性调查发现,心力衰竭病因以冠心病居首,其次为高血压,而风湿性心脏病占比则呈下降趋势;有基础心脏病的患者,往往因一些心脏负荷加重而发病,如感染(呼吸道感染是最常见、最重要的诱因)、心律失常、血容量增加、过度体力消耗或情绪激动等。各年龄段心力衰竭病死率均高于其他心血管病,其主要死亡原因依次为左心衰竭(59%)、心律失常(13%)、猝死(13%)、其他(15%)。

(二)身体状况

1.体格检查

心前区有无隆起或凹陷,心尖冲动有无移位、强弱有无改变,心脏有无杂音,心音强弱、心界大小、心律及心率是否在正常范围内(正常成人每分钟心率60～100次)、各瓣膜区有无病理性杂音、双肺听诊有无湿性啰音或哮鸣音。

2.生命体征监测

T(体温)、P(脉搏)、R(呼吸)、BP(血压)。

3.临床表现

(1)左心衰竭:以肺淤血和心排血量降低为主要表现。

1)症状。

①不同的呼吸困难:劳力性呼吸困难。是左心衰竭最早出现的症状,运动使回心血量增加,左心房压力升高,加重了肺淤血。引起呼吸困难的运动量随心衰程度加重而减少。端坐呼吸。肺淤血达到一定程度时,患者不能平卧,因平卧时回心血量增多且膈肌上抬,呼吸更为困难。高枕卧位、半卧位甚至端坐时方可使憋气好转。夜间阵发性呼吸困难。患者入睡后突然因憋气而惊醒,被迫采取端坐位,呼吸深且快。重者可有哮鸣音,称为"心源性哮喘"。大多数端坐休息后可自行缓解。其发生机制除睡眠平卧,血液重新分配使肺血量增加外,夜间迷走神经张力增加,小支气管收缩,横膈高位,肺活量减少等也是促发因素。

②咳嗽、咳痰、咯血:咳嗽、咳白色浆液性痰,痰中可带有血丝,坐位或立位时咳嗽可减轻。咳血是肺淤血静脉压力增高,肺循环及支气管血管循环之间形成侧支,支气管黏膜下的扩张血管破裂导致的。

③心悸、乏力、头晕:由于心排血量不足,器官、组织灌注不足及代偿性心率加快所致。

④少尿及肾功能损伤:严重的左心衰竭时血液再分配,肾的血流量减少,出现少尿。长此以往,出现血尿素氮、肌酐升高并可有肾功能不全的症状。

2)体征:除基础心脏病的固有体征外,慢性左心衰竭的患者可有心脏扩大、肺动脉瓣区第二心音亢进及舒张期奔马律。肺部可闻及湿啰音。急性期(即急性心力衰竭)呼吸频率常达每分钟30～40次,听诊时两肺布满湿啰音和哮鸣音,心尖部第一心音减弱,频率快,同时有舒张期早期第三心音而构成奔马律,肺动脉瓣第二心音亢进。

(2)右心衰竭:以体循环淤血的表现为主。

1)症状:①消化道症状。胃肠道及肝脏淤血引起腹胀、食欲缺乏、恶心、呕吐等右心衰最常见的症状。②劳力性呼吸困难。继发于左心衰的右心衰呼吸困难。单纯性右心衰为分流性先天性心脏病或肺部疾患所致,也均有明显的呼吸困难。

2)体征:①水肿。体静脉压力升高使皮肤等软组织出现水肿,其特点为首先出现于身体最低垂的部位,常为对称性、可凹陷性。②颈静脉征。颈静脉搏动增强、充盈、怒张是右心衰的主要体征,肝颈静脉回流征阳性则更具有特征性。③肝脏肿大。肝脏因淤血肿大常伴有压痛感,持续慢性右心衰可导致心源性肝硬化,晚期可出现黄疸、肝功能受损及大量腹腔积液。④心脏体征。右心衰时可因右心室显著扩大而出现三尖瓣关闭不全的反流性杂音。

(3)评估患者急性心力衰竭(AHF)发作时的临床严重程度,常用 Killip 分级:

Ⅰ级:无急性心力衰竭。

Ⅱ级:急性心力衰竭,肺部中下肺野湿啰音,心脏奔马律,胸部 X 线检查见肺淤血。

Ⅲ级:严重急性心力衰竭,严重肺水肿,满肺湿啰音。

Ⅳ级:心源性休克,主要变现为:

第一,持续性低血压,收缩压降至 90mmHg 以下,且持续 30min 以上,需要循环支持。

第二,血流动力学障碍:肺毛细血管楔压(PCWP)$\geq$18mmHg,心脏指数$\leq$2.2L/(min·m²)(有循环支持时)或 1.8L/(min·m²)(无循环支持时)。

第三,组织低灌注状态,可有皮肤湿冷、苍白和发绀;尿量显著减少(<30mL/h),甚至无尿;意识障碍;代谢性酸中毒。

(三)实验室及其他检查

1.血液检查

心衰标志物(BNP)、血常规、肾功电解质、凝血、心肌酶谱等。

2.X 线检查

根据心脏扩大的程度和动态改变间接反应心功能状态。

3.放射性核素检查

放射性核素心血池显像有助于判断心室腔大小,反应心脏舒张功能,有助于心力衰竭的确诊。

4.超声心动图与多普勒超声检查

为心力衰竭诊断的重要手段,多普勒超声可选择性观察心腔或大血管中某一部位的紊乱血流,是临床最实用的判断舒张期功能的方法。

5.心—肺吸氧运动试验

在运动状态下测定患者对运动的耐受量,更能说明心脏的功能状态。本试验仅适用于慢性稳定性心衰患者。

(四)心理—社会状况

了解患者是否有焦虑、抑郁等负面情绪,及时进行有效心理干预,帮助患者缓解压力,减轻心理负担。充分了解患者家庭情况和社会背景,及时与家属沟通,了解患者具体的身体情况,取得家属支持和配合,促进心衰患者的病情稳定与恢复。

二、治疗原则

治疗心力衰竭不能仅限于缓解症状,必须采取综合治疗措施,以达到以下目的。

(1)提高运动耐量,改善生活质量。

(2)阻止或延缓心室重塑,防止心肌损害进一步加重。

(3)降低死亡率。

(一)基本原因的治疗

控制高血压;应用药物、介入及手术治疗改善冠心病心肌缺血;慢性心瓣膜病的换瓣手术治疗;先天畸形的纠正手术等。

(二)消除诱因

积极控制呼吸道感染;注意控制心率;注意检查并及时纠正甲状腺功能亢进、贫血等。

(三)药物治疗

1.利尿剂

利尿剂是心力衰竭治疗中最常用的药物,通过排钠、排水减轻心脏的容量负荷,对缓解淤血症状、减轻水肿有显著的效果。常用的排钾利尿剂有氢氯噻嗪、呋塞米(速尿);保钾利尿剂有螺内酯、氨苯蝶啶等。

2.血管扩张剂

血管扩张剂通过扩张容量血管和外周阻力血管而减轻心脏前、后负荷,减少心肌耗氧,改善心功能。常用药物包括以下几种。

(1)降低前负荷的药物以扩张静脉和肺小动脉为主,如硝酸甘油、硝酸异山梨酯。

(2)降低后负荷的药物以扩张小动脉为主,如血管紧张素转换酶抑制剂(ACEI),常用药物有贝那普利、卡托普利等。

(3)同时降低前、后负荷的药物可同时扩张小动脉及静脉,常用药物有硝普钠。

3.洋地黄类药物

洋地黄可加强心肌收缩力,减慢心率,从而改善心力衰竭患者的血流动力学变化。常用洋地黄制剂包括以下几种。

(1)地高辛,适用于中度心力衰竭维持治疗,以减少洋地黄中毒的发生率。

(2)毛花苷C,适用于急性心力衰竭或慢性心力衰竭加重时,特别适用于心力衰竭伴快速心房颤动者。

(3)毒毛花苷K,适用于急性心力衰竭。

4.其他正性肌力药物

常用药物有β-受体兴奋剂(如多巴胺、多巴酚丁胺)、磷酸二酯酶抑制剂(如米力农)等。

三、护理

(一)护理目标与评价

(1)老年患者在接受治疗后,呼吸困难、身体水肿情况有所改善。

(2)老年患者能主动参与制订活动计划并按要求进行活动,运动耐量有所提高,生活质量有所改善。

(3)老年患者能描述预防便秘的措施,未发生便秘或便秘明显改善。

(4)老年患者在家属的干预、帮助下,能积极配合长期的药物治疗,延缓心肌进一步损害。

(5)老年患者在家属的帮助下,能自觉避免心力衰竭的因素,减少心力衰竭发生率。

(二)护理措施

1.一般护理

同本章第一节冠心病的护理。

2.病情观察

(1)一般状态。观察患者的精神意识状态,观察尿量、体重变化及活动量增加时对氧的需要量。

(2)生命体征变化。注意监测体温、脉搏、呼吸、血压的变化,尤其注意呼吸频率、节律、深度。

(3)呼吸困难的改善情况,胃肠道状态。

(4)患者对有关疾病的病因、治疗及有关护理有所了解。

(5)患者皮肤的颜色、温度、湿度。

3.用药护理

(1)洋地黄制剂。适用于快速心房颤动或已知有心脏增大伴左心室收缩功能不全的患者。遵医嘱缓慢静脉注射去乙酰毛花苷注射液,首剂 0.4~0.8mg,2h 后可酌情再给 0.2~0.4mg。

(2)利尿剂。记录 24h 出入液量、体重、监测电解质,饭后服用,白天给药。

(3)镇静剂。遵医嘱缓慢静脉注射吗啡稀释液,可镇静,减慢心率,扩张小血管而减轻心脏负荷,必要时可重复应用 1 次。观察用药后患者有无呼吸抑制、心动过缓或血压下降等不良反应。

(4)血管扩张剂。遵医嘱应用硝普钠、硝酸甘油或酚妥拉明静脉输液,每五分钟测量 1 次血压,有条件者用输液泵控制滴速,根据血压调整药物剂量,维持收缩压在 100mmHg 左右。硝普钠含氰化物,连续使用不应超过 24h。因其见光易分解,应现配现用,避光输入。

(5)平喘药。氨茶碱可解除支气管痉挛,并有一定的正性肌力及扩血管、利尿作用。

(6)激素。常用药物为地塞米松,具有降低肺毛细血管通透性,改善心肌代谢,降低外周血管阻力,减少回心血量,促进利尿的作用。

(7)受体阻滞剂。可引起心肌收缩力减弱,心率减慢、房室传导时间延长、支气管痉挛等,应监测患者心音、心率、心律、呼吸,定期查血糖血脂。

4.基础与生活护理

(1)休息。根据心功能受损程度而定。评估心功能,心功能分级(见本章第一节冠心病护理)。

1)心功能Ⅰ级:患者应适当休息,保证睡眠,注意劳逸结合。

2)心功能Ⅱ级:患者应增加休息,但能起床活动。

3)心功能Ⅲ级:患者应限制活动,增加卧床休息时间。

4)心功能Ⅳ级:患者绝对卧床休息,原则上以不出现临床症状为限。

(2)饮食。以高维生素、低热量、少盐、少油,富含钾、镁及适量纤维素的食物,宜少量多餐,避免刺激性食物,对少尿患者应根据血钾水平决定食物中含钾量。限制水分和钠盐的摄入,每天在 6g 以下,限制腌制品、味精等含钠高的食品,可用醋、蒜等调味。

(3)生活护理。

1)协助和指导患者完成日常生活,如洗漱、进食、如厕、穿脱衣服等。

2)心衰症状明显(呼吸困难、憋闷症状)患者,可适当摇高床头,利于呼吸。

3)皮肤及口腔护理:自理能力受限的患者及重度水肿患者,应定时翻身,保持床单位整洁、干燥。呼吸困难者易发生口干、口臭,应做口腔护理。

5.专科护理

(1)咳嗽、咳痰的护理。患者出现咯粉红色泡沫痰,有出冷汗、烦躁不安、面色苍白的症状时,及时进行评估,了解咳嗽发生的时间、痰液的性状及量。

(2)呼吸困难的护理。

1)观察神志、面色、呼吸(频率、节律、深度)、心率、心律、血压、尿量等变化。

2)取坐位或半坐位双下肢下垂,并给予 30%～50% 酒精湿化间断吸氧,每次持续20～30min。

3)遵医嘱及早、准确使用镇静、强心、利尿、扩血管等药物。

(3)呼吸道护理。呼吸道感染时注意保暖,保持室内空气新鲜;定时翻身拍背,鼓励和协助患者咳嗽、咳痰,教会患者正确咳嗽、咳痰方法。

(4)栓塞护理。鼓励患者做床上肢体活动或被动运动。当患者肢体远端出现疼痛、肿胀时,应及时检查,及早诊断处理。

6.心理护理

心衰患者由于长期存在猝死、反复住院等风险,常表现为焦虑、抑郁、认知障碍及其他心理障碍。及时评估患者心理状态,取得家属的配合,对控制心衰症状和舒缓负面情绪有很大帮助。护理人员和照顾者,多与患者有效沟通,提高患者的心理弹性,以良好的心态应对疾病,提高患者的生活质量,减轻患者的感受负担。精神安抚可帮助老年患者改善抑郁症状,增强患者自我意识,提高生命质量。

7.康复护理

不同角度的护理过程对患者生理、心理的康复都有一定帮助。

(1)心理舒适护理。主要通过心理沟通的方式进行护理,帮助患者缓解压力,减轻心理负担,从而更好地促进治疗,实现身体的更好恢复。

(2)生理舒适护理。及时满足患者的生理要求,保证良好的服务态度和服务质量,解决患者的疼痛负担,从而更好地缓解患者的心理压力,促进急性左心衰的治疗。

(3)操作舒适护理。注意操作的准确性和舒适度,充分考虑患者的心情和身体感觉,保证患者在身体较为舒适的环境下接受治疗,促进心衰患者与医生积极配合,帮助患者早日获得康复。

(4)社会舒适护理。充分了解患者家庭情况和社会背景,及时与患者家属沟通,了解患者的具体身体情况,以及平时喜好,便于和患者沟通。同时做好对患者家属的安抚工作,减轻患者心理压力,促进急性左心衰患者的病情稳定与恢复。

(三)出院指导

(1)调整作息,劳逸结合,规律睡眠,以休息为主,适当活动。

(2)天气突变时,注意保暖,防止受凉感冒。保持室内空气新鲜,定期开窗通风。不到过于拥挤的公共场所,防止交叉感染。

(3)注意控制情绪,避免情绪激动,家属应多给予患者情感支持。

(4)长期卧床或伴有水肿的患者,日常生活多注意卫生,做好口腔及皮肤的护理,保持清洁。

(5)学会自我监测,如出现气促、乏力、咳嗽加重、泡沫状痰等症状时,应及时就医。

(6)按时服药,不可擅自停药,患者本人或其照顾者,应掌握药物的用法、用量,熟悉药物的不良反应,如有体重突然增加、尿量突然减少等情况,应及时就医。

第五节　扩张型心肌病

扩张型心肌病(DCM)是一类以左心室(多数)或双室扩大伴收缩功能障碍为特征的心肌病。病因多样,约半数病因不详。临床以心脏扩大、心力衰竭、心律失常和栓塞为基本特征。本病病死率较高,预后差。25%～50%的DCM患者有家族遗传史。

一、疾病概述

(一)病史

1.发病情况

比如发病早期有无症状,如呼吸困难等心功能不全症状;有无诱发因素,如饮酒、感染;有无并发症。

2.病因和危险因素

研究表明,引起本病的原因是多方面的。主要的病因和危险因素为感染(以病毒最常见,如柯萨奇病毒、小儿麻痹症病毒等。部分细菌、寄生虫等也可引起心肌炎并发展为DCM)、非感染的炎症、内分泌和代谢紊乱(如甲状腺疾病、嗜铬细胞瘤)、遗传、嗜酒。

(二)身体状况评估

1.体格检查

心前区有无隆起或凹陷,心尖冲动有无移位、强弱有无改变,心脏有无杂音、心界大小,肺部有无湿啰音,有无颈静脉怒张、肝大等体征。

2.生命体征监测

T(体温)、P(脉搏)、R(呼吸)、BP(血压)。

3.临床表现

本病起病隐匿,早期可无症状。临床表现以活动时呼吸困难和活动耐量下降为主。伴有其他并发症时可有不同的表现。

(1)症状性表现。

1)心力衰竭:为本病最突出的表现。其发生主要是由于心室收缩力下降、顺应性降低和体液潴留导致心排血量不足和(或)心室充盈压过度增高。可出现左心功能不全的症状,常见的为进行性乏力或进行性劳动耐力下降、劳力性呼吸困难、端坐呼吸以及阵发性夜间呼吸困难等左心衰的表现,病变晚期可同时出现右心衰的症状,如肝脏大、上腹部不适以及周围性水肿。

2)心律失常:可发生各种快速或缓慢型心律失常,表现有心悸、头晕、黑矇等。严重心律失常是导致该病患者猝死的常见原因。

3)栓塞:可发生心、脑、肾或肺栓塞。血栓来源于扩大的心室或心房,尤其是伴有心房颤动时。周围血管栓塞偶为该病首发症状。

4)胸痛:部分患者会出现胸痛,其发生可能与肺动脉高压、心包受累、微血管性心肌缺血以及其他不明因素有关。栓塞导致的胸痛,其性质、部位与典型的缺血性心绞痛类似,可因劳累或体力劳动而诱发,胸痛常常伴有气促。与典型的缺血性心绞痛相比,持续时间更长。但缓解典型心绞痛的药物对扩张型心肌病所致的胸痛作用不大。

(2)体征性表现。

1)心尖冲动常明显向左侧移位,但左心室明显向后增大时可不出现;心尖冲动常弥散;深吸气时在剑突下或胸骨左缘可触到右心室搏动。

2)常可听到第三、第四心音"奔马律",但无奔马律并不能除外心衰。第三心音增强反映了心室容量负荷过重。

3)心功能失代偿时会出现明显的二尖瓣反流性杂音。该杂音在腋下最清楚,在心功能改善后常可减轻,有时可与胸骨旁的三尖瓣反流性杂音相重叠,但后者一般在心衰晚期出现。

4)心衰明显时可出现交替脉和潮式呼吸。肺动脉压显著增高的患者,可于舒张早期听到短暂、中调的肺动脉反流性杂音。

5)右心功能不全时可见发绀、颈静脉怒张、肝大、下肢水肿,少数有胸、腹腔积液。

(三)实验室及其他检查

1.胸部 X 线检查

心影通常增大,心胸比>50%,可出现肺淤血、肺水肿及肺动脉压力增高的 X 线表现,有时可见胸腔积液。

2.心电图

不同程度的房室传导阻滞,右束支传导阻滞常见。广泛 ST-T 改变,左心室高电压,左心房肥大,由于心肌纤维化可出现病理性 Q 波,各导联低电压。

3.超声心动图

左心室明显扩大,左心室流出道扩张,室间隔及左心室后壁搏动幅度减弱。

4.同位素检查

同位素心肌灌注显影,主要表现有心腔扩大,尤其两侧心室扩大,心肌显影呈弥漫性稀疏。

5.心内膜心肌活检

扩张型心肌病临床表现及辅助检查均缺乏特异性,近年来国内外开展了心内膜心肌活检,诊断本病敏感性较高,特异性较低。

6.心脏磁共振(CMR)

CMR 对于心肌病诊断、鉴别诊断及预后评估均有很高价值。有助于鉴别浸润性心肌病、心律失常型右心室心肌病、心肌炎等疾病。CMR 显示心肌纤维化提示心电不稳定。

(四)心理－社会状况

患者是否有焦虑、恐惧情绪,是否担心今后工作能力和生活质量,能否保持乐观、平和的心情,正确对待自己的病情。家属能否支持、鼓励患者,及时对患者进行疏导,避免刺激性的言语、不当的说话方式,对患者给予高度的重视度。

二、治疗原则

治疗目的是阻止基础病因介导的心肌损害,阻断造成心力衰竭加重的神经体液机制,控制心律失常和预防猝死、栓塞,提高生存质量和延长生存时间。

(一)病因治疗

如控制感染、严格限酒或戒酒、治疗内分泌疾病或自身免疫病、纠正电解质紊乱、改善营养失衡等。

(二)针对心力衰竭的治疗

(1)强调休息及避免劳累,若有心脏扩大、心功能减退者宜长期休息,以免病情恶化。

(2)在心力衰竭早期阶段就应该积极地进行药物干预,用 β－受体阻滞剂、ACEI,减少心肌损伤和延缓病情,β－受体阻滞剂应从小剂量开始,视病情调整用量,晚期心衰患者较易发生洋地黄中毒,应慎用洋地黄。有适应证者可植入心脏起搏器。

(三)预防栓塞

栓塞是 DCM 常见的并发症,预防栓塞性并发症可口服抗凝药或抗血小板聚集药。

(四)预防猝死

针对性选择抗心律失常药物,如胺碘酮。控制诱发室性心律失常的可逆因素。

(1)纠正低钾、低镁。

(2)改善神经激素功能紊乱,选用 ACEI 和 β－受体阻滞剂。

(3)改善心肌代谢,可用泛癸利酮等药物。严重心律失常者可植入心脏复律除颤器,预防猝死。

三、护理

(一)护理目标与评价

(1)老年患者在接受治疗后,呼吸困难症状减轻或消失。

(2)老年患者在家属的协助下能主动参与制订活动计划并按要求进行活动,活动以不出现疲劳、呼吸困难或胸闷等为限度。

(3)老年患者能注意保暖、养成良好的起居习惯,防止呼吸道和肠道感染。

(4)老年患者的致命性心律失常能被及时发现和处理,减少猝死发生率。

(5)老年患者能做好病情的自我监测,如出现心悸、咳嗽、气喘、双下肢水肿、夜间不能平卧或连续几天尿量少于入量时及时就医。

(二)护理措施

1.一般护理

同本章第一节冠心病的护理。

2.病情观察

(1)一般状态:观察患者的精神意识状态,观察患者心悸、呼吸困难、水肿的程度。部分患者有胸痛的症状时,注意观察部位、性质、程度及持续时间。

(2)生命体征变化:注意监测体温、脉搏、呼吸、血压、心律、心率的变化。

(3)注意监测周围血管灌注情况,如皮肤温度、皮肤颜色、毛细血管充盈情况。

(4)体重变化及营养情况,观察患者有无全身及双下肢水肿。

3.用药护理

(1)心肌病变时对洋地黄类药物敏感,应用剂量宜较小,并注意毒性反应,密切监测患者心率或使用非强心苷正性肌力药物。

(2)应用利尿剂期间必须注意电解质平衡,注意血压的监测。

(3)使用抑制心率的药物如β-受体阻滞剂或电转复治疗快速型心律失常,β-受体阻滞剂具有减慢患者心率,降低心肌收缩力,减少排血量及心肌耗氧量的作用,可改善扩张型心肌病心力衰竭症状。

(4)胸痛患者遵医嘱给予舌下含服硝酸甘油,给予持续吸氧。注意评估用药后效果,有无不良反应。准备好抢救用物和药品,电复律仪器等急救设施。

(5)在应用抗心律失常药物期间,应定期复查心电图,观察用药效果。

(6)使用抗凝药期间,应注意出血表现,如有无牙龈出血、黑便等,定期复查出凝血时间、凝血酶原时间及 INR。

4.基础与生活护理

(1)休息。心力衰竭或严重的心律失常者,绝对卧床休息,减少心肌耗氧量。如有心脏扩大者更应注意,宜长期休息,以免病情恶化。未发生心衰时,避免劳累,预防感染。

(2)饮食。

1)限制进食:不宜吃得过饱,进食时需要注意饮食的量,少食多餐。饮料也不可过度饮用。

2)限制脂肪:尽量少食用高脂肪和高胆固醇的食物,如肥肉、动物内脏等。

3)增加维生素、纤维素。多食用富含维生素的水果如猕猴桃、苹果等,纤维类食物如芹菜、竹笋、韭菜等。

4)避免高热量和刺激性食物:禁浓茶、咖啡、辛辣以及奶油等刺激性高热量食物。

(3)生活护理。

1)协助和指导患者完成日常生活,如洗漱、进食、如厕、穿脱衣服等。

2)保持床单位整洁干燥,对伴有心衰症状(呼吸困难、憋闷症状)患者,可适当摇高床头,利于呼吸。

3)评估排便情况:保持二便通常,避免用力排便时诱发或加重心衰。

5.专科护理

(1)心力衰竭:可参考本章第四节心力衰竭的护理。

(2)栓塞:已经有附壁血栓形成和血栓栓塞并发症的患者必须接受长期抗凝治疗。由于多数 DCM 心衰患者存在肝淤血,口服华法林时须调节剂量,使国际化标准比值(INR)保持在1.8～2.5 之间,或使用新型抗凝(如达比加群酯、利伐沙班)。观察有无偏瘫、失语、血尿、胸痛、咯血等症状出现,观察患者的足背动脉搏动情况。

(3)胸痛:给予患者鼻导管吸氧,氧流量为 2～5L/min,以增加心肌氧的供应,减轻缺血和疼痛。如症状未缓解,可遵医嘱使用血管活性药或止痛药,注意评估用药后效果及药物不良反应。

(4)呼吸道感染:注意预防感染,尤其是季节更换和气温骤变时。对长期卧床者应定时翻身、拍背、促进排痰。心导管等有创检查前后应给予预防性抗生素治疗,以预防感染性心内膜炎。

6.心理护理

患者焦虑、恐惧情绪多来自对预后的担心,应鼓励患者敞开心扉,正确对待自己的病情。告诉家属要给予患者支持、鼓励,多倾听,提高对患者的重视度。心理指导过程中可给患者树立一个治疗疾病的信心,可向患者讲述治疗的成功案例等,为患者创造一个良好的身心修养环境。

7.康复护理

扩张型心肌病患者预后对运动量格外关注。不同年龄、性别的患者需根据个人情况制订不同的运动计划。根据患者心功能情况进行运动,锻炼第一步是恢复患者的生活自理能力,第二步是在此基础上恢复运动及工作能力。训练要持之以恒,要注意康复训练的全面性,多样化的运动还可促进肢体协调。但扩张型心肌病患者的超负荷运动将会导致严重的并发症,因此运动时应量力而行,不能争强好胜,使体力透支,引起危险。

(三)出院指导

(1)生活规律,避免过度劳累,保证充足睡眠,避免精神紧张及情绪激动。避免寒冷刺激,避免大便干燥。对于轻度心力衰竭患者,限制体力活动。较重心力衰竭患者以卧床为休息为主,心功能改善后,应适当下床活动。

(2)减轻胃肠负担,宜少量多餐,适当控制每日进食总量。进食不宜过饱,以免造成胃肠负担过重,诱发心脏病发作。此外还应避免辛辣刺激性食物及过凉过热的食物,以减轻胃肠刺激。

(3)对心肌病患者,应密切观察有无脑、肺和肾等内脏及周围动脉栓塞,必要时给予长期抗凝治疗。

(4)预防感冒,防治肺部感染。护理中应注意预防呼吸道感染,尤其是季节更换和气温骤变时。对长期卧床者应定时翻身、拍背,促进排痰。

(5)严格按医嘱服药,不得随便改变药物的用法和用量,特别在服用利尿剂和地高辛时,以免发生不良后果。

(6)定期随访,复查心电图、超声心动图等。

第六节　慢性肺源性心脏病

慢性肺源性心脏病简称慢性肺心病,是指由于肺组织、肺血管或胸廓的慢性病变引起的肺组织结构和(或)功能异常,导致肺血管阻力增加,肺动脉压力增高,从而使右心室扩张和(或)肥厚,伴或不伴右心功能衰竭的心脏病,并排除先天性心脏病和左心病变引起者。慢性肺心病是老年人呼吸系统的常见病,多因呼吸道感染后,机体免疫功能差,无法借助自身免疫系统抗感染而发病。该疾病是在多种因素影响下造成的,如患者自身身体状况、血容量增加等,加上近些年来我国人口老龄化的日趋加重,也使其发病率逐年上升。随病情加剧,出现肺动脉高压与右心室肥大,有着较高病死率。老年慢性肺心病患者病程长,年龄大,全身状况及营养状态差,且常常并发多种慢性疾病,预后差。

一、疾病概述

(一)病史

1.支气管、肺疾病

慢性阻塞性肺疾病、支气管哮喘、支气管扩张症、重症肺结核、间质性肺炎等。

2.胸廓运动障碍性疾病

较少见,严重脊柱侧后凸、脊柱结核、类风湿关节炎、胸膜粘连、胸廓成形术后造成的严重胸廓或脊柱畸形,以及神经肌肉疾患如脊髓灰质炎等,均可引起胸廓活动受限、肺受压、支气管扭曲或变形,导致肺功能受损。

3.肺血管疾病

慢性血栓栓塞性肺动脉高压、肺动脉炎、原发性肺动脉高压等。

4.其他

原发性肺泡通气不足及先天性口咽畸形、睡眠呼吸暂停综合征等均可引起低氧血症,引起肺血管收缩,导致肺动脉高压,发展成慢性肺心病。上述病因中最常见的病因为慢性阻塞性肺疾病,占 $80\%\sim90\%$。

(二)身体状况

1.生命体征与意识状况

评估体温(T)、血压(BP)、脉搏(P)、呼吸(R)、血氧饱和度(SpO_2)、疼痛。由于慢性肺心病患者易出现呼吸衰竭及心功能衰竭,监测生命体征尤为重要。评估患者有无缺氧及二氧化碳潴留的相关症状和体征,如血氧饱和度的变化;有无气短、气喘及呼吸费力;有无烦躁不安、神情恍惚、谵妄或昏迷等意识状态的改变以及咳嗽、咳痰情况,痰液的性质及量。多数患者出现心动过速,严重缺氧和酸中毒时,可引起周围循环衰竭、血压下降、心肌损伤、心律失常甚至心脏骤停,因而需监测心率、心律的变化。

2.体格检查

(1)代偿期:可有不同程度的发绀和肺气肿体征,偶有干、湿性啰音,心音遥远,有右心室肥厚的体征,部分患者可有颈静脉充盈。

(2)失代偿期。

1)呼吸衰竭:明显发绀、球结膜充血、水肿,严重时出现颅内压升高的表现,腱反射减弱或消失,出现病理反射,可出现皮肤潮红、多汗。

2)右心衰竭:发绀更明显,颈静脉怒张,心率增快,可出现心律失常,剑突下可闻及收缩期杂音,甚至出现舒张期杂音,肝大并有压痛,肝颈静脉回流征阳性,下肢水肿,重者可有腹腔积液,少数患者可出现肺水肿及全心衰竭的体征。

3.临床表现

(1)肺、心功能代偿期:咳嗽、咳痰、气促,活动后胸闷、心悸、气急、呼吸困难,乏力,活动耐力下降,急性感染时上述症状可加重。

(2)肺、心功能失代偿期。

1)呼吸衰竭:呼吸困难加重,夜间为甚,常有头痛、失眠、食欲下降、白天嗜睡,甚至出现表情淡漠、神志恍惚、谵妄等肺性脑病的表现。

2)右心衰竭:明显气促、心悸、食欲缺乏、腹胀、恶心等。

(3)并发症:肺性脑病、电解质及酸碱平衡紊乱、心律失常、休克、消化道出血和弥散性血管内凝血等。

4.呼吸困难程度

采用改良版英国医学研究委员会呼吸问卷(mMRC),对呼吸困难严重程度进行评估。

5.心功能

心功能分级采用由美国纽约心脏病协会(NYHA)提出的心功能分级量表。这种评估方法的特点是以患者的主观感觉为依据。

(三)实验室及其他检查

1.X 线检查

除原有肺、胸基础疾病及急性肺部感染的特征外,尚有肺动脉高压,如右下肺动脉干扩张,其横径≥15mm;其横径与气管横径比值≥1.07;肺动脉段明显突出或其高度≥3mm;中央动脉扩张,外周血管纤细,形成"残根"征;右心室增大,皆为诊断慢性肺心病的主要依据。

2.心电图检查

主要表现有电轴右偏、肺性 P 波,也可见右束支传导阻滞及低电压图形,这些可作为慢性肺心病的参考条件。

3.超声心电图检查

测定右心室流出道内径(≥30mm),右心室内径(≥20mm),右心室前壁的厚度(≥5mm),左、右心室内径的比值<2.0,右肺动脉内径或肺动脉干及右心房肥大等指标,以诊断肺心病。

4.血气分析

慢性肺心病失代偿期可出现低氧血症或合并高碳酸血症。动脉血氧分压(PaO_2)<60mmHg、动脉血二氧化碳分压($PaCO_2$)>50mmHg 时,提示呼吸衰竭。

5.血液检查

红细胞和血红蛋白可升高,全血及血浆黏度增加;合并感染时白细胞总数增高,中性粒细胞增加。

6.其他

肺功能检查及痰细菌培养对慢性肺心病患者的治疗有意义。

(四)心理-社会状况

慢性肺心病患者因长时间病情反复发作、患病时间长、舒适度低,易产生紧张、焦虑以及恐惧等负面情绪,需及时评估患者的心理状况,如患者对治疗的信心,是否存在焦虑、恐惧等,了解患者家属对患者病情和预后的态度,以及家庭的照顾和支持能力。

二、治疗原则

除治疗肺胸基础疾病,改善肺心功能外,还须维护各系统器官的功能,采取措施予以救治。控制感染,通畅呼吸道,改善呼吸功能,纠正缺氧和二氧化碳潴留,纠正呼吸和心力衰竭。

(一)积极控制肺部感染

肺部感染是肺心病急性加重常见的原因,控制肺部感染才能使病情好转。在应用抗生素之前,做痰培养及药物敏感实验,找到感染病原菌作为选用抗生素的依据。在结果出来前,根据感染环境及痰涂片革兰染色选用抗菌药物。院外感染以革兰阳性菌占多数,院内感染则以革兰阴性菌为主。或选用两者兼顾的抗菌药物。选用广谱抗菌药时必须注意可能继发的真菌感染。培养结果出来后,根据病原微生物的种类,选用针对性强的抗生素。以 $10\sim14d$ 为一疗程,但主要根据患者情况而定。

(二)通畅呼吸道

为改善通气功能,应清除口咽部分泌物,防止胃内容物反流至气管,经常变换体位,鼓励用力咳嗽以利排痰。对于久病体弱、无力咳痰者,咳嗽时用手轻拍患者背部协助排痰。如通气严重不足、神志不清、咳嗽反射迟钝且痰多、黏稠、阻塞呼吸道者,应建立人工气道,定期吸痰。可用黏液溶解剂和祛痰剂,湿化气道及痰液。同时应用扩张支气管改善通气的药物。

1.支气管舒张药

(1)选择性 β_2-受体兴奋药。

(2)茶碱类药物。

2.消除气道非特异性炎症

常用泼尼松,吸入药物有倍氯米松(必可酮)。糖皮质激素类药物的剂量因人而异,不宜过大,以免引起不良的后果。

3.纠正缺氧和二氧化碳潴留

(1)氧疗:缺氧不伴二氧化碳潴留(Ⅰ型呼吸衰竭)的氧疗应给予高流量吸氧($>35\%$),使 PaO_2 提高到 $8kPa(60mmHg)$ 或 SaO_2 达 90%。吸高浓度氧时间不宜过长,以免发生氧中毒。缺氧伴二氧化碳潴留(Ⅱ型呼吸衰竭)的氧疗应予以低流量持续吸氧。氧疗可采用双腔鼻管、鼻导管或面罩进行吸氧,以 $1\sim2L/min$ 的氧流量吸入。

(2)呼吸兴奋药:呼吸兴奋药包括有尼可刹米(可拉明)、洛贝林、多沙普仑、都可喜等。嗜睡的患者可先静脉缓慢推注。密切观察患者的睫毛反应、意识状态、呼吸频率、动脉血气的变化,以便调节剂量。

(3)机械通气:严重呼吸衰竭患者,应及早进行机械通气。

4.纠正酸碱失衡和电解质紊乱

肺心病急性加重期容易出现酸碱失衡和电解质紊乱,常见呼吸性酸中毒、呼吸性酸中毒合并代谢性酸中毒或代谢性碱中毒。呼吸性酸中毒的治疗,在于改善通气,呼吸性酸中毒合并代谢性酸中毒时,pH 明显降低,当 $pH<7.2$ 时,治疗上除注意改善通气外,还应根据情况静脉滴注碳酸氢钠溶液,边治疗边观察,呼吸性酸中毒合并代谢性碱中毒时,大多与低血钾、低血氯有关,应注意补充氯化钾。危重患者可能出现三重酸碱失衡。电解质紊乱应连续监测,针对性治疗。除对钾、钠、氯、钙及镁等电解质监测外,还应重视低磷血症问题。

5.降低肺动脉压

氧疗是治疗肺动脉高压的措施之一。肺动脉高压靶向药物治疗应根据肺动脉高压类型而定。

6.控制心力衰竭

肺源性心脏病心力衰竭的治疗与其他心脏病心力衰竭的治疗有其不同之处,因为肺源性心脏病患者通常在积极控制感染、改善呼吸功能后,心力衰竭便能得到改善。但对治疗后无效或较重患者,可适当选用利尿、正性肌力药。

(1)利尿药:消除水肿,减少血容量和减轻右心负荷。应用原则是少量顿服法应用。

(2)正性肌力药:用药前纠正缺氧,防治低钾血症,以免发生洋地黄药物毒性反应。应用指征:①感染得到控制,低氧血症已纠正,使用利尿药不能得到良好的疗效而反复水肿的心力衰竭者;②无明显感染的以右心衰竭为主要表现者;③出现急性左心衰竭者;④合并室上性快速型心律失常,如室上性心动过速、心房颤动伴快速心室率者。

7.脑水肿

肺源性心脏病因严重低氧血症和高碳酸血症常合并肺性脑病,临床上出现神经精神症状和颅内高压、脑水肿等表现。应尽快降低颅内压,减轻脑水肿,并控制其神经精神症状。

(1)脱水药:选用20%甘露醇快速静脉滴注,1~2次/天。用药期密切注意血电解质改变。

(2)糖皮质激素:必须与有效抗生素及保护胃黏膜药物,如枸橼酸铋钾(得乐)、复方铝酸铋(胃必治)等配合使用,以免发生呼吸道感染恶化和诱发上消化道出血。大多采用地塞米松、氨茶碱及尼可刹米加于5%葡萄糖液中静脉滴注,视病情轻重,每天给予1~3剂,待肺性脑病症状缓解,脑水肿减轻后,可减量而至停用。

三、护理

(一)护理目标与评价

1.护理目标

(1)患者咳嗽、咳痰、胸闷、呼吸困难、心悸、腹胀等不适症状好转。

(2)及时预防或发现相关并发症,无不良事件发生。

(3)患者能够掌握疾病预防及治疗的相关知识。

(4)患者能够掌握自我观察和评估的方法。

2.护理评价

(1)患者是否能够正确认识、掌握慢性肺源性心脏病的病因、症状及预防要点,认识到它给机体带来的不良影响。

(2)患者是否了解慢性肺心病的治疗方法及康复要点,并能够积极配合医护人员完成疾病的治疗与康复锻炼。

(3)患者经过治疗护理后,是否能够达到生理、心理、社会的全面健康状态。

(二)护理措施

1.一般护理

(1)活动与休息。保持室内空气新鲜,温度控制在18~25℃为宜。在心肺功能失代偿期,应绝对卧床休息,协助患者采取舒适体位如半卧位或坐位,以减少机体耗氧量,促进心肺功能恢复,减慢心率和减轻呼吸困难。代偿期活动以量力而行、循序渐进为原则。适量活动,以不引起疲劳、不加重症状为度。对于卧床的患者,可以卧气垫床,协助定时翻身,以预防压力性损伤的发生。依据患者的耐受能力指导患者在床上进行缓慢的肌肉松弛活动,如上肢交替前伸、握拳,下肢交替抬离床面,使肌肉保持紧张 5s 后,松弛平放在床上。鼓励患者进行呼吸功能锻炼,提高活动耐力。

(2)饮食护理。提供足够热量、高纤维素、易消化的清淡饮食,防止便秘、腹胀而加重呼吸困难。鼓励患者多饮水,每日 1500～2000mL,以保证足够的摄入量并利于稀释痰液。避免含糖高的食物,以免引起痰液黏稠。忌烟酒,少食辛辣刺激性食物,以免产生过度咳嗽。可多食雪梨、百合、银耳等润肺的食物。如患者出现水肿、腹腔积液或尿少时,应限制水钠的摄入。糖类可增加二氧化碳生成,增加呼吸负担,因此要控制糖类的摄入。少食多餐,保持口腔清洁,促进食欲。必要时遵医嘱行鼻饲或静脉补充营养。

2.病情观察

(1)意识与生命体征观察。观察患者精神和意识状态,有无精神萎靡、表情淡漠、烦躁不安、神志模糊等。密切观察患者的呼吸、血压、心率及心律等变化,有无胸闷、气急、呼吸困难、发绀的加重及心律失常的出现。

(2)血氧饱和度与血气分析观察。观察有无血氧饱和度的下降、血气分析有无 PaO_2 减低和(或)$PaCO_2$ 升高,及时判断有无呼吸衰竭的发生及症状的加重。

(3)水电解质及 24h 出入液量的观察。观察有无水电解质紊乱、酸碱失衡及 24h 出入液量不平衡以及少尿无尿的发生。

(4)痰液的观察。观察痰液的色、质、量。有无黄浓痰、痰液异味及痰液黏稠不易咳出的现象。

3.用药护理

肺源性心脏病患者通常在积极控制感染、改善呼吸功能后,心力衰竭便能得到改善。但对治疗后无效或较重患者,可适当选用利尿、正性肌力药或血管扩张药。

(1)利尿药。具有消除水肿,减少血容量和减轻右心负荷的作用。原则上选用作用轻的利尿药,宜短期、小剂量使用。常用药有氢氯噻嗪、呋塞米等。要注意观察有无低血钾、低氯性碱中毒,避免加重缺氧,过度脱水引起血液浓缩、痰液黏稠不易排出等不良反应。

(2)正性肌力药。用药前纠正缺氧,防治低血钾,以免发生洋地黄药物毒性反应。应用指征是:

1)感染得到控制,低氧血症已纠正,使用利尿药不能得到良好的疗效而发生反复水肿的心力衰竭者。

2)无明显感染症状而以右心衰竭为主要表现的患者。

3)出现急性左心衰竭者。

4)合并室上性快速型心律失常,如室上性心动过速、心房颤动伴快速心室率者。使用洋地黄类药物时,应询问有无洋地黄用药史,遵医嘱准确用药,注意观察有无药物毒性反应发生。

(3)血管扩张药。可使肺动脉扩张,减低肺动脉高压,减轻右心负荷,但效果欠佳。钙通道阻滞剂和前列环素等有降低肺动脉压作用,用药期间注意观察患者心率及血压情况。

（4）抗生素。参考痰细菌培养及药敏试验选择抗生素。如没有培养结果,可根据感染的环境及痰涂片结果经验性选择抗生素治疗。常用抗生素有青霉素类、氨基糖苷类、喹诺酮类及头孢菌素类,注意询问过敏史,观察有无相关不良反应发生。

4.基础与生活护理

（1）评估患者的自理能力,指导或协助患者进行日常生活,如洗漱、进食等。

（2）鼓励患者经常漱口,口唇疱疹者局部涂抗病毒软膏,防止继发感染。生活不能自理者做好口腔护理。留置导尿者加强会阴护理,及时留取中段尿培养。

（3）保持呼吸道通畅,床头抬高,取半卧位或坐位,减轻呼吸困难。鼓励患者自主咳嗽,咳出痰液,并给予祛痰药。经常改变体位、拍背排痰,必要时雾化吸入稀释痰液以利排痰。

（4）加强皮肤护理,保持床单位清洁整齐,观察皮肤情况,及时评估,督促协助翻身,骨隆突处予以保护。

5.专科护理

（1）氧疗护理。持续低流量、低浓度吸氧,根据患者病情及血气分析结果,选择合适的吸氧方式,一般选择有鼻导管和文丘里面罩,严重者行机械通气,鼻导管吸氧最常用,氧流量是 $1\sim2L/min$,浓度在 $25\%\sim29\%$。防止高浓度吸氧抑制呼吸,加重缺氧和二氧化碳潴留。注意告知家属及患者在吸氧的过程中不要吸烟或者使用打火机,不要随意取下导管或调节吸氧流量。注意及时添加湿化水并做好吸氧装置的消毒。

（2）气道护理。指导患者进行有效咳嗽、协助叩背以促进痰液排出。无效者可以采用负压吸引器吸痰。痰液黏稠者予以雾化吸入稀释痰液。

（3）功能训练护理。根据患者的情况,鼓励患者进行腹式呼吸和缩唇呼气,即做缓慢的深吸气动作,胸腹动作要协调,深呼气时要缩唇,以提高呼气相支气管内压,防止小气道过早陷闭,利于肺内气体排出。

6.心理护理

尽快让患者熟悉医院环境,最大程度消除陌生感、恐惧心理。向患者讲解慢性肺源性心脏病相关知识,帮助患者正确认识慢性肺源性心脏病的危害及治疗方法。同时,要合理利用诱导、说服等方式,帮助其有效转移注意力,提升康复的信心。与患者家属沟通,指导家属共同参与患者的心理护理,给予患者家庭社会支持。

（三）出院指导

1.疾病指导

积极治疗原发病,避免及防治各种可能导致病情急性加重的诱因,坚持家庭氧疗。长期卧床者应注意经常改变体位、翻身拍背,指导有效翻身和叩背的方法。告知患者及其家属病情变化的征象,如体温升高、呼吸困难加重、咳嗽剧烈、咳痰无效、尿量较少、水肿明显或发现患者神志淡漠、嗜睡、躁动、口唇发绀加重等,均提示病情变化及加重,需及时就诊。

2.用药指导。

指导患者遵医嘱、按疗程用药,出院后定期随访。出现异常不适应及时就诊。

3.饮食指导

饮食宜清淡、易消化,含高热量、高纤维素,避免高糖饮食,注意少量多餐,补充足够的水分。

4.运动训练指导。

指导老人坚持缩唇呼气、腹式呼吸、有氧运动,配合步行、登楼梯、太极拳、体操等全身运动,以提高通气功能。

5.健康行为指导

饮食营养均衡,戒烟忌酒,加强体育锻炼,增强体质,提高机体抵抗力。

第十一章　心脏外科疾病诊疗与护理

第一节　房间隔缺损

一、疾病概述

（一）概念与特点

房间隔缺损（ASD）可分为原发孔和继发孔缺损两类，后者最为常见。继发孔缺损绝大多数为单发，也可见多发或筛状者，按其部位将其分为上腔型、卵圆孔型、下腔型及混合型。原发孔缺损位于冠状窦口前下方，常伴二尖瓣裂缺。房间隔缺损将使左心房血向右心房分流，随年龄增长，分流量加大孔缺损，对存有二尖瓣大瓣裂损者，二尖瓣反流使左向右分流量增高，肺动脉高压出现较早。

（二）临床特点

1.症状

患者出生后常无症状，偶有婴儿期出现充血性心力衰竭和反复肺部感染病史，患儿易疲劳，常有劳力性呼吸困难和体格发育不良。成年患者常见心律失常、肺动脉高压、阻塞性肺血管病变和心力衰竭等。婴儿期患者来就诊往往是由于体检或其他病就诊时发现心脏杂音而要求进一步检查。

2.体征

婴儿常可在胸骨左缘第 2、3 肋间听到柔和的收缩中期杂音，第二心音增强或亢进并有固定性分裂，缺损较大时可在剑突下听到三尖瓣有舒张期的隆隆样杂音。在伴有二尖瓣脱垂时可在心尖部听到全收缩期或收缩晚期杂音，向左腋下传导。成年患者可因严重肺动脉高压在肺动脉听诊区听到舒张期杂音。

（三）辅助检查

1.心电图检查

继发孔缺损呈电轴右偏，不完全性或完全性右束支传导阻滞、右心室肥大、P 波高大。原发孔缺损则常呈电轴左偏和 P－R 间期延长，可有左心室高电压、肥大。

2.X 线检查

右心房、右心室增大，肺动脉圆锥突出，主动脉弓缩小，肺门阴影增大，肺野血管影纹增多。原发孔缺损可呈现左心室扩大，肺门血管增大较显著。

3.超声心动图

右心房、右心室增大，室间隔与左心室后壁同向运动。剑突下四心腔切面，继发孔型可见心房间隔中部连续中断，原发孔型则在心内膜垫处。多普勒证实左、右心房间有分流。伴有二尖瓣裂缺者可见二尖瓣前叶分叉状，多普勒显示反流。

二、治疗原则

以手术治疗为主。适宜的手术年龄为 2～5 岁。

(一)适应证和禁忌证

原发孔房间隔缺损、继发孔房间隔缺损合并肺动脉高压者应尽早手术。艾森门格综合征是手术禁忌证。

(二)手术方法

在体外循环下切开右心房,直接缝合或修补缺损;近年来也可通过介入性心导管术,应用双面蘑菇伞关闭缺损,此方法具有创伤小、术后恢复快的特点,但费用较高。

三、护理

(一)主要护理问题

1.术前

(1)活动无耐力:与氧的供需失调有关。

(2)有成长、发展改变的危险:与心脏结构与功能异常有关。

(3)有感染的危险:与肺充血有关。

(4)潜在并发症:心力衰竭、感染性心内膜炎。

2.术后

(1)有窒息的危险:与呼吸道阻塞有关。

(2)有体液不足的危险:与利尿药的使用和入量过少有关。

(3)有感染的危险:与手术免疫屏障被破坏有关。

(4)潜在并发症:出血、心律失常。

(二)护理措施

1.术前护理

(1)让患者安静休息,减少哭闹等不良刺激,减轻对心脏的负担。

(2)选择易消化、营养丰富的食物。

(3)有肺动脉高压的患者,每日间断吸氧 2～3 次,每次 30min。

(4)注意保暖,预防感冒,有上呼吸道感染者必须控制感染后方可手术。

2.术后护理

(1)执行心内直视术术后护理常规。

(2)严密观察并记录神志、瞳孔、表情、感觉、四肢活动,以便及早发现病情变化。

(3)婴幼儿呼吸道较小,容易被痰液和呕吐物堵塞,引起窒息,所以术后保持呼吸道通畅极为重要。定时吸痰,雾化吸入加强体疗,减少并发症。

(4)引流管需 15～30min 挤压 1 次,密切观察引流液的变化。

(5)婴幼儿对失血的耐受性差,术后及时补充输血。入量和性质根据血压、尿量、引流量、中心静脉压、肺毛细血管楔压调整。

(6)术后选用低毒性的抗生素预防感染。

(7)早期下床活动时注意保护患者,防止摔伤。

(8)为父母提供探视的机会,主动介绍病情。病情允许的情况下,可以让父母参与部分护理活动,增加与患者的接触机会,减轻焦虑。

3.病情观察

(1)术前病情观察。

1)观察患儿的生长发育与同龄儿相比有无差异。

2)观察患者对目前活动的耐受程度和适应性。

3)有无并发感染。

(2)术后病情观察。

1)各项生命体征是否平稳,电解质是否平衡。

2)观察瞳孔是否等大等圆,对光反应如何,全身麻醉清醒后神志是否清楚。

3)全身麻醉清醒后患儿是否合作,有无躁动。

4)观察气管插管的位置,听诊双肺呼吸音,保持呼吸道通畅。

5)伤口有无渗血,观察引流液的量及性质。

6)维持左心功能,防止发生肺水肿。

(三)健康指导

1.活动

术后 2 周应多休息,预防感染,尽量回避人员聚集的场所。适当活动,避免做跑跳或过于剧烈的运动,防止造成心脏的负担。术后因疼痛可能出现形体的变化,要注意头、颈部肌肉多活动。术后 4～6 周逐渐增加活动量。学龄期儿童在术后 3 个月可回到学校进行一般活动。胸骨需要 6～8 周方可愈合,前胸要注意防止冲击和过分活动。

2.饮食

适当补充营养,宜食有营养、易消化的饮食,如面片、馄饨、稀饭,保证充足的蛋白质和维生素的摄入,如瘦肉、鱼、鸡蛋、水果、各种蔬菜,但不要暴饮暴食,宜少量多餐,根据医生要求合理控制患儿的出入液量。饮食还要注意清洁,以防腹泻加重病情。

3.用药指导

用药期间遵医嘱应定期到医院检查,观察药物的疗效和不良反应等,并在医生的指导下根据情况调整用药剂量或停药、换药。

4.呼吸道管理

术后的患儿由于痰比较多,较小的患儿不易咳出,所以进行必要的叩背体疗尤为重要,具体做法如下:五指并拢成杯状,避开患儿的脊柱,在两侧肺部由下向上、由外向靠近脊柱方向顺序拍打,要有力度,通过震动将痰排出。术后避免带患儿去公共场所,防止呼吸道感染。室内要注意每天上午通风半小时。

5.日常生活

拆线后 1 周,待伤口愈合方可洗浴,用温热水洗浴可促进血液循环。要注意口腔卫生,牙齿的护理是手术后预防感染性心内膜炎的重要手段。应每半年检查 1 次。但术后 3～6 个月不适合治疗龋齿。

6.伤口护理

术后第 1 周出现痒、痛或无感觉。如果伤口肿、疼痛严重,有分泌物应及时通知医生。不要保持一种姿势太久,经常做头、颈、肩等的运动。术后营养不良和心脏肥大引起两侧肋骨异常和胸骨自身的变化(如鸡胸),可根据营养状态进行校正运动。手术部位的伤痕会随着生长逐渐缩小。手术后拆完线可使用防瘢痕的产品。

7.定期复查

一般 3 个月或半年左右复查 1 次即可;复查内容常包括超声心动图检查、X 线胸片等,有时还需要查血常规。如果出现以下症状要立即来医院复查:无原因的发热、咳嗽、胸部疼痛,手术部位水肿、发红,明显的食欲缺乏、疲倦、晕厥、呼吸困难、心律不齐等。

8.心理方面

通过调查显示,先天性心脏病患儿较正常儿童内向,情绪不稳定,社会适应能力低下,且父母对患儿过分保护和溺爱,这样容易降低和挫伤患儿的自信心,加重患儿的恐惧感,从而过分依赖父母。父母应多鼓励患儿,让其干力所能及的事,多与人交流,提高其自主性和社会适应能力。

第二节　室间隔缺损

一、疾病概述

(一)概念与特点

室间隔缺损(VSD),其病理为室间隔部位左右心室间交通,产生心室水平的左向右分流,占先天性心脏病的 12%~20%。最常见部位为膜部,分流最终导致肺动脉高压、心力衰竭。

(二)临床特点

1.症状

患者的临床症状与 VSD 大小、分流量大小及有无肺动脉阻塞性病变密切相关。缺损小、分流量小的患者一般无临床症状,往往在体检或其他疾病就诊时发现有心杂音,并进一步诊治而发现。缺损较大的 VSD 因分流最大而致肺血增多,表现为反复呼吸道感染、活动受限和劳力性气短、气促,婴儿喂养困难、体格瘦小,严重者可出现充血性心力衰竭。成年患者常见有亚急性细菌性心内膜炎发生;在肺血管阻塞性病变的初期,患者的临床症状有短期明显的改善,主要是呼吸道感染的次数减少,但劳力性气短、气促加重,且出现发绀和杵状指(趾)。

2.体征

根据患者缺损及分流量的大小而出现不同的症状和体征。限制性 VSD 可在心前区扪及收缩期震颤,可闻及粗糙的、吹风样高音调的全收缩期杂音,第二心音单一增强但往往被响亮的收缩期杂音掩盖而显得减弱。非限制性 VSD 因分流量大而造成右心室高电压,患儿常有心前区骨性隆起,胸骨左缘第 3、4 肋间的收缩期震颤相对较轻,而收缩期杂音以中、低频音为主,但第二心音往往增强、亢进并可有分裂,有时可在心尖部听到二尖瓣流量增加引起的舒张期杂音。在伴有主动脉瓣关闭不全时,可在胸骨右缘第 2 肋间或胸骨左缘第 3 肋间听到舒张期杂音。两肺下部常可听到较细小湿啰音,且难以消除。

(二)辅助检查

1.心电图检查

缺损小时正常或电轴左偏。缺损较大,随分流量和肺动脉压力增大而示左心室高电压、肥大或左右心室肥大。肺动脉高压者,则示右心肥大或伴劳损。

2.X线检查

中度以上缺损心影轻度到中度扩大,左心缘向左向下延长,肺动脉圆锥隆出,主动脉结变小,肺门充血。重度阻塞性肺动脉高压心影扩大反而不显著,右肺动脉粗大,远端突然变小,分支呈鼠尾状,肺野外周纹理稀疏。

3.超声心动图

左心房、左心室内径增大。二维切面可示缺损部位和大小。多普勒湍流频谱证实由左心室向右心室分流。

二、治疗原则

缺损小、无血流动力学改变者,可门诊随访观察,有自行闭合的可能。内科治疗主要防治感染性心内膜炎、肺部感染和心力衰竭。外科治疗行直视下室间隔缺损修补术和室间隔缺损介入封堵术。

三、护理

(一)主要护理问题

1.术前护理问题

(1)活动无耐力:与氧的供需失调有关。

(2)有成长、发展改变的危险:与心脏结构与功能异常有关。

(3)有感染的危险:与肺充血有关。

(4)潜在并发症:心力衰竭、感染性心内膜炎。

2.术后护理问题

(1)有窒息的危险:与呼吸道阻塞有关。

(2)有体液不足的危险:与利尿药的使用和入量过少有关。

(3)有感染的危险:与手术免疫屏障被破坏有关。

(4)潜在并发症:出血、心律失常。

(二)护理措施

1.术前护理措施

(1)让患儿安静休息,减少哭闹等不良刺激,减轻对心脏的负担。

(2)选择易消化、营养丰富的食物。

(3)有肺动脉高压的患者,每日间断吸氧 2～3 次,每次 30min。

(4)注意保暖,预防感冒,有上呼吸道感染者必须控制感染后方可手术。

2.术后护理措施

(1)严密观察并记录患儿神志、瞳孔、表情、感觉、四肢活动,以便及早发现病情变化。

(2)婴幼儿呼吸道较小,容易被痰液和呕吐物堵塞,引起窒息,所以术后保持呼吸道通畅极为重要。定时吸痰,雾化吸入加强体疗,减少并发症。

（3）观察切口有无渗血,引流管需 15～30min 挤压 1 次,密切观察引流液的变化。

（4）婴幼儿对失血的耐受性差,术后及时补充输血。入量和性质根据血压、尿量、引流量、中心静脉压、肺毛细血管楔压调整。

（5）术后选用低毒性的抗生素预防感染。

（6）早期下床活动时注意保护患者,防止摔伤。

（7）为父母提供探视的机会,主动介绍病情。病情允许的情况下,可以让父母参与部分护理活动,增加与患儿的接触机会,减轻焦虑。

3.病情观察

（1）观察并记录生命体征,特别观察呼吸方式、频率、深度以及双肺呼吸音。

（2）观察动脉压、静脉压、尿量,维持心排血量在正常范围。

（3）给予合理的饮食指导,适当控制每餐进食量,以免过度饱餐加重心脏负担。

（4）密切观察患儿病情变化,避免并发症的发生。

（5）减少患儿剧烈运动及哭闹,安静休息,避免缺氧。

（6）保证安全,防止意外事故发生,如烫伤和坠床。

（三）健康指导

1.活动

适当的活动,可促进先天性心脏病患儿的康复。不仅要积极配合医生的治疗,患儿出院后还要注意心肺功能的恢复,避免做跑跳或过于剧烈的运动,防止造成心脏的负担。

2.饮食

适当补充营养,宜食有营养、易消化的饮食,如面片、馄饨、稀饭,保证充足的蛋白质和维生素的摄入,如瘦肉、鱼、鸡蛋、水果、各种蔬菜,但不要暴饮暴食,易少量多餐,根据医生要求合理控制患儿的出入液量。饮食还要注意清洁,以防腹泻加重病情。

3.用药

如果有出院带药处方,请家属认真听取如何正确服药,定期检查,观察药物的疗效和不良反应等,并在医生的指导下根据情况调整用药剂量或停药、换药。

4.呼吸道管理

术后注意增强患儿的机体抵抗力,预防上呼吸道感染。

5.日常生活

注意房间的清洁,定时通风。尽量避免去人多的公共场合,避免与感冒的人群接触,避开吸烟区。

6.复查

一般 3 个月或半年左右复查 1 次即可。

7.心理护理

父母应该鼓励患儿战胜自我,不要自卑,可让患儿发展兴趣特长,转移其注意力,增强自信,但不要过分溺爱。

第三节　动脉导管未闭

一、疾病概述

(一)概念与特点

动脉导管未闭(PDA)是一种非常常见的先天性心血管畸形,约占先天性心脏病发病率的20%、新生儿的0.2‰,是最早外科治疗也是疗效最好的先天性心脏病。常见于早产儿或有呼吸窘迫的新生儿。PDA根据发病年龄分为成人型和婴儿型,根据导管粗细分为粗导管(直径>1.5cm)、中等粗导管(直径0.5~1.5cm)和细导管(直径<0.5cm),根据导管形态分为管型、漏斗型、哑铃型、窗型和动脉瘤型。PDA常常和其他心脏畸形合并发生构成复杂性先天性心脏病,本节所述的是单纯性PDA,未并发其他心血管畸形。

(二)临床特点

1.症状

细导管可以无症状或症状很轻,常在体检时听到心杂音而来就诊;典型的症状主要是左右分流、肺充血、反复发作性肺部感染、咳嗽、呼吸增快、喂奶困难、体重增加缓慢或减轻,成人常有劳力性气短、运动耐力降低和胸闷症状。晚期患者出现艾森门格综合征时,可有典型的半身发绀(左上肢及下半身发绀)和一系列的心力衰竭症状。

2.体征

其典型体征是胸骨左缘第2至第3肋间出现连续性机器样杂音,声音粗糙响亮并向左锁骨下传导,当伴有肺动脉高压、心力衰竭时可仅有收缩期杂音,如出现严重肺动脉高压,仅可听见相对肺动脉瓣关闭不全的泼水样杂音。在分流量大的病例,心尖区可闻及舒张期杂音,其余体征还包括动脉瓣区连续性或收缩期震颤,心尖区隆起,肺动脉第二心音亢进等,周围血管征可查见股动脉枪击音、甲床毛细血管搏动征等。

(三)辅助检查

1.心电图检查

导管细小而分流量小者正常或电轴左偏。分流较大者示左心室高电压或左心室肥大。肺动脉明显高压者则示左、右心室肥大或右心室肥大。

2.X线检查

心影随分流量增大,左心缘向左外延长。纵隔阴影增宽,主动脉结突出,可呈漏斗状,肺动脉圆锥平直或隆出,肺门血管阴影增深,肺纹理增粗。

3.超声心动图

左心房、左心室内径增大。多普勒示有湍流且可判断出分流的大小,有很大的诊断价值。

二、治疗原则

包括结扎术、PDA直视闭合术、封堵器闭合术。

三、护理

(一)主要护理问题

1.自理缺陷

与术后活动受限有关。

2.恐惧、焦虑

与术后切口疼痛、环境陌生有关。

3.潜在并发症

高血压、喉返神经损伤、肺不张、肺部感染。

(二)护理措施

1.术前护理

(1)预防和控制感染。由于患者术前易发生呼吸道感染,呼吸道分泌物较多,但术后伤口疼痛,患者不愿咳嗽,易致分泌物潴留,引起肺炎、肺不张。故要加强呼吸道的护理,指导协助患者进行腹式深呼吸和有效咳嗽、排痰,并辅以雾化吸入。

(2)心理护理。患者中以儿童居多,而且进监护室后父母不在身边,因恐惧会哭闹,因此,术前可带患儿参观监护室,使之熟悉环境,术后监护室的护士要和蔼可亲,从而使其消除孤独恐惧感,配合治疗和护理。

(3)营养。根据情况给予高蛋白、高热量、富含维生素的饮食,精心喂养,一定要保证充足的热量及补充必要的营养成分。

2.术后护理

(1)麻醉护理。全身麻醉术后护理常规。

(2)血压的观察及护理。术后当血压偏高时,可用微量泵泵入硝普钠、硝酸甘油等血管扩张药。

(3)各管道观察及护理。输液管保持通畅,尿管按照尿管护理常规进行,心包引流管、纵隔引流管及胸腔引流管均给予胸内引流管护理常规。

(4)加强基础护理。做好口腔、尿道口护理,定时翻身。

(5)并发症的护理。术后1~2d若出现单纯性的声音嘶哑,嘱咐患者噤声休息。若术后发音低微、失声、有饮水呛咳,考虑为术中将喉返神经误扎或切断所致,常不易恢复,要做好患者的心理疏导,嘱其少饮水,多进糊状食物,进食时头偏向一侧。

3.病情观察

(1)年龄、身高、体重、发育情况、自觉症状及心功能受损程度,近期或目前是否有呼吸道感染等疾病。

(2)各项辅助检查的结果及阳性体征。

(3)生活习惯、自理能力。如是否可以入学,有无沟通障碍等。

(4)既往史、药物史。

(三)健康指导

(1)加强孕期保健。妊娠早期适量补充叶酸,积极预防风疹、流感等病毒性疾病,并避免与发病有关的因素接触,保持健康的生活方式。

(2)合理饮食。食用富含蛋白质和维生素、易消化的食物,保证充足的营养,以利于生长发育。

(3)休息和活动。交代患儿养成良好的起居习惯,以及活动范围、活动量及方法,逐步增加活动量,避免劳累。

（4）遵医嘱服药。严格遵医嘱服用药物,不可随意增减药物剂量,并按时复诊。

（5）自我保健。教会患儿家属观察用药后反应及疾病康复情况,如尿量、脉搏、体温、血压、皮肤颜色、术后切口情况等,出现不适时随诊。

第四节　完全性大动脉转位

一、疾病概述

(一)概念与特点

完全性大动脉转位指主动脉和肺动脉对调位置,主动脉瓣不像正常在肺动脉瓣的右后而在右前方,接右心室;而肺动脉瓣在主动脉瓣的左后方,接左心室。左、右心房,左、右心室的位置以及心房与心室的关系都不变。静脉血回右心房、右心室后出主动脉又到全身,而氧合血由肺静脉回左心房、左心室后仍由肺动脉进肺,使体循环与肺循环各走各路而失去循环互交的生理原则,其间必须有房缺、室缺或动脉导管未闭的交换血流,患儿方能暂时存活。

(二)临床特点

（1）青紫。出现早,半数出生时即存在,绝大多数始于1个月内。随着年龄增长及活动量增加,青紫逐渐加重。青紫为全身性,若同时合并动脉导管未闭,则出现差异性青紫,即上肢青紫较下肢重。

（2）充血性心力衰竭。出生后3～4周,婴儿出现喂养困难、多汗、气促、肝大和肺部细湿啰音等进行性充血性心力衰竭等症状。患儿常发育不良。

(三)辅助检查

1.X线检查

主要表现为:

（1）主、肺动脉时常呈前后位排列,因此正位片见大动脉阴影狭小,肺动脉略凹陷,心蒂小而心影呈"蛋形"。

（2）心影进行性增大。

（3）大多数患者肺纹理增多,若合并肺动脉狭窄者肺纹理减少。

2.心电图

新生儿期可无特殊改变。婴儿期示电轴右偏,右心室肥大,有时尚有右心房肥大。肺血流量明显增加时则可出现电轴正常或左偏,左、右心室肥大等。合并房室通道型室间隔缺损时电轴左偏,双室肥大。

3.超声心动图

是诊断完全性大动脉转位的常用方法。若二维超声显示房室连接正常,心室大动脉连接不一致,则可建立诊断。主动脉常位于右前方,发自右心室,肺动脉位于左后方,发自左心室。彩色及多普勒超声检查有助于心内分流方向、大小的判定及合并畸形的检出。

4.心导管检查

导管可从右心室直接插入主动脉,右心室压力与主动脉相等。也有可能通过卵圆孔或房间隔缺损到左心腔再入肺动脉,肺动脉血氧饱和度高于主动脉。

5.心血管造影

选择性右心室造影时可见主动脉发自右心室,左心室造影可见肺动脉发自左心室,选择性主动脉造影可显示大动脉的位置,判断是否合并冠状动脉畸形。

二、治疗原则

尽早进行手术治疗。

三、护理

(一)主要护理问题

1.低效性呼吸形态

与肺血增多、酸中毒、呼吸急促有关。

2.活动无耐力

与组织、器官缺氧有关。

3.营养失调,低于机体需要量

与组织器官缺氧、消化吸收不良有关。

4.潜在并发症

肺部感染,与组织缺氧和低灌注引起的重要器官衰竭有关。

(二)护理措施

1.术前护理

(1)监测生命体征,尤其是测量上下肢血压和血氧饱和度。每天测4次体温、呼吸、脉搏,3天后改为每天1次,测体温时要安排专人看护以免发生意外。每周测量体重1次。

(2)调整患儿一般情况,改善低氧血症、酸中毒和肝肾功能。合并动脉导管未闭(PDA)的患儿术前只能低流量吸氧或不吸氧,高流量的氧气会使动脉导管的管壁肌肉收缩,使其关闭。因术前仅靠PDA分流氧含量较高的血液到体循环,一旦PDA关闭将导致患儿很快死亡。

(3)保证充足营养,母乳喂养,少量多餐。应经常饮水,避免出汗过多或其他原因造成患儿脱水,血液浓缩而形成血栓。

(4)绝对卧床休息,限制患儿活动,保持大便通畅,以免加重缺氧。

2.术后护理

(1)保持呼吸道通畅,给予呼吸机辅助呼吸。

(2)每小时记录尿量,测量尿比重以了解功能情况。准确记录每小时出入液量,注意出入液量是否平衡。

(3)输入液体均用微量注射泵控制,冲洗管道肝素液计入总入量,血液标本量、胃管引流量计入总出量,严格控制输液量,严密观察动脉血气。

(4)低体重儿或小婴儿给予持续红外线辐射床保暖,患儿术后体温应控制在 $36\sim37^{\circ}\text{C}$。复温时血管扩张可导致血压下降,在复温前应补足血容量。当出现发热时,以物理降温为主,如冰袋、降温毯等。

(5)保持各管道通畅,15～30min 挤捏 1 次心包引流管和(或)纵隔引流管和(或)胸腔引流管,观察引流液颜色、温度、性状,防止形成心脏压塞,及时发现术后出血。每小时用肝素冲洗桡动脉测压管,保持术后早起,有创压持续监测。

(6)气管内插管选择经鼻气管插管。经鼻气管插管具有耐受性好、带管时间长、易于固定和便于口腔护理等优点。测量并记录鼻尖或门齿至气管插管末端距离,牢固固定气管插管,确保导管位置正常。加强呼吸道管理,加强呼吸道湿化,及时吸痰,防止痰液阻塞气道。每小时听诊双肺呼吸音 1 次,及早发现病情变化。

(7)各种引流管拔除后,可根据病情鼓励患儿尽早离床活动,以促进早日康复,注意活动要循序渐进。

(8)因低温麻醉术后易引起肠麻痹,腹胀明显,有的患儿会呕吐频繁,给予插胃管,抽出胃内容物,肠蠕动恢复后予进流质饮食。逐渐恢复正常饮食,加强营养。新生儿或小婴儿鼻饲喂养时应确定胃管位置,喂奶速度要慢,利用重力时空针中的奶滴入胃管,不适用空针推注或泵入的方式,以防发生喂养过度及误吸。

3.病情观察

(1)监测数据。持续监测生命体征、中心静脉压(CVP)、动脉血压(ABP)、左房舒张末压(LAP)、肺动脉压、血氧饱和度、呼吸末 CO_2 等,每三十至六十分钟记录 1 次。

(2)呼吸系统的监测。保持呼吸道通畅,给予呼吸机辅助呼吸,严密观察呼吸频率、胸廓起伏程度,听诊两肺呼吸音是否对称、清晰,及时吸出呼吸道分泌物。

(3)循环系统的监护。观察患儿面色、口唇颜色及末梢肢体温度。了解组织灌注情况,密切观察心电图变化。

(4)泌尿系统。观察尿液的颜色、性质。

(5)维持水、电解质酸碱平衡。观察患儿的囟门、眼睑、球结膜、皮肤皱褶,判断患儿体内水分布情况。输入液体均用微量注射泵控制,冲洗管道肝素液计入总入量,血液标本量、胃管引流量计入总出量,严格控制输液量。严密观察动脉血气。

(6)体温的监护。监测肛温,当出现发热反应时,以物理降温为主。

(三)健康指导

1.活动指导

各种引流管拔除后可根据病情鼓励患儿尽早离床活动,以促进早日康复,注意活动要循序渐进。

2.饮食指导

因低温麻醉易引起肠麻痹,腹胀明显,有的患儿会呕吐频繁,应给予插胃管,抽出胃内容物,待肠蠕动恢复后予以流质饮食,并逐渐恢复正常饮食,加强营养。新生儿或小婴儿鼻饲喂养时应确定胃管位置,喂奶速度要慢。

第五节　主动脉夹层动脉瘤

一、疾病概述

(一)概念与特点

主动脉夹层是指主动脉中层发生撕裂后,血液在撕裂层(假腔)中流动,原有的主动脉腔称为真腔,真假腔之间由内膜与部分中层分隔,并有一个或多个破口相通。主动脉夹层动脉瘤是一种较为少见的疾病,高血压是导致主动脉夹层的一个重要因素。

(二)临床特点

1.疼痛

突发剧烈的胸痛为发病时最常见的症状。疼痛呈撕裂样或刀割样,难以忍受。患者表现为烦躁不安、焦虑、恐惧和有濒死感觉,且为持续性的,镇痛药物难以缓解。

2.主动脉夹层破裂症状

急性心脏压塞、左侧胸腔积液、腹膜后血肿、休克。

3.主动脉瓣关闭不全症状

心悸、气短、左心衰竭等表现。

4.重要脏器供血障碍症状

心肌缺血或心肌梗死(累及冠状动脉);颈动脉或肢体动脉搏动强弱不等,严重者可发生肢体缺血坏死(周围动脉阻塞现象);脑供血不足、昏迷、偏瘫(累及主动脉弓部头臂动脉)、截瘫(累及肋间动脉)、急腹症表现或消化道出血、肾功能损害和肾性高血压等(累及腹腔脏器分支)。

(三)辅助检查

1.实验室检查

白细胞计数常迅速增高,可出现溶血性贫血和黄疸,尿中可有红细胞甚至肉眼可见血尿。

2.影像学检查

心电图、X线、超声心动图、磁共振成像(MRI)、数字减影血管造影(DSA)等对确诊主动脉夹层有很大帮助,对考虑手术者主动脉造影十分必要。无创伤性 DSA 对 B 型主动脉夹层分离的诊断较准确,时常发现夹层的位置及范围,有时还可见撕裂的内膜片,但对 A 型病变诊断价值较小。DSA 还能显示主动脉的血流动力学和主要分支的灌注情况,易于发现血管造影不能检测到的钙化。

二、治疗原则

(一)外科手术

适用于 A 型夹层累及升主动脉。

(二)内科保守治疗和介入治疗(人造血管覆盖支架植入治疗)

适用于 B 型夹层主动脉内膜破裂且位于左锁骨下动脉以远,且夹层只累及降主动脉。

三、护理

(一)主要护理问题

1.术前护理问题

(1)焦虑、恐惧:与患者对环境陌生,担心手术效果、术后预后、术后并发症及缺乏心理准备、缺乏家庭支持有关。

(2)舒适的改变:与疼痛有关。

(3)气体交换受损:与肺部渗出增多、无菌性炎症有关。

(4)活动无耐力:与心脏功能不全有关。

(5)自理能力下降:与活动受限有关。

(6)有动脉瘤破裂的危险:与血压升高、心率快、情绪激动、便秘等有关。

(7)潜在并发症:心脏压塞、左侧胸腔积液、腹膜后血肿、休克、左心衰竭、心肌缺血、心肌梗死、周围动脉阻塞、脑供血不足、昏迷、偏瘫、截瘫、消化道出血、肾功能损害、肾性高血压等。

2.术后护理问题

(1)清理呼吸道低效:与咳痰无力、伤口疼痛有关。

(2)呼吸形态的改变:与人工气道、机械通气有关。

(3)舒适的改变:与术后切口疼痛有关。

(4)活动无耐力:与心脏功能不全、术后体力未恢复有关。

(5)焦虑、恐惧:与担心术后预后、术后并发症有关。

(6)自理能力下降:与术后活动受限有关。

(7)潜在并发症:出血、心律失常、动脉瘤破裂、栓塞、心力衰竭、感染性心内膜炎。

(二)护理措施

1.术前护理

(1)心理护理。针对个人情况进行针对性心理护理,鼓励患者表达自身感受,鼓励患者家属和朋友给予患者关心和支持。解释手术的必要性、手术方式、注意事项。

(2)限制活动。主动脉夹层动脉瘤起病急、病情重、病死率高,故入院后给予加强重症监护,绝对卧床休息,避免剧烈活动及给予外力,以免瘤体破裂。

(3)控制血压。应用 β—受体阻滞剂,控制收缩压在 $100\sim120mmHg$。

(4)镇痛。常规给予非麻醉性止痛药。

(5)饮食。给予高蛋白、高热量、富含维生素、低脂、易消化、少渣的食物。

(6)避免可能的诱发因素。避免各种引起腹内压和血压增高的因素,如屏气、用力排便、头低位、呛咳、进食过饱,给患者创造一个良好空间;使用通便药使患者排便通畅;饮食中含足够的纤维,多食新鲜的蔬菜和水果,少量多餐;加强生活护理。

2.术后护理

(1)全身麻醉术后护理。了解麻醉和手术方式、术中情况、切口和引流情况,持续给予呼吸机辅助呼吸,根据血气分析结果调整呼吸机各参数。全身麻醉清醒,呼吸循环稳定后逐渐停用呼吸机,持续低流量吸氧 $3\sim5L/min$,持续心电监护,约束四肢,使用床挡保护防止坠床,全身麻醉清醒后解除约束。各种引流管正确安置于床旁。

（2）输液护理。输液管保持通畅,留置针妥善固定,注意观察穿刺部位皮肤状态。

（3）尿管护理。尿管应明确标识更换的日期和时间,尿管按照尿管护理常规进行,一般术后 24～48h 后,根据病情拔除尿管,拔管后注意关注患者排尿情况。

（4）胸腔、心包、纵隔引流管护理。应符合相关要求;密切观察引流情况,注意引流液的量、性质、颜色的变化。

（5）疼痛护理。评估患者疼痛情况,遵医嘱给予镇痛药物,对使用镇痛泵（PCA）患者,注意检查管道是否通畅,评价镇痛效果是否满意,并提供安静舒适的环境。

（6）呼吸道护理。保持呼吸道通畅,气管插管未拔出前,应定时吸痰,注意气道温度、湿度。全身麻醉清醒,符合拔管指征后拔出气管插管,开始行胸部物理治疗。遵医嘱给予祛痰药,每日 2～3 次协助及鼓励患者咳嗽、排痰,观察痰液的性质,监测双肺呼吸音,防止肺部并发症发生。定期做胸部 X 线检查。

（7）基础护理。做好口腔护理、尿管护理、定时翻身、患者清洁等。

3.病情观察

（1）术前病情观察。密切监测生命体征、心电图、血氧饱和度、双下肢足背动脉搏动情况、双下肢皮肤颜色及温度,注意是否有血栓形成。患者是否出现腰痛、血尿、少尿、无尿及肌酐、尿素氮变化。若出现恶心、呕吐、呕血、便血、腹痛等消化道症状,立即给予胃管持续胃肠减压,观察引流的胃液颜色和量。

（2）术后病情观察。

1）观察患者神志、意识、呼吸情况,严密监测生命体征,尤其重视血压、中心静脉压变化,观察上、下肢血运及末梢循环、足背动脉搏动。

2）观察活动和生理、病理反射,肌力变化,观察电解质、血气分析情况,密切注意尿量、肝肾功能、体温变化及有无胸背部疼痛。

3）观察伤口有无渗血、渗液,若有应及时更换敷料。

（三）健康指导

1.饮食

饮食规律,少量多餐,进食优质高蛋白、富含纤维素、低脂、易消化的食物;忌刺激性、坚硬、易胀气的食物,忌烟、酒。

2.活动。

根据自我感觉逐渐增加活动量,以活动后无心悸气促,自我感觉良好为度。术后 6～8 周不提重物,从而使胸骨有足够的时间愈合。术后 3 个月内避免剧烈活动或重体力劳动。

3.用药指导

人造血管置换患者需要进行针对性短期抗凝 3 个月,主动脉瓣替换患者为防止血管栓塞,需终身抗凝。告知患者药物药名、剂量、浓度、用药时间、药理作用及不良反应。注意有无出血倾向,监测凝血酶原时间（PT）、活化部分凝血活酶时间（APTT）值,随时调整华法林剂量。

4.复查

定期门诊复查,复查内容包括查体、心脏彩超、CT 和 PT、APTT、INR 值。

5.其他

保持良好心态,情绪稳定,劳逸结合。保持稳定的血压,保持大小便通畅。

第六节　缩窄性心包炎

一、疾病概述

(一)概念与特点

缩窄性心包炎是心脏被致密厚实的纤维化心包所包围,使心脏舒张期充盈受限而产生一系列循环障碍的临床征象。缩窄性心包炎的病因以结核占首位,其次为化脓、创伤。

(二)临床特点

1.症状

呼吸困难、疲乏、食欲缺乏、上腹胀满或疼痛、呼吸困难。

2.体征

劳力性,主要与心搏量降低有关。

(1)颈静脉怒张、肝脏大、腹腔积液、下肢水肿、库斯莫尔征。其腹腔积液较下肢水肿明显。

(2)心率增快,心尖冲动不明显,心浊音界不增大,心音较低,可闻及心包叩击音。

(3)脉搏细弱、动脉收缩压降低、脉压变小。

(三)辅助检查

1.实验室检查

通常血常规正常,可有贫血,红细胞沉降率正常或增快,低蛋白血症,肝、肾功能可以异常,个别病例有黄疸。

2.心电图

QRS波呈低电压,T波低平或倒置,P波切迹;有的患者可出现心房扑动或心房颤动。

3.超声心动描记术

可测定心包的厚度及有无心包或胸腔积液。

4.X线检查

透视下可见心脏搏动明显减弱或消失,心影呈圆锥状改变,心缘各弓消失而变得僵直,X线正、侧位胸片可见心包有钙化,肺弥漫性间质水肿致肺野透光度降低、胸腔积液。

5.CT或MRI

可清楚显示心包的厚度、钙化、有无心包积液及腔静脉扩张的程度。

6.心导管检查

大多数病例无须做心导管检查即可明确诊断。但在上述无创伤检查后仍无法确诊时,可做心导管检查,如右心室压力曲线在舒张早期急剧下降,然后又迅速上升,继而在舒张中晚期为等高线,出现典型的"平方根征"可确诊缩窄性心包炎。

二、治疗原则

心包剥离术是治疗缩窄性心包炎的有效方法。

三、护理

(一)主要护理问题

1.营养失调,低于机体需要量

与胃肠道淤血、进食不佳及吸收不良、大量腹腔积液和丢失蛋白有关。

2.活动无耐力

与心力衰竭、全身水肿、肺循环淤血、大量腹腔积液有关。

3.有皮肤受损的可能

与心包缩窄、心脏受压、静脉回流受阻有关。

4.潜在并发症

心力衰竭,与严重心包缩窄、输液速度过快、一次性大量释放腹腔积液有关。

(二)护理措施

1.术前护理

(1)给予心脏手术术前护理常规。

(2)限制患者活动量,防止长期心排血量减少引发心力衰竭。

(3)低盐、高蛋白质饮食,改善患者营养状况。

(4)应用洋地黄类药物,控制心力衰竭。注意观察用药反应:使用洋地黄类药物(地高辛)注意监测患者的脉率、心律,并观察有无恶心、食欲减退、头晕、黄视症、绿视症等不良反应,特别要注意有无室性期前收缩或室上性心动过速的不良反应。如果出现洋地黄中毒应立即停药,查血钾,并根据血钾情况补钾,有心律失常出现给予抗心律失常药物。

(5)应用利尿药治疗心力衰竭。教会患者认真记录24h出入液量。应用排钾利尿药(氢氯噻嗪)补钾,并复查电解质情况。

(6)有结核病者,须坚持抗结核治疗,按时服药。

(7)大量腹腔积液患者可间断适量释放腹腔积液,每次应小于2000mL,注意无菌操作,并静脉补充蛋白质。

2.术后护理

(1)给予心脏手术术后护理常规。

(2)预防心力衰竭,监测CVP、BP、红细胞己糖激酶(HK)、尿量,记录24h出入液量,控制液体入量,避免短时间内补液过多、过快。

(3)低盐饮食,<3g/d。

(4)应用利尿药和血管收缩药(多巴胺),以降低前负荷、增加心肌收缩力,应用洋地黄以控制心率。同时注意每日监测血钾含量,及时补钾。

(5)术后3日开始床旁活动,2周内限制活动量,以免加重心脏负担。

(6)协助测量腹围,观察腹腔积液消退情况。

3.病情观察

(1)心理状态。

（2）患者营养状况。

（3）患者的体重、腹围。

（4）患者主诉不适感是否减轻或消失。

（5）观察术后相关并发症的发生情况，及时给予治疗与处理。

（三）健康指导

1.营养

加强营养，合理调配饮食，忌刺激性食物，忌烟、酒。以低盐、低脂、易消化的饮食为主，待心功能恢复正常后逐渐过渡到普通饮食，多食富含纤维素的食物。养成规律的排便习惯，预防便秘。

2.活动

注意劳逸结合，根据心功能恢复情况逐渐增加活动量，以活动后无心累、气短，自我感觉良好为度，避免过重的体力劳动，注意预防感冒。

3.用药指导

结核性心包炎患者应根据医嘱正确服用抗结核药物，不能随意停药，定期复查肝功能。对于需服用洋地黄类药物者，教会患者观察洋地黄中毒症状和体征，如出现中毒现象，应立即停药，及时就医。服用利尿药物期间，注意钾盐的补充，可多食含钾量高的食品。

4.定期门诊复查

术后每 3 个月复查 1 次，半年后每半年复查 1 次。

第七节　无分流型先天性心脏病

一、疾病概述

（一）主动脉缩窄

主动脉缩窄这个名词起源于拉丁语 coartere 即收缩的意思。主动脉缩窄是一种胸部降主动脉的先天性狭窄，通常（但非总是）发生在左锁骨下动脉远端，紧靠动脉导管（或动脉韧带）的连接位置。主动脉缩窄的发生率为每 1000 名活产婴儿中有 0.2～0.6 例，其在所有先天性心脏病中排名第八。缩窄通常合并其他先天性心脏病，包括动脉导管未闭、主动脉双叶瓣、室间隔缺损和先天性二尖瓣畸形。缩窄的临床表现多变，从婴儿期动脉导管关闭后出现心血管功能崩溃到成人的无症状高血压。

1.病理解剖

1760 年，从 Morgagni 首次在尸检中发现主动脉缩窄，他描述了降主动脉上的一个局部性压缩。1903 年，Bonnet 提议将主动脉缩窄患者分成两类：婴儿型和成人型。"婴儿型"后来就变成导管前型，"成人型"则是导管后型。

（1）婴儿型或"导管前型"主动脉缩窄：未闭的动脉导管向降主动脉提供了大部分血流，弓横部管样狭窄，主动脉峡部细小。

（2）成人型或"导管后型"主动脉缩窄：狭窄区域实际上位于导管旁，包括一个明显的后棘突入管腔，动脉导管关闭，并成为一根动脉韧带。

2.病理生理

主动脉缩窄患者的症状呈双峰分布。一组患者在出生后 1 周内出现症状，其到达下半身的血流依赖于动脉导管未闭。如果在动脉导管关闭前没有得到诊疗，这些患者就会出现心源性休克。婴儿时期，侧支血流不足，缩窄远端的脏器缺血，会导致肾衰竭和酸中毒。同时，左心室后负荷的突然上升造成了急性充血性心力衰竭。这种双峰式表现的另一方面是一组"无症状"但在常规体格检查时发现有高血压的患者。在这些患者中，引起症状的主要原因是上半身高血压，可能造成头痛或鼻出血，也可能因为运动时下肢供血不足而出现跛行。肾脏、肾上腺和压力感受器功能的变化，都促进了上半身高血压的发生。

（二）主动脉弓中断

主动脉弓中断（IAA）是一种罕见畸形，在全部的先天性心脏畸形中约占 1.5%。它是凋亡在正常和异常发育中发挥作用的范例。凋亡通常是造成胚胎最初的 6 对鳃弓中的大部分被机体重吸收的原因。如果凋亡作用过度，就会造成主动脉弓中断。主动脉弓有一个近端部分，即主动脉弓近端，从无名动脉起源点延伸到左颈总动脉。主动脉弓的远端部分，即主动脉弓远端，从左颈总动脉延伸到左锁骨下动脉的起源点。连接主动脉弓远端与降主动脉动脉导管旁段的主动脉节段，被称为峡部。

1.病理解剖

1778 年，有学者首次描述了主动脉弓中断。Merrill 等在 1955 年首次报道了他们对一例 A 型短段 IAA 患者成功实施手术修补。Celoria 和 Patton 在 1959 年确立了一个有用的 IAA 分型。A 型在峡部水平发生中断。在更轻症的类型中，通常可见一个短小的纤维条索连接中断上下游的主动脉段，但即便如此，中断的上下游主动脉段也没有管腔连续，这被称为主动脉弓闭锁。B 型在左颈总动脉和左锁骨下动脉之间发生中断，这是最常见的类型。C 型在无名动脉起源点和左颈总动脉之间发生中断，这个极其罕见，根据最大型的临床和病理学研究报道，其在 IAA 中所占的比例低于 4%。

2.病理生理

主动脉弓中断可伴有室间隔缺损、房间隔缺损、动脉导管未闭、主动脉肺动脉间隔缺损、永存动脉干等畸形，有 10% 患者伴有胸腺缺乏、低钙血症和免疫缺陷（迪格奥尔格综合征）。单纯的主动脉弓中断极为罕见，合并的其他畸形，除了动脉导管未闭以外，单一室间隔缺损是最多见的。主动脉弓中断的降主动脉血流是由右心室通过未闭的动脉导管供给的，患儿出生后随着动脉导管关闭，下半身血供减少，出现下肢发绀、肾功能下降和代谢性酸中毒。右心室血流大量流入肺循环，导致心力衰竭，如得不到成功的外科救治，75% 的患儿在出生后一周内死亡。X 线检查：胸片提示肺充血和心脏肥大；心电图检查：左或右心室肥大。心脏超声检查可确诊，心导管检查和心血管造影有助于明确诊断和病理分型。

（三）肺动脉狭窄

肺动脉狭窄（PS）指右心室由于先天性发育不良而与肺动脉之间的血流通道产生狭窄。其占先天性心脏病的 8%～10%，女性稍高于男性，狭窄发生于从三尖瓣至肺动脉瓣的任何水平,少数可能有一个以上的狭窄。狭窄的好发部位依次为肺动脉瓣、右心室流出道、肺动脉。

1.病理解剖

肺动脉狭窄分为单纯性肺动脉狭窄和合并复杂性先天性心脏病的肺动脉狭窄两类。肺动脉瓣叶交界融合或瓣叶发育不全所致肺动脉狭窄,称作瓣膜狭窄。瓣下异常肌束或动力性心肌梗死,称作瓣下型(右心室流出道)狭窄。此外,还有肺动脉(瓣上型)狭窄以及混合型狭窄。

2.病理生理

肺动脉狭窄严重的新生儿,出生后即有发绀,且伴随动脉导管闭合逐渐加重。重症患儿表现气急、躁动及进行性低氧血症,常需紧急手术。轻症或无症状的患儿,可能随着年龄增长而出现不同程度的疲乏、胸闷、心悸、晕厥及发绀等。如不是重度心力衰竭或心动过速,肺动脉狭窄的心杂音为胸骨左缘第 2 肋间响亮粗糙的收缩期喷射样杂音,并向左颈根部传导,肺动脉瓣区第二音减弱或消失。

二、治疗原则

(一)主动脉缩窄

1.药物治疗

主要用降压药物控制高血压。

2.介入治疗

包括单纯球囊扩张血管成形术和支架植入术两种方式。总体而言,主动脉缩窄的介入治疗尚处于摸索阶段。

3.手术治疗

原则上讲一旦明确诊断主动脉缩窄,均应尽早手术,以解除主动脉缩窄的远近端血压差异。主动脉缩窄段切除和端端吻合矫治术适用于年幼儿童,狭窄比较局限的病例;主动脉缩窄矫治,包括动脉补片成形术及人工血管移植术,适用于缩窄段较长,切除后端端吻合有困难者,以 16 岁以上患者为佳;主动脉缩窄旁路移植术适用于缩窄范围广泛以及缩窄部位不易暴露,切除有困难以及再缩窄需要再次手术者。

(二)主动脉弓中断

1.手术适应证

主动脉弓中断患儿自然死亡率很高,一旦确诊应立即手术治疗。合并心内畸形难以修复、肺血管已发生不可逆改变者,为手术禁忌。

2.术前准备

对合并严重心力衰竭和代谢性酸中毒的患儿,先给予药物治疗,待全身状态改变后尽快手术。

3.手术方法

目前倾向于采用主动脉弓中断和其他合并心内畸形同期修复的策略。

(1)单纯主动脉弓成形术采用右侧卧位,经左胸后外侧切口,第 4 肋间进胸。游离降主动脉上端、动脉导管和近侧主动脉弓。若主动脉弓中断节段较短,可采用直接吻合术;若主动脉弓中断节段较长,可植入人工血管,同时将未闭的动脉导管结扎或切断缝合。

(2)中低温持续灌注体外循环手术:正中开胸,游离升主动脉及头臂血管、肺动脉干及左、右肺动脉,上下腔静脉及无名静脉,套阻断带,动脉灌注管以 Y 形接头连接 2 条动脉插管。肝素化后升主动脉与主肺动脉分别插入动脉管,降温以减流量,将降主动脉上端与升主动脉端端侧吻合,同时切断缝合动脉导管的肺动脉端。

三、护理

(一)护理问题与护理目标

1.术前

(1)常见护理问题。

1)活动无耐力:与氧的供需失调有关。

2)营养失调,低于机体需要量:与喂养困难及体循环血量减少、组织缺氧有关。

3)生长发育迟缓:与心脏结构及功能异常有关。

4)潜在并发症:心力衰竭、感染性心内膜炎、脑血栓

5)焦虑:与疾病的反复发作及担心预后有关

6)有受伤的危险:与患者年龄小有关

7)知识缺乏:患儿和家长缺乏先天性心脏病的相关知识

(2)护理目标。

1)患儿术前未出现缺氧。

2)患儿饮食习惯得到调整,为手术做好准备。

3)患儿体重呈增长趋势,为手术做好准备。

4)患儿未出现并发症。

5)患儿及其家属情绪稳定,积极配合手术。

6)未发生跌倒、坠床、窒息等意外事件。

7)患儿家属了解相关疾病知识,积极配合手术治疗。

2.术后

(1)常见护理问题。

1)心排血量减少:与手术及心肌收缩率降低有关。

2)不能维持自主呼吸:与体外循环手术、麻醉、术前肺血管发育差有关。

3)有出血的危险,与术中应用肝素、血管吻合,术后躁动,高血压有关。

4)有感染的危险:与手术及术后抵抗力下降有关。

5)低效性呼吸形态:与患儿术后伤口疼痛、咳嗽无力有关。

6)潜在并发症:低心排血量综合征、截瘫、乳糜胸、肺动脉高压危象、喉返神经损伤、假性动脉瘤、再缩窄、肾功能衰竭。

(2)护理目标。

1)住院期间保持充足的心排血量,以维持主要脏器的灌注。

2)术后顺利拔除气管插管。

3)术后未发生大出血。

4)住院期间未发生感染。

5)保持呼吸道通畅,及时清除呼吸道分泌物。

6)患儿无并发症发生。

(二)护理措施

1.术前护理

(1)常规准备。

1)常规处置:详见本章第八节"右向左分流型先天性心脏病"中的"常规处置"。

2)全身评估:评估患者的生命体征,注意有无高血压性头痛、头晕、耳鸣、鼻出血等。

成人主动脉缩窄,需注意评估下肢搏动是否延迟或减弱,感觉有无麻木、无力,间歇性跛行。婴幼儿评估有无呼吸困难,面色苍白,急性心力衰竭。新生儿需注意在出生后一周内,应每日评估患儿的基本状态,如皮肤、体重、末梢情况等。询问既往病史、家族史,有无药物过敏史、输血史和手术史。

3)呼吸道准备:保持病区空气清新,定时通风、温度适宜,预防感染、减少探望;危重主动脉缩窄或主动脉弓中断的患儿术前需住重症监护病房,使用气管插管和呼吸机辅助呼吸,不仅可以减少呼吸机做功,还可以改善低氧、高二氧化碳的轻度换气不足状态,提高肺血管阻力,维持动脉导管的右向左分流。

4)心功能改善:告知患者卧床休息,减轻心脏负荷,遵医嘱给予强心利尿药,用心脏营养液或极化液保护心脏,提高心脏的耐受力。

5)密切观察病情变化:建立动静脉通路,婴儿期注意观察有无充血性心力衰竭的表现,如易激惹、多汗、喂养困难、呼吸浅而快。注意观察有无腹胀、便血、少尿、无尿等症状。

6)用药护理:随着导管的闭合,患儿病情会急剧发展,表现出严重的左心衰竭和酸中毒及循环衰竭,因此需延缓动脉导管闭合,保护躯体供血,可持续静脉泵入前列腺素 E15～10ng/(kg·min),密切观察用药效果。

7)辅助检查:协助患者完成相关术前辅助检查,例如:胸片、头颅 CT、双源 CT、心电图检查、超声心动图检查、右心导管检查等,讲解检查的注意事项及配合要点。

8)改善营养状况:联系医院营养师为患儿制订合理的营养方案,提高和改善患儿的营养状况,精心喂养,正确添加辅食,减少零食摄入,少食多餐,保证足够的热卡及补充必要的营养成分,必要时进行静脉高营养,以尽可能好的营养状态迎接手术。

(2)心理准备。

1)患者自身准备:由于病情重,患者焦虑及恐惧情绪较为明显,护士应根据每个患者的心态和接受能力,耐心倾听患者对手术的了解和想法,用通俗易懂的语言向其进行清晰和令人信服的解释,纠正受术者对手术的误解,讲解手术步骤及提供有关信息,减少受术者的心理压力,消除其不必要的恐惧心理,提高患者的心理承受能力,增强战胜疾病的信心,配合治疗和护理。

针对重症监护室的患者,护理人员对患者要言语亲切、态度和蔼、稳重谨慎,使者感到真诚与温暖,力图使他们在和护理人员相处时,也和在父母身边一样感到温暖、安抚与安全感。要设法抚慰并平定他们内心的不安和激动,营造和谐的环境和气氛。

2)患者家长准备:由于患者病情重,家长多有自惭、自卑感,担心手术风险、预后、治疗效果、家里经济状况等,护理人员应体会家长的这种艰难处境,对家长们要格外关照,和他们多接触,多了解他们的困境,耐心地做开导和解释工作,帮助他们解脱愁苦、焦虑、紧张不安的精神枷锁,使他们与医护人员密切配合,共同争取让孩子获得最好的手术疗效。

与家属交谈,了解家属对疾病的认知态度、对心脏手术的顾虑,根据家属知识文化水平,讲述手术的必要性、手术方法及效果、围手术期注意事项。尽力让家属以平静乐观的心态配合手术,消除恐惧、焦虑和紧张心理,增强战胜疾病的信心。

介绍医院技术水平及手术成功病例,安排与手术成功的患儿家属交流以取得其对手术成功的信心和对医务人员的信任。帮助建立有效的沟通,使其感受到被关心和重视。

(3)术前宣教及访视。

1)病房术前宣教:①用物、患者准备。准备好带至 ICU 的物品;术前避免感冒,用热水为患儿清洁皮肤,修剪指(趾)甲,不带饰品;术前晚上及手术日早晨为患儿清洁会阴。②护士准备。备血、皮试、皮肤准备、婴幼儿行经皮选择性浅静脉置管。③胃肠道准备。出生后 6 个月以下的小儿,术前 4 小时禁奶;6 个月至 3 岁小儿,术前 6 小时禁食,但 2 小时前可进糖水;3 岁以上小儿,术前 8 小时禁食,3 小时前可进糖水;成人术前 6～8 小时禁食水;术前晚使用开塞露清洁肠道。④术前功能训练。深呼吸训练,即手术后由于胸部伤口疼痛患者不用力呼吸,使用腹式呼吸可提高呼吸效率,吸气时腹部鼓起,呼气时腹部收缩,在深而慢的吸气后缩唇呼气;咳嗽训练,即患者可以取坐位或半卧位,双手交叉按在胸壁切口部位,咳嗽时用手支托伤口,令患者做一个深吸气,在呼气时用力咳嗽 1～2 次,有效的咳痰可促进手术后肺扩张,预防肺不张和肺部感染;腿部运动,即收缩小腿和大腿肌肉,持续几秒钟后术前再放松,如此重复至少 10 次为一组;膝关节弯曲功能 90°至足掌平踏在床面上,再将腿部伸直置于床训练上,至少重复 5 次为一组。练习床上翻身和起床。手术后身体上有各种管道,身体活动受限,但是翻身可促进呼吸道分泌物引流,促进胸腔引流,促进肠蠕动及预防皮肤压疮。指导患者床上使用便器,经过练习可使患者适应在床上大小便,消除心理压力和思想顾虑。

2)术前访视:重点观察患者四肢末梢的灌注情况,询问有无腹痛、尿量减少等不适情况。

2.术中护理(手术室)

(1)主动脉缩窄矫治。

1)用物准备。

手术器械:常规体外器械及胸骨锯。

另加器械:小儿精细器械。

常规布类:手术盆、手术衣、手术敷料。

一次性用物:缝线及特殊缝线。

2)严格执行手术安全核查制度及手术室清点制度。

3)手术步骤配合。

消毒铺巾:按胸部外科手术铺巾方法。

开胸:①切开皮肤;②锯开胸骨;③切开心包,充分游离主动脉及降主动脉端直至缩窄处。

建立体外循环:游离主动脉→缝主动脉荷包→缝上腔荷包→插主动脉插管→插上腔静脉插管→转流→缝下腔荷包→插下腔静脉插管→缝冷灌荷包→插冷灌→游离上下腔静脉。

心内操作:切开右心房→放置左心吸引管→主动脉弓处切开→将远心端的主动脉与主动脉弓吻合→矫治其他心内畸形→关闭右心房切口。

心脏复跳:①开放主动脉,松开上下腔静脉阻断带。②通过体外循环辅助心脏至血流动力学平稳。

停机中和:拔出灌注管→拔出下、上腔静脉插管→鱼精蛋白中和→拔出主动脉插管。

止血关胸:放置引流管→止血→缝合心包→清点手术用物→缝合胸骨→缝合肌层和皮下及皮肤→无菌粘贴敷料覆盖伤口。

(2)主动脉弓中断矫治。

1)用物准备。

手术器械:常规体外器械及胸骨锯。

另加器械:小儿精细器械。

常规布类:手术盆、手术衣、手术敷料。

一次性用物:缝线及特殊缝线。

2)严格执行手术室安全核查制度及手术室清点制度。

3)手术步骤配合

消毒铺巾:按胸部外科手术铺巾方法。

开胸:①切开皮肤;②锯开胸骨;③切开心包,充分游离主动脉及降主动脉及升主动脉上的各血管。

建立体外循环:游离主动脉→缝主动脉荷包→缝上腔荷包→插主动脉插管→插上腔静脉插管→转流→缝下腔荷包→插下腔静脉插管→缝冷灌荷包→插冷灌→游离上下腔静脉。

心内操作:切开右心房→放置左心吸引管→游离动脉导管并结扎→深低温选择性脑保护→矫治主动脉弓中断→开放阻断的各血管分支→复温→矫治其他心内畸形→关闭右心房切口。

心脏复跳:①开放主动脉、上下腔静脉。②通过体外循环辅助心脏至血流动力学平稳。

停机中和:拔出灌注管→拔出下、上腔静脉插管→鱼精蛋白中和→拔出主动脉插管。

止血关胸:放置引流管→止血→缝合心包→清点手术用物→缝合胸骨→缝合肌层和皮下及皮肤→无菌粘贴敷料覆盖伤口。

(3)肺动脉瓣狭窄矫治术。

1)用物准备。

手术器械:常规体外器械及胸骨锯。

另加器械:小儿精细器械。

常规布类:手术盆、手术衣、手术敷料。

一次性用物:缝线。

2)严格执行手术安全核查制度及手术室清点制度。

3)手术步骤配合。

消毒铺巾:按胸部外科手术铺巾办法。

开胸:①切开皮肤;②锯开胸骨;③切开心包,取适当心包固定备用。

建立体外循环:游离主动脉→缝主动脉荷包→缝上腔荷包→插主动脉插管→插上腔静脉插管→转流→缝下腔荷包→插下腔静脉插管→缝冷灌荷包→插冷灌→游离上下腔静脉。

心内操作:切开右心房→放置左心吸引管→肺动脉上方纵行切开→提吊肺动脉→探查肺动脉瓣大小→解除瓣膜狭窄→探查右心室流出道,修剪右心室的肥厚心肌→用心包补片加宽右室流出道→探查三尖瓣情况→关闭右心房切口。

心脏复跳:①开放主动脉、上下腔静脉。②通过体外循环辅助心脏至血流动力学平稳。

停机中和:拔出灌注管→拔出下、上腔静脉插管→鱼精蛋白中和→拔出主动脉插管。

止血关胸:放置引流管→止血→缝合心包→清点手术用物→缝合胸骨→缝合肌层和皮下及皮肤→无菌粘贴敷料覆盖伤口。

3.术后护理

(1)术后常规护理。

1)呼吸系统:使用呼吸机辅助呼吸,适当延长呼吸机辅助的时间。肺高压者适当镇静,减少刺激,镇痛、镇静、肌肉松弛药三联泵入;降低肺血管阻力(应用米力农、前列地尔),按需吸痰,以清除呼吸道分泌物(必要时胸部物理治疗),保证通气。气管插管拔除后,保证充分供氧。

2)循环系统:监测上下肢血压,若上肢血压升高,说明颅内、吻合口出血;若下肢血压过低,说明腹腔脏器供血不足;若上下肢血压相差 15mmHg 以内,说明血管再通情况良好。维持平稳血压,防止术后高血压。血压忽高忽低可使吻合口渗血、破裂,血压高者可微量泵入硝普钠、硝酸甘油控制血压。术后补足血容量,避免引起血压波动。

3)神经系统:观察瞳孔的变化、神志情况、足背动脉及肢体活动情况,防止截瘫的发生。

4)消化系统:主动脉缩窄者术后可出现腹痛、恶心、呕吐、胃肠道出血等症状,这可能与术后腹部供血增加,肠系膜动脉痉挛有关。必要时禁食 1～2 天,胃肠减压,注意观察腹部体征,警惕坏死性小肠结肠炎的发生。

5)引流液的观察:颜色、量及性状。

进行激活全血凝固时间(ACT)监测。若引流液持续 3h＞4mL/(kg·h),需报告医生并进行二次开胸止血。

6)肾功能监测:排尿量、颜色、性状;肌酐、尿素氮。

7)疼痛护理:常用量表评分,包括表情、肢体动作、行为、哭闹、可安慰性,根据评分情况遵医嘱使用药物止痛。

8)基础护理:做好口腔、皮肤、会阴的护理,新生儿做好口、眼、脐、臀的护理。

(2)术后康复护理。

1)胸部物理治疗:胸部物理治疗一般选择在餐前 30min、餐后 2h 和睡前进行。协助患者取坐位或侧卧位,操作者五指并拢呈弓形,以患者能承受的力量为宜,从肺下叶开始,以 40～50 次/分的频率,由下至上、由外向内,每天 3～4 次叩击,时间不超过 30min,以 15～20min 最佳。

2)饮食指导:主动脉缩窄的患儿,手术重建了主动脉并恢复了其正常大小,原来下半身缺血的动脉系统得到了正常的血供,有可能引起反射性血管痉挛,导致肠坏死。因此,患儿术后尤其应注意在肠蠕动恢复后循序渐进地进食,从清淡饮食开始,少量多次,注意观察有无腹痛和肠坏死的症状。患儿饮食从全水解蛋白奶粉开始服用,观察消化、吸收、肠鸣音、有无腹泻、大便的颜色等,再逐渐过渡到部分水解蛋白奶粉。

3)术后活动与休息:术后早期下床活动,可以促进肠蠕动防止肠胀气,加快胃肠功能的恢复,避免肺部并发症的出现。术后2~3d即可下床活动,小婴儿家属可以协助患儿主动及被动运动,早期肢体功能锻炼应循序渐进。如患儿有心功能不全,需待心功能正常后才能活动。

4)疼痛护理:对患儿的疼痛进行评估,可采用 Wong-Baker 面部表情量表法进行评分,也可采用 FLACC-Scale 儿童疼痛评分工具进行评分。如患儿疼痛评分显示患儿疼痛不易耐受,需及时与医生联系,给予患儿镇痛治疗。

(三)出院指导

1.用药指导

(1)出院时如有出院带药需按照医嘱定时服用,不得擅自停服或加服(特别是地高辛、利尿药)。

(2)地高辛服用注意事项:严格遵照医嘱服用,不能随便停药。方法:每次吃药前听心率,有异常情况可暂停一次,但下次吃前再次测心率;心律不齐时暂时不吃;不可与钙剂同服;<1岁,心率(HR)<100次/分,停吃一次;1~5岁,HR<90次/分,停吃一次;>5岁,HR<80次/分,停吃一次。

(3)口服抗凝药物的患儿需加强观察抗凝效果,出现皮肤瘀斑、青紫、剧烈腹痛或柏油样大便需及时就诊。定期到医院复查凝血功能。

(4)口服利尿剂时要注意钾补充。

2.饮食指导

(1)术后需适当增加营养,但饮食每次不宜过多,可少量多餐,避免暴饮暴食加重心脏负担,注意选择清淡、易消化、低盐、低脂、高蛋白、富含维生素的饮食。

(2)术后半年内避免吃甲鱼、人参、桂圆等过分补的食物,避免吃过咸的食物,易引起水钠潴留而使心脏负担过重严重影响心功能,孩子会表现出面部水肿、大汗淋漓等症状。

3.生活指导

(1)居家环境:室内每日通风,保持空气新鲜,避免灰尘、烟雾刺激,少去公共场所,避免交叉感染。出院第一周需每日测量体温2次(上午、下午各一次),如有发热(肛温>38℃)、咳嗽需及时到医院就诊。

(2)个人卫生:指导患儿及其家属养成良好的卫生习惯,避免伤口受潮,每周去两次门诊换药,如有红肿、流脓要及时就诊。伤口拆线为拔出引流管后10~14d,可到医院进行引流管口拆除缝线。

(3)患儿宜每天午睡,活动需逐渐增加,量力而行。半年内避免剧烈活动,对学龄期儿童建议3个月后去上学,但不宜参加体育活动,半年后复查经医生证明恢复良好,可逐渐与正常儿童一起玩耍,但需定期随访。

(4)患儿出现眼睑及颜面部水肿,尿量减少,家属应及时带患儿到医院就诊,及时救治。术后3个月可进行预防接种。

4.康复指导

(1)术后患儿及其家属一定要重视随访,一般出院后1周、3个月、半年、1年进行,试病情而定。

（2）复查进行心脏彩超、胸片、心电图检查，必要时进行双源 CT 检查，服用抗凝药物的患儿还需进行凝血功能检查。

第八节 右向左分流型先天性心脏病

一、概述

（一）法洛四联症

法洛四联症（TOF），是最常见的发绀型先天性心脏病，占所有患先天性心脏病的活产婴儿的 3％～5％，标化发病率约为 1/3600。1888 年，Fallot 详细描述了其病理改变及临床表现。基本病理特征是肺动脉狭窄、右心室肥大、主动脉骑跨及室间隔缺损，其中肺动脉狭窄是决定病情严重程度、影响预后的主要因素。肺动脉狭窄可引起：

第一，血液进入肺循环受阻，引起右心室代偿性肥厚，右心室压力增高，超过左心室时，产生逆向分流，静脉血进入体循环，出现青紫。

第二，进入肺循环进行气体交换的血流量明显减少，加重青紫的程度。另外，主动脉骑跨在两心室之上，部分右心室血和左心室血同时射入主动脉，使主动脉的血液为动－静脉混合血，引起组织器官缺氧，使青紫更为严重。由于缺氧，刺激骨髓代偿性产生过多的红细胞，血液黏稠度增加，血流缓慢，容易形成脑血栓。

1.临床特点

（1）症状。

症状的轻重取决于解剖畸形的严重程度。本病突出的症状是发绀，发绀在婴儿期即出现，但在出生后数月可由于动脉导管尚未关闭而不出现发绀，或仅在哭闹、吮奶时才出现，婴儿喂奶困难，体重不增。发绀产生数月至数年后可出现杵状指（趾）。气喘为本病的常见症状，多在劳累后出现，可能呈阵发性，在 2 个月至 2 岁较常见，患者易感乏力。劳累后的气喘与乏力常使患者采取下蹲的姿势，这在 2～10 岁颇为常见。部分患者由于严重缺氧可有头晕、阵发性晕厥，甚至癫痫样抽搐。个别患者有脑栓塞与脑出血等现象，亦可能出现鼻出血、咯血、呕血，其他并发症尚有心力衰竭、感染性心内膜炎、肺部感染等，脑脓肿亦时有发生。

（2）体征。

发绀与杵状指（趾）为常见的体征，患者一般发育较差，但智力正常，亦偶有智力发育迟缓者。左胸或前胸部可能隆起。主要在胸骨左缘第 2、3 肋间有收缩期吹风样喷射性杂音。杂音位置的高低与肺动脉狭窄的类型为肺动脉型、瓣膜型、右心室漏斗部型有关，后者杂音的位置可能低至第 4 肋间。杂音的响度与肺动脉狭窄的程度成反比，肺动脉狭窄越严重杂音越轻，因狭窄越严重则右心室的血液进入骑跨的主动脉越多，而进入肺动脉的越少，此与单纯肺动脉狭窄不同。与单纯肺动脉狭窄不同还在于杂音所占时间较短，其在第二心音之前结束，高峰出现较早，吸入亚硝酸异戊酯后杂音减轻。肺动脉口闭塞的患者可能没有杂音。可伴有震颤，但出现震颤的情况不如单纯肺动脉狭窄或室间隔缺损中多见。

肺动脉瓣区第二心音可能减弱、消失且不分裂而呈单音,个别情况甚至可能亢进,这是由于第二心音的肺动脉瓣成分消失只由主动脉瓣成分构成。主动脉瓣区和心尖部可有收缩期喷射性杂音。心脏浊音界区可扩大,心前区与中上腹可有抬举性搏动。

若合并动脉导管未闭或支气管动脉与肺动脉间有较粗侧支循环血管时,胸骨左缘可有连续性杂音。非典型的法洛四联症中肺动脉狭窄程度较轻,在心室水平仍有左向右分流者,还可在胸骨左缘第3、4肋间听到由室间隔缺损引起的收缩期杂音。

2.辅助检查

(1)血液检查:红细胞计数及血红蛋白显著增高。

(2)X线检查:典型患者的心脏阴影呈靴状,肺动脉总干弧向内凹入,这是由于肺动脉小或萎缩所致。心脏左侧下边缘圆钝而显著,心尖翘起,呈靴形心。右心室增大,右心房亦可增大。部分患者肺动脉平直或轻微隆起,是由于第三心室形成或肺动脉瓣有轻度狭窄后膨出。肺门血管阴影小而搏动不显著,肺野血管纹纤细,有时可见网状的侧支循环影。

上纵隔阴影增宽,这是由于主动脉本身增大,向右前移位,上腔静脉被推向右方所致。近1/4的患者有右位主动脉弓,食管吞钡检查可见主动脉弓部有反压迹,降主动脉顺脊柱右侧下降。

轻型患者,如室间隔缺损小,肺动脉狭窄亦轻,则X线表现类似单纯肺动脉狭窄;如室间隔缺损较大而肺动脉狭窄轻,则X线表现类似心室间隔缺损。

(3)心电图检查:心电图的主要改变是右心室肥大和劳损,右侧心前区各导联的R波多明显增高,伴有ST段压低与T波倒置,部分患者有右心房肥大征象,P波高尖。心电轴常右偏在$+90°\sim+120°$。

(4)超声心动图检查:二维超声心动图对显示法洛四联症的主要解剖畸形有较高的敏感性和特异性,能清晰地显示本病的室间隔缺损和肺动脉狭窄的部位和类型、主动脉右位和骑跨的程度、右心室肥大的病变及心内各部位之间的相邻关系。多普勒技术能较清楚地观察心内各部位血流及异常血流的流速和压差,必要时配合声学造影或经食管超声心动图检查,绝大部分患者不需通过创伤性检查来确诊。

(5)心导管检查和心血管造影:右心导管检查可有下列发现。

1)肺动脉狭窄引起的右心室与肺动脉间的压力阶差,分析压力曲线的形态可帮助判定肺动脉狭窄的类型。

2)心导管可能由右心室直接进入主动脉,从而证实主动脉骑跨和室间隔缺损的存在。

3)右心室的血氧含量高于右心房,证明心室水平存在左向右分流,动脉血氧含量的降低说明存在右向左分流。

4)室间隔缺损较大而主动脉骑跨较明显的患者,主动脉、左心室与右心室的收缩压几乎相等。选择性右心室造影时可见肺动脉与主动脉同时显影,说明存在主动脉骑跨。此外,还可显示室间隔缺损的部位与大小、肺总动脉和主动脉的大小、肺动脉狭窄的情况。

3.诊断与鉴别诊断

本病的诊断和鉴别诊断牵涉发绀型先心病的鉴别诊断问题。患者存活至成年的发绀型先心病以本病为最多见。

在临床上本病需与下列发绀型先心病鉴别：

（1）肺动脉狭窄伴房间隔缺损有右向左分流（法洛三联症），本病发绀出现较晚，胸骨左缘的收缩期杂音较响，占据的时间较长，肺动脉瓣第二心音减轻、分裂。X线片上见心脏阴影增大较显著，肺动脉总干弧明显凸出。心电图中右心室劳损的表现较明显。右心导管检查和选择性心血管造影发现肺动脉狭窄属瓣膜型，右向左分流在心房部位。

（2）艾森门格综合征出现发绀较晚，但和法洛四联症截然相反的是其有肺动脉高压的体征，肺动脉瓣区有收缩期喷射性杂音和收缩期吹风样杂音，第二心音亢进和分裂。X线片示肺动脉总干弧明显凸出，肺门血管影粗大而肺野血管影细小。

（3）其他，如三尖瓣下移、三尖瓣闭锁、完全性大血管错位、主动脉干永存和假性主动脉干永存等也需要鉴别。现在完全可以通过二维超声心动图结合多普勒超声技术，获得足够的解剖学和血流动力学详细的资料足以做出鉴别诊断。

4.治疗原则

本病要早期进行干预，手术治疗有姑息性和纠治性两种：

（1）分流手术：在体循环和肺循环之间造成分流，以增加肺循环的血流量，使氧合血液得以增加，有锁骨下动脉与肺动脉的吻合、主动脉与肺动脉的吻合、腔静脉与右肺动脉的吻合等方法。本手术并不改变心脏本身的畸形，是姑息性手术，但可为将来做纠治性手术创造条件。

（2）直视下手术：在体外循环的条件下切开心脏修补室间隔缺损，切开狭窄的肺动脉瓣或肺动脉或右心室漏斗部，是彻底纠正本病畸形的方法，疗效好，宜于5～8岁后施行，症状严重者3岁后亦可施行。

（二）右室双出口

右室双出口（DORV）是指主动脉和肺动脉完全或主要起自于形态右心室的先天性心脏病。是一种少见的先天性心脏病，占先天性心脏病的1%～2%。

1.临床特点

本病临床表现多样，差异很大，大多有气急，半数以上有蹲踞现象，少数可有缺氧、咯血、心力衰竭。多数发育差，有不同程度的发绀，可出现杵状指（趾）。心前区搏动增强，心界可正常或扩大，胸骨左缘第2～4肋间可有粗糙的全收缩期杂音，向心前区广泛传导，多伴有震颤。部分患者心尖部有舒张中期杂音。肺动脉瓣区第二心音多增强，合并肺动脉狭窄者第二心音可减弱或消失。

2.辅助检查

心电图常见右心房扩大或右心室肥厚。无肺动脉狭窄者多同时伴有左、右心室肥大。室间隔缺损较小者出现左心室高电压或肥厚。

X线胸片可无明显特异性，心影多呈二尖瓣型，肺动脉段凸出及肺门增大，心脏中等以上扩大。肺动脉狭窄较轻者表现与一般室间隔缺损者相似。无肺动脉狭窄者表现与合并肺动脉高压的室间隔缺损者基本相似。有右或左位型大动脉异位者，则类似于大动脉转位。

超声心动图结合多普勒超声技术能清晰地显示心脏大血管的空间位置，大动脉所发出的心室、动脉骑跨程度，并可观察房间隔缺损、室间隔缺损的部位及大小，二尖瓣与半月瓣的纤维连续性、瓣膜开放关闭的状况，相应的血流动力学变化，以及合并的其他心血管畸形。因此目前一般经超声心动图确诊后,很少再需做心导管检查和心血管造影。

右心导管检查可测定肺动脉压,右心室造影可显示主动脉、肺动脉均发自解剖学右心室,两者通常同时显影,右心室扩大,肌小梁肥厚,左心室小或发育不全,多数可见两组房室瓣,二尖瓣前叶与两组半月瓣均无纤维连续,可显示肺动脉口各部位狭窄、发育不全。

磁共振成像、X线和CT检查可显示大动脉与心室的连接、大动脉与室间隔缺损的位置和解剖状况、肺动脉狭窄部位及其程度、并发的畸形等。

3.治疗原则

本病主要是进行手术纠治,建立主动脉与左心室的连接,创造合适的肺动脉与右心室的连接,修补室间隔缺损等畸形。多在婴儿时行姑息性手术,2岁后行修补手术。

(三)动脉干永存

动脉干永存(PTA)又名永存动脉干或主动脉肺动脉共干。它是在胚胎发育期,原始动脉干早期发育停顿,未能正常分隔为主、肺动脉而遗留下的共同动脉干,是一种非常少见的先天性心脏畸形。发病率占先天性心脏病的 0.5%～3%。

1.临床特点

婴儿出生后数周内由于肺血管床阻力高,肺血流量少,临床症状不明显,随着肺血管床阻力降低后即可出现心力衰竭和肺部感染症状。肺血流量增多者常呈现呼吸困难、心力衰竭和心动过速。肺血流量减少者出现发绀,同时伴红细胞增多和杵状指(趾)。

2.辅助检查

(1)体格检查:患者全身情况较弱,体重不增,心率增快,心脏扩大,肝脏肿大,在肺动脉瓣区闻及单一的第二心音,胸骨左缘第3、4肋间有响亮、粗糙的收缩期杂音和震颤。伴有瓣膜关闭不全者侧心尖区有舒张早期或中期杂音,动脉干瓣膜关闭不全常有水冲脉。胸片显示心影增大,肺血管纹理增多,以心室增大为主,升主动脉明显增宽,搏动强烈而不见肺动脉,约25%病例为右位主动脉。肺动脉起源部位较正常高,若见动脉分支影高达主动脉弓水平时,则有诊断价值。

(2)心电图检查:肺血增多时为左、右心室肥大;肺血管阻力增高,肺血少时为右心室肥大。

(3)超声心动图:见动脉干骑跨在室间隔缺损之上,常见左心房、左心室大,动脉干瓣膜可增厚。

(4)心导管检查:右心室压力增高,左、右心室收缩压相近,肺动脉与动脉干压力亦相近。心导管可从右心室进入主动脉弓头臂分支。心血管造影见单一动脉干骑跨在室间隔缺损之上,仅有一组半月瓣。冠状动脉及肺动脉均起源于动脉干。

3.治疗原则

经胸骨正中切口,在体外循环下进行,但在体外转流阻断主动脉前,要先钳夹左、右肺动脉,以免发生急性肺水肿,然后从动脉干上切断肺动脉。如肺动脉有两个分开的开口,则将两个开口连同一片主动脉壁一起切下,动脉干后壁的缺损和室间隔缺损用补片修补,使动脉干只与左心室相通。应用带瓣导管建立右心室与肺动脉连接。

(四)三尖瓣闭锁

三尖瓣闭锁(TA),是指右心房与右心室之间没有血流通道,原房室瓣膜处仅有肌性膜样的凹陷残迹。绝大多数右心室与正常的右心房相连接,左、右心室之间通过室间隔缺损相沟通。

1.临床特点

三尖瓣闭锁患者生存期长短与肺血流量有密切关系。肺血流量接近正常者,生存期最长可达 8 年以上;肺血流量很多者,出生后一般仅能生存 3 个月;肺血流量少于正常者则出生后生存期居于前述两种情况之间。房间隔通道小的病例,临床上呈现体循环静脉充血、颈静脉怒张、肝大和周围型水肿。由于肺循环血量少,大多数病例从新生儿期起即可呈现发绀、劳累后气急,并采取蹲踞体位或发生缺氧性昏厥。2 岁以上患者常出现杵状指(趾)。肺血流量增多的病例,发绀程度减轻,但常有气急、呼吸快速,易发生肺部感染,常呈现充血性心力衰竭。

2.辅助检查

(1)心电图检查:90％的病例为电轴左偏,大动脉转位。肺动脉增粗者电轴正常或右偏。心前区导联均显示左心室肥大、T 波倒置改变。80％病例显示 P 波高或增宽并有切迹。

(2)X 线检查:胸部 X 线表现颇多变异。肺血流量减少者心影正常或轻度扩大,肺血流量增多者心影显著扩大。典型的胸部 X 线征象为心脏右缘平直,左心缘圆钝,心尖抬高,心腰部凹陷。大动脉转位者心影可呈鸡蛋形。肺血流量少的病例肺纹理显著减少,肺充血者可见肺纹理增多。

(3)心导管和心血管造影:右心导管可经房间隔缺损进入左心房,右心房压力高于左心房。压差大小和房间隔缺损直径成反比,缺损小,压差大。动脉血氧含量减少,左心房、左心室、肺动脉及主动脉的血氧含量相同。

(4)选择性右心房造影:造影剂从右心房进入左心房、左心室,再进入肺动脉和主动脉。心影下方可见未显影的三角区即右心室窗,位于右心房、左心室与膈肌之间。有时造影检查可显示室间隔缺损、右心室腔及流出道和肺动脉。此外,尚可显示两根大动脉的互相关系及位置,左心室造影可判定有无二尖瓣关闭不全。

(5)M 型超声心动图:三尖瓣双峰曲线消失,四腔切面检查未能见到三尖瓣瓣叶启闭活动,房间隔回声中断,心室间隔上部回声中断。超声心动图和多普勒检查可见到血流自右心房至左心房再进入左心室。二尖瓣活动幅度增大,右心房、左心房、左心室腔均增大,右心室小或消失。

3.治疗原则

三尖瓣闭锁的预后较差,生存期很短,约 70％患儿于出生后 1 年内死亡。新生儿病例肺血流量减少呈现重度发绀。右心房与左心房间存在压力阶差者,为增加肺循环血流量可施行姑息性手术。

二、护理

(一)护理问题与护理目标

1.术前

(1)常见护理问题。

1)活动无耐力:与氧的供需失调有关。

2)营养失调,低于机体需要量:与喂养困难及体循环血量减少、组织缺氧有关。

3)生长发育迟缓：与心脏结构及功能异常有关。

4)潜在并发症：心力衰竭、感染性心内膜炎、脑血栓。

5)焦虑：与疾病的反复发作及担心预后有关。

6)知识缺乏：患儿和家长缺乏先天性心脏病的相关知识。

（2）护理目标。

1)术前未出现缺氧发作。

2)饮食习惯得到调整，为手术做好准备。

3)体重呈增长趋势，为手术做好准备

4)未出现并发症。

5)患儿及家属情绪稳定，积极配合手术。

6)患儿家属了解相关疾病知识，积极配合手术治疗。

2.术后

（1）常见护理问题。

1)心排血量减少：与术前心功能差，术中心肌保护不良及手术时间长等有关.

2)不能维持自主呼吸：与体外循环、麻醉、术前肺血管发育差有关。

3)出血的危险：与体外循环及患儿凝血机制不完善，侧支循环丰富有关。

4)有感染的危险：与手术及术后抵抗力下降有关。

5)低效型呼吸型态：与患儿伤口疼痛、咳嗽无力有关。

6)潜在并发症：低心排血量综合征、灌注肺、肺动脉高压危象、心律失常。

（2）护理目标。

1)保持充足的心排血量，以维持主要脏器的灌注。

2)顺利脱离呼吸机。

3)术后未发生大出血。

4)住院期间未发生感染。

5)保持呼吸道通畅，及时清除呼吸道分泌物。

6)无并发症发生。

（二）护理措施

1.术前护理

（1）常规准备。

1)常规处置：安排及准备床位，按病情危重程度安排并热情接待患者，态度和蔼可亲，尽快建立护患关系，排除患者生疏和恐惧感。

测量生命体征，检查患儿皮肤，发现异常立即采取干预措施。

介绍病房的内外环境、负责医生、责任护士，同时向家属介绍病区的作息时间、探视制度、四防安全等相关制度。告诉家属保管好自带物品，非必需品或"危险"玩具请家长带回。

防范发生意外事故，禁止爬、坐、靠、倚窗台，以免不慎滑坠。凡是可能造成烫伤、刺伤、误吸或窒息的物件均应由专人代为保管，告诉家长绝不要给患儿。

2)全身评估：观察患儿的生命体征。

发育和营养:手术应准确测量患者的身高和体重,评估患者的发育和营养状况。

评估患者面色和表情,熟悉每个患者的症状,有利于根据病情进行治疗及护理。

检查全身各部位情况:包括胸部、腹部、四肢、神经系统、消化系统等,如有异常应明确诊断并确定是否影响心脏手术。

3)呼吸道准备:保持病区空气清新,通风不少于 2 次/天,每次 15min,预防和控制感染。应保持病室整洁卫生。危重的患者或早产儿应置入保暖箱中严密监护。

4)改善心功能:减轻心脏负荷,遵医嘱给予强心利尿药,用心脏营养液或极化液保护心脏,提高心脏的耐受力。

5)预防和控制缺氧发作:预防缺氧发作,常规给予低流量吸氧。只要患儿出现哭闹、屏气或异常紧张等状态应警惕缺氧发作,需及时将患儿直立抱于大人的肩膀上,屈曲膝关节,并让膝关节紧贴于患儿的胸腹部(即膝胸位团抱),给予 4～6L/min 高流量吸氧,安抚患儿,可根据医嘱肌内注射吗啡 0.1～0.2mg/kg。发作时间较长者,需遵医嘱给予 5% 碳酸氢钠 3～5mg/kg 静脉注射以纠正酸中毒,必要时应气管插管,辅助通气。经常发作的患儿给予普萘洛尔,每日 3 次口服,同时尽量避免患儿哭闹,必要时应用镇静剂。重症患者应卧床休息,限制活动,避免寒冷等环境刺激因素。

6)完善相关辅助检查:介绍手术前需要完成的相关检查,例如胸片、头颅、心电图检查,超声心动图,右心导管检查,右心造影检查等,讲解检查的注意事项及配合要点。

7)预防血栓形成:发绀型先天性心脏病患儿因长期动脉血氧饱和度过低,血红蛋白较高,血液黏稠,容易发生栓塞,表现有头痛、烦躁不安、厌食、呼吸困难等,所以鼓励患儿多饮水,小儿 3～4h 喂糖水或淡奶一次,如喂水困难可考虑静脉输液,婴幼儿可以留置胃管。

8)改善营养状况:联系医院营养师为患儿制订合理的营养方案,提高和改善患儿的营养状况,精心喂养,正确添加辅食,减少零食摄入,少食多餐,保证足够的热卡及补充必要的营养成分,必要时进行静脉高营养,以尽可能好的营养状态迎接手术。

9)用药护理:严重发绀的患儿,可遵医嘱用前列腺素提高动脉血氧饱和度,一般应用 0.01～0.02μg/(kg·min)。应用微量泵输入。此药物对血管的刺激性大,易导致静脉炎,应深静脉单一管道输注。

小儿年龄越小,心率越快,在哭闹、不安时心率明显增快,所以测心率应在患儿清醒安静的状态下测量。

小儿年龄越小,血压越低。婴儿上肢血压多高于下肢,儿童则下肢血压高于上肢 10～20mmHg,动脉导管未闭的患儿需注意测量四肢血压,对比上下肢血压,以排除可能合并的主动脉弓中断和主动脉缩窄,以确定手术方案。

婴幼儿肋间肌不发达,不同于成人,为腹式呼吸,以浅而快的呼吸作为代偿,体温升高提示有感染、炎症存在或散热不好,体温过低则提示循环功能不良或保温不够。出生一般为 40～44 次/分。

(2)心理准备:婴幼儿或儿童,一般不会用语言或行为准确地表达自己的感受或需要,外人只能从他们的情绪变化来揣测他们的体验。而且他们的情绪经常受父母亲怜爱、悲痛、忧伤或不舍的情感影响。因此对患儿的护理不仅有别于成年患者,还必须十分重视对家长的宣教工作。

2.术中护理

(1)法洛四联症矫治术。

1)用物准备：

手术器械：常规体外器械及胸骨锯。

另加器械：小儿精细器械。

常规布类：手术盆、手术衣、手术敷料。

特殊器械：探条。

患儿自身：①患儿刚入院，一旦环境改变或与父母分离，立即有强烈的情绪反应——分离焦虑，使他们如被遗弃般哭闹、挣扎、抗拒、不合作，以致拒食。②大多数患儿，即使病情很重，也都很懂事，当情绪平静后，多数孩子变得非常顺从，善解人意。只有少数被格外娇惯、性格怪僻、任性的患儿对新环境难以适应，在患儿朋友中难以合群，常表情呆滞、郁郁寡欢、拒绝合作。对这样的患儿更要悉心照料，以取得他们的信赖和依恋。③护理人员对患儿要全心爱护、关怀，力图使他们在和护理人员相处时，也和在父母身边一样得到温暖，安抚与安全感，要设法抚慰并平定他们内心的不安和激动，营造和谐的环境和气氛。

患儿家长：①有的家长由于自己孩子是病孩，在亲友、同事之间有自惭、自卑感。针对患儿家长的这种令人同情的艰难处境，护理人员要格外关照，和他们多接触，多了解他们的困境，耐心地做开导和解释工作，帮助他们解脱愁苦、焦虑、紧张不安的精神枷锁，使他们与医护人员密切配合，共同争取最好的手术疗效。②根据家属知识文化水平，用易于接受的语言，详细讲述手术的必要性、手术方法及效果、围手术期注意事项，使其了解若不手术将会影响健康，只有通过外科治疗才能使患儿康复。尽力让患儿及其家属以平静乐观的心态接受手术，消除恐惧、焦虑和紧张心理，增强战胜疾病的信心。③介绍医院技术水平及手术成功病例，安排其与手术成功的患儿家属交流以取得其对手术成功的信心和对医务人员的信任。帮助建立有效的沟通，使其感受到被关心和重视。

2)严格执行手术安全核查制度及手术室清点制度。

3)手术步骤护理：

消毒铺巾：按胸部外科手术铺巾方法。

开胸：①切开皮肤；②锯开胸骨；③切开心包；④充分游离主动脉及左右肺动脉。

建立体外循环：游离主动脉→缝主动脉荷包→缝上腔荷包→插主动脉插管→插上腔静脉插管→转流→缝下腔荷包→插下腔静脉插管→缝冷灌荷包→插冷灌→游离上下腔静脉。

心内操作：切开右心房→放置左心吸引管→探查室间隔缺损→切开右心室→修剪肥厚心肌→探查肺动脉及肺动脉瓣→缺损修补→用补片加宽右心室流出道→探查三尖瓣→关闭右心房切口。

心脏复跳：①开放主动脉、上下腔静脉。②通过体外循环辅助心脏至血流动力学平稳。

停机中和：拔出灌注管→拔出下、上腔静脉插管→鱼精蛋白中和→拔出主动脉插管。

止血关胸：放置引流管→止血→缝合心包→清点手术用物→缝合胸骨→缝合肌层和皮下及皮肤→无菌粘贴敷料覆盖伤口。

(2)右室双出口矫治术。

1)用物准备:除按一般体外循环手术准备器械外,还需备进口人造血管、毛毡补片 3cm×4cm、进口涤纶补片 4cm×6cm、各种型号的 prolene 缝线、细尼龙阻断带、流出道侦测器、精细镊子和持针器、临时起搏器及导线、冰盐水纱布(1 块)、冰屑等。

2)严格执行手术安全核查制度及手术室清点制度。

3)手术步骤:

消毒铺巾:按胸部外科手术铺巾方法。

开胸:①切开皮肤;②锯开胸骨;③切开心包。

建立体外循环:游离主动脉→缝主动脉荷包→缝上腔荷包→插主动脉插管→插上腔静脉插管→转流→缝下腔荷包→插下腔静脉插管→缝冷灌荷包→插冷灌→游离上下腔静脉。

心内操作:切开右心房→放置左心吸引管→切开右心室→探查室间隔缺损→修补室间隔缺损→探查右室流出道→关闭右室切口→探查三尖瓣→关闭右心房切口。

心脏复跳:①开放主动脉、上下腔静脉。②通过体外循环辅助心脏至血流动力学平稳。

停机中和:拔出灌注管→拔出下、上腔静脉插管→鱼精蛋白中和→拔出主动脉插管。

止血关胸:放置引流管→止血→缝合心包→清点手术用物→缝合胸骨→缝合肌层和皮下及皮肤→无菌粘贴敷料覆盖伤口。

(3)永存动脉干矫治术。

1)用物准备:

手术器械:常规体外器械及胸骨锯。

另加器械:小儿精细器械。

常规布类:手术盆、手术衣、手术敷料。

2)严格执行手术安全核查制度及手术室清点制度。

3)手术步骤:

消毒铺巾:按胸部外科手术铺巾方法。

开胸:①切开皮肤;②锯开胸骨;③切开心包,充分游离主动脉及左右肺动脉。

建立体外循环:游离主动脉→缝主动脉荷包→缝上腔荷包→插主动脉插管→插上腔静脉插管→转流→缝下腔荷包→插下腔静脉插管→缝冷灌荷包→插冷灌→游离上下腔静脉。

心内操作:切开右心房→放置左心吸引管→切开升主动脉,探查肺动脉开口→缝合动脉干切口→游离肺动脉→右心室切开,修补室间隔缺损→肺动脉干前壁剪开至左肺动脉开口→用自体心包补片加宽右心室切口→关闭右心房切口。

心脏复跳:①开放主动脉、上下腔静脉。②通过体外循环辅助心脏至血流动力学平稳。

停机中和:拔出灌注管→拔出下、上腔静脉插管→鱼精蛋白中和→拔出主动脉插管。

止血关胸:放置引流管→止血→缝合心包→清点手术用物→缝合胸骨→缝合肌层和皮下及皮肤→无菌粘贴敷料覆盖伤口。

(4)三尖瓣闭锁姑息性手术。

1)用物准备:

手术器械:常规体外器械及胸骨锯。

另加器械:小儿精细器械。

常规布类:手术盆、手术衣、手术敷料。

2)严格执行手术安全核查制度及手术室清点制度。

3)手术步骤:

消毒铺巾:按胸部外科手术铺巾方法。

开胸:①切开皮肤;②锯开胸骨;③切开心包,充分游离主动脉及左右肺动脉。

建立体外循环:游离主动脉→缝主动脉荷包→缝上腔荷包→插主动脉插管→插上腔静脉插管→转流→缝下腔荷包→插下腔静脉插管→缝冷灌荷包→插冷灌→游离上下腔静脉。

心内操作:阻断上、下腔静脉→充分游离上腔静脉→充分游离右肺动脉→横行切断上腔静脉→缝闭近心端→将上腔静脉的远心端与右肺动脉端侧吻合。

心脏复跳:①开放主动脉、上下腔静脉。②通过体外循环辅助心脏至血流动力学平稳。

停机中和:拔出灌注管→拔出下、上腔静脉插管→鱼精蛋白中和→拔出主动脉插管。

止血关胸:放置引流管→止血→缝合心包→清点手术用物→缝合胸骨→缝合肌层和皮下及皮肤→无菌粘贴敷料覆盖伤口。

(5)三尖瓣下移畸形矫治术。

1)用物准备:

手术器械:常规体外器械及胸骨锯。

另加器械:小儿精细器械。

常规布类:手术盆、手术衣、手术敷料。

特殊器械:瓣膜成形器械17件、小儿精细器械10件及注水器。

2)严格执行手术安全核查制度及手术室清点制度。

3)手术步骤:

消毒铺巾:按胸部外科手术铺巾方法。

开胸:①切开皮肤、皮下及骨膜,同时排心肺转流管道;②锯开胸骨;③切开心包。

建立体外循环:游离主动脉→缝主动脉荷包→缝上腔荷包→插主动脉插管→插上腔静脉插管→转流→缝下腔荷包→插下腔静脉插管→缝冷灌荷包→插冷灌→游离上下腔静脉。

心内操作:切开右心房→暴露二尖瓣→探查腱索及三尖瓣瓣叶→切开三尖瓣的前瓣叶→将隔瓣、后瓣调整缝合到正常位置→缝合瓣膜裂隙→将心包补片剪成带状,固定在瓣环上→检查瓣膜的反流→关闭右心房切口。

心脏复跳:①开放主动脉、上下腔静脉。②通过体外循环辅助心脏至血流动力学平稳。

停机中和:拔出灌注管→拔出下、上腔静脉插管→鱼精蛋白中和→拔出主动脉插管。

止血关胸:放置引流管→止血→缝合心包→清点手术用物→缝合胸骨→缝合肌层和皮下及皮肤→无菌粘贴敷料覆盖伤口。

3.术后护理

(1)术后常规护理。

1)呼吸系统管理。

呼吸机管理:①使用呼吸机辅助呼吸,减少呼吸做功,减轻心脏负担,保证全身组织器官的氧供,帮助患儿顺利渡过术后危险期。②根据患儿的年龄、体重设置呼吸机参数。呼气末正压

(PEEP)的设置:①Senning、Gleen、Fontan 术后尽量不用 PEEP 或用 $2\sim4cm2H_2O$,以免减少回心血量,导致血压下降。②DORV:PEEP 常规为 $4cm2H_2O$,以增加肺泡容量,防止肺不张。③TOF:PEEP 从 $4cm2H_2O$ 开始,切忌瞬间加大。③定时查血气,据血气结果调整呼吸机参数,监测呼吸机各项参数[如机械通气(MV),气道压,肺的顺应性等],尤其注意气道压的变化。④Gleen、Fontan 术后尽量缩短呼吸机辅助时间,恢复正常的负压通气,减少胸膜腔内压,增加静脉回流,从而增加心排血量。DORV、TOF、PTA 则适当延长呼吸机辅助时间。⑤尽早拍床旁胸片,了解肺部情况。

呼吸道管理:①保持呼吸道通畅,按需吸痰,严格无菌操作。②肺高压、DORV 的患儿吸痰过程中充分镇静,预防肺动脉高压危象的发生。③定时翻身、拍背、体疗,根据医嘱雾化吸入,鼓励患儿有效咳嗽、咳痰,必要时辅予经鼻吸痰。

体位要求:①全麻体外循环带气管插管未清醒者去枕平卧位,清醒后床头抬高 $30°$,有利于降低呼吸机相关性肺炎的发生。②Gleen、Fontan 患儿术后采取"V"字形体位,上身抬高 $30°\sim40°$,下半身抬高 $15°\sim30°$,以利于上腔静脉回流,增加肺动脉血流量。

2)循环系统管理。

加强生命体征的监测,维持适宜的动脉血压。①B−T 手术:体肺分流术后由于舒张期血流分流入肺循环,从而导致舒张压过低,冠状动脉缺血,影响心肌收缩力,为保证冠状动脉的血供,通常将患儿的血压控制在略高水平。②Gleen、Fontan 手术:术后维持血压于比正常稍低水平,如偏高,吻合口易出血。

补充足够的血容量,维持正常的 CVP、LAP。①TOF 术后:CVP 为 $12\sim15mmHg$,LAP 为 $10\sim12mmHg$。②Gleen 术后:维持 CVP 在 $15\sim18mmHg$,通过股静脉进行补液,输血,以减少液体直接进入肺血管引起肺血管阻力增加,同时防止输血后形成上腔静脉栓塞。③Fontan术后:早期($24\sim48h$)用血浆、白蛋白等胶体补足血容量,以维持在 $12\sim17mmHg$。

遵医嘱正确使用血管活性药物,如多巴胺、多巴酚丁胺、肾上腺素、米力农等,以改善心功能,增强心肌收缩力。

动态监测心率(律)的变化,带有临时起搏器的患儿应妥善固定起搏导线,以便预防或及时处理各类突发心律失常(术后更应严密观察并及早发现冠状动脉供血不足及心律失常)。

维持水电解质酸碱平衡,防止低血钾导致的心律失常。

胸腔引流液的观察:患儿术前低氧血症、侧支循环丰富、术中抗凝及血液稀释等,均可引起胸腔引流液偏多,每小时观察、记录引流液的量及性质,如引流液 $>4mL/(kg \cdot h)$,且有一定温度,应考虑活动性出血,需通知外科医生二次开胸止血;如引流液突然减少,伴心率增快、血压下降、CVP升高等,应怀疑心包填塞。

加强患儿面色、口唇颜色及四肢末梢温度、湿度的观察(若 Gleen 术后头面部肿胀,青紫,静脉怒张,腹壁静脉曲张,应怀疑上腔静脉梗阻)。

3)抗凝:B−T、Gleen、Fontan 术后 6h 常规应用低分子肝素 $0.01mL/kg$ 抗凝,拔除气管插管后逐渐过渡为应用阿司匹林抗凝。

4)消化系统管理。

全面评估胃肠功能,通过视、触、叩、听,了解胃肠情况:①看腹部形态,有无腹胀,定时回抽胃液,观察胃液量及性状。②触摸腹部柔软度及判断有无包块,叩诊腹部了解腹胀情况,听诊肠鸣音恢复情况。

早期肠内营养:早期行肠内营养,恢复胃肠功能后每次进食前评估患儿消化情况,若出现腹胀、腹肌紧张则有可能有肠胀气或消化不良的情况,可给予肛管排气、腹部按摩或延迟喂养等(B-T术后应警惕坏死性小肠炎的发生)。

5)泌尿系统管理:严密监测并记录每小时尿量、尿色、血尿素氮、肌酐等,当出现少尿或无尿时,应结合患儿全身情况给予处理,必要时行腹膜透析或连续性肾脏替代治疗(CRRT)治疗。

6)神经系统管理。

观察和发现瞳孔的变化,如瞳孔的大小、对称,对光反射,眼结膜有无充血、水肿等。

观察意识、精神状态,及时发现嗜睡、意识模糊、表情淡漠等异常。

7)体温监测:体温是反映婴幼儿术后循环功能的一个重要指标。

体温过低:积极复温,但复温不宜过快,以免全身血管扩张造成血容量相对不足,血压急剧下降;加强保暖,尤其是四肢末梢。

体温过高:物理降温,药物降温,降温毯降温(降温的同时加强四肢末梢保暖)。

8)基础护理:做好口腔、皮肤、会阴的护理,新生儿做好口、眼、脐、臀部的护理。

9)疼痛护理:常用FLACC量表评分,包括表情、肢体动作、体位、哭闹、可安慰度,根据评分情况遵医嘱使用药物止痛。

(2)术后康复护理。

1)饮食:原则上以清淡、少盐为主,食用蛋白质适中、富含维生素、易消化的食物,服用利尿药时可多吃含钾的水果、蔬菜,如香蕉、橘子、番茄等,以补充因服用利尿药而引起的低钾。教会家长母乳喂养。

2)拍背体疗。

胸部物理治疗一般选择在餐前30min、餐后2h或睡前进行。方法:协助患者取坐位或侧卧位,操作者五指并拢呈弓形,以患者能承受的力量为宜,从肺下叶开始,以40~50次/分的频率,由下至上、由外向内,每天3~4次叩击,时间不超过30min,以15~20min最佳。

3)活动:遵循个性化、兴趣性、全面性、持之以恒的原则,鼓励练习床上坐起和翻身,进行关节主动、被动运动,从床边站立开始,先克服直立性低血压,站立无问题后开始步行,从病房内走动,逐渐到走廊内走动,走动时要扶着东西。感觉没有困难时,可以开始散步,最开始行走的速度、步伐以感觉舒适为标准,以后逐渐加快步伐。早期下床活动时,注意体力的恢复情况,先平台慢步行走再上下楼梯。

4)预防感染:指导注意休息,保证充足睡眠,注意防寒保暖,遵医嘱正确使用抗生素。如伤口有污染、渗血、渗液,要及时报告医生处理。

5)介绍家庭护理注意事项:护士介绍患儿家庭护理注意事项(包括小儿的姿势、饮食、洗澡技术、训练和活动度),告知家长出院后如何观察患儿病情变化,向患儿家长介绍随访的重要性。在出院前,护士应确保给患儿家长药物指导和给药方法表,并告知注意药物的不良反应及药物的相互作用,护士的指导能确保患儿平稳地由住院转回家中。

三、出院准备

(一)用药指导

(1)出院时应遵照医嘱按时服药,不得随便更改剂量或突然停药,尤其是强心利尿药,以免因过量、不足量或停用而引起严重后果。

(2)口服利尿剂时要注意钾补充。

(3)口服抗凝药物的患儿需加强观察,如皮肤黏膜无出血倾向、大便颜色,定期复查凝血功能。服用抗生素者,体温不高者,一般只用 3d。

(二)饮食指导

饮食要清淡,少食多餐,适当增加营养,高蛋白、高热量饮食与水果、蔬菜合理搭配。心功能较差的患者,应限制入量(尤其是液体入量)。

(三)生活指导

(1)休养环境要安静舒适,室内温度、湿度适宜,要注意经常通风换气,保持空气清新,尽量避免接触患有传染病及流感的人群。

(2)情绪要保持平和,不要过于激动或悲伤。

(3)保持排便通畅,保证每日至少 1 次排便,必要时用开塞露通便。应用利尿剂的患者,要注意观察尿量及体重的变化,保持摄入量与尿量基本平衡。

(4)注意根据气候及时增减衣服,预防感冒。

(5)出院后要注意劳逸结合,不要过分劳累,可根据自身耐受进行适当锻炼。

(6)16 岁以下行正中切口的患者,需用胸带 3 个月。

(7)3 个月内不能进行预防接种。

(四)复诊

(1)术后患儿及其家属一定要重视随访,一般在出院后 1 周、3 个月、半年、1 年进行,视病情而定。

(2)如出现活动后心悸气短、呼吸困难、发绀、恶心呕吐、尿少、眼睑水肿等症状,应随时就诊。

(3)建议每年进行一次心电图、胸部 X 线和心脏超声检查。

第九节　冠心病患者冠状动脉旁路移植

一、概述

(一)定义

冠状动脉粥样硬化性心脏病(CAD)简称冠心病,是全身动脉粥样硬化累及冠状动脉的表现,冠状动脉壁由于粥样硬化斑块形成,造成管腔狭窄,在此基础上合并冠状动脉痉挛、血栓形成而导致的急性心肌缺血、坏死。冠状动脉粥样硬化可发生于冠状动脉的任何分支,以左冠状动脉的前降支最为多见,其次是右冠状动脉和回旋支,同时累及此三支冠状动脉分支的冠心病,称冠心病三支病变。

冠心病的主要病因是动脉粥样硬化,它与许多危险因素有关,如年龄、性别、遗传、种族,这些危险因素无法改变,而以下危险因素则可通过治疗及改变生活方式来控制,如高血压、高胆固醇、肥胖、缺乏运动、压力、糖尿病、高尿酸等。

(二)病理解剖

正常动脉壁由内膜、中膜、外膜构成,当动脉粥样硬化时,动脉内膜可形成数毫米大小的黄色脂点或长度可达数厘米的黄色脂肪条纹,其可能发展为斑块。纤维斑块病变则为进行性粥样硬化最具特征性的病变,主要由内膜增生的结缔组织和含有脂质的平滑肌细胞组成,此脂质主要成分为胆固醇和胆固醇酯。纤维斑块并发出血、坏死、溃疡、钙化和附壁血栓则形成复合病变。受累动脉弹性减弱,脆性增加,易破裂,管腔逐渐变窄,甚至完全闭塞,也可扩张而形成动脉瘤。

(三)病理生理

冠状动脉血流量是影响心肌供氧最主要的因素,当冠状动脉粥样硬化使管腔狭窄时,冠状动脉血流量减少,心肌供氧和需氧失去平衡,此时心肌需氧量增加,但冠状动脉供血量不能相应增加,因此加重心肌缺血、缺氧。粥样硬化斑块破裂和急性冠状动脉血栓形成后可导致相应区域的心肌血液供应锐减,并可立即降低心肌工作性能。若心肌梗死后 1h 内恢复再灌注,部分心肌细胞功能可以恢复,再灌注时间若超过 2~6h,则心肌梗死无法逆转。急性心肌梗死可引起严重心律失常、心源性休克、心力衰竭甚至心室破裂。

(四)临床表现

临床分为隐匿型、心绞痛型、心肌梗死型、心力衰竭型(缺血性心肌病)、猝死型五个类型。其中最常见的是心绞痛型,最严重的是心肌梗死和猝死两种类型。

1.心绞痛

心绞痛是一组由于急性暂时性心肌缺血、缺氧所起的症候群。

(1)胸部有压迫窒息感、闷胀感、剧烈的烧灼样疼痛,一般疼痛持续 1~5min,偶长达 15min,可自行缓解。

(2)疼痛常放射至左肩、左臂前内侧直至小指与无名指。

(3)疼痛在心脏负担加重(例如体力活动增加、过度的精神刺激和受寒)时出现,在休息或舌下含服硝酸甘油数分钟后即可消失。

(4)疼痛发作时,可伴有(也可不伴有)虚脱、出汗、呼吸短促、心悸、恶心或头晕症状。

2.心肌梗死

心肌梗死是冠心病的危急症候,通常多有心绞痛发作频繁和加重作为基础,也有无心绞痛史而突发心肌梗死的病例(此种情况最危险,常因没有防备而造成猝死)。心肌梗死的表现为:

(1)突发胸骨后或心前区剧痛,向左肩、左臂或他处放射,且疼痛持续半小时以上,经休息和含服硝酸甘油不能缓解。

(2)呼吸短促、头晕、恶心、多汗、脉搏细弱。

(3)皮肤湿冷、灰白,呈重病面容。

(4)大约 1/10 患者的唯一表现是晕厥或休克。

二、治疗原则

冠心病患者在行冠状动脉旁路移植术前的术前评估至关重要。现在进入心外科的冠心病患者都是心内科层层筛选过的患者，一般血管条件都比较差，身体状况更令人担忧，所以术前一定要慎重评估风险，确立手术方案，治疗并存疾病，预防并发症。对于血糖、血压、心肝肾功能情况，肺功能情况都要仔细评估，对冠状动脉血管情况更要了如指掌。哪些血管需要搭桥，先搭哪根桥，都应该最优化选择，术中一定要精细，如果是至关重要的血管，即使是 1mm 也要搭桥。只要精细吻合，保持好的通畅性，术后一般不会早期闭塞，这对维护心功能、改善症状至关重要。心功能对于患者术后恢复太重要了。术后治疗也很关键，特别是对于血管条件不好的患者，要加强抗血小板，同时要密切观察，以免出现严重并发症。

三、护理

(一)常见护理问题及护理目标

1.术前

(1)常见护理问题。

1)心排血量减少：与心肌供血不足及左室射血不足有关。

2)活动无耐力：与心排血量减少，氧的供需失调有关。

3)焦虑恐惧，与患者对疾病的恐惧，认识不足及担心预后有关。

4)知识缺乏：与患者缺乏疾病及手术相关知识有关。

5)潜在并发症：心肌梗死、猝死。

(2)护理目标。

1)心功能较之前改善，循环稳定。

2)患者卧床休息或者适度活动，活动后无气促、心率过快、疲乏感。

3)患者情绪稳定，能够积极配合治疗和护理。

4)患者了解危险诱因、疾病、手术、用药知识。

5)无并发症发生或并发症得到及时治疗。

2.术后

(1)常见护理问题。

1)围手术期心肌梗死：与动脉痉挛、血液重建不完全有关。

2)心排血量减少：与心脏疾病、心功能减退、容量不足、心律失常有关。

3)不能维持自主呼吸：与体外循环手术有关。

4)低效性呼吸形态：与术后伤口疼痛有关。

5)下肢血液回流障碍：与下肢大隐静脉取出有关，心排血量低，下肢静脉血流不畅。

6)潜在并发症：心律失常、意识障碍、肾功能不全、低心排血量、下肢静脉血栓。

7)皮肤完整性受损：与手术切口及下肢取血管有关。

(2)护理目标。

1)无围手术期心肌梗死发生或围手术期心肌梗死得到及时发现和处理。

2)呼吸循环及生命体征平稳，心功能得以改善。

3)顺利脱离呼吸机辅助呼吸。

4)患者维持正常的呼吸频率及节律

5)下肢血液回流通畅,下肢无水肿。

6)无心律失常发生或心律失常得以控制,意识无障碍,肾功能完好。

7)住院期间手术切口、取血处血液循环良好,无肿胀、感染,压疮的发生,伤口愈合良好。

(二)护理措施

1.术前护理措施

(1)常规准备。

1)观察生命体征:监测心率(律)、血压的变化,评估患者疼痛的部位、性质、程度、持续时间。心绞痛发作时立即停止活动,绝对卧床休息,给氧气吸入,必要时遵医嘱给硝酸甘油舌下含服或静脉泵入,监测心肌酶的变化并注意用药后的反应。

2)完善术前检查:包括血液检查,影像学检查,如颈动脉及四肢血管超声、冠状动脉造影等(冠状动脉造影时间需在6个月以内,超过6个月的建议复查)。

3)用药护理:改善心功能,预防心绞痛、心肌梗死、心力衰竭及心律失常的发生。控制炎症,如口腔、泌尿系统及呼吸道感染,控制血压及血糖,使其达到理想水平。

4)基础护理:认真落实患者的生活护理及基础护理,确保三短六洁,积极预防压疮等并发症的发生;保持大便通畅,必要时应用缓泻剂,切忌用力排便,以免诱发心绞痛。

5)饮食指导:指导患者进食低盐、低脂、低糖、高维生素、高纤维素、易消化的食物,少食多餐,戒烟,戒酒及咖啡等刺激性食物,切忌暴饮暴食。

(2)心理准备:冠状动脉手术患者术前心理准备。

1)知识宣教,稳定情绪:宣传疾病相关知识及诊疗技术和进展,同时组织疗效好的患者与他们进行交流,增加患者治疗的信心,稳定患者情绪。

2)家庭支持:鼓励患者家属和朋友给予患者关心和支持。增加陪伴患者的时间,多与患者沟通。给患者无微不至的关心和照料,使患者积极配合治疗,顺利度过危险期。

3)放松训练:教会患者通过听音乐、深呼吸等方法来放松心情。

4)个性化训练:鼓励患者表达自身感受,了解患者的心理及精神状况,针对个体情况进行针对性心理护理。

(3)术前宣教及访视。

1)病房术前宣教。

准备:生活用物、手术用物等。

深呼吸训练:手术后正确的呼吸方式是腹式呼吸,指导患者经鼻慢慢吸气,使腹部膨起,然后从嘴慢慢呼气。其做法如下:①患者取坐位或仰卧位,屈膝以放松腹部肌肉。②双手放在腹部的外侧。③经鼻吸气使上腹部向外膨胀。④由嘴呼气并收缩腹肌将气体排出。

咳嗽训练:患者取坐位或半卧位,上身稍向前倾,双手手指交叉按在胸壁伤口部位,咳嗽时以手支托伤口。嘴保持微张,快速深呼吸后用力咳嗽1~2次。

腿部运动:①肌肉收缩运动。持续收缩小腿(腓肠肌)和大腿的肌肉几秒钟再放松,如此重复至少做10次。②股四头肌训练。膝关节弯曲90°至足掌平踏床面上,再将小腿部伸直置于床上,至少重复5次。

讲解手术的必要性、手术方式、术前的注意事项及介绍术后伤口部位、置管情况,并介绍手术室及监护室的一些情况。

术前一天抽血做交叉配血和药物过敏试验,做好手术区域的皮肤准备,修剪指(趾)甲。术前一晚使用开塞露促进排便。术前 8h 禁食、禁水,做好心理准备,避免精神过度紧张,保证良好的睡眠。

2)ICU 术前访视。

基础宣教:①了解患者术前疾病,如高血压、吸烟史、糖尿病、高血脂;辅助检查,如心电图、冠脉及左心室造影、超声心动图、胸部 X 线检查、四肢血管超声等。②示范并教会患者深呼吸。

3)用药指导:术前遵医嘱使用降血压药控制血压,做到合理安全用药。保持大便通畅,必要时遵医嘱应用通便治疗,适当给予助睡眠的药物保证充分的休息。焦虑时可使用抗抑郁的药物。

特殊指导:①术前合并糖尿病的应遵医嘱调整降糖药或胰岛素的用量,并把血糖控制在正常水平(空腹为 4.4~6.7mmol/L;餐后在 6.7~8.3mmol/L)。②活动指导。患者术后清醒后,ICU 护士指导做收手或屈膝运动,拔除气管插管后协助患者在床上做翻身活动,可预防肺部感染和压疮的发生,并能刺激胃肠蠕动,减少肠胀气。③用药指导。术前遵医嘱使用降血压药控制血压,做到合理安全用药。保持大便通畅,必要时遵医嘱应用通便治疗,适当给予助睡眠的药物保证充分的休息。焦虑时可使用抗抑郁的药物。

2.术中护理

(1)体外循环辅助下冠状动脉旁路移植术。

1)用物准备。

手术器械:常规体外器械及胸骨锯。

另加器械:冠脉器械及大隐静脉包。

常规布类:手术盆、手术衣、手术敷料。

一次性用物:缝线。

2)严格执行手术安全核查制度及手术室清点制度。

3)手术步骤。

消毒铺巾:消毒上至颈部,下至双下肢及足部,两侧腋中线。会阴部塞一对折治疗巾,大腿根部铺一对折桌单,横铺两张完全展开的双层桌单,无菌袜套包裹双脚,身体两侧各铺一对折桌单、治疗巾、桌单、医用护皮膜。

开胸:①切开皮肤。②锯开胸骨。

移植血管准备:①取左乳内动脉,用罂粟碱湿纱布包裹。②取大隐静脉,将获取的大隐静脉放入盛有含肝素的温血中备用。

建立体外循环:游离主动脉→缝主动脉荷包→插主动脉插管→缝腔房管荷包→插腔房插管→缝冷灌荷包→插冷灌转流。

心内操作:①冠状动脉远端吻合的操作步骤为,确定靶血管→切开冠状动脉→做冠状动脉和大隐静脉端一侧吻合。②冠状动脉序贯吻合的操作步骤为,确定靶血管→切开冠状动脉→

在与上一个桥路预定的位置→做冠状动脉和大隐静脉侧吻合。

心脏复跳:冷灌排气→开放主动脉→通过体外循环辅助,恢复患者体温至正常;主动脉近端吻合:升主动脉夹侧壁钳→修剪主动脉外膜→打孔器打孔→做大隐静脉与主动脉近心端吻合。

停机中和:通过体外循环辅助心脏至血流动力学平稳→拔出腔房管→鱼精蛋白中和→拔出主动脉插管。

止血关胸:放置临时起搏导线→放置引流管→止血→缝合心包→清点手术用物→缝合胸骨→缝合肌层和皮下及皮肤→无菌粘贴敷料覆盖伤口。

(2)不停跳冠状动脉旁路移植术。

1)用物准备。

手术器械:常规体外器械及胸骨锯。

特殊器械:冠脉器械及大隐静脉包。

常规布类:手术盆、手术衣、手术敷料。

一次性用物:①心脏固定器;②冠状动脉阻断带;③缝线。

2)严格执行手术安全核查制度及手术室清点制度。

3)手术步骤。

消毒铺巾:消毒上至颈部,下至双下肢及足部,两侧腋中线。会阴部塞一对折治疗巾,大腿根部铺一对折桌单,横铺两张完全展开的双层桌单,无菌袜套包裹双脚,身体两侧各铺一对折桌单、治疗巾、桌单、医用护皮膜。

开胸:①切开皮肤。②锯开胸骨。

移植血管准备:①取左乳内动脉,用罂粟碱湿纱布包裹。②取大隐静脉,将获取的大隐静脉放入盛有含肝素的温血中备用。

心内操作:①左乳内动脉与前降支吻合的操作步骤为,确定吻合口部位→安装心脏固定器→吻合口的前后两端缝合冠状动脉阻断带阻断→确定靶血管后切开冠状动脉→做左前降支与乳内动脉吻合。②近心端冠脉搭桥的操作步骤为,升主动脉夹侧壁钳→修剪主动脉外膜→切开主动脉→打孔器打孔→做大隐静脉与主动脉近心端吻合。③钝缘支、对角支、右冠、后降支吻合的操作步骤为,将心脏固定器固定在吻合口周围→吻合口的前后两端缝合冠状动脉阻断带→切开冠状动脉→做靶血管和大隐静脉远端连续缝合。④不停跳搭桥除前降支外,其余都是选择做序贯。

中和:等量鱼精蛋白中和。

止血关胸:放置临时起搏导线→放置引流管→止血→缝合心包→清点手术用物→缝合胸骨→缝合肌层和皮下及皮肤→无菌粘贴敷料覆盖伤口。

3.术后护理

(1)术后常规护理。

1)呼吸系统管理。

呼吸机的应用:①使用呼吸机辅助呼吸,减少呼吸做功,减轻心脏负担,保证全身组织器官供氧,帮助患者度过围手术期。②根据患者的年龄、病情、体重设置呼吸机模式及参数,正压通气,同时利用最小的 PEEP 达到最佳的肺泡容量,防止肺不张。③定时查血气,据血气结果调整呼吸机参数,监测呼吸机各项参数(如 MV、气道压、肺的顺应性等),尤其注意气道压的变化,防止气压性损伤。④术后在病情允许的情况下尽量缩短呼吸机辅助时间,恢复正常的负压通气,减少胸膜腔内压,增加静脉回流,从而增加心排血量。⑤术后及早行床旁 X 线检查,了解肺部情况。

呼吸道的管理:①保持呼吸道通畅,按需吸痰,严格无菌操作。②在患者安静状态下吸痰,避免烦躁导致血压过高,吻合口破裂大出血。③定时翻身、拍背、体疗,根据医嘱雾化吸入,鼓励患者有效咳嗽、咳痰、吹气球,若病情允许尽早下床活动,预防肺部并发症。

体位管理:①全身麻醉体外循环带气管插管未清醒者去枕平卧位,清醒后床头抬高 30°～45°,有利于降低呼吸相关性肺炎(VAP)的发生率。②拔管后尽可能给予患者半卧位或者坐位,并鼓励下床活动,减少肺部并发症的发生。

2)循环系统监测。

严密监测血压,维持适量的动脉血压,术前合并高血压患者术后血压不低于术前血压的20～30mmHg。

动态监测心率(律)的变化,选择 R 波向上的导联,连续 3 天十二导联心电检查,及时发现T 波及 ST 段改变,并及时处理围手术期心肌梗死,带有临时起搏器时应妥善固定起搏导线,以便预防或及时处理各类突发心律失常。

保持有效的循环灌注,术后及早保暖及降温,使体温维持在正常范围,降低心肌耗氧量发生低心排血量综合征时及早行主动脉内球囊反搏术(IABP)的应用。

维持正常的 CVP、LVP,血红蛋白(Hb)在 100g/L 以上,红细胞比容(HCT)＞35％,及时补充血浆及蛋白。

监测每小时尿,保证充分的肾灌注及全身灌注,每日复查血尿素氮(BUN)、肌酐(Cr),如有肾功能损伤,慎重补钾,必要时,行连续性肾脏替代治疗(CRRT)。

遵医嘱正确使用血管活性药物,如多巴胺、多巴酚丁胺、肾上腺素、米力农、硝酸甘油等,以改善心功能,增强心肌收缩力。

维持水电解质酸碱平衡,维持血钾在 4.0～5.5mmol/L,防止低血钾导致的心律失常,维持酸碱平衡、血糖及内环境稳定。

患者行血管吻合术,若术后血压控制不合理,可引起胸腔引流液偏多。加强引流管的挤压并记录引流液的量及性质,如引流液＞2mL/(kg·h),或突然减少,挤压有大量血凝块,同时心率增快、血压下降、CVP 升高等,应怀疑心脏压塞,立即行二次开胸止血。

3)抗凝:术后尽早抗凝治疗。术后引流液连续 4h 小于 50mL,遵医嘱给予低分子肝素、拜阿司匹林及硫酸氢氯吡格雷治疗。

4)消化系统管理:全面评估胃肠功能,通过视、触、叩、听了解胃肠情况。看腹部形态,有无腹胀,定时回抽胃液,观察胃液量及性状;触摸腹部柔软度及判断有无包块;叩诊腹部了解腹胀情况;听诊肠鸣音恢复情况。

早期肠内营养:早期行肠内营养,恢复胃肠功能,若出现腹胀、腹肌紧张,则可能有肠胀气或消化不良的情况,给予腹部按摩并加强活动。

5)泌尿系统管理:严密监测并记录每小时尿量、尿色,监测血尿素氮、肌酐等,当出现少尿或无尿时,给予积极处理,必要时行 CRRT 治疗。

6)神经系统管理:观察瞳孔的变化,如瞳孔的大小、对称,对光反射,眼结膜有无充血、水肿等;观察意识、精神状态,及时发现异常,如嗜睡,意识模糊,表情淡漠等。

7)血糖的监测:冠心病患者常合并糖尿病,血糖过高可导致酮症而昏迷及伤口难愈合,感染及代谢紊乱,过低会引起昏迷,维持空腹血糖在 4.4~6.7mmol/L,餐后血糖在 6.7~8.3mmol/L。

8)生活护理:做好口腔、皮肤、会阴的护理。

9)疼痛护理:常用 FLACC 量表评分,包括表情、肢体动作、行为,根据评分情况遵医嘱使用药物止痛,并观察疗效及不良反应。

10)患肢护理:观察大隐静脉、下肢足背动脉的搏动情况、皮肤颜色、温度,弹力绷带松紧适宜,术后 24h 拆除。患肢抬高,预防水肿。

(2)术后康复护理

1)合理饮食:

保证充足的营养摄入,低盐、低脂、高蛋白饮食,多进食水果、蔬菜。

少食多餐,食用含纤维素丰富的食物,保持大便通畅,必要时遵医嘱给予缓泻剂,避免用力排便。

卧床期间禁食产气食物(如牛奶、豆类),防止胃肠胀气。指导患者正确记录 24h 出入液量。

2)手术切口护理:保持手术切口干燥、清洁。卧床期间,抬高患肢15°,注意观察患肢循环、温度及颜色等情况。间断被动或主动活动患肢,防止血栓形成。下肢取静脉后,静脉回流不畅,下床时穿弹力袜,防止血栓形成及预防水肿的发生。预防切口淤血、感染。指导患者进行下肢活动,防止血栓。

3)咳痰护理:指导患者正确的有效咳嗽排痰的方法,促进肺复张,预防肺部感染。

4)用药指导:指导患者按时正确服药,同时宣教药物相关知识,教会患者进行自我观察,注意药物的不良反应。

5)康复锻炼:量力而行,勿劳累,肥胖者应减肥。术后早期不能下床时需在床上活动。翻身、坐起、拍背、活动手脚等,可以预防肺部、下肢静脉血栓形成等并发症的发生,促进心功能恢复。在病情允许情况下尽早下床活动,可以扶床站立,在病房慢走等,以不感到疲劳为度。

第十二章 老年综合征及常见疾病护理

第一节 谵妄

谵妄是一种重要的常见老年综合征,有多种原因,临床表现多样。来医院就诊的老年患者中10%~30%患有谵妄(急性意识混乱),住院患者中还会有10%~30%新发谵妄。一部分谵妄的病因是致命性的,如果未能及时发现和处理,会增加其发病率和病死率,所以必须得到重视。认知功能受损(包括阿尔茨海默病)患者的脑功能储备差,更容易发生谵妄。低年资医生看到老年患者伴有急性意识混乱、意识水平波动或无法保持注意力时,尤需警惕谵妄的可能。

关于谵妄,以下三个步骤至关重要。

(1)识别。

谵妄是内科急症,及时、准确识别至关重要。

(2)明确谵妄原因。

一部分原因非常严重。

(3)正确地对因和对症处理。

如果不对因处理则患者可能不会好转。

一、概述

(一)识别

在谵妄的诊疗流程中,最为重要的一步是识别。

谵妄的病情具有波动性且临床表现多样,常常导致漏诊。活动减少(如淡漠、嗜睡或精神运动减少)可能会被误诊为阿尔茨海默病或抑郁,或简单地被误认为是入眠而被忽略。

谵妄评定方法(CAM)是一种有效的筛查工具,有以下情况需考虑谵妄:

(1)急性发作,病程波动。

(2)注意力不能集中。

(3)思维混乱。

(4)意识状态改变。

注:具备前两项,只要再加后两项中的任何一项,诊断就可以成立。

(二)评估

评估谵妄时需要采用以问题为导向的方法来采集病史,安排检查。寻找病因尤其重要,尽管有时难以做到。建议从以下方面进行问诊和检查:药物、感染、肠道、膀胱问题,手术后相关医疗问题,代谢及电解质紊乱等,这些是引起谵妄的主要原因。要注意谵妄的原因往往有多种而非单一因素,例如一位患者同时有肺炎、心力衰竭、贫血和便秘,需要全面评估。

(三)病史

谵妄常见于急诊或住院患者,尤其在傍晚时分。尽管时间紧迫,询问病史依然很重要,至少要花费几分钟向能够提供病情的照料者、护理院工作人员或病房护士询问以下重点问题:

第一,本次意识混乱是急性发作还是长期如此?是否为谵妄(伴或不伴有认知功能障碍)?大多数情况下,患者有一定程度的认知功能障碍,近期出现意识混乱加重(急性变化)。然而也有一些患者在本次发病前认知功能尚可。

第二,病情(例如行为表现)是否呈波动性?是否有注意力降低?是否有意识状态改变或清醒、睡眠节律改变?

第三,是否正在服用可能影响精神状态的药物,包括非处方药、中草药和既往用药?

第四,是否有其他疾病的不适表现?特别要询问呼吸道或泌尿系统症状。

第五,是否有近期手术史?术后谵妄很常见。

第六,近几天来是否排便?便秘是常见原因,但常被忽视。

(四)体格检查

急诊医生或值夜班医生,常常会忽略对认知功能的评估,影响谵妄的识别。然而,评估分值低也不能诊断谵妄,因为多种因素,如痴呆、无法交流、不愿合作或精神障碍都会影响评估结果。但是,在简易智能状态检查(MMSE)中,减算"7"或倒拼单词"world"可有效检测注意力这一重要诊断指标。评估认知功能有助于明确诊断,此外,复查有助于判断病情是否有改善。

有效的体格检查条目应包括:

1.MMSE

特别是要评估注意力。

2.感染

检查呼吸系统(包括痰液检查)、尿常规(或尿液分析)、感染的压疮及颈强直。注意提示感染的体征,如体温升高、脉率或呼吸频率增快。

3.腹部

有无腹部感染,例如胆囊炎(右上腹压痛)、膀胱炎或尿潴留(耻骨上方压痛)、肾盂肾炎(腰背部叩痛),怀疑便秘时要做直肠指检以排除外粪便嵌塞。

4.中枢神经系统(CNS)

任何部位脑卒中均可引起谵妄,枕叶卒中容易漏诊。

5.心血管系统

心力衰竭或心肌梗死均可引起谵妄。

6.听力及视力

听力或视力障碍可使谵妄加重。

7.观察

如果患者处于激惹或攻击状态,无法完成详细的体格检查,只能以观察为主。

(五)辅助检查

撒网式检查对诊治作用有限,应根据病史和体格检查线索安排合理的、相应的检查。流程如下:

（1）首先进行药物核查，如果考虑药物可能与谵妄有关，可采取以下措施：

1）停用可疑药物。

2）处理苯二氮䓬类药品或酒精戒断反应。

之后再决定是否需要进两步评估或检查。

（2）如果需要，可进行下述检查：

1）是否存在电解质和代谢紊乱、贫血。

2）寻找感染证据：胸部 X 线、血常规（或尿液分析）、选择性病原菌培养。

（3）经上述检查后仍无明显发现，可考虑进行：

1）动脉血气分析。

2）心电图。

3）甲状腺功能试验、血清维生素 B12 和叶酸及药物浓度监测。

4）脑脊液检查、脑部影像、脑电图。

（六）常见原因

如前所述，谵妄最常见的原因是药物、感染、代谢/电解质紊乱、手术后状态和肠道/膀胱问题；此外，中枢神经系统（颅内）和心血管系统疾病也是引起谵妄的重要原因；其他原因还包括环境变化和疼痛。

二、治疗原则

对于谵妄的治疗主要包括病因治疗、支持治疗和对症治疗。

（一）病因治疗

病因治疗是指针对原发脑部器质性疾病或躯体疾病的治疗，这是最重要的治疗环节，但由于病因往往难以明确或不容易解决，病因治疗变得困难。

（二）支持治疗

一般包括维持水电解质平衡，适当补充营养。在整个患者精神状态改变期间，建议进行适当的环境控制以给患者充分的支持。应当给予患者强烈的白天或黑夜的线索提示。在白天，应当保持灯亮着，并营造一个活动的环境；在晚上，灯光应暗淡一些，居室应安静柔和。

（三）对症治疗

对症治疗是指针对患者的精神症状给予精神药物治疗。为避免药物加深意识障碍，应尽量给予小剂量的短期治疗。抗精神病药如氟哌啶醇，因其嗜睡、低血压等副作用较轻，可首先考虑。其他新型抗精神病药物，如利培酮、奥氮平、喹硫平，也可以考虑使用。但所有的镇静类药物，包括苯二氮䓬类药物，都应慎用。因为这类药物会加重意识障碍，甚至抑制呼吸，并加重认知损害。建议与患者家属充分沟通，在告知药物风险的情况下使用。

三、护理

（一）护理诊断

1.思维过程紊乱

与谵妄有关。

2.自理缺陷

与意识障碍有关。

3.语言沟通障碍

与认知障碍有关。

4.潜在性暴力行为

与精神运动障碍有关。

5.睡眠形态紊乱

与谵妄有关。

(二)护理措施

治疗和护理的总体目标：

第一,谵妄症状减轻或消失,受损的功能恢复到正常状态。

第二,生活需要得到满足,保持良好的个人卫生习惯。

第三,能与他人进行有效的沟通。

第四,不发生自伤或伤人行为。

具体措施如下：

1.一般护理

绝对卧床休息,协助全面的生活护理,要注意加强皮肤和口腔护理,预防并发症的发生。因老年人兴奋躁动,体力消耗增多,要保证饮食摄入,多次补充营养与水分,并注意饮食要清淡、易消化。

2.密切观察病情

科学评估老年人的意识、认知、精神运动和睡眠觉醒周期的异常情况及自我照顾能力,密切观察老年人的意识及生命体征,夜间尤应注意。意识障碍程度加深,常是病情加重的标志,应及早发现,及时报告医生,并迅速配合各种医疗措施,加强护理。

3.加强沟通

善于运用沟通技巧,通过语言、非语言的方式,以耐心、温和的态度与老年人沟通,使其了解护理人员的意愿。取得患者的配合,降低其焦虑不安的情绪。使用直接简单的语句与其交谈,内容可以是日常生活中熟悉的事,如"现在是下午5时,你可以去洗澡",以此降低老年人的混乱感。当老年人出现错觉和幻觉,不要求其详述,可用委婉方式指出现实情况。

4.提供舒适安全的环境

尽量减少可能造成压力或混乱的刺激,如过多的访客或噪声。提供安静、单独、简单的环境,室内光线柔和但不暗淡,集中进行治疗与护理,避免干扰老年人休息与睡眠。白天睡眠时间尽可能减少,避免晚上兴奋和刺激,努力纠正睡眠周期颠倒的情况。同时注意安全,专人看护,要高度警惕某些老年人在幻觉、错觉和妄想的支配下,发生自伤或跳楼等意外事件。对于精神运动性兴奋者,允许老年人用语言表达烦躁不安的情绪,并消除老年人周围环境中的危险物品。护理人员应加强巡视,必要时使用床栏,尽可能避免身体约束,如需使用,应注意约束带的松紧度。一旦症状好转,尽早解除约束。

5.积极治疗原发病

在明确病因前,应遵医嘱给予药物治疗,如停止一切非必需药物,尤其是镇静与抗精神失常药。但对于兴奋、躁动不安者,为避免其自伤及其他意外,可谨慎使用对症性镇静剂治疗,并随时调整剂量。

6.健康指导

向老年人及其家属介绍有关疾病知识、诱发因素。老年人应经常进行健康检查,早发现、早治疗各种躯体疾病,如控制高血压,预防并治疗肺部、泌尿系统的感染。尽量减轻疾病对身心健康的损害。注意劳逸结合,避免过度劳累,保持良好的环境及心情。

第二节　尿失禁

尿失禁是指尿液的不自主性漏出。尿液不自主性漏出并非是正常老化的结果。尿失禁在老年人群中很常见,15%～30%的社区老年人、30%的住院老年人以及50%生活在养老机构中的老年人都会发生尿失禁。患病率随着年龄、失能和制动的增加而增加。尿失禁往往被忽视,75%的女性尿失禁患者未就诊。尿失禁是导致患者生活质量下降、抑郁、卫生状况差和社会隔离的主要因素之一,并且也是跌倒及形成压疮的重要风险因素,是仅次于阿尔茨海默病,第二大需患者住照护机构的疾病。然而尿失禁往往是可以治疗的。

膀胱壁的肌层由精细的平滑肌网构成,称为膀胱逼尿肌,年轻人最大储尿量为600mL,80岁老人储尿量下降约50%。四组神经系统参与调控膀胱功能。

大脑皮质高级中枢在排尿不方便的情况下抑制排尿,参与协调和促进排尿过程。

交感神经系统通过腹下神经的交感神经纤维(L_1～L_3)使膀胱颈括约肌收缩。控制或延迟排尿的能力受到大脑皮质高级中枢的影响,抑制逼尿肌收缩、膀胱颈括约肌(交感神经L_1～L_3)收缩以及通过阴部神经控制前尿道括约肌收缩。

大脑皮质中枢与以下(L_4,L_5)两组神经系统共同协调排尿。副交感神经胆碱能系统(S_2～S_4)通过盆腔神经使膀胱逼尿肌收缩。阴部神经使尿道前括约肌松弛。

正常解剖关系破坏可导致尿失禁,例如经尿道前列腺切除术、阴道分娩创伤或其他造成控尿通路病理改变的疾病(如大脑皮层高级中枢损害的疾病——阿尔茨海默病)。

老年患者常常对尿失禁感到羞愧,故避而不谈。所以详细询问有关病史非常重要,询问失禁是暂时性还是慢性或明确性的,并进一步寻找病因。老年人尿失禁往往为多因素所致。

一、概述

(一)病史

1.暂时性尿失禁

鉴别其病因非常重要。

(1)谵妄:患者是否有谵妄并引起了尿失禁(详见本章第一节"谵妄")。

(2)制动:是否有暂时性的活动受限导致肢体无力而不能及时如厕。例如去适应状态、关节炎发作和直立性低血压。

(3)感染:有无尿路感染。老年患者可能缺乏典型的尿急、排尿困难等尿路刺激症状,尿失禁有时是尿路感染的唯一症状,特别是痴呆或谵妄不能沟通的患者。

（4）药物：是否近期在服用诱发或加重尿失禁的药物，包括：①利尿剂；②含抗胆碱能活性的药物，如抗抑郁药或抗精神病药（可致尿潴留和充溢性尿失禁）；③钙通道阻滞剂（可增加残余尿及充溢性尿失禁）；④α－受体阻滞剂（可引起压力性尿失禁）。

（5）多尿症：是否合并糖尿病或高钙血症

（6）粪便嵌塞：是否有便秘或粪便嵌塞表现，粪便嵌塞患者有时并不表现为便秘，甚至腹泻。

2.已确诊的尿失禁的原因

逼尿肌痉挛（膀胱不自主收缩）；逼尿肌松弛；尿道口松弛；尿道口梗阻；功能性尿失禁。

3.按照临床表现/特征分类

（1）急迫性尿失禁。

（2）压力性尿失禁。

（3）充溢性尿失禁。

（4）功能性尿失禁。

临床分型常常可以提示尿失禁的病因，但也有个别例外情况，排尿记录有助于确定病因。

4.问诊要点

（1）是否有急迫性尿失禁症状（当有尿意时难以控尿而漏尿）。急迫性尿失禁的主要原因（但不是唯一的）是逼尿肌痉挛，占老年人尿失禁所有病因的 2/3。造成逼尿肌痉挛的常见疾病有脑卒中、帕金森病及阿尔茨海默病，也是精神错乱患者的尿失禁的最常见原因。

（2）是否有压力性尿失禁的症状（咳嗽、大笑、弯腰、打喷嚏导致尿液不自主溢出）。女性的压力性尿失禁常为盆底肌松弛导致尿道口松弛所致。

（3）是否有下尿路梗阻的症状。下尿路梗阻症状，如尿频、尿等待（开始排尿困难）、尿线变细、尿后滴尿等，可见于前列腺增生、前列腺癌以及下尿道梗阻的老年男性患者，还可见于膀胱神经受损（盆腔或肿瘤压迫）、逼尿肌松弛，以及各种原因引起的自主神经紊乱患者。然而，如果继发逼尿肌痉挛，也可导致急迫性尿失禁的发生（在 2/3 的病例中，梗阻性与急迫性尿失禁可并存）。

（4）是否有充溢性尿失禁的症状。尿道口梗阻严重的病例会出现梗阻性尿滞留，并有充溢性尿失禁的症状。逼尿肌收缩无力是充溢性尿失禁的少见病因（＜10％），如膀胱支配神经受损（椎间盘或肿瘤压迫）和一些疾病造成的自主神经病。

（5）是否有功能性尿失禁。是否有活动障碍及如厕缓慢的问题（如脑卒中、关节炎或帕金森病），或认知功能障碍（如阿尔茨海默病）导致不能在合适的地点排尿。

（6）核查其他相关病史。包括神经系统疾病、前列腺或妇科、产科手术史以及慢性咳嗽史。

（二）体格检查

1.认知功能、神经系统及运动系统

检查谵妄、痴呆、脑卒中、帕金森病以及关节炎。

2.腹部

检查有无胀大膀胱导致充溢性尿失禁。

3.直肠

检查有无前列腺增生、粪便嵌塞,以及肛门括约肌张力(S2～S4)情况。

4.压力性尿失禁的检测以及阴道检查(女性)

检查在膀胱充盈、会阴部松弛情况下,有无咳嗽时漏尿。患者取仰卧位,检查有无膀胱膨出、尿道黏膜脱垂及萎缩性阴道炎。

(三)辅助检查

1.排尿记录

此法最有用。了解排尿量、排尿次数以及尿失禁的情况,有助于查明尿失禁的原因。要求患者或其照料者纪录每次尿失禁(排尿)的尿量及排尿周期,尿失禁发生在早上可能为利尿剂所致,发生在夜间可能由心力衰竭导致;压力性尿失禁通常由咳嗽引起。排尿记录也可作为疗效的监测。

2.尿液分析及培养

尿液中大量内细胞及尿亚硝酸盐阳性说明发生尿路感染的概率极大,可行尿液培养进一步明确。

3.尿素、肌酐及电解质

年龄、性别、体重校正后粗略评估肾功能的指标。对于一个肌肉萎缩的老年人,正常的肌酐值并不能说明其肾功能正常。

4.血糖和血清钙

有多尿时尤为重要。

5.残余尿量

排尿后通过膀胱超声或导尿管测定。残余尿量随年龄而增加,但一般不会超过100mL,超过200mL为异常。

6.尿动力学

要求患者认知功能良好并能够配合,不作为常规检查。指征是:

(1)尿失禁的病因和诊断不明确,影响到治疗。

(2)已进行经验性治疗,但是无效。

(3)准备进行外科手术。

例如:鉴别急迫性尿失禁(如脑卒中)与梗阻性尿失禁的病因,鉴别弛缓性膀胱与梗阻性尿失禁。

二、治疗原则

治疗的主要原则是尽可能减少不必要的卧床以纠正诱因。

阴道炎或尿道炎、急性尿路感染时用抗生素。停用或替换致尿失禁的药物,纠正代谢紊乱。一般措施有限制液体摄入(尤其是夜间),白天定时排尿,限制黄嘌呤,如含黄嘌呤的咖啡或茶的摄入,注意会阴部卫生及皮肤护理,避免压疮及局部皮肤感染。治疗尿失禁除药物疗法外,有些患者宜手术治疗,如前列腺切除术、压力性尿失禁的修复术等,能收到较好效果。有些患者可用行为疗法、生物反馈疗法或单纯的理疗。

三、护理

(一)常见护理问题

1.压力性尿失禁

与老年退行性变化(尿道括约肌松弛)、手术、肥胖等因素有关。

2.急迫性尿失禁

与老年退行性变化、创伤、腹部手术、留置导尿管、液体(酒精、咖啡因、饮料)摄入过多,以及患有尿路感染、中枢或周围神经病变、帕金森病等疾病有关。

3.反射性尿失禁

与老年退行性变化、脊髓损伤、肿瘤或感染引起的对反射弧水平以上的冲动的传输障碍有关。

4.社会交往障碍

与尿频、异味引起的不适、困窘和担心等有关。

5.知识缺乏

缺乏尿失禁治疗、护理及预防等知识。

6.有皮肤完整性受损的危险

与尿液刺激局部皮肤、辅助用具使用不当等有关。

(二)护理措施

老年人尿失禁常是多种因素共同作用的结果,故治疗尿失禁应遵循个体化的原则,针对不同的情况采取治疗措施。治疗与护理的总目标:

第一,患者日常生活需求得到满足。

第二,行为训练及药物治疗有效,患者信心增强,能正确使用外引流和护垫,做到饮食控制及规律的康复锻炼等。

第三,患者接受现状,积极配合治疗护理,恢复参与社交活动。

1.尿失禁护理用具的选择及护理

(1)失禁护垫、纸尿裤。这是最为普遍且安全的方法,可以有效处理尿失禁的问题,既不影响患者翻身及外出,又不会造成尿道及膀胱的损害,也不影响膀胱的生理活动。注意每次更换时,用温水清洗会阴和臀部,防止尿湿疹及压疮的发生。

(2)高级透气接尿器。适用于老弱病残、骨折、瘫痪及卧床不起、不能自理的患者。类型:BT-1型(男)或 BT-2型(女)接尿器。使用方法:先用水和空气将尿袋冲开,防止尿袋粘连。再将腰带系在腰上,将阴茎放入尿斗中(男性患者)或接尿斗紧贴会阴(女性患者),并把下面的2条纱带从两腿根部中间左右分开向上,与三角布上的两个短纱带连接在一起即可使用。这种方法可以避免生殖器糜烂、皮肤瘙痒、湿疹等问题。

(3)避孕套式接尿袋。其优点是不影响患者翻身及外出。主要适用于男性老年人。选择适合患者阴茎大小的避孕套式尿袋,勿过紧。在患者腰间扎一松紧绳,再用较细松紧绳在避孕套口两侧妥善固定,另一头固定在腰间松紧绳上,尿袋固定高度适宜,防止尿液反流入膀胱。

(4)保鲜膜袋接尿法。其优点是透气性好,价格低廉,引起泌尿系统感染及皮肤改变小,适用于男性尿失禁患者。使用方法:将保鲜膜袋口打开,将阴茎全部套入其中,取袋口对折系一个活口,系时注意不要过紧,以留有一指的空隙为佳。使用时注意选择标有卫生许可证、生产日期、保质期的保鲜袋。

（5）一次性导尿管和密闭引流袋。适用于躁动不安及尿潴留的患者,优点在于为患者翻身按摩、更换床单时不易脱落;缺点是护理不当易造成泌尿系统感染,长期使用会影响膀胱的反射性排尿功能。因此,护理上必须严格遵守无菌操作,尽量缩短导尿管留置的时间。

2.行为治疗

行为治疗包括干预生活方式、盆底肌训练、膀胱训练。

（1）干预生活方式。如合理膳食、减轻体重、停止吸烟、规律运动等。

（2）盆底肌训练。可分别在不同姿势和卧位时进行训练。

1）站立:双脚分开与肩同宽,尽量收缩盆底肌并保持 10s,然后放松 10s,重复收缩与放松 15 次。

2）坐位:双脚平放于地面,双膝微微分开,与肩同宽,双手放于大腿上,身体微微前倾,尽量收缩盆底肌并保持 10s,然后放松 10s,重复收缩与放松 15 次。

3）仰卧位:双膝微屈约 45°,尽量收缩盆底肉并保持 10s,然后放松 10s,重复收缩与放松 15 次。

4）膀胱训练。可增加膀胱容量,以应对急迫性的感觉,并延长排尿间隔时间。具体步骤如下:

让患者在白天每小时饮水 150～200mL,并记录饮水量及饮水时间。

根据患者平常的排尿间隔,鼓励患者在急迫性尿意感发生之前如厕排尿。

若能自行控制排尿,且 2h 没有尿失禁现象,则可将排尿间隔再延长 30min,直到将排尿时间逐渐延长至 3～4h。

3.用药护理

（1）了解治疗尿失禁的药物。一线药物包括托特罗定、曲司氯铵和索利那新等。其他药物包括:

1）其他 M 受体拮抗剂,如奥昔布宁。

2）镇静抗焦虑药,如地西泮、氯丙嗪。

3）钙通道阻滞剂,如维拉帕米、硝苯地平。

4）前列腺素合成抑制剂,如吲哚美辛。

（2）护理措施。指导老年人遵医嘱正确用药,讲解药物的作用及注意事项,并告知患者不要依赖药物而要配合功能锻炼的重要性。

4.手术护理

各种非手术治疗失败者,或伴有盆腔脏器脱垂、尿失禁严重影响生活质量者可采用手术治疗。手术方法不断更新,例如,经阴道前壁韧带筋膜吊带术、经阴道无张力尿道中段悬吊术、经阴道尿道－耻骨悬吊术、内镜下注射胶原物、急迫性尿失禁的微创式骶神经调控术、人工尿道括约肌置入术、尿道球部/阴茎海绵体间置术等。根据患者具体情况选择不同手术方法。对需要手术治疗的患者,做好相应的术前、术后护理和术后康复指导。

5.心理护理

从患者的角度思考及处理问题,建立互相信任的护患关系。注意患者的感受,进行尿失禁护理操作时用屏风等遮挡保护其隐私。尊重患者的保密意愿,先征求患者同意后,才可以就其健康问题与其亲友或照护者交谈。讲解尿失禁问题,增强患者应对尿失禁的信心,减轻患者的焦虑情绪,同时顾及患者的尊严,用心聆听患者抒发的困扰及愤怒情绪,帮助其舒缓压力。

6.健康指导

(1)皮肤护理。指导患者及其照护者及时更换尿失禁护理用具,注意会阴部清洁,每日用温水擦洗,保持会阴部皮肤清洁、干燥;变换体位、减轻局部受压、加强营养等,预防压疮等皮肤问题的发生。

(2)饮水。向患者解释尿液对排尿反射刺激的必要性,保持每日摄入的液体量在 2000～2500mL,适当调整饮水时间和量,睡前限制饮水,以减少夜间尿量。避免饮用有利尿作用的咖啡、浓茶、可乐、酒类等饮料。

(3)饮食与大便管理。告诉患者选择均衡饮食,保证足量热量和蛋白质供给;摄取足够的纤维素,必要时用药物或灌肠等方法保持大便通畅。

(4)康复活动。鼓励患者坚持做盆底肌训练与膀胱训练、健身操等活动,减缓肌肉松弛,促进尿失禁的康复。

第三节　便秘

便秘是老年人常见的胃肠道问题,通常定义为每周排便少于 3 次。据报道,便秘在社区老年居民中的患病率是 15%～20%,在养老机构的老年居民中可高达 50%,也是住院老年患者的常见问题。新西兰的社区调查显示,在 70 岁及以上的老年人中约 1/3 存在排便障碍,如便次减少、排便费力或经常使用通便药。尽管便秘在老年人中更常见,但年龄并未成为便秘的独立风险因素。慢性便秘对老年人影响显著,可引起腹部不适并可能导致并发症,包括粪便嵌塞、粪便嵌塞溃疡、肠梗阻、乙状结肠扭转、大便失禁、直肠脱垂、尿潴留、谵妄甚至昏厥,对生活质量造成负面影响。此外,慢性便秘也预示着更严重的潜在疾病,如结肠麻痹或梗阻性病变。

一、概述

(一)病史

便秘作为老年问题,因人而异,因此,询问病史很重要。便秘常被描述为排便费力、便次减少或排便不尽,常伴有硬便或排便较少。然而对一些患者,便秘的含义是新近没有排便,导致这种情况的原因可能是绞窄性疝、肠粘连等外科急症。另外,也有一部分患者尽管存在上述临床情况,但却否认自己有便秘。

1.询问便秘的具体表现

患者通常会描述症状的程度,如大便干硬、排便费力和便次减少等。

2.询问其他的相关信息

(1)便秘是慢性的还是近期发生的,是否为外科急症。

老年患者近期发生的、进行性加重的便秘,往往提示需要排除结肠癌引起的机械性肠梗阻。此外,肠粘连或肠绞窄通常也是急性的。

(2)出现相关症状如体重下降、腹痛、腹胀、气胀或呕吐都要引起重视。需要提及的是,溢出性大便失禁,即粪便从阻塞粪块周围溢出而出现的大便失禁,容易与腹泻混淆。一些低年资医生往往会对症治疗,而实际上,腹泻表现是由于粪块阻塞导致的溢出性大便失禁。粪便嵌塞或者其他肠梗阻都会引起恶心和呕吐,临床经验不太丰富的医生也会开错处方,如止吐药。

询问是否大便带血十分重要。卫生纸上有鲜血可能是痔出血,排便中混有出血可能是肿瘤等恶性病变。

3.询问下列问题有助于明确病因

(1)用药史。许多药物能够引起便秘,从钙片或铁剂到阿片类镇痛药和抗精神病药,后两类药常常会引起便秘。

(2)其他病史。脱水是便秘的常见病因,帕金森病、脑卒中和甲状腺功能减退等神经系统或内分泌疾病也常会引起便秘。

(3)饮食、活动和社会心理状态。询问有关饮食、纤维含量和水分的摄入情况。询问患者的生活方式有无改变,或是否近期活动量减少。

便秘是老年住院患者的常见并发症,尤其是那些卧床或摄入水分不足的患者。因此,要在便秘加重导致出现粪便嵌塞等并发症之前,就患者的排便习惯(频次)询问患者或护理员。

抑郁与便秘相关,应牢记要去询问患者是否有失眠,缺乏精力、生活兴趣,是否有无望的心情。

(二)体格检查

根据病史做有针对性的体格检查,以发现引起便秘的潜在疾病。

第一,患者的一般表现可以为临床诊断提供线索,如甲状腺功能减退和抑郁。

第二,发现患者是否存在脱水。如果患者身体干燥则大便亦会干燥。脱水经常发生在夏季,尤其是在食欲减退或服用利尿药的衰弱老人中。

第三,通过仔细检查以排除其他神经-肌肉疾病,特别是帕金森病。

第四,全面检查腹部。腹部包块可能提示存在肠道肿瘤或憩室。由于粪便嵌塞、肠粘连或者嵌顿性疝而出现腹部紧张、膨隆或触痛。疝囊口部位有压痛,可能是嵌顿性疝,属于外科急症。直肠检查对于鉴别粪便嵌塞、直肠下段或肛门肿物很重要,但是要记住,直肠空虚并不能排除存在较高部位粪便嵌塞的可能性。

(三)辅助检查

检查项目取决于临床实际情况。

1.实验室检查

(1)全血细胞计数和大便隐血试验。怀疑肿瘤时有一定帮助。

(2)电解质、尿素和肌酐。患者可能存在脱水时血清尿素水平升高超过肌酐升高。虽然不太常见,但高钙血症也是便秘病因之一。

（3）甲状腺功能测定。甲状腺功能减退可以引起便秘。

2.腹部 X 线片

常发现粪便淤积但不具特异性。高位粪便嵌塞（如右半结肠）只能够通过 X 线被发现，而直肠检查阴性。腹部站立（或者卧位）和仰卧位 X 线片可以显示液平面和胀气肠袢，有助于诊断肠梗阻（疝气、肠扭转、肿物）。

3.纤维乙状结肠镜、结肠镜或钡灌肠检查

用于需要排除结肠癌或憩室病的患者。

二、治疗原则

（一）坚持参加锻炼

对 60 岁以上老年人的调查表明，因年老体弱极少行走者便秘的发生率占 15.4%，而坚持锻炼者便秘的发生率为 0.21%，因此鼓励患者参加力所能及的运动，如散步、走路或每日双手按摩腹部肌肉数次，以增强胃肠蠕动能力。对长期卧床患者应勤翻身，并进行环形按摩腹部或热敷。

（二）培养良好的排便习惯

进行健康教育，帮助患者建立正常的排便行为。可练习每晨排便一次，即使无便意，亦可稍等，以形成条件反射。同时，要营造安静、舒适的环境及选择坐式便器。

（三）合理饮食

老年人应多吃含粗纤维的粮食和蔬菜、瓜果、豆类食物，多饮水，每日至少饮水 1500mL，尤其是每日晨起或饭前饮一杯温开水，可有效预防便秘。此外，应食用一些具有润肠通便作用的食物，如黑芝麻、蜂蜜、香蕉等。

（四）其他

防止或避免使用引起便秘的药品，不滥用泻药，积极治疗全身性及肛周疾病。调整心理状态，良好的心理状态有助于建立正常排便反射。

三、护理

（一）常见护理问题

1.便秘

与老化、活动减少、不合理饮食、药物不良反应等有关。

2.焦虑

与患者担心便秘并发症及其预后有关。

3.舒适度减弱

与排便时间延长、排便困难、便后无舒畅感等有关。

4.知识缺乏

缺乏合理饮食、健康生活方式及缓解便秘等相关知识。

（二）护理措施

老年人便秘的治疗、护理应针对引起便秘的原因进行。治疗和护理的总体目标：

第一，患者便秘缓解或消失。

第二，患者形成良好习惯，定时排便。

第三,患者掌握便秘护理知识,能描述引起便秘的原因。

第四,保证每日含纤维素食品和水分的摄入。

第五,坚持每日活动锻炼,预防便秘。

1.排便护理

(1)指导老年人养成良好的排便习惯

1)定时排便,早餐后或临睡前按时蹲厕,培养便意;有便意则立即排便;排便时取坐位,勿用力过猛;注意力集中,避免便时看书看报。

2)勿长期服用泻药,防止药物依赖性的发生。

3)保证良好的排便环境,便器应清洁而温暖。

(2)指导使用辅助器:为体质虚弱的老年人提供便器椅或在老年人面前放置椅背,提供排便坐姿的依托,减轻排便不适感,并保证安全。

(3)人工取便法:老年便秘者易发生粪便嵌顿,无法自行排出时,需采取人工取便法。向患者解释清楚,嘱患者左侧卧位,戴手套,用涂上皂液的示指伸入肛门,慢慢将粪便掏出,取便完毕后清洁肛门。

(4)排便注意事项:指导患者勿忽视任何一次便意,尽量不留宿便;注意排便技巧,如身体前倾,心情放松,先深呼吸后闭住声门,向肛门部位用力等。

2.一般护理

(1)调整饮食结构。饮食调整是治疗便秘的基础。增加水和膳食纤维的摄入是目前公认的便秘治疗方法之一,多饮水,尤其每天清晨1杯温开水或盐水能够更好地刺激胃-结肠反射而达到促进缓解便秘的作用,摄取富含膳食纤维的食物能促进肠蠕动。

1)多饮水:如无限制饮水的疾病,则应保证每天的饮水量在2000~2500mL。早晨空腹饮一杯温开水,以刺激肠蠕动。对体重正常、血脂不高、无糖尿病的患者,可早晨空腹饮一杯蜂蜜水等。

2)摄取足够的膳食纤维:指导老年人酌情食用粗制面粉、玉米粉、豆制品、芹菜及韭菜等,有利于保证更全面的营养,减少水分的重吸收,使粪便柔软利于排出。同时膳食纤维具有亲水性,能使食物残渣膨胀并形成润滑凝胶,达到增加粪便容积,刺激肠蠕动的作用。

3)多食产气食物及含维生素B丰富的食物,如白薯、香蕉、生蒜、生葱、木耳、银耳、黄豆、玉米及瘦肉等,利用其发酵产气,促进肠蠕动。

4)少饮浓茶或含咖啡因的饮料,禁食生冷、辛辣及煎炸的刺激性食物。

(2)调整生活方式:改变静止的生活方式,每天保持30~60min活动时间,卧床或坐轮椅的患者可通过转动身体、挥动手臂等方式进行锻炼。同时养成在固定时间(早晨或饭后)排便的习惯。

(3)满足患者私人空间需求:房间内居住2人以上者,可在床单位间设置屏风或窗帘,便于患者的排泄等。照顾患者排泄时,只协助其无力完成部分,不要一直在旁守候,以免患者紧张而影响排便,更不要催促,以免令患者精神紧张、不愿麻烦照顾者而憋便。

3.用药护理

(1)口服泻药:原则是指导患者勿长期服用泻药,防止药物依赖性的发生。

1)宜用液状石蜡、麻仁丸等作用温和的药物,因其不易引起剧烈腹泻,适用于年老体弱、高血压、心力衰竭、痔、疝、肛瘘等患者。

2)必要时根据医嘱使用刺激性泻药,如大黄、番泻叶、果导等,由于作用强,易引起剧烈腹泻,尽量少用,并在使用过程中注意观察。

3)指导患者避免长期服用泻药,长期服用泻药可能造成依赖性,减弱肠道自行排便功能而加重便秘;同时还可能造成蛋白质、铁和维生素损失,从而导致营养缺乏症。

(2)外用简易通便剂。老年患者常用简易通便剂,如开塞露、甘油栓、肥皂栓等,经肛门插入使用,通过刺激肠蠕动,软化粪便,达到通便效果。此方法简单有效,易教会患者及其家属掌握。

(3)灌肠法。严重便秘者必要时给予灌肠。可遵医嘱选用"1、2、3"溶液(按50%硫酸镁30mL,甘油灌肠剂60mL,温开水90mL配制)、植物油或肥皂水行小量不保留灌肠。

4.心理护理

耐心听取患者的倾诉,取得患者的信任,反复强调便秘的可治性,增加患者的信心。讲解便秘出现的原因,调节患者情绪,使其放松精神,避免因精神紧张刺激而引发便秘。鼓励患者参加集体活动,提高患者的家庭支持和社会支持水平。

5.健康指导

(1)适当运动和锻炼。

1)参加一般运动。老年人根据自身情况参加运动,若身体条件允许可适当参加体育锻炼,如散步、慢跑、打太极拳等。

2)避免久坐久卧。避免长期卧床或坐轮椅等,如果不能自行活动,可以借助辅助器械,帮助其站立或进行被动活动。

3)腹部按摩。取仰卧位,用手掌从右下腹开始沿顺时针方向向上、向左、再向下至左下腹按摩,至左下腹时应加强力度,每天2～3次,每次5～15回,站立时亦可进行此项活动。

4)收腹运动和提肛运动。收缩腹部与肛门肌肉10s后放松,重复训练数次,以提高排便辅助肌的收缩力,增强排便能力。

5)卧床锻炼方法。躺在床上,将一条腿屈膝抬高到胸前,每条腿练习10～20次,每天3～4次;或从一侧翻身到另一侧(10～20次),每天4～10次。

(2)建立健康的生活方式。

1)培养良好的排便行为。患者在晨起或早餐前排便,即使无便意,也要坚持蹲厕3～5min或在用餐后1h如厕。

2)纠正不良饮食习惯,多食粗纤维含量高的食物,多饮水。

3)高血压、冠心病、脑血管意外患者应避免用力排便,若排便困难,要及时告知医务人员,采取相应措施,以免发生意外。

(3)正确使用通便药物。

1)容积性泻药服药的同时需饮水250mL。

2)润滑性泻药也不宜长期服用,以免影响脂溶性维生素的吸收。

3)温和的口服泻药多在服后6～10h发挥作用,故宜在睡前1h服用。

4)简易通便剂的使用方法:患者取左侧卧位,放松肛门括约肌,将药挤入肛门,保留 5～10min 后进行排便。

第四节 压疮

压疮多发生于 70 岁以上老年人群,尤其是在护理院的居民,患病率可达 20%。制动和高龄是压疮两个最主要的诱因。制动增加了皮肤暴露于压力中的概率。老年人制动的因素包括步态异常,衰弱,意识障碍,多种疾病,股骨颈、腰椎或骨盆的骨折及脑卒中等。

股骨颈骨折会延长患者的制动期,带来不良结局,尤其是对于那些不能承重的患者。其他可能的压疮危险因素包括尿失禁、大便失禁(比尿失禁更重要)、营养不良、维生素 C 或锌缺乏、糖尿病、周围血管病以及痴呆等。

在压疮的致病机制中,有四个重要的物理因素:①压力;②摩擦力;③剪切;④潮湿。

压力是导致压疮的基本因素,其通过扭曲毛细血管限制血液供应,从而造成损伤。正常小动脉末梢处的平均毛细血管压为 32mmHg,但是在骨突点处的平均毛细血管压在坐位和卧位受压情况下增加,分别是正常压力的 10 倍和 5 倍。由于肌肉及皮下组织比表皮更容易受到压力的损害,压疮可以发展至深部组织而表皮却完好。

剪切力通常发生在皮肤的两层相向滑动的时候,进一步增加了毛细管的扭曲程度。此时,剪切作用降低了毛细血管阻塞所需要的压力。相比压力,剪切力对于深层组织的作用更为明显。

摩擦力发生于皮肤与其他物质表面相互摩擦时,而潮湿能使皮肤变软并降低抵抗力。因此,摩擦和潮湿是导致浅表伤口发生的重要原因。

一、概述

(一)病史

病史采集要点如下:

第一,伤口是单纯压疮,还是动脉疾病、静脉疾病、外伤或血管炎的并发症。

第二,是否有其他延缓伤口愈合的潜在因素,如感染、糖尿病控制不佳或营养不良。

第三,伤口已经存在了多久。

第四,伤口有多深。

第五,伤口有无肉芽、腐肉或坏死。

第六,清创术是否获益。

第七,正在采取哪些预防措施,如可调节压力床垫或其他减轻压力的措施。

(二)辅助检查

拍照片并记录文档作为基线对比是必要的。

大多数开放性伤口存在细菌污染,不需要常规培养检测。然而,当出现发热、伤口周围蜂窝织炎或有恶臭味等感染表现,或伤口很深、可能是伴有骨髓炎的瘘管时,应该考虑做细菌培养。

如果怀疑有骨髓炎，X片检查和(或)骨扫描、血常规中白细胞计数有助于诊断。红细胞沉降率(ESR)和C-反应蛋白(CRP)有助于监测治疗反应。

如果怀疑有动脉或静脉疾病，可行动脉或静脉多普勒检查。

(三)其他伤口

压疮应与下列伤口进行鉴别诊断：

第一，静脉性溃疡。

第二，癌溃疡。

第三，动脉性溃疡。

第四，脉管炎性溃疡。

第五，创伤性溃疡。

第六，神经病源性溃疡。

1.静脉性溃疡

通常是由静脉血栓、静脉曲张或静脉瓣功能不全引发的静脉压升高所致。常表现为下肢肿胀、由铁血黄素沉积造成的皮肤色素沉着。外部加压抗衡产生静脉高压和水肿形成的内部压力是防治静脉性溃疡的关键。可使用不同长度的弹力袜(网状绷带)，每四至六个月更换型号以保持预期的压力。当患者站立时都要穿弹力袜。需要提醒的是，如果同时伴有动脉供血不足，弹力袜是相对禁忌的。

2.动脉性溃疡

通常由外周血管疾病引起。外周血管疾病病程长，起病隐匿。随着缺血程度的加重，皮肤会出现发冷、体毛消失、苍白，甚至变成深紫色。病情严重时，可表现出跛行、疼痛和远端脉搏消失。在病情更加严重时，会发生足部或足趾的坏疽，典型的溃疡呈穿凿样，容易识别。修复动脉供血不足是保持组织活性的主要办法。溃疡愈合需要足够的动脉灌注，对于具有适应证的患者，转诊血管外科医生进行血管再造是非常重要的。鼓励患者穿合适的鞋，使足部得到充分支持，避免产生受压点。也可考虑将患者转诊给足疗师。

二、治疗原则

(一)预防

识别高危人群。压疮基本的预防策略包括使用合适的床垫和采用正确的方法帮助患者翻身和摆位。高危患者避免使用普通床垫，应选择泡沫垫、凝胶垫、可调节压力床垫和水垫，能够降低压疮发生的风险。至于选择哪一种床垫，则要根据患者的活动情况来决定。对于不能活动的患者，体位变换至少为2小时1次。有些老年照护单位甚至全部用特制床垫替换了原有的标准床垫。

应保持患者的皮肤干燥，对于伴有较大范围表皮脱落的尿失禁患者，应留置导尿管作为制动期的一种临时性措施。

其他预防措施包括营养支持、补充维生素C和锌。

(二)伤口管理(提供促进愈合的微环境)

1.控制细菌

全身性抗菌药物仅在出现伤口周围蜂窝织炎、脓毒血症或骨髓炎的情况下使用。抗菌剂具有细胞毒性,会影响伤口愈合。在伤口没有化脓的情况下,可以短期使用外用抗菌药物,如磺胺嘧啶银乳膏,以减少伤口带菌量。

2.清创

当坏死组织广泛时,行清创术。

3.敷料

水凝胶有助于需要清创的伤口愈合,因为水凝胶可以提供一个潮湿环境,利于细胞自溶。水凝胶与密闭性和吸收性的敷料联合,如多爱肤,其优点是不需要每天更换。其他吸收剂,如泡沫和藻酸盐,用于有较多分泌物的伤口。

4.负压引流

真空或负压治疗用于深腔伤口,可以刺激肉芽组织生长,减轻水肿和控制伤口引流。

5.随诊

定期观察伤口愈合进度,记录伤口外观和处理措施。

三、护理

(一)常见护理问题

1.皮肤完整性受损

与局部组织长期受压、营养不良、愈合困难等有关。

2.潜在并发症

感染,与局部组织破损坏死、老年人机体抵抗力下降、营养不良等因素有关。

(二)护理措施

绝大多数压疮是可以预防的。预防的关键在于消除外源性因素、减少局部压力和潮湿、改善全身营养状况。

老年人一旦发生压疮,应立即治疗。原则上以局部治疗为主,辅以全身治疗,主要包括解除压迫、局部物理治疗、药物治疗和手术治疗以及全身营养支持。

预防和护理的总体目标:①患者及其家属掌握预防压疮的知识和技能,未发生压疮;②已发生压疮的老年患者能积极配合治疗和护理,压疮得到控制,创面愈合未并发感染。其具体的护理措施如下:

1.去除危险因素

如采取措施解除局部压迫、积极治疗原发病。

2.改善全身营养,促进压疮的愈合

良好的营养是压疮愈合的重要条件。应加强患者的营养,增加优质蛋白质的摄入,纠正负氮平衡,补充富含维生素和微量元素的食物,遵医嘱使用药物,促进创口的愈合。对于水肿者,应限制水、钠摄入。

3.积极防治并发症

压疮若处理不当或不及时可并发全身感染,引起败血症。护理人员应协助医生及时、正确地处理创面,全面提高老年人的机体抵抗力,加强外源性感染的预防。严密观察压疮局部,动态监测生命体征,警惕感染的发生。一旦发生感染,遵医嘱给予敏感抗生素。

4.健康指导

向患者、家属及照顾者讲解压疮的形成机制、预防措施、临床表现、各期进展规律和治疗、护理要点,指导老年人做到以下几点。

(1)定时变换体位,借助海绵垫等辅助物保护易受压部位,避免局部组织长期受压,一般每两小时翻身 1 次,必要时每小时 1 次,同时建立翻身记录卡,翻身时要注意方法,最好从仰卧位转至左侧斜或右侧斜 30°,避免置于侧位 90°。

(2)保持皮肤清洁干燥,避免摩擦力、剪切力、局部潮湿等不良刺激。

(3)调整饮食结构,增强营养,适当运动,保持良好心情。

(4)学会进行自我护理。

第五节 老年肺炎

老年肺炎是指发生于老年人终末气道、肺泡和间质的炎症,是老年人的常见病,其发病率随年龄的增长而升高。因老年肺炎患者肺功能基础差,常合并多种基础疾病,易出现多器官功能损害,病死率高。老年人肺炎的临床表现常不典型,起病急骤,发展迅速,常有受凉、淋雨、劳累、病毒感染等诱因,开始可无发热、咳嗽、咳痰、胸痛、寒战等肺炎常见症状,而是以恶心、呕吐、食欲缺乏、腹泻、乏力、意识状态改变等消化系统和神经系统症状出现,因此易漏诊而延误治疗。

一、概述

(一)病史

1.病因和既往史

老年肺炎绝大多数由感染所致,细菌是主要病原体。相关病因主要有:

(1)年龄>65 岁:随着年龄的增长,老年人肺脏的结构、功能和横膈位置会发生变化,气道净化能力下降,影响肺的天然防御机制。

(2)合并基础疾病:慢性基础疾病是老年肺炎最重要的危险因素,如合并慢性阻塞性肺疾病(COPD)、糖尿病、充血性心力衰竭、恶性肿瘤、神经系统疾病等。

(3)不显性吸入咽喉部的定植菌:不显性吸入在老年人,尤其是存在中枢神经系统疾病的老年人中很常见,发生原因主要是咽喉功能减退或受抑制,表现为咳嗽和吞咽反射障碍,当进食和睡眠时将咽喉部的定植菌吸入下气道而导致肺炎发生。

(4)其他:如纤毛黏液装置功能下降、宿主防御功能减退、营养不良、集体居住、近期住院、气管插管或留置胃管、健康状态较差、吸烟和近期手术等。

2.分类

按肺炎患病的环境分成两类:

(1)社区获得性肺炎(CAP)。是指在医院外罹患的感染性肺实质炎症,包括具有明确潜伏期的病原体感染在入院后平均潜伏期内发病的肺炎。传播途径为吸入飞沫、空气或血源传播,耐药菌普遍。

（2）医院获得性肺炎（HAP）。指患者在入院时既不存在、也不处于潜伏期，而在入院48小时以后发生的肺部感染，也包括出院后48小时内发生的肺炎。其中以呼吸机相关性肺炎最为多见，治疗和预防较困难。

除了在医院，在老年护理院生活的人群的肺炎易感性亦高，临床特征和病因学分布介于CAP和HAP之间，可按HAP处理。

3.病原菌评估

CAP中以肺炎链球菌为最主要的致病菌。HAP以革兰阴性杆菌最常见，其中又以克雷白杆菌及铜绿假单胞菌最常见，金黄色葡萄球菌、肺炎链球菌和厌氧菌也多见。

（二）身体状况

1.一般评估

评估患者精神状态，有无急性病容，有无面颊绯红、口唇发绀、皮肤黏膜出血、浅表淋巴结肿大等，有无食欲减退、乏力、精神萎靡、恶心、呕吐。

2.生命体征与意识状况评估

评估有无生命体征异常，如呼吸频率加快和节律异常、心动过速、血压下降、体温升高或下降等；判断患者意识是否清楚，有无烦躁、嗜睡、惊厥和表情淡漠等意识障碍。

3.咳嗽和吞咽功能评估

评估患者有无咳嗽和吞咽反射障碍。可采用洼田饮水试验量表进行评估。让患者端坐，喝下30mL温开水，观察其喝水所需时间及呛咳情况。

4.临床表现

起病缓慢，多数患者无高热、咳嗽、咳痰、胸痛等典型呼吸道症状，首发症状常表现为呼吸加快及呼吸困难。与呼吸道症状轻微或缺如相反，老年肺炎患者全身中毒症状常表现明显，主要有食欲减退、乏力、精神萎靡、恶心呕吐、心率增快、心律失常、谵妄、意识模糊，重症者血压下降，甚至昏迷。因可能有潜在的器官功能不全，易并发呼吸衰竭、心力衰竭、休克、弥散性血管内凝血（DIC）、电解质紊乱和酸碱平衡紊乱等严重并发症。体征上可出现脉速、呼吸快，胸部听诊可闻及湿啰音，或伴有呼吸音减弱及支气管肺泡呼吸音。

5.日常自理能力评估

采用日常生活活动能力评定表（Barthel）评估患者的生活自理情况，对中、重度依赖患者及时提供日常生活帮助。

（三）实验室及其他检查

1.炎症标志物

外周血白细胞和中性粒细胞升高不明显，需要借助其他血液炎症指标如C反应蛋白、红细胞沉降率、降钙素原等进行综合判断。

2.影像学检查

胸部影像异常是诊断肺炎的重要标志。胸部X线检查显示片状、斑片状浸润性阴影或间质性改变，伴或不伴有胸腔积液。胸部CT检查出现新的或进展性肺部浸润影。

3.痰标本检测

最常见的病原学检查方法是痰涂片镜检及痰培养,具有简便、无创等优点,但由于口咽部存在大量定殖菌,经口中咳出的痰标本易受污染,必要时可经人工气道吸引或经纤维支气管镜通过防污染样本毛刷获取标本。

(四)心理－社会状况

老年肺炎患者因病程长而可能引起烦躁或抑郁等负性情绪,应注意评估患者家属对患者病情和预后的态度,以及家庭的照顾和支持能力。

二、治疗原则

(一)一般治疗

老年肺炎一旦确诊,应住院治疗。卧床休息,室内保持空气新鲜和适宜的温度和湿度,以利于气道的湿化和痰的稀释排出。环境应保持安静,以利于患者的睡眠和休息。发热和呼吸急促的患者不显性失水增加,应予以补液并维持水电解质和酸碱平衡以减少并发症。如伴有胸痛可用少量镇痛药,体温过高者应予以降温,以免诱发或加剧心律失常、心力衰竭或急性冠状动脉供血不足,但要避免大量给予解热镇痛药致使患者大汗淋漓而虚脱。止咳平喘和祛痰剂的应用,一般有利于解除支气管痉挛和痰液的稀释排出,但应避免应用强效镇咳剂,以防止咳嗽中枢受抑制,痰液不能有效咳出,导致气道阻塞和感染加重。原来应用免疫抑制剂(如大剂量激素、化疗药物等)者应尽可能减量或停用,以便恢复患者的宿主防御功能。应尽量避免麻醉剂、大量镇静安定剂或中枢神经系统抑制剂的应用,以避免药物对呼吸中枢、咳嗽和呕吐反射的抑制。痰液黏稠、咳痰困难者可给予湿化治疗、翻身叩背和体位引流,保持呼吸道通畅。低氧血症者给予氧疗。改善患者的营养,保证每天摄入足够的热量,保证足量蛋白质和维生素的摄入,纠正贫血和低蛋白血症,不仅可增强机体的防御功能,也有利于损伤组织的修复和感染的控制。鼓励适当的活动,卧床不起和衰弱者予以肢体按摩和被动活动,可减少肢体静脉血栓形成或肺栓塞的发生。注意通便并避免过度用力。伴发的基础疾病如糖尿病、心力衰竭、冠心病、心绞痛和心律失常等也应同时积极治疗。

(二)抗菌药物的应用

正确选用抗生素是治疗老年细菌性肺炎的关键,一旦确诊肺炎,宜尽早应用足量抗生素,必要时联合用药,并适当延长疗程。开始时可进行经验性治疗,经验性选药的思路主要是分析患者是社区获得性还是医院获得性感染肺炎,根据当地的流行病学资料、患者的临床象、血常规和胸部 X 线估测主要致病原,并综合考虑本地区和本医院各种抗生素及细菌耐药情况的调查、患者既往应用抗菌药物的资料及单位药源供应情况。社区获得性肺炎的经验性选药,抗菌谱应包括肺炎链球菌、流感嗜血杆菌和革兰阴性杆菌。有地区性流行性感冒、军团菌或支原体流行时,抗菌谱还应包括金黄色葡萄球菌、军团菌或支原体。大多数医院获得性肺炎是由吸入口咽部的定植菌引起的,选用抗菌药物的抗菌谱应包括革兰阴性杆菌、嗜氧革兰阳性菌和某些厌氧菌。气管切开和应用机械通气的患者应包括铜绿假单胞菌。

经过痰涂片、培养或各种免疫学检查,在明确肺炎致病原以后,可有针对性地来选择抗菌药物。可根据细菌的药物敏感试验结果和经验性治疗的初始反应来决定是否更换或调整抗生素。

老年肺炎抗生素的选择还需根据患者的病情,个体化用药。若患者不是高龄,平时的健康状态尚好,没有严重的慢性疾病和重要脏器功能不全,则可选用较一般的抗生素,在体温、血常规正常和痰液变白以后 3~5d 停药观察。若患者高龄、基础状况差,伴有严重慢性病和肺炎并发症或肺炎中毒症状很严重,则可选用强效广谱抗生素或联合用药,力争尽早控制感染。一般认为,青霉素加氨基糖苷类药物或头孢菌素加氨基糖苷类药物有协同抗菌作用,而青霉素加头孢菌素有扩大抗菌谱和药效相加作用。治疗这类老年肺炎疗程应适当延长,在体温、血常规和痰液正常 5~7d 后再考虑停药。肺炎治疗过程中应复查胸片,原则上抗菌药物应用到肺阴影基本或完全吸收,至少应大部分吸收。但部分老年人,尤其是患有 COPD 或长期卧床者,两肺底常可听到细湿啰音,不必为此而长期应用抗生素。

(三)老年人用药的特殊考虑

抗菌药物和呼吸系统常用药物的药理学性质、药物剂量和用药方法可参见相关书籍。需要强调的是,临床医生为治疗老年肺炎选用药物时,应充分考虑老年人的以下特点:由与年龄相关的生物学和生理学改变而引起的药物代谢动力学改变,可导致对肺炎疗效不佳和增加药物的不安全性。发生药物不良反应的危险性随年龄增长而增加,老年人往往同时患有多系统或多种慢性疾病,自身稳定和调节功能受损,常应用多种药物,这些因素共同作用,常增加了药物对器官功能的易损性和药物间相互作用的复杂性。应详细了解老年肺炎患者伴存的所有疾病和所用药物的相互影响,以确保药物治疗的安全和有效。

肝脏是药物代谢的主要场所,肝脏血流是肝脏药物清除的主要限速因素之一。研究表明,年龄从 25 岁至 65 岁,肝脏血流减少 40%~45%。不少药物通过肝微粒体氧化来代谢,肝微粒体酶随着年龄的增长而减少,因此老年人对某些药物的清除能力降低。然而其对一些代谢方式相似的药物并未显示清除力降低,说明老化对药物代谢的真正影响机制尚不完全清楚。当然,无论什么年龄都存在显著的个体差异,有很多其他药理学和内外环境的因素(如饮酒、吸烟、喝咖啡等)可能影响药物代谢。

正常的老化过程明显影响肾功能,减少肾脏对药物的排出,肾小球滤过率(GFR)、肾小管的分泌和重吸收功能均随年龄的增加逐渐减低。因此,有赖于肾小管滤过率(如氨基糖苷类)和肾小管分泌(如青霉素)来排出的药物将随着年龄的增长,排出率降低。某些疾病如高血压、动脉硬化、糖尿病等对肾功能有严重危害。因此,在选择抗生素种类和剂量前,应详细了解和评价患者的肾功能情况。仅凭血肌酐来评估老年人的肾功能是不可靠的,因为老年人瘦肉肌群和肌酐产量减少,可以不使肾功能减低者的血肌酐增高,而实际上 GFR 已显著减低。最好根据实际测量患者的 GFR 来确定药物剂量,但这在临床上并不方便和实用。Cockroft 和 Gault 推导了一个公式,可根据患者的年龄和血清肌酐来推算肌酐清除率(CLcr)的近似值。其公式为:

男性 CLcr=[(140-年龄)×体重]/72×血肌酐

女性 CLcr=0.85×男性 CLcr

药物剂量一般可根据以上计算的 CLcr 值来调整。主要由肾脏排泄,具有较大肾毒性的药物(如氨基糖苷类、万古霉素)应通过监测血药浓度来调整剂量和给药方案。

已有研究表明,药物不良反应的发生率随年龄增长而增加,增加药物不良反应的危险因素有低治疗比率(有效剂量和中毒量相近)药物(如氨基糖苷类、茶碱)、应用多种药物、同时罹患多种慢性疾病和改变药物的排出。尤其是应用多种药物,可使药物不良反应呈指数而不是线性的增加。病理性疾病状态和老年人的生理学变化可改变老年肺炎患者体内药物的代谢和排出。老年人系统性疾病的发生率高,因此老年肺炎患者对抗菌药物的选择,应尽量避免对已受损器官有不良影响,如慢性肾损害者应禁用氨基糖苷类药物。

三、护理

(一)一般护理

1.环境与休息

保持室内空气新鲜,温度控制在 $18\sim25℃$ 为宜。住院早期应卧床休息,并发休克者取仰卧中凹位,头胸部抬高约 20% ,下肢抬高约 $30°$,以利于呼吸和静脉血回流。同时给予高流量吸氧,协助患者翻身,拍背,必要时予以机械吸痰。

2.饮食护理

提供足够热量、蛋白质和维生素的流质或半流质食物,以补充高热引起的营养物质消耗,饮食宜清淡易消化。鼓励患者多饮水,每日 $1500\sim2000mL$,以保证足够的摄入量,并利于稀释痰液。忌烟酒,少食辛辣刺激性食物,以免产生过度咳嗽。可多食雪梨、百合、银耳等润肺的食物。

(二)病情观察

1.意识与生命体征观察

观察患者精神和意识状态,有无精神萎靡、表情淡漠、烦躁不安、神志模糊等。老年肺炎并发症严重,应严密观察患者的神志、呼吸、血压、心率及心律等变化,有无心率加快、脉搏细速、血压下降、脉压变小、体温不升或高热、呼吸困难等,警惕呼吸衰竭、心力衰竭、休克等并发症的发生,必要时予以心电监护。

2.血氧饱和度观察

观察血氧饱和度有无下降、血气分析有无 PaO_2 减低和(或) $PaCO_2$ 升高。

3.水电解质及 24h 出入液量的观察

观察有无水电解质紊乱、酸碱失衡及出入液量不平衡以及少尿无尿的发生。

4.痰液的观察

观察痰液的性状、黏稠度,有无特殊的气味。

(三)用药护理

遵医嘱使用抗生素,观察疗效和不良反应。应用头孢唑林钠(先锋 V)可出现发热、皮疹、胃肠道不适等不良反应;喹诺酮类药物(氧氟沙星、环丙沙星)偶见皮疹、恶心等不良反应;氨基糖苷类抗生素有肾、耳毒性,老年人或肾功能减退者应特别注意有无耳鸣、头晕、唇舌发麻等不良反应。患者一旦出现严重不良反应,应及时与医生沟通并做相应处理。

(四)基础与生活护理

1.做好口腔、会阴护理

鼓励患者经常漱口,口唇疱疹者局部涂抗病毒软膏,防止继发感染。生活不能自理者做好口腔护理。留置导尿者加强会阴护理,及时留取中段尿培养。

2.卧床休息,注意保暖

高热患者应卧床休息,以减少氧耗量,缓解头痛、肌肉酸痛等症状。病室应尽可能保持安静并维持适宜的温度、湿度。

3.床头抬高,防止发生误吸

保持呼吸道通畅,床头抬高。鼓励患者自主咳嗽,咳出痰液,并给予祛痰药。经常改变体位、叩背排痰,必要时雾化吸入稀释痰液的药物以利于排痰。除非干咳剧烈者,否则一般不用镇静药和少用止咳剂。

4.做好高热护理

可采用温水擦浴、冰袋、冰帽等物理降温措施,以逐渐降温为宜,防止虚脱发生。当患者大汗时需及时协助擦拭和更换衣裤,避免受凉。必要时遵医嘱使用退烧药,静脉补充因发热而丢失的水分和盐,加快毒素排出和热量散发。控制补液速度,避免速度过快导致急性肺水肿发生。

(五)专科护理

1.氧疗护理

低流量吸氧的流量是 $1\sim 2L/min$、中流量吸氧的流量是 $2\sim 4L/min$、高流量吸氧流量是 $4\sim 6L/min$,对急性期患者给予中高流量吸氧,维持 $PaO_2>60mmHg$,$SpO_2>90\%$,及时添加湿化水并做好吸氧装置的消毒。

2.气道护理

指导患者进行有效咳嗽,协助叩背以促进痰液排出。无效者可以采用负压吸引器吸痰。

痰液黏稠者可以予以雾化吸入稀释痰液。机械通气患者吸痰需严格遵循无菌操作,评估痰液黏稠度,按需湿化。

3.抗生素使用护理

老年肺炎患者使用抗生素时间一般较长,用药品种多,不良反应发生率高,要重视长期使用广谱抗生素而导致的二重感染,观察患者口腔黏膜有无霉菌生长、有无腹泻发生,及时留取大便培养。

4.痰液标本采集

痰标本采集方法主要有两种:

(1)自然咳痰法:最常用,留取方法简便。其要点是:患者晨起后首先以清水漱口数次,以减少口腔杂菌污染;之后用力咳出深部第一口痰,并留于加盖的无菌容器中;标本留好后尽快送检,一般不超过 2h;若患者无痰,可用高渗盐水(3%~10%)雾化吸入导痰。

(2)经环甲膜穿刺气管吸引或经纤维支气管镜使用防污染样本毛刷留取痰标本:可防止咽喉部定植菌污染痰液标本,对肺部感染的病因判断和药物选用有重要价值。

(六)心理护理

关心、安慰患者,认真倾听其主诉,耐心细致地解释治疗情况及取得的成效,及时采取措施缓解患者不适,使患者能够积极配合治疗。

(七)康复护理

1.肺功能训练

(1)缩唇呼气:通过缩唇形成的微弱阻力来延长呼气时间,增加气道压力,延缓气道塌陷。操作要领:闭嘴经鼻吸气,然后通过缩唇(吹口哨样)缓慢呼气,同时收缩腹部。

吸气与呼气时间比为 1:2 或 1:3。缩唇的程度与呼气流量:以能使距口唇 15~20cm 处、与口唇等高水平的蜡烛火焰随气流倾斜又不至于熄灭为宜。

(2)膈式或腹式呼吸:患者可取立位、平卧位或半卧位,两手分别放于前胸部和上腹部。用鼻缓慢吸气时,膈肌最大程度下降,腹肌松弛,腹部凸出,手感到腹部向上抬起。呼气时经口呼出,腹肌收缩,膈肌松弛,膈肌随腹腔内压增加而上抬,推动肺部气体排出,手感到腹部下降。另外,可以在腹部放置小枕头、杂志或书帮助训练腹式呼吸。如果吸气时物体上升,证明是腹式呼吸。

缩唇呼气和腹式呼吸每天训练 3~4 次,每次重复 8~10 次。

2.其他运动训练

如有氧运动、配合步行、爬楼梯、做体操等全身运动,以提高通气功能。

(八)出院指导

1.疾病指导

避免上呼吸道感染、淋雨受寒、过度疲劳、醉酒等诱因。加强体育锻炼,增加营养。长期卧床者应注意经常改变体位、翻身叩背,随时咳出气道内痰液。易感人群如年老体弱者、慢性病患者可接种流感疫苗、肺炎疫苗等,以预防发病。

2.用药指导

指导患者遵医嘱、按疗程用药,出院后定期随访。出现高热、心率增快、咳嗽、咳痰、胸痛等症状及时就诊。

3.饮食指导

饮食宜清淡、易消化,含高热量、高蛋白、高维生素的流质或半流质饮食,注意少量多餐,补充足够的水分。

4.运动训练指导

指导患者坚持有氧运动、配合步行、爬楼梯、做体操等全身运动,以提高通气功能。

5.健康行为指导

饮食营养均衡、戒烟忌酒、加强体育锻炼,增强体质,提高机体抵抗力。

第六节 慢性阻塞性肺疾病

慢性阻塞性肺疾病(COPD)是指由于慢性气道阻塞引起肺通气功能障碍的一组疾病。是严重危害老年人健康的常见病、多发病。在中国,40 岁以上人群 COPD 患病率为 8.2%,且男性多于女性,给患者及其家庭、社会带来沉重的经济负担。慢性支气管炎和肺气肿是导致

COPD 的最常见疾病。

一、概述

(一)病史

1.病因和既往史

确切的病因不清楚,目前认为与肺部对香烟、烟雾等有害气体或有害颗粒的异常炎症反应有关。COPD 多由慢性支气管炎(简称慢支)和慢性阻塞性肺气肿(简称肺气肿)发展而来。当慢支或肺气肿患者病情严重到一定程度,肺功能检查出现气流受限,并且气流受限不能完全可逆时,则诊断 COPD。慢支是指支气管壁的慢性非特异性炎症,其诊断标准是除其他原因引起的慢性咳嗽外,每年咳嗽、咳痰(或伴喘息)至少 3 个月,并连续 2 年或更长。肺气肿系指终末细支气管远端气腔出现异常持久的扩张,并伴有肺泡壁和细支气管壁的破坏而无明显肺纤维化。肺气肿典型的临床表现是逐渐加重的呼吸困难和肺气肿体征。

2.危险因素评估

COPD 发病是遗传因素与环境因素共同作用的结果。

(1)遗传因素:某些遗传因素可增加 COPD 发病的危险性,已知的遗传因素为 α1－抗胰蛋白酶(α1－AT)缺乏。蛋白水解酶对组织有损伤、破坏作用,能分解弹力纤维,引起肺气肿病变。抗胰蛋白酶对弹性蛋白等多种蛋白酶有抑制作用,其中 α1－抗胰蛋白酶是功能最强的一种。蛋白酶和抗蛋白酶维持平衡是保证肺组织正常结构免受损伤和破坏的主要因素。蛋白酶增多或抗蛋白酶不足均可导致肺气肿。

(2)环境因素。

1)吸烟和被动吸烟:吸烟是发生 COPD 最常见的危险因素。吸烟者呼吸道症状、肺功能受损程度以及患病后病死率均明显高于非吸烟者。吸烟时间愈长,吸烟量愈大,患病率愈高,戒烟后可使病情减轻。

2)生产性粉尘和化学物质:当吸入各种粉尘和其他有害烟雾,浓度过大或接触时间过长可引起 COPD 的发生。

3)室内外空气污染:刺激性烟雾、粉尘、大气污染的慢性刺激,常为本病的诱发因素之一。室内使用生物燃料烹饪和取暖所致的室内空气污染是 COPD 发生的危险因素之一。

4)感染:病毒和细菌感染也是 COPD 急性加重、发生、发展的重要原因之一,儿童期严重的下呼吸道感染与成年后肺功能的下降及呼吸道症状有关。

3.病原菌评估

病毒、支原体、细菌等感染是慢性支气管炎发生发展的重要原因之一。病毒感染以流感病毒、鼻病毒、腺病毒和呼吸道合胞病毒较为常见。细菌感染常继发于病毒感染,常见病原体为肺炎链球菌、流感嗜血杆菌、卡他莫拉菌和葡萄球菌等。

(二)身体状况

1.生命体征及意识状态评估

做好生命体征监测,发热时定时测量体温。观察评估患者有无缺氧及二氧化碳潴留的相关症状和体征:有无气短、气喘及呼吸费力,有无烦躁不安、神志恍惚、谵妄或昏迷等意识状态的改变。观察咳嗽、咳痰情况,痰液的性质及量。

2.呼吸困难程度

采用改良版英国医学研究委员会呼吸问卷,对呼吸困难严重程度进行评估。

3.心肺功能评估

根据 FEV1(第一秒用力呼气量)/FVC(用力肺活量)、预计值下降的幅度,对 COPD 的严重程度分级。6min 步行距离测试,行走距离<150m 提示重度心功能不全。

4.营养状况评估

当 BMI<21kg/m2 时患者的病死率增加。虽然 FEV1 占预计值的百分数对反映 COPD 严重程度、患者的健康状况及病死率有一定价值,但不能完全反映 COPD 复杂的严重情况。研究证明体重指数(BMI)和呼吸困难分级对 COPD 的生存率具有较好的预测价值。

因此,目前认为将 FEV1、呼吸困难分级、BMI 和 6min 步行距离组成一个综合的多因素分级系统,分别从气流受限程度、症状、患者的营养状况和运动耐力四个方面对 COPD 的严重程度进行综合评价,比单纯 FEV1 能更好地反映 COPD 的预后。

5.症状与生活质量评估

采用 COPD 评估测试(CAT)问卷进行评估。

(三)实验室及其他检查

1.肺功能检查

是判断气流受限的主要客观指标,对 COPD 诊断、严重程度评价、疾病进展、预后及治疗反应等有重要意义。

(1)FEV1(第一秒用力呼气量)/FVC(用力肺活量)占预计值的百分数:分别为评价气流受限的敏感指标和评估 COPD 严重程度的良好指标,吸入支气管舒张药后 FEV1/FVC<70% 及 FEV1<80%预计值者,可确定患者存在不能完全可逆的气流受限。

(2)肺总量(TLC)、功能残气量(FRC)和残气量(RV)增高,肺活量(VC)减低,表明肺过度充气,有参考价值。

(3)肺一氧化碳弥散量(DLCO)及其肺泡通气量(AVV)比值下降,对诊断有参考价值。

2.X 线检查

X 线片改变对 COPD 诊断特异性不高,主要用于肺部并发症及其他肺疾病鉴别之用。患者早期胸片可无变化,以后可出现肺纹理增粗、紊乱等非特异性改变,也可出现肺气肿改变。

3.痰标本检测

痰培养可能检出病原菌。常见病原菌为肺炎链球菌、流感嗜血杆菌、卡他莫拉菌、肺炎克雷白杆菌等。

4.其他

COPD 并发细菌感染时,外周血白细胞增高,核左移。中性粒细胞增多,血红蛋白、红细胞计数和血细胞比容可增高。血气分析中 PaO_2<60mmHg,伴或不伴有 $PaCO_2$>50mmHg,提示呼吸衰竭。如 pH<7.30,PaO_2<50mmHg,$PaCO_2$>70mmHg,提示病情危重。

(四)心理-社会状况

有无焦虑、孤独、失眠及忧郁等,评估家庭成员及社会对患者的照顾能力和支持以及经济状况。

二、治疗原则

治疗目的是为了减轻症状,阻止病情发展;缓解或阻止肺功能下降;改善活动能力,提高生活质量;降低病死率。

教育与督促患者戒烟(迄今被证明可有效延缓肺功能进行性下降的措施仅有戒烟);使患者了解 COPD 的病理、生理与临床基础知识;掌握一般和某些特殊的治疗方法;学会自我控制病情的技巧,如腹式呼气及缩唇呼气锻炼等;了解赴医院就诊的时机;社区医生定期随访。

控制职业性或环境污染:避免或防止粉尘、烟雾及有害气体吸入。

(一)药物治疗

药物治疗用于预防和控制症状,减少急性加重的频率和严重程度,提高运动耐力和生活质量。根据疾病的严重程度,逐步增加治疗,如果没有出现明显的药物不良反应或病情的恶化,应在同一水平维持长期的规律治疗。根据患者对治疗的反应及时调整治疗方案。

1.支气管舒张剂

可松弛支气管平滑肌、扩张支气管、缓解气流受限,是控制 COPD 症状的主要治疗措施。短期按需应用可缓解症状,长期规律应用可预防和减轻症状,增加运动耐力,但不能使所有患者的 FEV1 都得到改善。与口服药物相比,吸入剂不良反应小,因此多首选吸入治疗。

主要的支气管舒张剂有 β_2 受体激动药、抗胆碱药及甲基黄嘌呤类,根据药物的作用及患者的治疗反应选用。不同作用机制与作用时间的药物联合可增强支气管舒张作用、减少不良反应。β_2 受体激动药、抗胆碱药物和(或)茶碱联合应用,肺功能与健康状况可获进一步改善。

(1)β_2 受体激动药:主要有沙丁胺醇、特布他林等,为短效定量雾化吸入剂,数分钟内开始起效,15～30min 达到峰值,持续疗效 4～5h,每次剂量 100～200μg,24h 内不超过 8～12μg。主要用于缓解症状,按需使用。福莫特罗为长效定量吸入剂,作用持续 12h 以上,与短效 β_2 受体激动药相比,维持作用时间更长。福莫特罗吸入后 1～3min 起效,常用剂量为 4.5～9g,每日 2 次。

(2)抗胆碱药:主要品种有异丙托溴铵气雾剂,可阻断 M 胆碱受体。定量吸入时,开始作用的时间比沙丁胺醇等短效 β_2 受体激动药慢,但持续时间长,30～90min 达最大效果,维持 6～8h,每次剂量为 40～80μg,每天 3～4 次。该药不良反应小,长期吸入可改善 COPD 患者的健康状况。噻托溴铵选择性作用于 M_3 受体,为长效抗胆碱药,作用长达 24h 以上,吸入剂量为 18μg,每天 1 次。长期吸入可增加深吸气量,减低呼气末肺容积,进而改善呼吸困难,提高运动耐力和生活质量,也可减少急性加重频率。

(3)茶碱类药物:可解除气道平滑肌痉挛,广泛用于 COPD 的治疗。另外,还有改善心搏血量、舒张全身和肺血管,增加水盐排出,兴奋中枢神经系统、改善呼吸肌功能以及某些抗感染等作用。但总的来看,在一般治疗量的血药浓度下,茶碱其他多方面的作用不是很突出。缓释型或控释型茶碱每天 1 次或 2 次口服可达稳定的血浆浓度,对 COPD 有一定效果。茶碱血药浓度监测对估计疗效和不良反应有一定意义。血茶碱浓度大于>5mg/L 即有治疗作用;>15mg/L 时不良反应明显增加。吸烟,饮酒,服用抗惊厥药、利福平等可引起肝脏酶受损并缩短茶碱半衰期;老年人、持续发热、心力衰竭和肝功能明显障碍者,同时应用西咪替丁、大环内酯类药物(红霉素等)、氟喹诺酮类药物(环丙沙星等)和口服避孕药等都可能使茶碱血药浓度增加。

2.糖皮质激素

COPD 稳定期内长期应用糖皮质激素吸入治疗并不能阻止其 FEV1 的降低趋势。长期规律的吸入糖皮质激素较适用于 FEV1＜50％预计值（Ⅲ级和Ⅳ级）并且有临床症状以及反复加重的 COPD 患者。这一治疗可降低急性加重频率，改善生活质量。联合吸入糖皮质激素和 β_2 受体激动药，比各自的单用效果好，如布地奈德/福莫特罗、氟替卡松/沙美特罗两种联合制剂。对 COPD 患者不推荐长期口服糖皮质激素治疗。

3.其他药物

(1)祛痰药：COPD 患者气道内可产生大量黏液分泌物，可促使继发感染，并影响气道通畅。应用祛痰药有利于气道引流通畅，改善通气，但除少数有黏痰患者获效外，总的来说效果并不十分确切。常用药物有盐酸氨溴索、乙酰半胱氨酸等。

(2)抗氧化剂：COPD 气道炎症使氧化负荷加重，加重 COPD 的病理、生理变化。应用抗氧化剂如 N－乙酰半胱氨酸可降低疾病反复加重的频率。

(3)免疫调节剂：可能对降低 COPD 急性加重严重程度具有一定的作用。但尚未得到确证，不推荐做常规使用。

(4)疫苗：流感疫苗可减少 COPD 的严重程度和死亡率，可每年给予 1 次（秋季）或 2 次（秋、冬）。它含有灭活的或活的、无活性的病毒，应每年根据预测的病毒种类制备。肺炎球菌疫苗含有 23 种肺炎球菌荚膜多糖，已在 COPD 患者中应用，但尚缺乏有力的临床观察资料。

(5)中医治疗：辨证施治是中医治疗的原则，对 COPD 的治疗亦应据此原则进行。

（二）氧疗

长期家庭氧疗（LTOT）对具有慢性呼吸衰竭的患者可提高生存率。对血流动力学、血液学特征、运动能力、肺生理和精神状态都会产生有益的影响。长期家庭氧疗应在Ⅳ级即极重度 COPD 患者应用，具体指征：$PaO_2 \leqslant 55mmHg$ 或 $SaO_2 \leqslant 88\%$，可伴有高碳酸血症；PaO_2 55～60mmHg，或 $SaO_2 < 89\%$，并有肺动脉高压、心力衰竭、水肿或红细胞增多症（血细胞比容＞0.55）。一般用鼻导管吸氧，氧流量为 1.0～2.0L/min，吸氧时间 10～15h/d。长期氧疗的目的是使患者在海平面水平，静息状态下，达到 $PaO_2 \geqslant 60mmHg$ 和（或）使 SaO_2 升至 90％，这样才可维持重要器官的功能，保证周围组织的氧供。

（三）康复治疗

可使进行性气流受限、严重呼吸困难而很少活动的患者改善活动能力，提高生活质量，是 COPD 患者一项重要的治疗措施。它包括呼吸生理治疗、肌肉训练、营养支持、精神治疗与教育等多方面措施。在呼吸生理治疗方面包括帮助患者咳嗽，用力呼气以促进分泌物清除；使患者放松，进行缩唇呼气，以及避免快速浅表的呼吸，帮助克服急性呼吸困难等措施。在肌肉训练方面有全身性运动与呼吸肌锻炼，前者包括步行、登楼梯、踏车等，后者有腹式呼吸锻炼等。在营养支持方面，应要求达到理想的体重，同时避免糖类过高类饮食和过高热量摄入，以免产生过多二氧化碳。

三、护理

（一）一般护理

1.环境与休息

(1)环境：COPD 患者居住的房间室温保持在 18～24℃，相对湿度以 50％～70％为宜。房间通风良好、阳光充足,避免或防止粉尘、烟雾及有害气体。

(2)休息与活动:病情较轻者可适当活动,循序渐进地增加活动量,以活动后不感到明显的胸闷气急为宜,重症者应卧床休息。

2.卧位护理

协助患者采取舒适体位,中度以上 COPD 急性加重期患者应卧床休息,对于因呼吸困难不能平卧者采取半卧位或坐位,身体前倾,并使用枕头、靠背架或床边桌等支撑物增加患者舒适度。

3.饮食护理

应制订高热量、高蛋白质、高维生素的饮食计划。正餐进食量不足时,应安排少量多餐,避免在餐前和进餐时过多饮水。腹胀患者应进软食,避免进食产气食物,如汽水、啤酒、豆类、马铃薯和胡萝卜等;避免易引起便秘的食物,如油煎食物、干果、坚果等。

(二)病情观察

1.意识及生命体征观察

定期监测动脉血气,密切观察患者有无头痛、烦躁不安、表情淡漠、神志恍惚、精神错乱、嗜睡和昏迷等表现,判断呼吸困难类型并动态评估患者呼吸困难的严重程度。

2.缺氧的观察

轻度缺氧主要表现为气短加重,伴有喘息、胸闷、咳嗽加剧、痰量增加、痰呈脓性,以及有发热等,也可伴有全身不适症状。中重度缺氧可以出现静息状态下呼吸困难,新出现发绀、外周水肿、咳嗽、咳痰、呼吸困难症状加重,可以出现慢性心力衰竭等比较严重的症状。动脉血气分析对确定低氧血症、高碳酸血症和酸碱失衡,判断呼吸衰竭的类型有重要价值。

3.电解质及出入液量观察

严密观察有无水电解质紊乱、酸碱失衡,有无出入液量不平衡、少尿无尿的发生。

4.活动耐力观察

早期在劳力时出现气短或呼吸困难,以后逐渐加重,以至在日常活动甚至休息时也感到气短。慢支患者如在慢性咳嗽、咳痰基础上出现了逐渐加重的呼吸困难常提示已发生了肺气肿。

5.痰液观察

患者平时痰液多为白色黏液或浆液性泡沫痰,合并感染时,痰量增多,转为黏液脓性痰,偶有血丝痰。

(三)用药护理

1.平喘药使用护理

短期按需应用以缓解症状,长期规律应用以减轻症状。

(1)β_2肾上腺素受体激动剂:可通过吸入或口服应用。沙丁胺醇气雾剂,每次 $100\sim200\mu g$($1\sim2$ 揿),定量吸入,疗效持续 $4\sim5h$。长效制剂如沙美特罗等,每天仅需吸入 2 次。

(2)抗胆碱能药:异丙托溴铵气雾剂,定量吸入,每次 $40\sim80\mu g$($2\sim4$ 揿),每天 3~4 次。

(3)茶碱类:茶碱缓(控)释片 0.2g,每 12 小时 1 次;氨茶碱 0.1g,每天 3 次。

教会患者正确吸入平喘药物:打开盖子,均匀摇晃药液;深呼气至不能再呼出时张口将吸入器喷嘴置于口中,双唇包住咬口,以深而慢的方式进行吸气,吸气的同时以手指按压喷药;吸气末屏气 10~15s,然后缓慢呼气;休息 3min 后可重复使用一次。如吸入药物中含有糖皮质激素,一定要充分漱口。观察患者有无心悸、骨骼肌震颤、低血钾等不良反应。

2.糖皮质激素使用护理

目前认为 FEV1<50%预计值并有并发症或反复加重的 COPD 患者可规律性吸入糖皮质激素治疗,有助于降低急性发作频率,提高生活质量。吸入糖皮质激素药物治疗的全身反应小,少数患者可出现声音嘶哑、咽部不适和口腔念珠菌感染,指导患者吸药后及时用清水充分漱口。口服用药宜在饭后服用,以减少对胃肠道黏膜的刺激。静脉使用糖皮质激素需注意观察有无消化道出血等相关并发症的发生。

3.镇静止咳药使用护理

止咳药物可选择复方甘草合剂 10mL,每天 3 次;宜在其他药物之后服用,服用后短时间内勿饮水。高血压、糖尿病、心脏病及消化性溃疡患者慎用。喷托维林是非麻醉性中枢镇咳药,注意观察有无口干、恶心、腹胀等不良反应。对二氧化碳潴留、呼吸道分泌物多的重症患者要慎用镇静类药物,如需使用,一定要加强观察是否有呼吸抑制和咳嗽反射减弱等情况发生。

4.抗生素使用护理

COPD 症状加重,特别是痰量增加并呈脓性时,应给予抗生素治疗。抗生素的选用需依据患者所在地常见病原菌类型及药敏情况决定,给予 β-内酰胺类抗生素、大环内酯类或喹诺酮类抗生素治疗。β-内酰胺类抗生素包括临床最常用的青霉素与头孢菌素,此类抗生素具有杀菌活性强、毒性低、适应证广及临床疗效好的优点。使用青霉素类药物一定要认真询问患者用药史,本人是否有相关药物过敏史和家族是否有相关药物过敏史,并进行青霉素皮试,皮试时备好青霉素急救盒,一旦发生过敏反应及时救治。大环内酯类抗生素使用时注意观察患者有无腹胀、腹痛、恶心、呕吐及腹泻等消化系统不良反应发生。因其对胃肠道刺激较大,需指导患者在饭后服用。定期复查肝功能,注意有无肝功能的改变。观察有无药物性皮疹及药物热等变态反应发生。喹诺酮类抗生素药物使用时要注意观察有无恶心、呕吐等胃肠道反应,头痛、头晕、睡眠不良等中枢神经系统反应;大剂量或长期应用该类药物需定期复查肝功能,防止肝功能损坏的发生。在使用抗生素的过程中,要注意观察药物疗效及有无口腔内真菌感染、腹泻等菌群失调的发生。

5.祛痰药使用护理

祛痰药物可选择溴己新 8~16mg,每天 3 次;服用该药物偶有恶心、胃部不适,减药或停药后症状可消失。该药物宜在饭后服用,有胃溃疡的患者慎用。也可选择盐酸氨溴索 30mg,每天 3 次;桃金娘油 0.3g,每天 3 次;盐酸氨溴索及桃金娘油不良反应较少,偶有轻微的胃部不适。

6.呼吸兴奋剂使用护理

常用药物有尼可刹米、洛贝林等,其通过刺激呼吸中枢或外周化学感受器,增加呼吸频率和潮气量,改善通气,以尼可刹米最常用,常规以 0.375~0.75g 静脉注射。使用原则:

(1)必须在保持气道通畅的前提下使用,否则会促发呼吸肌疲劳,并进而加重 CO_2 潴留。

(2)脑缺氧、脑水肿未纠正而出现频繁抽搐者慎用。

(3)患者的呼吸肌功能应基本正常。

（4）不可突然停药。呼吸兴奋剂主要用于以中枢抑制为主所致的呼吸衰竭，不宜用于以换气功能障碍为主所致的呼吸衰竭。

（四）基础与生活护理

第一，做好口腔、会阴护理。

第二，评估自理能力，协助患者生活护理，提高其自护能力。

第三，床头抬高，减轻呼吸困难。

第四，加强皮肤护理：保持床单位清洁整齐，督促并协助患者翻身，骨隆突处予以保护。

（五）专科护理

1.氧疗护理

持续低浓度吸氧，氧疗的指征是 $PaO_2 < 60mmHg$，常用鼻导管或可调气通气面罩吸氧。一般吸氧浓度为 $25\% \sim 35\%$，应避免吸入氧浓度过高而加重二氧化碳潴留。氧疗的目标为 PaO_2 维持在 $60 \sim 65mmHg$，并且二氧化碳潴留无明显加重。

2.气道护理

及时清除呼吸道分泌物，保持呼吸道通畅，是改善通气、防止和纠正缺氧与二氧化碳潴留的前提。根据患者的情况选择适合排痰的护理措施，必要时协助医生建立人工气道。

（1）深呼吸和咳嗽：患者取坐位，双肩放松，上体稍前倾，双臂可以支撑在膝上。卧床患者则应抬高床头，双膝屈曲，双肢支撑在床上。护士指导患者进行数次随意的深呼吸（腹式呼吸），吸气终了屏气片刻，然后进行咳嗽、咳痰。

（2）胸部叩击方法：患者取坐位或侧卧位，护士站在患者的后方或侧后方，两手手指并拢拱成杯状，用手腕的力量自下而上、由外向内，力量均匀地叩击胸背部，叩击时发出空而深的叩击音表示叩击手法正确。

（3）机械吸痰：适用于痰液黏稠、无力咳出、咳嗽反射减弱或消失及意识不清的患者。可经鼻、气管插管或气管切开处进行负压吸引。

（4）气道的湿化和雾化：适用于痰液黏稠不易咳出者。湿化治疗法是通过湿化装置，将水或溶液蒸发成水蒸气或小液滴，以提高吸入气体的湿度，达到湿润气道黏膜、稀释痰液的目的。雾化治疗又称气溶胶吸入疗法，应用特制的气溶胶装置将水分和药物形成气溶胶的液体微滴或固体颗粒，吸入并沉积于呼吸道和肺泡靶器官，达到治疗疾病、改善症状的目的。并且吸入同时也具有一定的湿化稀释气道分泌物的作用。注意事项：

1）防止窒息：干结的分泌物湿化后膨胀易阻塞支气管，操作后应帮助患者翻身拍背，及时排痰，尤其是体弱、无力咳嗽者。

2）避免湿化过度：过度湿化可引起黏膜水肿、气道狭窄，呼吸道阻力增加，甚至诱发支气管痉挛，还可导致体内水潴留，加重心脏负荷。因而，湿化时间不宜过长，一般以 $10 \sim 20min$ 为宜。

3）控制湿化温度：温度过高可引起呼吸道灼伤；温度过低可诱发哮喘、寒战，一般应控制湿化温度在 $35 \sim 37℃$。

4）防止感染：定期进行吸入装置、病房环境消毒，注意无菌操作，加强口腔护理。

3.功能训练护理

鼓励 COPD 患者进行腹式呼吸和缩唇呼气,即做缓慢的深吸气动作,胸腹动作要协调,深呼气时要缩唇,以提高呼气相支气管内压,防止小气道过早陷闭,利于肺内气体排出。

(六)并发症的护理

1.自发性气胸

为肺大疱破裂所致。患者表现为呼吸困难突然加剧并伴有一侧剧烈胸痛。当患者出现原因不明的气急、发绀加剧,亦应警惕气胸的发生。体征为一侧呼吸音显著降低。需予以 X 线检查以明确诊断及肺压缩程度。当肺压缩低于 30%,予以卧床休息,持续中流量吸氧。压缩大于 30%,需予以胸腔穿刺抽气。

2.慢性肺源性心脏病

简称肺心病,主要由于患者存在支气管阻塞和肺实质破坏,从而继发肺气肿及肺纤维化,侵犯肺血管,使肺循环阻力增加,最终导致肺动脉高压及右心室肥大。功能失代偿期患者出现呼吸衰竭及右心衰竭的相关临床表现。呼吸衰竭患者主要表现为气短、胸闷、心悸、乏力,在 $PaO_2 < 40mmHg$ 或 $SPO_2 < 75\%$ 时,患者可出现明显发绀。严重时由于脑细胞缺氧及水肿,可表现为头痛、烦躁不安,无意识动作,甚至谵妄、抽搐、昏迷等肺性脑病症状,需加强病情观察。右心衰竭时患者主要表现为气急、发绀、心悸、尿少、上腹胀满。体检可见颈静脉怒张、剑突下有明显心尖冲动、心率加速、面部及双下肢凹陷性水肿。肺心病患者一般在感染控制后可缓解其心衰症状,如未缓解,可遵医嘱适当选用小剂量的强心、利尿及血管扩张剂。

(七)心理护理

患者因患病时间长、无法预知病情的发展及预后情况、担忧医疗经费来源,易产生焦虑、抑郁、恐惧、绝望等负面情绪,应根据患者心理特点给予帮助和支持。护理要点如下:

第一,帮助患者正确理解病情,保持良好心态。

第二,加强急性加重期患者的心理疏导。

第三,推荐日常松弛的方法,建议多种渠道参与社交活动,协调家庭、朋友、医患间的和谐关系,以获得更多的理解和支持。

第四,指导患者或其家属认识各种宣泄坏情绪的途径和方法。鼓励患者多与外界交流、沟通,防止焦虑、抑郁、失眠等;鼓励患者进行适当的自我照顾,提升个人成就感。

(八)康复护理

制订个体化的训练计划,加强呼吸功能及肢体运动训练。指导患者进行缩唇呼气、膈式或腹式呼吸、使用呼吸阻力器等呼吸训练以加强胸、膈呼吸肌的肌力和耐力,改善呼吸功能,以及进行步行、慢跑、气功等体育锻炼,以逐步提高肺活量和活动耐力。使患者理解康复锻炼的意义,发挥患者的主观能动性。

(九)出院指导

1.疾病指导

本病虽然难以治愈,但如积极参与 COPD 的长期管理可减少急性发作,及时控制症状,延缓疾病进程,提高生活质量。教会患者和家属依据呼吸困难与活动之间的关系,判断呼吸困难的严重程度,以便合理安排工作和生活。指导患者识别使病情恶化的因素。吸烟者戒烟能有效延缓肺功能出现进行性下降。在呼吸道传染病流行期间,尽量避免到人群密集的公共场所。潮湿、大风、严寒气候时避免室外活动,根据气候变化及时增添衣物,避免受凉感冒。指导患者或其家属做好吸氧日记,指导患者自我监测病情变化,嘱咐患者每月或三个月到门诊随访1次。根据其肺功能和动脉血气等指标判断氧疗的效果,并结合血氧饱和度,指导患者调整吸氧流量和时间。

2.用药指导

注意观察药物疗效和不良反应。

(1)止咳药。喷托维林是非麻醉性中枢镇咳药,不良反应有口干、恶心、腹胀、头痛等。

(2)祛痰药。溴己新偶见恶心、转氨酶增高,消化性溃疡者慎用。盐酸氨溴索是润滑性祛痰药,不良反应较轻。

3.饮食指导

宜选择高热量、高蛋白、高维生素、易消化的饮食,少食多餐,避免辛辣刺激、产气的食物,如汽水、啤酒、豆类、马铃薯和胡萝卜等,避免易引起便秘的食物,如油煎食物、干果、坚果等。

4.训练指导

(1)腹式呼吸。要领为胸廓保持不动,用腹部的起落显示,即吸气时腹部隆起、呼气时腹部下陷。

注意事项:

第一,训练时用鼻吸气、用嘴呼气;呼吸慢而深;吸气时间短、呼气时间长。

第二,选用何种体位进行呼吸练习,须请示医生根据病情而定。训练时呼吸次数应控制在8次/分左右。

第三,每次训练以5～7次为宜,休息后再练。

(2)缩唇呼气。又称噘嘴呼吸。技巧是通过缩唇形成的微弱阻力来延长呼气时间,增加气道压力,延缓气道塌陷。患者闭嘴,经鼻吸气,然后通过缩唇缓慢呼气,同时收缩腹部。吸呼气时间比为1:2或1:3。缩唇的程度与呼气流量:以能使距口唇15～20cm处、与口唇等高水平的蜡烛火焰顺气流倾斜又不至于熄灭为宜。(见本章第五节"老年肺炎")

注意事项:

第一,训练时用鼻吸气,同时关闭嘴巴;强调缩唇时呼气;吸呼比率为1:(2～3);呼吸频率<20次/分。

第二,训练的重点在于缓慢,即延长呼气时间、改善呼吸的深度,使二氧化碳有效地呼出体外。

第三,去除呼吸道分泌物技术:深呼吸和有效咳嗽,有助于气道远端分泌物的排出,保持呼吸道通畅。先深吸气,然后屏住呼吸数秒,在呼气时咳嗽。具体步骤为深吸气、暂停、放松呼气;重复以上程序;深吸气、腹肌收缩、连续两次咳嗽;结束。可重复多次,直到将痰排出。

(3)居家松弛运动与体能锻炼指导。

1)松弛运动:松弛运动可以减低患者的肌肉紧张程度,肌肉松弛后降低耗氧量、二氧化碳以及呼吸速率。

2)体能锻炼:患者长期不活动使肌肉不同程度地萎缩,因此要逐渐恢复活动项目。可早期下床活动,逐渐在家中走动,之后上下楼梯,最后到户外活动。

耐力训练又称有氧训练,如行走、健身跑、自行车、游泳、划船等。开始进行 5min 活动,适应后逐渐增加活动时间,当患者能耐受 20 分/次的活动后即可增加活动。提高上肢活动能力的训练:可用体操棒做高度超过肩部的各个方向的练习或高过头的上肢套圈练习,还可手持重物(0.5~3kg)做高于肩部的活动,每活动 1~2min,休息 2~3min,每日 2 次。

5.戒烟控酒指导

戒烟是预防 COPD 的重要措施,吸烟患者戒烟能有效延缓肺功能进行性下降。对吸烟者采取多种宣教措施令其戒烟。避免或减少有害粉尘、烟雾或气体的吸入。避免过度饮酒。

6.居家氧疗指导

COPD 患者家庭氧疗的原则:

第一,低流量持续给氧,氧流量在 1.5~2.5L/min,低浓度(<30%)。

第二,长期持续氧疗,即每天>15h,对于 COPD 患者,特别是慢性Ⅱ型呼吸衰竭伴有肺心病者,必须长期持续氧疗,包括夜间,有利于降低肺动脉压,减轻右心负荷,切不可根据症状自行缩短吸氧时间。

第七节　慢性支气管炎

慢性支气管炎简称慢支,是气管、支气管黏膜及其周围组织的慢性非特异性炎症,是老年人的常见病,临床上以咳嗽、咳痰为主要症状,每年发病累积达 3 个月或以上,持续 2 年或 2 年以上,需排除具有咳嗽、咳痰、喘息症状的其他疾病。我国已经进入老龄化社会,在全国庞大的老年人口基数中,慢性支气管炎的患病率始终居高不下,这与近年来工业发展过快有关,大量的工业废气加重了慢性呼吸系统疾病的发病率。其病程分为急性加重期和缓解期,如急性加重期不能得到有效控制,反复发作,可发展成慢性阻塞性肺疾病,甚至肺心病,预后不良。对于老年人来说,长久的疾病困扰给生活带来了极大的负担。

一、概述

(一)病史

1.病因和既往史

目前尚不清楚病因,可能是多种因素长期相互作用的结果。相关病因有:

(1)有害气体和有害颗粒:如香烟、烟雾、粉尘、刺激性气体(二氧化硫、二氧化氮、氯气、臭氧等)。

(2)感染因素:病毒、支原体、细菌等感染是慢性支气管炎发生、发展的重要原因之一,可造成气管、支气管黏膜的损伤和慢性炎症。病毒感染以流感病毒、鼻病毒、腺病毒和呼吸道合胞病毒为常见。细菌感染常继发于病毒感染。常见病原体为肺炎链球菌、流感嗜血杆菌、卡他莫拉菌和葡萄球菌等。

(3)其他因素:免疫、年龄和气候等因素均与慢性支气管炎有关。老年人肾上腺皮质功能减退,细胞免疫功能下降,溶菌酶活性降低,从而容易造成呼吸道的反复感染。

2.发病情况

发病的起始时间,咳嗽、咳痰的持续时间,连续的时间情况。

3.用药史

既往发病的用药情况,服药的种类和时间,用药后疾病控制的情况。

(二)身体状况评估

1.一般评估

评估患者精神状态,有无急性病容,有无面颊绯红、口唇发绀、皮肤黏膜出血、食欲减退、乏力、精神萎靡、恶心呕吐等情况。评估患者睡眠、食欲、大小便情况。

2.生命体征与意识状况评估

评估体温、脉搏、呼吸、血压和疼痛;评估有无生命体征异常,如呼吸频率加快、心率过快及节律异常、血压下降、体温升高等;判断患者意识是否清楚,有无烦躁、嗜睡和表情淡漠等意识障碍。

3.体格检查

早期多无异常体征。急性发作期有异常。听诊时于背部或双肺底听到干、湿啰音,痰液咳出后啰音减少或消失,如合并哮喘可闻及哮鸣音。

4.咳嗽咳痰评估

(1)咳嗽积分表:是一种分栏式评分法,该量表根据咳嗽发生时间分为日间和夜间两部分,每部分均按照不同的严重程度划分为 0～3 分值等 4 个等级。该评分体系反映了咳嗽频率、强度和对睡眠及日常活动的影响程度。

(2)视觉模拟量表:由一条长度 100mm 的直线构成,0mm 表示从不咳嗽,100mm 表示最严重的咳嗽。先由患者根据自我感觉的咳嗽严重程度在线上相应的位置标记,再测出直线起始点至标记点的距离,即为评分数值。比法不仅主观性强,在体现变化方面也很灵敏,因而常用作疗效对比研究的指标。患者完成本量表时不受语言措辞影响,但要求一定的抽象概念理解能力。

(3)痰液的评估:评估痰液的色、质、量,判断病情的严重程度及好转情况。

5.临床表现

起病缓慢,因老年人免疫力下降等原因,病程长,反复急性发作而病情加重。

(1)咳嗽:一般晨间咳嗽为主,睡眠时有阵咳或排痰。

(2)咳痰:一般为白色黏液和浆液泡沫性痰,偶见痰中带血。清晨排痰较多,起床或体位变动可刺激排痰。

(3)喘息或气急:喘息症状明显者称为喘息性支气管炎,部分可能合并支气管哮喘。若伴有肺气肿,则表现为劳动或活动后气急症状明显加重。

(4)并发症观察:观察有无阻塞性肺气肿、支气管肺炎、支气管扩张症等症状。

(三)实验室及其他检查

1.炎症标志物

细菌感染时外周血白细胞和中性粒细胞升高,其他血液炎症指标,如 C 反应蛋白、血沉、血清降钙素原等,可予以综合判断。

2.影像学检查

胸部X线检查早期无异常。反复发作可引起支气管壁增厚,细支气管或肺泡间质炎症细胞浸润或纤维化,表现为肺纹理增粗、紊乱,呈网状或条索状、斑点状阴影,以双下肺野明显。

3.痰标本检测

最常见的病原学检查方法是痰涂片镜检及痰培养,但由于口咽部存在大量定植菌,经口中咳出的痰标本易受污染,必要时可经人工气道吸引或经纤维支气管镜通过防污染样本毛刷获取标本。

4.呼吸功能检查

早期无异常。如有小气道阻塞时,最大呼气流速－容量曲线在75％和50％肺容量时,流量明显降低。

(四)心理－社会状况

患者因病程长而可能引起焦虑、恐惧、抑郁等负性情绪,应注意评估患者的心理状况,了解患者家属对患者病情和预后的态度,以及家庭的照顾和支持能力。

二、治疗原则

(一)祛除病因和诱因

戒烟是治疗慢性支气管炎反复发作的主要环节。避开可能诱发的环境因素;加强个人卫生;避免受凉;适宜锻炼增强体质,预防感冒。

(二)急性加重期治疗

1.控制感染

抗菌药物依病情轻重选用:病情较轻选用喹诺酮类、大环内酯类、β－内酰胺类或磺胺类口服,如左氧氟沙星0.4g,每日1次;罗红霉素0.3g,每日2次;阿莫西林2～4g/d,分2～4次口服;头孢呋辛0.5g,每日2次;复方磺胺甲噁唑(SMZco),每次2片,每日2次;病情严重时静脉给药。如果能培养致病菌,可按药敏试验结果选用抗菌药。

2.祛痰、镇咳

复方氯化铵合剂10毫升/次,每日3次;也可加用祛痰药溴己新(必嗽平)8～16毫克/次,每日3次;盐酸氨溴索(沐舒坦)30mg,每日3次;桃金娘油(吉诺通)0.3克/次,每天3次。

3.平喘

气喘可加用解痉平喘药,如氨茶碱0.1g,每日3次,或用茶碱控释剂(葆乐辉)200～400mg/d,或长效β₂－受体激动剂加糖皮质激素吸入。

(三)缓解期治疗

加强体质锻炼,预防感冒;避免有害气体和其他有害颗粒吸入;试用免疫调节剂如百令(冬虫夏草)胶囊2粒,每天3次;刺五加黄芪片4片,每天3次;咔介多糖核酸注射剂(唯尔本、斯奇康)0.7mg,肌内注射,每周2～3次,连用3个月。冬、春季可预防接种流感疫苗、肺炎链球菌疫苗等。

三、护理

(一)一般护理

1.环境与休息

保持室内空气新鲜,温度控制在18～25℃为宜。急性发作期多卧床休息,根据自身情况适当活动,量力而行,可增加耐寒训练,如冷水洗脸、冬泳等,增加肺功能,从而减少发病频率。

2.饮食护理

提供高热量、高蛋白和高维生素的饮食,以补充高热引起的营养物质消耗,饮食宜清淡易消化。鼓励患者多饮水,每日 1500～2000mL,以保证足够的摄入量并利于稀释痰液。忌烟酒,少食辛辣刺激性食物,少食高糖的食物,以免产生过度咳嗽。

(二)病情观察

1.意识与生命体征观察

观察患者精神和意识状态、体温、呼吸、血压、心率及心律等变化,有无心率加快、脉搏细速、血压下降、脉压变小、体温不升或高热、呼吸困难等。

2.咳嗽咳痰的观察

观察咳嗽的严重程度,观察痰液的色、质、量。

3.并发症的观察

有无呼吸困难、胸闷气急加重、咯血等症状,观察血氧饱和度情况及血气分析结果。

(三)用药护理

1.抗生素

遵医嘱使用抗生素,观察疗效和不良反应。可选用喹诺酮类、大环内酯类、β-内酰胺类或磺胺类。应用喹诺酮类药物(氧氟沙星、环丙沙星等)偶见皮疹、恶心、头晕、头痛等不良反应;大环内酯类(红霉素、阿奇霉素等)可出现腹痛、腹胀、皮疹、心律失常等不良反应;β-内酰胺类有过敏反应、恶心呕吐等胃肠道反应等;磺胺类药物有皮疹等过敏反应,肝损伤、贫血等不良反应,老年人或肝功能减退者应慎用。患者一旦出现严重不良反应,应及时与医生沟通并做相应处理。

2.祛痰止咳药

止咳药物可选择复方甘草合剂 10mL,每天 3 次;宜在其他药物之后服用,服用后短时间内勿饮水,高血压、糖尿病、心脏病及消化性溃疡患者慎用。咳嗽严重者可选择阿桔片,注意观察有无眩晕、嗜睡、表情淡漠、注意力分散、思维减弱、视力减退、呼吸减慢、恶心、呕吐、便秘、排尿困难等不良反应,遵医嘱用量,避免过量,引起急性中毒。喷托维林是非麻醉性中枢止咳药,注意观察有无口干、恶心、腹胀等不良反应。对二氧化碳潴留、呼吸道分泌物多的重症患者要慎用镇静类药物,如需使用一定要加强观察是否有呼吸抑制和咳嗽反射减弱情况发生。祛痰药物可选择溴己新 8～16mg,每天 3 次。该药物服用偶有恶心、胃部不适,减药或停药后症状可消失。该药物宜在饭后服用,有胃溃疡的患者慎用。盐酸氨溴索 30mg,每天 3 次;桃金娘油 0.3g,每天 3 次;盐酸氨溴索及桃金娘油不良反应较少,偶有轻微的胃部不适。

3.平喘药

有气喘者可加用解痉平喘药,如氨茶碱 0.1g,每日 3 次;或用茶碱控释剂;或长效 β₂ 肾上腺素受体激动剂,如糖皮质激素。

(四)基础与生活护理

(1)鼓励患者经常漱口,保持口腔卫生,防止继发感染。生活不能自理者做好口腔护理。留置导尿者加强会阴护理,及时留取中段尿培养。

（2）评估自理能力，协助患者生活护理，提高自护能力。

（3）加强皮肤护理，保持床单位清洁整齐，督促协助翻身，骨隆突处予以保护。

（五）专科护理

1.氧疗护理

对急性期喘息、气急明显的患者根据氧饱和度、血气结果情况给予合适的流量的吸氧，可分为低流量、中流量、高流量吸氧，低流量吸氧流量是 $1\sim2L/min$、中流量吸氧流量是 $2\sim4L/min$、高流量吸氧流量是 $4\sim6L/min$。一般情况下，患者氧饱和度在 90％以上，氧分压在 70mmHg以上予以低流量吸氧；氧饱和度在 85％$\sim$90％，氧分压在 $60\sim70mmHg$ 予以中流量吸氧；氧饱和度低于 85％，氧分压低于 60mmHg 予以高流量吸氧。特殊情况还需要结合其他情况具体处理，尽可能维持 $PaO_2>60mmHg$，氧饱和度$>90％$。注意做好家属和患者的宣教，不随意调节氧流量，不使用明火，做好用氧安全；鼻导管消毒每日 2 次；及时添加湿化水；观察生命体征及血气结果变化；观察鼻腔黏膜的情况，如有无破溃。

2.气道护理

及时评估患者的气道状况，指导患者进行有效咳嗽、协助叩背以促进痰液排出。

痰液黏稠、排痰无效的患者可以予以雾化吸入稀释痰液，或采用吸引器辅助吸痰。具体方法：

（1）深呼吸和咳嗽：患者取坐位，双肩放松，上体稍前倾，双臂可以支撑在膝上。卧床患者则应抬高床头，双膝屈曲，双肢支撑在床上。护士指导患者进行数次随意的深呼吸（腹式呼吸），吸气终了屏气片刻，然后进行咳嗽、咳痰。

（2）胸部叩击方法：患者取坐位或侧卧位，护士站在患者的后方或侧后方，两手手指并拢拱成杯状，用手腕的力量自下而上、由外向内，力量均匀地叩击胸背部，叩击时发出空而深的拍击音表示叩击手法正确。（见本章第三节"慢性阻塞性肺疾病"）

（六）心理护理

关心、安慰患者，认真倾听其主诉，耐心细致地沟通，进行及时、有效、针对性的健康宣教，增加患者治疗的信心，缓解其焦虑、恐惧、抑郁的心理，与患者家属有效沟通，取得支持。

第八节　阿尔茨海默病

阿尔茨海默病（AD）是痴呆最常见的类型，约占痴呆患者的 70％。AD 是一种脑退行性病变，患者的智能、记忆、感觉、定向、推理和判断能力呈进行性不可逆性的退化，AD 的临床特点是隐性起病的、持续进行性的智能衰退而无缓解。记忆障碍，尤其近记忆遗忘是最突出的早期症状，以后可出现失语、失用、失认、失算，判断力和概括力下降直至智能严重衰退、运动障碍。

AD 是老年期痴呆的主要类型，占痴呆患者的 60％$\sim$70％，欧洲 65$\sim$69 岁居民 AD 的患病率为 0.6％，$\geqslant$90 岁为 22.2％，年龄标化患病率为 4.4％。北京$\geqslant$55 岁的城市居民 AD 患病率及年龄标化患病率，分别为 2.2％和 2.0％，年龄标化患病率随年龄的增长而升高，年龄每增加 5 岁患病率增高 1 倍,城乡差异不明显;≥55 岁人群中女性患病率高于男性(分别为 2.1%和 1.7%)。上海地区≥55 岁人群 AD 年龄总标化患病率为 1.37%,城市和农村标化患病率分别为 1.27%和 1.64%;≥75 岁人群发病率呈倍数上升,女性患病率是男性的 2 倍。

一、概述

(一)AD 的病因

AD 的病因和发病机制复杂,目前并不十分清楚。通常认为与遗传因素、淀粉样蛋白的沉积、神经递质功能缺陷、tau 蛋白过度磷酸化、神经细胞凋亡、氧化应激、自由基损伤及感染、中毒、脑外伤和低血糖等多种因素有关。

遗传因素:痴呆患者的一级亲属患本病的风险较高。双生子为单卵双生的一方患痴呆,另一方患病率为 90%,双卵双生的一方患痴呆,另一方患病率为 45%,较普通人显著增高。家族性痴呆为常染色体显性遗传,为多基因遗传病,具有遗传异质性,目前发现 1、14、19、21 号染色体与本病有关,染色体的基因突变引起 AD 的易感性,如淀粉样前体蛋白基因、早老素 1 基因、早老素 2 基因、载脂蛋白 E4 等。

脑外伤、铝中毒、吸烟、受教育水平低下、一级亲属中有唐氏综合征患者等环境因素都可增加患病风险。

由于痴呆患者的脑内存在广泛的神经递质水平下降,可累及与学习和记忆相关的神经递质系统,包括乙酰胆碱、氨基酸类、单胺系统、神经肽类等。

痴呆还可能与炎症反应、神经毒性损伤、氧化应激、自由基损伤、血小板活化、雌激素水平低下和免疫功能缺陷等有关。

(二)AD 的危险因素

1.年龄和性别

是 AD 公认的危险因素,AD 的患病率和发病率均随年龄增长而升高,本病最早 50 岁可发生,随着年龄的增长,发病率逐步上升。在 60～90 岁的年龄段,每增加 5 岁,发病率增加 1 倍;80 岁以上老人的发病率最高,达 20%～30%;女性显著高于男性。

2.AD 具有家族聚集性

遗传是 AD 比较肯定的危险因素,目前研究证明多种遗传基因与 AD 的发病有关。一级亲属有痴呆或重症精神病史者,AD 的患病风险显著高于对照人群,比值比(OR)值为 6.25,调整混杂因素的影响后,OR 值仍为 2.07。与对照组相比,AD 患者一级亲属的患病风险增加,相对危险度(RR 值)为 1.5,患者的同胞较其父母的发病风险更高(RR 值分别为 1.8 和 1.2);不同种族中,白种人及西班牙 AD 患者一级亲属的患病风险显著增高(RR 值分别为 2.0 和 1.5);与男性相比,女性亲属的患病风险更高(RR 值为 1.5)。因此,痴呆的家族史可用于对 AD 患者的家庭成员进行患病风险的评估。

3.多数研究结果显示受教育程度与 AD 有关

受教育程度低是 AD 的危险因素。国内调查资料表明,文化教育程度越低,本病发病率越高,文盲组发病率(2.2%)远远高于小学组(0.84%)和中学组(0.81%)。但也有学者认为,受教育水平低并非 AD 的主要危险因素,而更可能是儿童期不良社会经济状况和环境因素(如居住于农村)的伴随现象,两种因素同时存在与 AD 的患病风险增高有关。

4.头部外伤是 AD 的致病因素,也是危险因素

头部外伤对 AD 的作用与外伤的严重程度相关,有明确头部创伤的患者患阿尔茨海默病的危险性大大增加。如载脂蛋白(APOE4)基因的携带者一旦受到头部创伤,患阿尔茨海默病的危险性更大。

5.血管性因素

其不仅与认知损害和血管性痴呆(VD)有关,也参与 AD 的发生、发展,一次血管性事件可促使 AD 从临床前期进入临床期或加重其临床表现。各种血管性因素,包括高血压、低血压、糖尿病、高脂血症、高胰岛素血症、短暂性脑缺血发作以及吸烟等,均可促进脑组织的变性改变、认知损害和痴呆发。研究显示,30.3%的 AD 患者伴有肾动脉性高血压,23.6%伴有低血压,64.8%伴有冠状动脉疾病,21.6%伴有 2 型糖尿病;AD 变性病变出现前脑组织局部可见与VD 相似的微血管病变。与 AD 有关的多种因素均可降低脑血流灌注,因此,防治血管性危险因素可以通过增加 AD 患者的脑血流量,从而降低 AD 的发病危险并改善预后,例如抗高血压药物可显著降低老年人的认知损害(OR 值为 0.56,P<0.01),提示积极防治血管性疾病对老年人群心脑系统有益处。

6.吸烟与 AD 的关系

起初认为 AD 患者脑皮质中烟碱受体数量减少,而烟中的尼古丁成分能增加脑内此受体的数量,并由此推测,吸烟可以预防和治疗 AD。而近年来一些较大样本的调查证实,吸烟人群与不吸烟人群比较,本病的发病率可高出 2～3 倍,而且以血管性痴呆为多见。长期大量饮酒可产生酒精依赖、慢性酒精中毒,引起脑细胞过早地退化死亡,最终出现不可逆的痴呆——酒精性痴呆。有调查发现,长期饮用少量的红葡萄酒,可减少本病的发生,但此结果与酒精无关,而与红葡萄酒的抗氧化作用有关。在富含抗氧化的食物,如维生素 C、维生素 E 和 β－胡萝卜等,有利于抗衰老及预防本病的发生。药物临床试验证实,维生素 E 对本病的轻度患者有治疗作用。

7.铝元素

可能与阿尔茨海默病的发生有关。1973 年就有人首先发现阿尔茨海默病患者脑组织内铝的含量较正常人高 10～30 倍(正常人 1g 脑组织含铝 1.9μg)。在动物实验中,将可溶性铝盐注入兔的脑内,兔的脑组织会产生具阿尔茨海默病特征的神经纤维变化——神经纤维缠结。

8.复杂工作及职业

其所要求的智能和认知能力增加了脑的认知储备,对 AD 具有保护作用。有规律地参加旅游、编织及园艺活动可能降低痴呆的发生(RR 值分别为 0.48、0.46 和 0.53)。20 多种心理社会因素与本病发病有关,其中大多数属于对老人心身健康不利的负性生活事件,如紧张、焦虑、抑郁、少活动等。这些生活事件对人体来说是一种应激,使人体内的神经、内分泌系统功能失调,引起肾上腺皮质激素的大量分泌,导致情绪紧张、焦虑和血管的收缩改变,易造成心血管疾病和其他躯体疾病,促使 AD 的发生。

(三)AD 的病理生理学

有一个共识正在逐渐形成:即 β－淀粉样蛋白(Aβ)肽的生成和蓄积是阿尔茨海默病发病机制的中心环节。支持 Aβ 有关键性作用的证据如下:淀粉样蛋白前体的突变导致早发性阿

尔茨海默病；当前所有已知与阿尔茨海默病相关的突变都增加了 Aβ 的生成；在有 3 个淀粉样蛋白前体基因拷贝的 21－三体综合征(唐氏综合征)患者中,阿尔茨海默病的神经病理学特征发生于中年期；Aβ 在体外具有神经毒性,并导致细胞死亡；在阿尔茨海默病的转基因小鼠模型中,人淀粉样蛋白前体的过度表达,可引起类似于阿尔茨海默病患者中所见的神经斑块；过度表达人淀粉样蛋白前体的转基因小鼠,出现与淀粉样蛋白蓄积相符的学习和记忆功能缺陷；载脂蛋白 Eε4 基因型,是阿尔茨海默病的一种重要危险因素,可导致淀粉样蛋白的迅速沉积；在阿尔茨海默病患者中,抗淀粉样蛋白抗体的生成似乎可减轻病变。神经纤维缠结的形成、氧化和脂质过氧化、谷氨酸兴奋性毒性反应、炎症和凋亡细胞死亡级联反应的激活,都被视为是继发于 Aβ 生成和聚积的后果。这个假设的淀粉样蛋白的级联反应是进行下列尝试的基础：通过发现抗淀粉样蛋白的药物、抗氧化药、抗感染药物、减少 tau 蛋白磷酸化的化合物、抗细胞凋亡药物和谷氨酸能 N－甲基－D－天冬氨酸－受体拮抗药,改变阿尔茨海默病的发病和病程。

在神经核团中负责维持特殊神经递质系统的细胞发生功能障碍和死亡,可导致乙酰胆碱、去甲肾上腺素和 5－羟色胺的缺乏。有关阿尔茨海默病病理生理学的其他假设,更强调 tau 蛋白异常、重金属、血管因子或病毒感染的潜在作用。

(四)AD 的临床表现

AD 通常起病隐匿,为特点性、进行性病程,无缓解,由发病至死亡的平行病程为 8～10 年,但也有些患者病程可持续 15 年或 15 年以上。AD 的临床症状分为两方面,即认知功能减退症状和非认知性精神症状。认知功能障碍常伴有高级皮层功能受损,如失语、失认或失用。非认知性精神症状主要表现为妄想、幻觉、情感异常。AD 的临床表现根据疾病的发展和认知功能缺损的严重程度,可分为轻度、中度和重度。

1.轻度 AD 的临床表现

近记忆障碍常为首发及最明显的症状,如经常失落物品,忘记重要的约会及许诺的事,记不住新来同事的姓名；学习新事物困难,看书读报后不能回忆其中的内容。常有时间定向障碍,患者记不清具体的年月日。计算能力减退,很难完成简单的计算,如 100 减 7、再减 7 的连续运算。思维迟缓,思考问题困难,特别是对新的事物表现出茫然难解。早期患者对自己记忆问题有一定的自知力,并力求弥补和掩饰,例如经常做记录,避免因记忆缺陷给工作和生活带来不良影响,例如,妥善地管理钱财和为家人准备膳食。尚能完成已熟悉的日常事务。患者的个人生活基本能自理。

人格改变往往出现在疾病的早期,患者变得缺乏主动性,活动减少,孤独,自私,对周围环境兴趣减少,对周围人较为冷淡,甚至对亲人漠不关心,情绪不稳,易激惹。对新的环境难以适应。

2.中度 AD 的临床表现

到此阶段,患者不能独立生活。表现为日益严重的记忆障碍,用过的物品随手即忘,日常用品丢三落四,甚至贵重物品。刚发生的事情也遗忘。忘记自己的家庭住址及亲友的姓名,但尚能记住自己的名字。有时因记忆减退而出现错构和虚构。远记忆力也受损,不能回忆自己的工作经历,甚至不知道自己的出生年月。除有时间定向障碍外,地点定向也出现障碍,容易迷路走失,甚至不能分辨地点,如学校或医院。言语功能障碍明显,讲话无序,内容空洞,不能列出同类物品的名称;继之,出现命名不能,在命名检测中对少见物品的命名能力丧失,随后亦难于对常见物品命名。失认以面容认识不能最常见,不认识自己的亲人和朋友,甚至不认识镜子中自己的影像。失用表现为不能正确地以手势表达,无法做出连续的动作,如刷牙动作。患者已不能工作,难以完成家务劳动,甚至洗漱、穿衣等基础的生活料理也需家人督促或帮助。患者的精神和行为也比较突出,情绪波动不稳,或因找不到自己放置的物品,而怀疑被他人偷窃,或因强烈的妒忌心而怀疑配偶不贞,可伴有片段的幻觉。出现睡眠障碍,部分患者白天思睡、夜间不宁。行为紊乱,常捡拾破烂,乱拿他人之物;亦可表现为本能活动亢进,当众裸体,有时出现攻击行为。

3.重度 AD 的临床表现

记忆力、思维及其他认知功能皆因此受损。忘记自己的姓名和年龄,不认识亲人。语言表达能力进一步退化的患者只有自发言语,内容单调或反复发出不可理解的声音,最终丧失语言功能。患者活动逐渐减少,并逐渐丧失行走能力,甚至不能站立,最终只能终日卧床,大、小便失禁,晚期患者可原始反射等。最为明显的神经系统体征是肌张力增高,肌体屈曲。病程呈进行性,一般经历 8～10 年,罕见自发缓解或自愈,最后可发展为严重痴呆,常因压疮、骨折、肺炎、营养不良等继发躯体疾病或衰竭而死亡。

(五)AD 的诊断方法

1.病理学诊断

AD 的病理学改变包括额叶、顶叶和前颞叶的萎缩;大脑皮质海马等部位广泛出现神经元丧失、神经原纤维缠结(NFT)、老年斑(SPs)、神经元内颗粒空泡变性和血管淀粉样变性等组织学变化。在电子显微镜下,神经细胞内外均有蛋白的异常聚集:细胞内过度磷酸化的 tau 蛋白形成成对螺旋细丝进而形成 NFT;细胞外变性的神经元突起围绕 β 淀粉样蛋白(Aβ)形成 SPs。目前,脑组织病理学检查仍然是 AD 诊断的金标准,但是其不容易被患者接受,普遍实施存在一定的困难。研究表明,当患者表现出 AD 的认知功能障碍或 AD 前期的轻度认知障碍时,患者大脑内已经出现了不可逆的神经病理学方面的改变。AD 病理过程的开始可能要早于出现临床症状的前几十年。在 AD 患者大脑海马 CA1 区、内嗅区的 Ⅱ、Ⅳ 层可见严重神经元脱失,即使轻症 AD 患者,Ⅳ 层神经元亦可丧失 50%。Meynert 核团亦可出现神经元减少,轻度认知功能损害(MCI)患者的神经病理学改变介于正常老龄者与 AD 患者之间。

2.分子生物学标志物监测

寻找 AD 的生物学指标均围绕 AD 的基本病理过程(如 SPs、NFT 的形成,炎症、氧化应激、脂质代谢异常、血管病变)等进行。

(1)脑脊液(CSF)生物学测定。CSF 与脑细胞外间隙直接接触,可以反映脑的生化改变,AD 的 CSF 生物标记可以反映其重要的病理过程。t－tau(总体 tau 蛋白)、p－tau(磷酸化 tau 蛋白)和 Aβ1－42 是用于 AD 辅助诊断的 CSF 三种重要生物学标志物。已经有很多关于上述三种 CSF 生物学标志物及它们的亚型(P－tau231、P－tau181、P－tau404、P－tau396 等)的研究。KajBlennow 指出,在区别 AD 与健康老年人时,这 3 种 CSF 生物学标志物的平均敏感性和特异性分别为 81%～89% 和 89%～91%。t－tau 联合 p－tau396/404 的敏感性和特异性能达到 96% 和 100%。最近的研究特别指出了联合脑脊液生物学标志物在前驱期 AD 辅助诊断中的价值。LucillaParnetti 等的研究表明,2 种以上的 CSF 生物学改变可以正确预测 MCI 向 AD 的转变。OskarHansson 等对 180 例 MCI 患者进行的研究表明,在基线状态筛选进展为 AD 的 MCI 患者时,$t-tau$ 联合 $A\beta1\sim42$ 的敏感性和特异性分别为 95% 和 83%。在轻度认知功能障碍阶段,脑脊液标志物较高的诊断效能支持其在诊断中具有比记忆障碍更高的诊断价值。也有研究显示,脑脊液 $t-tau$ 蛋白水平在与其他类型痴呆性疾病相鉴别时,其敏感性约为 80%,但特异性低于 60%。

对于另外一些 CSF 生物标志物的研究相对较少,还没有广泛开展,如泛素、神经丝蛋白、生长相关蛋白-43 等。有研究表明,神经元内 AD7c-NTP 的累积要早于 NFT 的形成。AD7c-NTP 是神经丝蛋白(NFP)家族的一个新成员,在 AD 患者脑中选择性增高。序列分析预测 AD7c-NTP 可能是分泌性蛋白。由此,可以推测在早期或者较严重 AD 患者的脑脊液和尿液中可能检测到 AD7c-NTP 水平的增高。Munzar 等的研究表明,AD 和早期 AD 患者尿样中该蛋白的含量与对照组比较有着明显的增高,结果显示尿液中的 AD7c-NTP 是一种诊断 AD 的生化标记,但这方面的临床研究较少。

(2)血浆或血清生物学标志物测定。血浆或者血清生物学标志物包括总胆固醇、APOE、24-SOH-胆固醇等脂质代谢产物,与血管疾病有关的同型半胱氨酸、脂蛋白质 a,与老年斑形成有关的 $A\beta$、$A\beta$ 自身抗体及血小板 APP 亚型,与氧化应激损伤有关的异前列烷、维生素 E,与炎症反应等有关的细胞因子等。血浆 $A\beta1-42$ 水平在早期诊断 AD 方面并不是敏感性和特异性指标。此外,在对血浆中的其他蛋白质或代谢产物进行检测的结果显示,单项检测对 AD 的诊断或疗效追踪缺乏敏感性或特异性,须多种指标联合检测才可能有益。

(3)遗传学标志物。约有 10% 的 AD 患者有肯定的家族遗传史。目前,已经发现家族性早发 AD 与 21 号染色体淀粉样前体蛋白(APP)基因突变、14 号染色体早老蛋白-1(PS-1)基因突变、1 号染色体早老蛋白-2(PS-2)基因突变有关,其基因型和表型之间有很高的相关性,检测这些基因突变有助于家族性早发性 AD 的诊断。散发性 AD 和晚发家族性 AD 与位于 19 号染色体的载脂蛋白 E(APOE)ε4 等位基因的携带有关,但特异度仅有 55%。因此,ε4 是 AD 的危险因子,而非遗传标志。最近关于 SORL1 基因的研究表明,AD 患者的血细胞中含有较低水平的 SORL1,而且实验显示,降低培养液中 SORL1 的水平能够促进 $A\beta$ 的产量,推测 SORL1 变异可能增加迟发性 AD 的风险。

多数研究表明,生物标志物对于预测 MCI 患者是否转化为 AD 有一定的价值,但是较低的特异性有可能限制其在早期诊断 AD 的临床应用。

3.认知心理学评估

目前对于认知功能的检查有多种量表,包括简易精神状态检查(MMSE),用于全面的认知功能筛查;评定痴呆的严重程度的临床痴呆评定量表(CDR);检测患者的日常生活活动的日常生活能力评定量表(ADL);检测智力和记忆力的韦克斯勒记忆量表(WMS)和韦克斯勒成人智力量表(WAIS);检测认知功能的阿尔茨海默病认知评估量表(ADAS-Cog)以及改良长谷川痴呆量表、神经行为认知状况测试(NCSE)等。AD 最早出现的是情景记忆缺损,其他认知功能如语言、空间结构能力亦可受到损害。Almkvist 总结了 1996 年之前有关临床前期及早期阶段 AD 患者认知功能的资料,认为情景记忆缺损可由 CVLT、WMS-R 等评定;临床早期阶段认知损害评定除了这 2 个测验,还有反映语言、视觉空间能力和执行功能的相似性测验、类聚流畅性测验、Boston 命名测验、词汇和理解测验、Rey－Osterrieth 复杂图形测验、积木测验、迷宫测验、连线测验、Raven 推理测验和 Wisconsin 卡片分类测验等;反映程序记忆的旋转追踪学习测验、镜像阅读测验、不完整图片理解测验在 AD 早期阶段无损害;反映注意力的数字符号测验、连线测验、Stroop 测验、反应时间测验、数字广度测验、Corsi 积木叩击测验等在 AD 早期阶段有可疑损害。CVLT 延迟记忆得分、WMS 的图片即刻回忆、连线测验 B 的完成时间是 AD 认知损害最有意义的预测因子。

认知心理学测验对于痴呆的早期诊断是有限的,单独进行认知功能检查并不足以诊断AD,目前多用于 AD 或者 MCI 的筛查。据报道,补充了 5 分钟回忆三个单词实验的 MMSE在筛选 MCI 敏感性和特异性分别为 79% 和 92%,MMSE 结合认知能力筛查测验,在发现痴呆方面的敏感性和特异性分别为 83%、80%。除了筛查以外,认知心理学测验也具有一定预测和诊断 MCI 的功能。大量的横向研究和前瞻性研究表明,认知心理学测验可以从正常老年人中区别 MCI 者,并可以预测哪一部分的 MCI 将转变为痴呆。这些研究一致认为情节记忆障碍是一种异常的与临床有关的认知功能障碍,是患者将来是否发展为痴呆的预测因素。语言功能障碍的鉴别力和预测力也很重要,执行能力、注意力、处理能力速度、视觉构造均与之有关,但各研究结果不具有一致性。

4.影像学诊断

影像学技术作为 AD 诊断的重要辅助手段,目前已经取得了很大的进展,神经影像学的发展及其无创性、操作简单易行的优点使其在 AD 早期诊断中的应用越来越受到重视。影像学检查方法主要包括两方面,即结构影像学与功能影像学检查。

(1)结构影像学。有助于 AD 诊断的结构神经影像学主要是 MRI 检查。从 1990 年起就有报道,轻度到重度 AD 患者内侧颞叶(MTL)结构萎缩,MRI 上 MTL 的萎缩在 AD 患者中的出现率为 71%～96%,取决于疾病的严重度,也常见于轻度认知功能障碍患者(59%～78%),但在正常老年人中较少见(29%)。依靠测量 MTL 萎缩鉴别前期 AD 的准确性普遍较低,敏感性与特异性分别为 51%～70% 和 68%～69%,这样就限制了它们的应用。对于海马结构亚区的测量可能要比对于整个结构的测量更有效,海马容积的萎缩预示着认知功能的下降。内嗅区体积的测量相对于海马体积,在鉴别前驱期 AD 方面更准确,敏感性 83%,特异性73%。但必须要解决测量这一区域的技术困难。关于 MCI 整个脑容积减少的证据在横向研究中并不是很多。MCI 内嗅区、海马、MTL 和扣带回前部的萎缩为痴呆的危险因素。在反映AD 或 MCI 的疾病进展方面,队列研究相对横向研究更有意义。MRI 的队列研究表明,MCI最早受累的区域为 MTL,随后为扣带回后部和颞顶的皮质联合区。MRI 通过颞叶测量预测MCI 向 AD 转化率的正确性在 75%～96%。Killiany 等的研究发现,海马和内嗅区容积的减少有助于鉴别记忆力降低者是否在 3 年内进展为 AD。

(2)功能影像学。功能影像学技术在 AD 早期或 MCI 的诊断方面具有更大的优势。功能影像学技术包括功能磁共振成像(fMRI)、磁共振波谱(MRS)以及单光子发射计算机体层摄影(SPECT)、正电子发射体层摄影(PET)等。

fMRI 以磁对比剂或以血氧水平依赖对比增强成像的敏感效应为基础,检测大脑在接受各种刺激和任务时脑功能区的活动引起的脑灌注变化。对于 AD 患者的大多数研究结果显示，患者在执行学习和回忆任务时，额叶前区和颞叶内侧皮质的被激活区域缩小，信号强度降低。对 AD 早期或极早期人群的研究发现了与之相反的现象，在接受任务后，被激活脑区范围扩大，信号强度增大。Dickerson 等的研究表明，在 AD 早期或 MCI 者内侧颞叶激活区的范围有代偿性的增加，而 AD 患者该区的范围缩小。由于 fMRI 具有较好的时间、空间分辨力，具有无创性、无放射性和可重复性的特点，且可以与认知功能检查同时进行，是评价记忆障碍患者的一种极具潜力的方法。

MRS 是利用磁共振现象和化学位移作用，无创地测量活体脑组织中的某些化学物质，提供相关代谢信息的功能性成像技术。目前通过 1H－MRS 或 31P－MRS 对 MCI 或 AD 患者脑组织特定区域的氮－乙酰天门冬氨酸（NAA）、肌酸（Cr）、胆碱（Cho）和肌醇（MI）等代谢产物进行定量分析，研究表明，AD 最早期的波谱变化为患者颞叶皮质、扣带回后部或枕叶皮质 NAA 波和 NAA/Cr 比值降低，Cho 波和 Cho/Cr 比值升高，MI 波升高。Modrego 等的研究表明，MRS 在预测 MCI 向 AD 转化中也是一种有价值的方法，但该项技术的特异性和敏感性尚未确定。

SPECT 和 PET 都是通过静脉注射示踪剂来观测相关的脑血流灌注、代谢等情况。与 PET 相比，SPECT 的空间分辨率较低，早期诊断 AD 的敏感性和特异性比较低。最早报道 PET 时，发现 AD 脑部颞顶叶及其相关皮质的代谢减低，脑代谢有明显的半球不对称性。用容积对比方法，发现在早期病程中扣带回后部和楔前叶有明显的代谢减低，但是这些改变很难在 FDO－PET 上发现，因为该区域比正常的代谢要高，所以这个重要的诊断指标很容易被忽视。另一个有趣的研究是颞叶内侧包括内嗅区的代谢减低，FDG－PET 发现向痴呆转化者右侧颞顶皮质及内嗅区的局部葡萄糖代谢降低，血流灌注也降低，这种神经功能影像的改变可以预测 MCI 向痴呆转化，其正确率为 56%～75%，将其与神经心理评估（如视觉空间能力）相结合预测的准确率为 90%。

最具有前景的 PET 技术能够对 AD 患者脑组织内的淀粉样蛋白和神经纤维缠结进行在体显像。应用 11C－PIB 和 18F－FDDNP 作为放射性分子探针的 PET 成像研究表明，AD 患者在与健康对照组个体比较时，显示出放射性配体滞留增多，并与 AD 病理学一致。有研究亦表明，皮质 11C－PIB 的阳性结合与 AD 患者脑脊液低浓度的 Aβ1－42 相关联。该技术初步显示了其在 AD 诊断方面的潜力，有证据表明与 AD 相似的 11C－PIB 滞留也可以见于部分健康和轻度认知功能障碍者。健康人中类似 AD 患者的脑部 11C－PIB 滞留可能是 AD 临床前期的一个标志，这些个体可能会在以后的随访中符合目前认可的 AD 诊断标准。轻度认知功能障碍者中的阳性表现可能提示其为前驱期 AD，但还有待进一步的随访研究。

（六）AD 诊断标准及进展

本病的诊断主要依靠典型的临床资料和精神状态检查，根据发病年龄、缓慢进行性智能减退和人格改变等临床症状、脑脊液检查、CT 和 MRI 影像学检查所显示的辅助证据，排除与此相似的疾病。

美国国立神经病语言障碍卒中研究所和阿尔茨海默病及相关疾病协会（NINCDS－ADR-DA）成立了一个工作组，提出一个内容详尽具体的诊断标准，根据诊断方法和结果的可靠性将阿尔茨海默病的诊断分为：

第一,确诊的阿尔茨海默病。

第二,可能的阿尔茨海默病。

第三,可疑的阿尔茨海默病。

其中 NINCDS－ADRDA 专题组推荐的阿尔茨海默病临床可能的诊断标准是：

第一,临床检查确认痴呆,并以简易精神状态检查(MMSE),Blessed 行为量表或其他精神心理测试加以确定。

第二,有两种或两种以上的认知功能缺损。

第三,进行性加重的记忆障碍和其他认知功能障碍。

第四,无意识障碍。

第五,发病年龄在 40～90 岁,大部分在 65 岁以后。

第六,除可导致记忆和认知功能进行性缺损的躯体疾病或其他脑部疾病。

这些被认可的标准通过两步诊断过程:首先有痴呆症状的确证,然后要符合基于 AD 临床表现特点的一些标准。DSM－Ⅳ－TR 标准需要患者同时存在记忆障碍及至少一项认知功能的损害,并且以上两者影响了患者的社会功能或日常生活能力。日常生活能力的损害成为认知功能异常中诊断痴呆的界限点。NINCDSADRDA 关于很可能为 AD 的临床标准,不需要具有社会或职业功能损害的证据,但指出 AD 发病需是隐匿性的,并排除患者具有可能引起进展性记忆或认知功能下降的其他系统或脑部疾病。当前认可的标准是对于很可能为 AD 在临床范围内的诊断,没有决定诊断的生物学标志物。AD 的确诊根据 NINCDS－ADRDA 标准,只在组织病理学证实的情况下建立。

(七)鉴别诊断

1.血管性痴呆

血管性疾病是痴呆的第二大原因,脑影像学检查和 Hachinski 缺血指数评分,有助于鉴别血管性痴呆和 AD。Hachinski 缺血评分总分为 18 分,≥7 分很可能为血管性痴呆;≤4 分很可能为非血管性痴呆,主要是 AD;5～6 分很可能为混合性痴呆。头颅 CT 检查发现多发性脑梗死病灶,更有助于明确诊断。

2.皮克病

临床上与 AD 常常难以区别。但皮克病远比 AD 少见,例如在美国痴呆患者中只有 1％～2％的人是皮克病,而 AD 占痴呆总人数的一半以上。典型情况下皮克病的早期表现主要是行为和情绪改变,而记忆障碍通常是 AD 的首发症状。额叶和颞叶萎缩是皮克病的特征,而脑广泛性萎缩和脑室对称性扩大多见于 AD,皮克病脑室扩大多为不对称性。

3.进行性核上性麻痹

进行性麻痹以眼球运动障碍、皮质下痴呆,通常伴有锥体外系症状为临床特征。据此可与 AD 相鉴别。

4.重性抑郁

老年性抑郁症可表现为假性痴呆而易与 AD 混淆,但是抑郁性假性痴呆患者过去常有情感性疾病的病史。有明确的发病时间,抑郁症状明显,认知缺陷也不像 AD 那样呈进展性全面性恶化态势。定向力、理解力通常是完整的。除精神运动较迟钝外,没有明显的行为缺陷。病前智能和人格完好,深入检查可显露抑郁情绪,虽应答缓慢,但内容切题正确。抗抑郁治疗疗效良好。

5.帕金森病

AD 的首发症状为认知功能减退,而帕金森病的最早表现是锥体外系症状。AD 患者即使合并有锥体外系症状,也很少有震颤(只占 4%),但在帕金森病患者中震颤者高达 96%。

6.正常压力脑积水

本病除痴呆外常伴有小便失禁和共济失调性步态障碍,脑压不高。CT 可见脑室扩大,但无明显的脑皮质萎缩征象。核素池扫描可见从基底池到大脑凸面所需时间延迟至 72h 以上。

7.脑瘤

以痴呆为突出临床表现的脑瘤主要见于额叶、颞叶或胼胝体肿瘤,除痴呆表现外常可见颅内压增高征象,脑血管造影或 CT 检查可明显看出脑瘤部位。

二、AD 的治疗原则

AD 目前尚缺乏肯定有效的治疗手段,随着 MCI 的提出,目前认为有效的药物应该在 AD 的病理改变之前起效。治疗药物方面,20 世纪 80 年代,主要是研究胆碱酯酶抑制药(AchE 抑制药)对 AD 的影响;20 世纪 90 年代,研究对象不仅有乙酰胆碱受体激动药,还包括了雌激素、消炎镇痛药、影响自由基代谢的药物及抑制淀粉样蛋白沉积的药物。有的研究结果仅限于动物试验;有的药物虽然临床试验有效,但半衰期短,不良反应明显,不宜临床应用;有的缺乏大样本多中心的临床试验,结论不肯定。故目前 AD 的临床治疗仍然是一个待攻破的世界性难题。

(一)药物治疗

1.改善胆碱能神经传递的药物

该类药物的理论基础是基于 AD 的胆碱能缺乏学说。胆碱能神经元突触间乙酰胆碱的下降导致了乙酰胆碱酯酶水平的降低,并以此来降低乙酰胆碱的分解而补偿乙酰胆碱的丢失,同时另一种胆碱酯酶(丁酰胆碱酯酶)升高,大部分的乙酰胆碱靠此酶来活化降解,最终造成神经元的损伤。因此,很多治疗措施在于增加乙酰胆碱的浓度,如乙酰胆碱前体、胆碱酯酶抑制药、乙酰胆碱受体激动药、乙酰胆碱释放调节药等。用于替代性药物进行试验性治疗的有胆碱、卵磷脂、槟榔碱、卡巴胆碱和 oxo－tremorine 等,但临床试验没有得出一致的结论。胆碱酯酶抑制药是目前唯一通过美国食品与药品管理局(FDA)批准的用来治疗 AD 的药物,包括:

(1)他克林:商品名 Cognex,该药是美国华纳－兰伯特公司开发并第一个上市的中枢系统的 AchE 抑制药。1993 年获得 FDA 批准后首先在美国上市,是改善阿尔茨海默病认知障碍的新药和老年益智药物。他克林尤其对阿尔茨海默病女性患者具有显著的疗效,与卵磷脂合用可获得理想的效果,能明显改善患者的记忆力。常用剂量为每日 20～80mg,最大剂量为每日 160mg。他克林的不足之处是对肝功能及转氨酶指数有较大影响,由于患者需经常检测肝功能,其应用受到了限制。肝脏转氨酶升高的比例约为 50%,一般停药 4～6 周后恢复正常。目前被新一代乙酰胆碱酯酶抑制药替代。

(2)多奈哌齐:该药是具有高度选择性的、可逆性治疗 AD 的药物,为第二代中枢性 AchE

抑制药。1996年11月25日获得美国FDA的特许批准用于临床,商品名为安理申。1997年初首先在美国上市,1999年10月在中国上市。多奈哌齐的最大优势是治疗剂量小、毒副反应低、耐受性好,是唯一能达到美国FDA痴呆症治疗指南标准的药物。专家普遍认为,该药在阿尔茨海默病治疗药物中处于领先地位。常规剂量为每日1次,每次5mg,晚饭后服用,1个月后可以增加剂量至10mg/d。

(3)利斯的明:该药是氨基甲酸类脑选择性胆碱酯酶抑制药,属于该类AchE抑制药的第二代产品,由瑞士诺华制药英国公司开发,商品名为艾斯能。研究结果显示,该药虽然半衰期相对较短,但对胆碱酯酶抑制作用可达10h,该药不经肝脏及细胞色素P450代谢,对轻、中度早老性痴呆耐受性较好,同时具有抑制脑内丁酰胆碱酯酶的作用。在西班牙马德里举行的第10届阿尔茨海默病国际研讨会上,出现了新的剂型——皮肤贴剂Exelon。其起始剂量为1.5mg,每日2次。如果能够耐受,在至少2周之后可以将剂量加至3mg,每日2次;同样,可以逐渐加量至4.5mg和6.0mg。当出现药物不良反应时,可考虑减量至前一个可以耐受的剂量。

(4)加兰他敏:该药属于第二代AchE抑制药,用于逆转神经肌肉阻滞、治疗重症肌无力和幼儿脑性麻痹症等。该药具有双重作用机制,能较好地刺激和抑制乙酰胆碱酯酶,并且能够调节脑内的烟碱受体位点,可显著改善轻、中度早老性痴呆患者的认知功能,延缓脑细胞功能减退的进程。加兰他敏于2000年7月被欧盟批准后在英国、爱尔兰首先上市,现已在25个国家上市。1998年上海申兴制药厂已生产加兰他敏原料药,1999年国家药品监督管理局批准苏州第六制药厂生产四类新药氢溴酸加兰他敏胶囊,2000年该药已在我国主要城市重点医院抗痴呆药品中崭露头角。常规剂量为10mg,每日4次。

AchE抑制药不良反应:AchE抑制药对外周神经系统最常见的胃肠道不良反应症状有恶心、呕吐、腹泻及眩晕、头痛等。这些症状多发生于剂量调整阶段,通常为轻到中度,持续时间有限,一般继续服药症状即可消失。采用食物和药物同服的方法,或先减少剂量对症治疗即可控制此类不良反应的发生。胆碱酯酶抑制药治疗的最佳疗程尚不清楚。大多数盲法临床试验的持续时间都为6个月。持续1年的临床试验显示,接受活性药物治疗与接受安慰剂治疗的患者之间存在差异。一些对安慰剂组中患者的恶化速度进行推绎,并与继续接受胆碱酯酶抑制药治疗的患者的功能水平进行比较的研究提示,患者从治疗中的获益可以延续2～3年。

至今尚未明确是否有患者对一种药物的疗效反应好于对另外一种药物的反应。在采用胆碱酰酶抑制药治疗时由一种药物转为另一种的指征包括过敏反应、无法处理的不良反应、患者家属的意愿和至少6个月的试验治疗后认知功能继续衰退。有关换用药物的特殊策略尚未在足够的患者中接受检验。尽管有人认为,中断治疗≥1个月可能是有害的。在经过3周的洗脱期(期间服用安慰剂)后服用多奈哌齐治疗的患者,获得的功能水平高于那些接受6周安慰剂洗脱的患者。至今尚未对同时使用1种以上胆碱酯酶抑制药进行研究,也不建议这样做。胆碱酯酶抑制药通常与维生素E和美金刚一起使用。

2.N—甲基—D—天冬氨酸拮抗药——盐酸美金刚

美金刚的出现,为那些服用AchE抑制药后仍然病情复发,或无法耐受AchE抑制药的中重度AD患者提供了新的治疗机会。临床试验显示,美金刚治疗AD的疗效属中等,而且对

AD 的潜在病因——淀粉样蛋白斑和神经原纤维缠结也没有直接治疗作用。不过,由于 AD 治疗领域本身就缺少真正有效的治疗药物,再加上美金刚的不良反应相对较少,所以其成为首个治疗中重度 AD 的药物。

该药早在 1982 年就已在德国上市,用于治疗帕金森病、大脑和周围性痉挛和认知障碍。20 世纪 80 年代后期的研究发现其具有抗痴呆的作用并开始进行国际临床开发。初步研究结果证实,本品对中重度 AD 和轻中度 VD 的认知障碍和临床症状有显著改善作用,而且耐受性良好。

该药是最近获美国 FDA 批准用于治疗中重度阿尔茨海默病的一种 N－甲基－D－天冬氨酸拮抗药,可能干扰谷氨酸能兴奋性毒性反应,或可能通过影响海马神经元的功能而提供改善症状的作用。一项在中重度阿尔茨海默病患者中进行的有关美金刚的双盲、安慰剂对照临床试验显示,根据一项有关严重痴呆症患者的神经精神检查表,美金刚优于安慰剂,但整体恶化评分量表没有得出这种结果。美金刚的开始剂量为 5mg,每天 1 次,然后将剂量增加到 5mg,每天 2 次,之后,每天早晨 10mg 和晚上 5mg,一直到最终剂量为 10mg,每天 2 次。在美金刚组与安慰药组患者之间,就不良事件、实验室检查数值、心电图检查或生命体征而言,并不存在具有临床意义的差异。在正在接受稳定剂量胆碱酯酶抑制药治疗的中重度阿尔茨海默病患者中,使用美金刚治疗的患者与接受安慰药治疗的患者相比,前者认知功能改善、日常活动能力衰退速度减慢、新行为症状的发生率降低。在这些临床试验的患者中,改善的幅度是很小的,只能观察到日常的功能或行为发生改善或暂时稳定。

3.激素类

近年来,研究较多的是雌激素。研究发现,使用雌激素的妇女 AD 的发病率明显低于未使用雌激素的妇女的发病率,使用雌激素的老年妇女患 AD 的危险性明显低于那些没有服用过雌激素的妇女。因而,采用雌激素替代治疗来延缓和预防老年女性的 AD 是很有希望的。雌激素能够降低老年妇女 AD 的发病率的机制可能与雌激素具有抗氧化能力、减少淀粉样蛋白沉积对细胞的损伤、促进神经元的修复功能、防止神经细胞死亡有关。但也有报道显示雌激素补充疗法的随机、安慰剂对照临床试验没有益处。妇女健康倡议对雌激素加醋酸甲羟孕酮的研究显示,在随机分组时没有认知功能障碍、被分配到活性药物治疗组的绝经后妇女,出现痴呆的危险增加。因此,不推荐使用激素补充疗法来治疗或预防 AD。

4.抗氧化剂

氧化自由基被认为是参与了 AD 脑细胞的死亡过程。自由基引起 P－淀粉样蛋白沉积,与细胞膜产生反应,导致细胞内发生氧化,造成自由基释放。神经膜损伤可能是 AD 病理变化的重要原因,在脑中减少自由基生成的药物和保护神经元免受自由基影响的药物有可能减慢病变的过程。因此,抗氧化剂可能有治疗 AD 的作用。

维生素 E 的研究结果证明其能延缓 AD 的进程。优势是无明显不良反应,价格低廉,易被患者或其家庭接受。剂量为 800～2000U/d。

褪黑素的自由基清除能力是维生素 E 的 2 倍、谷甘肽的 4 倍、甘露醇的 14 倍。褪黑素的高亲脂性和部分亲水性使其易透过生物膜,进一步穿过胞浆进入细胞核更好地发挥抗氧化作用。体外实验证实,褪黑素可阻止 β－AP(β－淀粉样蛋白)诱导的细胞氧化性损伤及细胞内

Ca^{2+}升高,以及培养的神经细胞的死亡。

银杏叶提取物(天保宁、银可络、舒血宁、金纳多、达纳康),内含银杏黄酮苷、银杏内酯和白果内酯,具有清除体内自由基和抑制血小板活化的作用。银杏叶提取物通过清除有毒的过氧自由基而对神经组织和细胞膜有保护作用。该药主要用于脑血管和冠状动脉缺血的患者,可在一定程度上改善 AD 的记忆和认知障碍,但对重度痴呆没有作用。国内外临床试验显示,口服片剂或滴剂 120mg(40mg×3),一日 2 次,疗程 3 个月与安慰剂对照治疗 AD,约 35%(7/20)的患者认知功能改善,85%患者的疾病严重度减轻。此药口服,每日 3 次,每次 1～2 片,或 1～2 支加入 250mL 液体中静脉滴注。

其他的自由基清除药还有去铁胺、艾地苯醌和甲磺酸替拉扎特等。应用此类药物旨在提高 AD 患者体内抗氧化水平,改善自由基消除系统的缺陷。

5.抗感染药物

AD 免疫炎症学说被相当多的实验证明。目前的研究表明老年斑的形成有炎症反应参与,表现为 AD 患者脑组织中几种炎症相关蛋白的出现及小胶质细胞增生活跃,这种异常的炎症反应的产物可能造成 β－淀粉样蛋白的沉积。调查发现,患有风湿性关节炎的患者在服用非甾体抗炎药(NSAID)后其 AD 的发病率明显下降或患病时间推迟,曾服用过激素和阿司匹林以外的消炎药的人患 AD 的危险性可减少 60%。初步研究结论是 NSAID 可延缓 AD 进展,NSAID 与 AD 的发病呈负相关。这使消炎镇痛药物在临床上使用成为可能。该观察结果引发了采用类固醇或非类固醇抗感染药进行的一系列临床试验。下列药物的临床试验报告了阴性转归(与安慰药相比没有益处):泼尼松龙、双氯芬酸、罗非昔布(一种选择性环氧合酶 2 抑制药)和萘普生(一种混合性环氧合酶 1 和环氧合酶 2 抑制药)。因此,现有资料尚不足以支持采用抗感染药物来治疗 AD 患者。一级预防临床试验尚未探讨这些药物对预防 AD 的可能价值。

6.抑制 β－淀粉样蛋白形成药

β－淀粉样蛋白在 AD 的发病机制中起着重要的作用。因此,阻止淀粉样蛋白合成和沉积的药物在 AD 的治疗中是很有潜力的。负责将 Aβ(一种有 42 个氨基酸的毒性片段)从淀粉样蛋白前体中释放出来的酶是 β、γ 分泌酶。有人正在积极研究这些酶的抑制药。胆固醇代谢与 Aβ 的生成关系密切,初步证据表明,他汀类药物可能对减少 Aβ 的蓄积有利。金属结合化合物,如氯碘羟喹可能减少相关的氧化损伤,并可能抑制 Aβ 肽的聚积。高血糖水平可能增加胰岛素和胰岛素降解酶的水平,使胰岛素降解酶偏离其对 Aβ 代谢的另一种作用。一些研究人员提出,胰岛素降解酶的类似物可能是可以选用的治疗方法。旨在减少 Aβ 聚积的策略提供了另外一种可供探索的治疗途径。近年来,随着基因的发展,采用基因治疗已是阻止 β－AP 产生的一种重要途径,但这类研究尚处于基础研究阶段。另外,还有一些药物,如刚果红、烟碱、6－烷基－甲基溴化哌啶、氨苯乙酸汞(APMA)、整合素和甲状腺素视黄质运载蛋白等都能阻止 β－AP 沉积。另外,最近有研究表明,免疫系统产生的抗体可以吸收 β－淀粉样蛋白,使之不能沉积于脑组织中。目前对抑制 β－淀粉样蛋白形成的药物的研究已成为 AD 药物治疗研究方向,其开发应用前景十分广阔。

7.脑保护药物

脑循环改善药和钙离子拮抗药:脑内血管系统是输送转运神经元所需营养物质及排泄有害代谢物的重要通道,保证其通畅无阻至关重要。钙离子拮抗药可以抑制钙离子的超载,减轻血管的张力,预防血管痉挛,保持组织的活性。常用药物:尼莫地平、桂利嗪和氟桂利嗪、尼麦角林、环扁桃酯、罂粟碱。

神经营养药是一些促进神经系统发育、维持神经系统功能的蛋白质。早期的神经生长因子(NGF),保证并维持着胆碱能神经元的存活。第一例接受 NGF 治疗的是一位患 AD8 年的女性,通过脑室泵入药物,结果显示 NGF 可对抗 AD 造成的胆碱能缺陷,提高皮层血流量,保护脑细胞。相关的药物还包括脑源性神经营养因子(BDNF)。这类药物不能透过血脑屏障,必须通过脑外循环系统相连的脑室内插管来实现,且可引起极为显著的头痛、周身疼痛等症状,因此,阻碍了人们对此类药物的深入研究,故寻找内源性的神经生长因子促进药是目前许多研究者极为关注的重点和研究的内容。此药包括神经生长因子、磷脂酰丝氨酸、单唾液酸四己糖神经苷脂(GM1,施捷因)等。

促代谢药物能够促进细胞对葡萄糖的利用,增强神经元代谢,提高注意力、学习能力及记忆力,而不是作用于某一个特定的神经递质系统。包括吡拉西坦(脑复康)、双氢麦角碱(hy-dergine,海特琴,弟哥静)、吡咯烷酮类等。

胞磷胆碱类:代表药物有胞二磷胆碱。本品为人体的正常成分,分子中含有胆碱和胞嘧啶。在体内参与卵磷脂的生物合成,有改善脑组织代谢和促进大脑功能恢复的作用。该药还能改善脑血管张力,增加脑血流量。

(二)神经精神症状和行为障碍的治疗

已知神经精神症状在阿尔茨海默病患者中很常见,大多数研究报告,超过 80% 的患者都有这类症状。当患者发生行为异常时,药物治疗时有发生不良反应的危险,并且会增加治疗的费用,因此,在使用药物治疗前,应该先采用非药物方法治疗。人们已经对大量非药物干预治疗阿尔茨海默病行为障碍的情况进行了研究,这些研究大多在养老院和长期护理机构中进行。这种干预措施包括音乐、患者家人的录像带、照顾者声音的录音带、行走和轻松运动和感觉神经的刺激与放松。很少考虑给住在社区的患者进行非药物干预措施,但是已经注意提供一些可能对护理这些患者的人员有帮助的干预措施。考虑到非药物干预特性的相对良性,在治疗与阿尔茨海默病相关的行为障碍时,探索有关非药物干预技术的做法是切实可行的。

极少随机对照临床试验阐述了有关治疗阿尔茨海默病患者行为改变的最佳精神药理学药物的问题。有关治疗的建议都基于小规模的临床试验、开放标签的研究和对无痴呆症患者研究的推论。

非典型抗精神病药物是治疗精神病或精神激动(有或没有精神病)的首选药物。这些药物比常规神经安定药物较少发生不良反应,如帕金森病和迟发性运动障碍。双盲、对照临床试验支持利培酮和奥氮平对降低阿尔茨海默病患者的精神病和精神激动发生率有效。对活性药物比较临床试验和双盲、安慰药对照临床试验都显示,氟哌啶醇,一种神经安定的抗精神病药,也可减少精神激动。一项有关神经安定药物对照性临床试验的荟萃分析显示,在治疗阿尔茨海默病时,活性药物治疗有效的患者比例高出安慰药治疗约 20%。典型和非典型抗精神病药物治疗时观察到的有效率高于安慰药治疗。当前的证据较为支持采用非典型抗精神病药物来治疗有精神病或精神激动的患者。疗效不足的患者可能从情绪稳定药或抗抑郁药的单药治疗中,或与抗精神病药物的联合治疗中获益。

情绪稳定药可以减少阿尔茨海默病患者的行为障碍。在卡马西平的临床试验中,精神激动似乎显著改善。已经有人研究了 α-正丙基戊酸钠二聚物对精神激动的作用,但得出的结果各不相同。

多项临床试验阐述了阿尔茨海默病患者中的抑郁症治疗。显示使用抗抑郁药治疗无效的安慰药对照研究数量几乎与显示有益的研究数量相同。阴性和阳性的临床试验均有选择性5-羟色胺再摄取抑制药和三环类抗抑郁药。对于纳入严重抑郁患者严格设计的研究趋于显示有良好治疗效果。在老年患者中通常采用5-羟色胺再摄取抑制药与去甲肾上腺素能再摄取抑制药的联合疗法;三环类抗抑郁药有抗胆碱能不良反应,在临床上不常使用。在治疗阿尔茨海默病患者的抑郁症时,大多数临床医生都选用5-羟色胺再摄取抑制药。

很少精神药理学药物被获准特别地用于阿尔茨海默病的患者。几乎所有这些药物的处方使用都超出了药物说明书中规定的应用范围,都是以这些药物对无痴呆症患者有效这种观察结果的推论。但是,由于这些药物对阿尔茨海默病患者的疗效和不良反应可能与无痴呆症患者不同,因此,尚需要开展进一步研究。

(三)健康维护

在阿尔茨海默病发展过程中,患者可发生可能导致死亡的各种疾病,如脓毒血症、肺炎和上呼吸道感染、营养障碍、压疮、骨折和创伤。这些疾病的治疗至关重要。在阿尔茨海默病的早期阶段,临床医生应鼓励患者参加维护健康的活动,包括运动、控制高血压和其他内科疾病、每年进行抗流感的免疫接种、口腔护理、在有视力和听力障碍时使用眼镜和助听器。在疾病的晚期,必须重视患者的基本需要,如营养、补液和皮肤护理。对于是否使用延长生命方法(如胃造口术、静脉补液和使用抗生素)的决定,应该尊重患者的事前约定,并考虑代理决策者的指示。

(四)与照顾者联合

在治疗阿尔茨海默病时,医生与照顾者的联合是很必要的。照顾者负责监督住在社区的患者,并在患者住院后,经常访问患者并提供帮助。照顾者还负责给药,实施非药物治疗,改善患者的一般健康状况,使患者过上有质量的生活。照顾者必须对下列情况做出决定:驾车、事前约定、财务管理、撤除火器、家庭安全以及安全返回计划(这是由阿尔茨海默病学会建立的一个全国性网络)。研究显示,阿尔茨海默病患者的照顾者认为他们自己的健康情况相当差。另外,他们比不是照顾者的个人有更多疾病、更多躯体症状、更多抑郁症和焦虑症、更常就诊和较少参加预防疾病的活动。自助团体、支持团体、教育、技能培训、咨询和心理治疗可能对照顾者有帮助。这些干预大多数都与精神紧张减轻和对照顾者了解增多相关,但是,这些干预并不能减轻照顾者的负担。介绍照顾者到家庭帮助组织是关心照顾者的一个重要做法。

三、护理

个性化的护理可让阿尔茨海默病患者不同程度受益。评估要覆盖患者的整体病情,如患者的意识状况、认知功能程度、行为症状、精神状态和生活自理程度等;同时还要对患者的支持系统和家庭主要照料者的心理和身体健康,以及家庭的文化、宗教信仰、语言、教育情况等方面进行评估。

(一)护理原则

护理的目的是提高患者的生活质量,延缓病情发展,因此应遵循以下原则。

(1)帮助患者及其家庭照料者掌握疾病的相关知识,提高照料者照顾患者的意愿和照料能力。

(2)鼓励家属参与社会支持性团体活动,如病友会等,通过分享交流使患者家庭有足够的心理准备共同参与患者的护理。

(3)协助照料者构建一个适宜患者生活的稳定环境,增强患者的安全感和依存性。

(4)帮助照料者建立辅助支持系统,以保留患者最大的生活自理能力,如在卫生间门口贴上醒目的标识增加患者的感官刺激,让患者正确区分卧室和卫生间等。

(5)充分尊重患者的尊严、隐私。

(6)积极鼓励患者参与日常生活活动,提高患者的自信心和成就感。

(7)最好使用非药物方法处理患者的异常行为,为患者提供身心统一的整体护理。

(8)注意潜在性的危险和意外,避免跌倒、走失等意外事件的发生。

(二)AD 各期护理

1.早期患者的护理

疾病早期,病情进展相对缓慢,患者有较多的机会改变和保持生活质量、参与护理计划的制订,并对未来生活做出计划。

(1)在患者可耐受的范围内进行适度的躯体锻炼,以提高患者的平衡和协调能力。

(2)对患者进行认知训练和记忆康复训练,如回忆治疗、音乐治疗和视频治疗等。

(3)鼓励患者参加综合性的娱乐活动,如艺术、写作、参与社交等。

(4)积极改善患者睡眠环境和睡眠质量,减少脑细胞的损失。

(5)通过各种提示物的使用,帮助患者维持现存功能。

(6)发现患者病情或生活能力等状态急剧下降时,应及时与其照料者或家属沟通。

2.中期患者的护理

在疾病的中期,患者除了记忆力丧失、言语困难、失认、失用外,精神行为症状更为突出,要经常评估患者临床表现,在早期护理的基础上保证患者的安全。

(1)对有潜在危险的物品进行有效的管理,如刀、叉、电动工具、打火机、药品等,必要时上锁。

(2)保障用水、用电、用气的安全,避免患者一人独处。

(3)禁止患者单独外出,以免走失。一起外出时要给患者随身携带联系卡,避免到人流量大的地方以防走散。

(4)运用语言、肢体语言和倾听等多种手段与患者沟通,帮助患者建立良好的社会支持系统。

(5)尽可能用非药物干预的方法来控制患者的异常行为,谨慎使用或不使用身体约束。

(6)训练家庭照料者,协助处理患者的精神行为问题。

3.晚期患者的护理

阿尔茨海默病患者到了晚期,生活基本不能自理,部分卧床、大小便失禁,容易引起一些并发症,如泌尿系统感染、吸入性肺炎、压疮等,而这些并发症往往是导致患者死亡的主要原因,因此晚期患者护理的重点是预防这些并发症的发生。

(1)运用营养监测量表(如简化营养评估表、营养不良通用筛查工具、2002版营养风险筛查表等)评估患者的营养状况,防止营养不良的发生,保证患者对水和食物的需求。轻度吞咽障碍的患者,进食要预防窒息或误吸;对中重度吞咽障碍的患者给予鼻饲进食或经皮胃造瘘进食。

(2)定期帮助患者更换体位,保持床单位干净、平整,及时更换被便液污染的床单位,适当使用皮肤保护剂,保持皮肤的清洁和滋润,防止压疮的发生。

(3)定时进行肢体关节的被动运动和适当的床边、床下活动,防止肌肉萎缩,也有利于预防肺部感染。

(4)评估各项生理功能,提供尽可能多的舒适护理。

(5)与家属充分沟通,做好临终关怀。

(三)家庭护理

阿尔茨海默病患者病程长(一般在5~10年),在这个过程中,家庭护理显得十分重要。患者家属或陪护人员应该知道如何照顾好患者衣、食、住、行、排泄、用药等,从而保证患者的生活质量。

(1)日常生活起居护理。安排好作息时间,每天定时起床、洗脸、刷牙、进餐、活动。保证患者夜间睡眠,创造睡眠环境。做好患者的如厕护理,在厕所门上贴一个彩色或明显的标识,提示患者定时排便、排尿,对尿失禁患者可接尿袋或穿尿裤。

(2)患者服药照料。要严格按照医生的治疗方案服药,不要擅自加药或减药。患者常忘记吃药或吃错药,家属要及时提醒,要按时按量看着患者服下。服药后家属要细心观察患者有何不适反应或不良反应,以便及时调整治疗方案。

(3)患者日常行为照料。不要让患者独自外出,以免走失。避免频繁更换环境,早期鼓励患者自我照顾和参与社会娱乐活动。

(4)给患者带上标记家庭住址、电话和回家路线用的卡片,以防万一。

(5)注意安全。使用热水袋或其他电热产品时应避免发生烫伤,妥善保管家里的危险物品,如药品、化学日用品、热水瓶、电源、刀剪等。不要让患者单独承担家务,以免发生煤气中毒、火灾等意外;拆除厕所和卧室的门锁,以防患者反锁而发生意外。

(6)与交流障碍患者建立良好的有效沟通的护理。与患者交谈时,语言要简练,吐字要清楚,表达的意思要明确。尝试将患者说话时的重要字句加以串联组合起来,并复述。询问患者问题时,应以"是"或"否"作为问题回答。

(7)护理有毁物、破坏行为的患者时,患者会出现兴奋症状,有时表现出攻击行为,应将兴奋患者置于安静的环境中,多加看护,并采取适当的保护措施,房间的陈设应当尽量简单化,一切尖锐的利器都应收好,以免因失去控制而伤人或自伤。如患者的暴力表现变得频繁,应与医生商量给予药物控制。

第九节　帕金森病

帕金森病(PD)又称震颤麻痹,是一种常见于中老年人的中枢神经系统变性病,由于不明原因的中脑黑质致密部(SNc)多巴胺(DA)能神经元变性脱失造成黑质纹状体系统神经递质多巴胺减少、与之功能拮抗的乙酰胆碱的作用相对亢进而发病,临床上主要表现为运动减少、肌强直、静止性震颤及姿势平衡障碍四个主征。国内外流行病学调查显示,65 岁以上老年人群 PD 的患病率约为 2%,对中老年人的身心健康构成极大的危害。

一、概述

(一)分类

帕金森病也可称为原发性帕金森综合征,为帕金森综合征的一种,其他三种分别为帕金森叠加综合征、遗传性帕金森综合征、继发性帕金森综合征。帕金森综合征的分类如下。

1.帕金森病

因为部分患者由遗传因素致病,所以不再称为特发性帕金森综合征。

2.继发性帕金森综合征(后天性,症状性)

又称帕金森综合征。可有以下多种致病因素:

(1)药源性。如多巴胺耗竭药(如利血平)、多巴胺受体阻断药(如抗精神病药、抗抑郁药(如三环类抗抑郁药)、锂剂、盐酸氟桂利嗪、桂利嗪、盐酸地尔硫䓬、吩噻嗪类药、丁酰苯类药。

(2)毒物。如 MPTP 中毒、CO 中毒、锰中毒、苏铁素、美沙酮、二硫化物、甲醇、乙醇。

(3)血管性。如多灶性梗死、脑动脉硬化症、皮质下动脉硬化性脑病。

(4)外伤性。如拳击性脑病。

(5)感染。如脑炎(嗜睡性脑炎、亚急性硬化性全脑炎)、真菌感染、慢病毒病、艾滋病。

(6)偏侧萎缩。如偏侧帕金森综合征。

(7)脑积水。如正常压力脑积水、非交通性脑积水。

(8)低氧血症。

(9)持发性基底节钙化,慢性肝脑变性。

(10)副瘤性。

(11)精神性。

(12)肿瘤。如脑中线、基底节区肿瘤。

3.帕金森叠加综合征

(1)多系统萎缩,夏—德综合征,纹状体黑质变性,散发性橄榄体脑桥小脑萎缩(OPCA)。

(2)痴呆,阿尔茨海默病,皮质弥散性路易体病,皮克病。

(3)进行性核上性麻痹(PSP)。

(4)皮质基底节变性(CBD)。

(5)进行性苍白球萎缩。

(6)关岛型肌萎缩侧索硬化—帕金森—痴呆综合征(Guam—ALS—PDC)。

4.遗传性帕金森综合征

(1)肝豆状核变性。

(2)亨廷顿病(HD)。

(3)家族性 OPCA。

(4)哈勒沃登—施帕茨病。

(5)丘脑性痴呆。

(6)神经性棘红细胞增多症。

(7)原发性基底节钙化。

(8)X 连锁隐性遗传肌张力障碍—帕金森综合征(XDP),又称 Lubag 综合征。

(9)快发病性肌张力障碍—帕金森综合征。

(10)常染色体显性 Lewy 小体病。

(11)家族性帕金森综合征伴周围神经病。

(12)线粒体细胞病变合并纹状体坏死。

(13)Gerstmann—Straussler—Scheinker 病。

(14)神经元蜡样脂褐质沉积病。

(15)神经系统亚速尔(Azores)病,现称作马查多—约瑟夫病(MJD),为脊髓小脑变性病(SCA3/MJD)。

帕金森病由英国医生詹姆斯·帕金森于 1817 年首先比较详细地报道,描述患者临床表现为震颤、少动、行走前倾,而肌力、感觉、智能正常。之后夏科特大夫及其同事丰富了 PD 的临床表现,于 1861 年正式使用帕金森病(PD)的称谓。我国中医对 PD 早有认识,金元时代张子和(1151—1231 年)在《儒门事亲》记载:"大发则手足颤掉,不能持物,食则令人代哺,口目张瞪,唇口嚼烂,抖擞之状,如线引傀儡……",这是中医典籍中描述 PD 较早的文献。继而,明代孙一奎(1522—1619 年)在《赤水玄珠》中首次把震颤为主要临床表现的疾病统一命名为颤振证,描述"颤振者,人病手足摇动,如抖擞之状,筋脉约束不住,而莫能任持,风之象也",强调颤振不能随意控制;对颤振的发病年龄和预后也有非常准确的描述,"此病壮年鲜有,中年以后乃有之,老年尤多,夫年老阴血不足,少水不能制肾火,极为难治"。

虽然人们认识 PD 已有数百年,但最近几十年才对 PD 的发病机制以及诊断治疗有了长足的进步。1957 年瑞典神经药理学家 Carlsson 发现右旋多巴、左旋多巴(L—dopa)可以治疗动物的利血平僵直,KathleenMomagu 证实哺乳动物脑中存在一种新的儿茶酚胺。1958 年 Carlsson 首先指出 DA 主要集中在纹状体中。1959 年,Bertler、Rosengren 证实 DA 存在于纹状体中,认为 PD 是由于纹状体中 DA 减少而发病。1960 年,Ehringer、Hornykiewicz 发现 PD 患者纹状体、黑质中 DA 减少,证实 PD 是由于纹状体中 DA 减少而发病。1960—1962 年,Hornykiewicz 发现由于中脑黑质 DA 能神经元脱失造成纹状体中 DA 减少而发病,这是 PD 发病机制的重大突破,也是 L—dopa 治疗 PD 的理论依据。从此,正式拉开了 L—dopa 治疗 PD 的序幕,20 世纪 70 年代研制出了复方 L—dopa 制剂,使 PD 的治疗进入了"金标准"的时代。

(二)病因

PD的病因目前仍不十分清楚。一般认为与年龄老化、环境因素、遗传因素等相关。任何单独一种因素都不能圆满地解释PD的病因,PD是多种因素相互作用的结果。

1.遗传因素

PD患者绝大多数为散发的病例,10%～15%的PD病例呈家族性聚集,一级亲属患病的危险性是对照亲属的2.3～3.5倍。遗传方式主要为常染色体显性(AD)遗传和常染色体隐性(AR)遗传,少数家系可能为双基因遗传、性染色体遗传和线粒体遗传。目前,家族性PD已经定位了13个基因位点,8个致病基因已经被克隆。近期国际上首次报道DJ－1和PINK1双基因遗传。

在常染色体显性遗传PD中,LRRK2基因突变较常见,占家族性PD的3%～10%;在常染色体隐性遗传PD中,Parkin和PINK1基因突变比较常见,约50%的早发性家族性PD有Parkin基因突变。PINK1基因的突变频率为10%～15%,高于北美的1%～2%。在散发性PD中也发现了基因突变,包括在家族性PD中发现的α－synuclein、Parkin、UCH－L1、DJ－1、PINK1及LRRK2等基因,以及其他数十种致病候选基因,但后者的诸多基因及其多态性与PD发病的关系尚无定论,且多数研究报道颇具争论。

2.环境因素

20世纪80年代初,在洛杉矶吸毒者中发现1－甲基－4－苯基－1,2,3,6－四氢吡啶(MPTP),经MAO－B催化形成N－甲基－4－苯基－吡啶离子(MPP+),它对黑质DA神经元具有高度亲和力、选择性的毒害作用。患者的临床表现,病理、神经生化改变及对L－dopa的治疗反应都与原发PD高度相似。其致病机制可能为对线粒体呼吸链中复合体I的毒性而导致:

(1)TP合成抑制。

(2)还原型辅酶I(NADH)及乳酸堆积。

(3)细胞内钙离子浓度急剧变化。

(4)谷胱甘肽合成减少,氧自由基生成过多,最终导致神经元死亡。

另外,有人通过对5000名PD患者的调查,发现发病率与使用杀虫剂或化学制品有关。事实上,自然界中可能存在诸多结构与MPTP相似的化学物质。流行病学调查发现,帕金森病的患病率存在地区差异,欧美地区PD的患病率最高,日本次之,中国最低,因此,人们怀疑是因为环境中可能存在一些有害物质损伤了大脑的神经元,故环境因素亦颇受人们重视。

3.年龄老化因素

PD发病与年龄有关,中老年人常见。40岁以下仅占10%,40～50岁为20%,50岁以上70%。正常人随着年龄增长,黑质中DA能神经元不断有变性脱失,而神经细胞内MAO含量却居高不下,可能为促发因素。但80岁以上患病率仅约1%,故年龄绝非PD发病的唯一因素,PD不等同于老化。

PD的发病机制目前仍不十分清楚,可能与线粒体功能障碍、氧化应激反应、兴奋性毒性、凋亡、免疫异常、泛素－蛋白酶体系功能障碍等有关。其中线粒体功能异常可能起主导作用,黑质细胞线粒体复合物I的基因缺陷、遗传异常导致患者的易感性,在毒物等因素的作用下,黑质复合物 I 活性受到影响,从而造成黑质细胞变性、死亡。自由基在帕金森病发病中的作用亦备受关注,许多资料表明氧化应激反应和自由基损害在帕金森病等神经变性疾病中起重要作用。

(三)病理

PD 的主要病理改变为中脑黑质致密部尤其是含色素的多巴胺能神经细胞变性脱失。大体检查主要发现中脑黑质色淡甚至完全无色,脑桥蓝斑亦有类似改变。光镜下主要见中脑黑质致密部神经细胞脱失、胶质细胞增生(以星形胶质细胞为主),残存的含色素神经细胞出现色素减少或外溢、有的细胞内有嗜酸性包涵体,称为路易(Lewy)小体。另外,在黑质、蓝斑的神经细胞内还可以见到另一种包涵体称为苍白体。Lewy 小体分为经典型或脑干型,以及皮质型,皮质型见于大脑皮质,原发性 PD 患者中少见,主要见于路易体痴呆。经典型 Lewy 小体进行苏木精-伊红染色,光镜下为均匀、红色、圆形或椭圆形的胞浆内包涵体,直径为 8～30μm。中心部为分层同心圆状,其周边为一个特征性苍白晕圈(halo)。电镜下为中心区紧密排列的丝状物及电子致密颗粒,周边的晕圈区为直径 7～20nm 的中间丝,呈放射状排列,伴有电子致密颗粒及小泡状物。黑质致密带腹外侧部受累最严重,其次为腹内侧部。其他部位,例如蓝斑、迷走神经背核、无名质、脊髓侧角等也可受累。免疫组织化学技术证实 Lewy 小体主要成分为 α 突触核蛋白、神经丝蛋白、泛素。

近年研究认为,PD 的病理改变并非始于黑质致密部。Bmak 等发现路易小体、路易轴突以及突触核蛋白病理始于延髓,依次逐渐进展到脑桥、中脑,最后到间脑和皮质,损害边缘系统、内脏运动系统和感觉运动系统。据此,提出了 Bmak 假说,把整个 PD 的病理改变进程分为六个阶段。

第 I 期:病变源自延髓,前嗅核、嗅球等出现病变,患者会出现嗅觉的异常。

第 II 期:累及延髓和脑桥被盖,尾端中缝核、巨细胞核、前脑基底部、中间皮质、蓝斑、蓝斑下区复合体等出现病变,患者可能出现头痛、睡眠障碍、情感等方面的问题。

第 III 期:累及中脑、杏仁核、黑质致密部等出现病变,患者的色觉、体温调节、认知等功能出现异常,还可能发生抑郁、背痛等。

第 IV 期:累及丘脑,患者出现 PD 典型的静止性震颤、肌强直、运动迟缓和姿势平衡障碍"四主征"。

第 V 期:累及新皮层,出现运动波动、频发疲劳等症状。

第 VI 期:病变进一步损害到新皮质,出现错乱、幻觉、痴呆、精神症状等表现。

多巴胺制剂对 PD 的大部分非运动症状无明显疗效,提示它们在病理生化基础上和运动症状可能存在差异。Braak 假说对患者在 PD 运动症状之前出现的抑郁、睡眠障碍、便秘、嗅觉障碍等非运动症状,在病理生化方面给出了部分解释。

(四)临床表现

常见于中老年人,隐袭起病,进展缓慢。临床表现可分为运动症状、非运动症状及晚期运动并发症三部分。

1.运动症状

由一侧上肢开始,至同侧下肢及对侧肢体,主要包括静止性震颤,频率为 4～6Hz,静止时出现,运动时减轻,睡眠时消失。多由一侧手开始,至同侧下肢及对侧肢体,下颌、唇、口及头较晚受累,手指的节律性震颤呈"搓丸样动作",大部分患者在疾病的不同时期均出现,为 PD 比较特异的表现。肌强直,为锥体外系型齿轮样或铅管样肌张力增高,四肢、躯干、颈及面部肌肉均可受累,患者表现为头前倾、躯干前屈,肘、髋、膝关节屈曲的特殊姿势。动作迟缓,患者随意动作减少,全身各部位在任何体位下的各种活动存在启动困难和运动缓慢,表现为"面具脸""写字过小症""翻身困难""慌张步态"、行走时双上肢伴随动作减少、吞咽困难等。姿势反射障碍,行走转弯时欲倾倒,被动前推后拉时站立不稳,出现在 PD 的晚期,多巴胺制剂治疗无效。

2.非运动症状(NMS)

主要包括嗅觉障碍,抑郁、焦虑、认知缺陷等神经精神障碍,睡眠障碍,直立性低血压、下尿路症状、性功能障碍、食欲缺乏、便秘、出汗增多等自主神经症状,以及疲劳及疼痛等症状。非运动症状可以是 PD 的首发症状,但只有出现运动症状时才可以考虑诊断 PD。

(1)嗅觉障碍。约 90% 的 PD 患者存在不同程度的嗅觉障碍,嗅觉障碍被认为是 PD 运动症状出现前的一个十分重要的亚临床的非运动症状。Montgomery 等在 361 例 PD 患者亲属中发现 40 例具有嗅觉减退,2 年后随访发现其中 10 例罹患 PD,12 例 SPECT 检查发现突触前的异常,而没有嗅觉减退的亲属则无一例患病或者 SPECT 检查异常。Ross 等用 12 味嗅觉确认测试了 2263 位老年人,结果发现嗅觉障碍和 PD 的发病相关。除 PD 外,嗅觉障碍还存在于弥散性路易体病、多系统萎缩等其他突触核蛋白病中,而皮质基底节变性、进行性核上性麻痹以及 parkin 相关 PD 等非突触核蛋白病中患者嗅觉功能完好,提示嗅觉障碍的产生可能与突触核蛋白病理有关。

(2)睡眠障碍。PD 患者常见的症状,由多种不同原因引起,例如 PD 疾病本身、PD 运动症状夜间加重、其他 NMS、治疗药物的不良反应等。在 PD 病程的各个阶段都可以出现,表现为入睡困难、睡眠破碎、日间睡眠过度、快速眼动睡眠行为障碍(RBD)、不宁腿综合征等。

1)睡眠破碎:几乎全部 PD 患者都有睡眠破碎,即因为夜间的 NMS 而干扰、中止正常睡眠。产生睡眠破碎的最重要因素是病变累及脑干的高级睡眠调节中枢和丘脑皮质通路,其他因素包括如夜尿症等 NMS 引起的不良反应、不宁腿综合征、睡眠呼吸紊乱导致睡眠呼吸暂停。

2)日间睡眠过度:约 50% 的 PD 患者存在过多的日间睡眠以及无意识的瞌睡。有的患者日间睡眠过度与发作性迅速入睡有关,有的患者本身存在睡眠潜伏期异常,还有一些患者因为合并其他疾病、夜尿症致睡眠破碎及抗 PD 药物不良反应等原因产生日间睡眠过度。

3)快速眼动睡眠行为障碍(RBD):约有 1/3 的 PD 患者出现快速眼动(REM)睡眠行为障碍。在 REM 睡眠期骨骼肌因为深度睡眠而失去张力,患者得以用躯体动作来表演其梦境,可以有语言(如说话、吼叫、声音恐吓)以及异常行为(手足舞蹈样动作、跌到床下、猛烈的攻击行为等),患者本身不自知而常常由其同床的人发现。RBD 与脑桥核、蓝斑以及红核受损可能有关,与便秘和嗅觉障碍一样,RBD 可以先于 PD 的运动症状出现。Olson 等研究发现,在 PD 疾病临床确诊前即存在 RBD 者高达 52%(13/25),在 PD、痴呆合并 RBD 的患者中男性比例占明显优势(80%),而在多系统萎缩(MSA)合并 RBD 中,男女比例差异不明显;同时发现 PD 较 MSA、痴呆更多见早发性 RBD。

（3）自主神经功能障碍。自主神经功能障碍是于 PD 患者中最先认识的 NMS，表现多样，严重程度因人而异，包括便秘、面部油脂多、多汗、直立性低血压、流涎、胃肠和膀胱功能障碍及性功能障碍等。便秘是 PD 最常见的一个 NMS，它可以先于疾病出现。尽管中枢以及结肠的多巴胺能神经元均有丢失，但 PD 患者便秘症状并不能被多巴胺能制剂改善，提示便秘可能与多巴胺神经递质无关。性功能减弱和增强在 PD 患者中均有报道，晚期患者可出现性幻想增多的情况。有的性功能障碍与双侧底丘脑核刺激、多巴胺药物及抗抑郁药物的使用有关。

（4）神经精神症状。神经精神症状包含情感障碍、精神病相关症状（如幻觉）以及认知功能障碍。

1）抑郁：是 PD 情感障碍的常见表现，在 PD 患者中的发生率为 10％～45％，表现为负罪感、缺乏自尊、悲伤以及自责。它的产生可能与 5－HT 神经递质变化有关，边缘叶的去甲肾上腺素及多巴胺能机制也可能有作用。抑郁能够影响患者活动，加速 PD 运动症状的进展。PD 患者还可出现情感淡漠、焦虑等其他类型的情感障碍。

2）痴呆：约 40％以上的 PD 患者都有痴呆症状，随病程及年龄的增加其发病率也升高。痴呆进行性加重，表现为执行功能障碍合并视觉空间技能损害和记忆障碍。痴呆的发生与黑质细胞变性有关，也有人认为它与皮质和皮质下的路易小体病理改变及老年性痴呆样病理改变有关，但尚不肯定。

3.PD 晚期运动并发症（MC）

是 DA 能药物长期治疗时出现的并发症，它不仅与药物长期治疗有关，还与疾病的进展有关，患者在疾病进展中都会发生其中的一种或多种，其中的异动症还作为诊断 PD 的支持条件。运动并发症主要表现为症状波动（包括剂末现象或疗效减退、"关"期延长、"开－关"现象、冻结发作及非运动症状的波动），异动症（又称运动障碍，包括剂峰异动、双相异动和肌张力障碍）。在 L－dopa 近 40 年临床应用中，人们发现服用 L－dopa 治疗数年后，约 50％的患者出现剂末现象，5～10 年后，50％～80％的患者出现运动障碍并发症。异动症并不是 L－dopa 治疗所特有的并发症，多巴胺受体激动药，特别是半衰期短的，如阿扑吗啡、Quipirole 等亦可诱发异动症。

（1）剂末现象。是 PD 患者最早出现、最常见的症状波动，目前无统一的定义，Stacy 等提出剂末现象是指一般在吃药前可以预知的运动及非运动症状的再出现，服药后症状得到改善。有人提出一次服药后疗效维持时间短于 2～4h 就说明出现剂末现象。Stacy 等研究发现，识别运动及非运动剂末现象症状的最相关表现为震颤、任何动作的缓慢、情绪变化、身体任何部位的僵硬、疼痛/酸痛、灵活性减退、情绪低落/思维迟钝、焦虑/惊恐发作、肌痉挛，并指出至少出现一种症状，且该症状可在下次服用抗 PD 药物后得到缓解，就表示剂末现象出现。

（2）"开－关"现象。与服药时间、药物血浆浓度无关，患者突然发生无法预测的"关"的状态，PD 症状严重加重，持续数秒或数分钟后，突然恢复到"开"的状态，临床并不多见。"开－关"现象与"关"期不同，后者指的是 PD 症状加重的时期。

（3）冻结发作。在行走路过程中突然出现的短暂的步态受阻，患者描述脚像粘在或者吸在地板上一样。冻结步态的突出特点是启动犹豫或在通过狭小空间时最常发生。冻结步态是晚期 PD 患者最为常见的症状，在进行性核上性眼肌麻痹、多系统萎缩、皮质基底节变性、血管性帕金森病和脑炎后帕金森综合征及正常压力脑积水也可以见到。它可以发生在PD的"关期"（关期冻结）和"开期"（开期冻结），每次冻结现象的发生通常持续数秒钟至数分钟不等。有的认为与基底节额叶间的联系异常或视觉反应功能异常有关。

（4）运动障碍。表现为舞蹈样或手足徐动样不自主运动，可累及头面部、四肢和躯干，有时表现为单调刻板的不自主动作或肌张力障碍。剂峰运动障碍或称改善－异动－改善（I－D－I），是抗PD药物血浆浓度达到剂峰时出现的运动障碍，是运动障碍中最常见的形式，可以是不对称的，趋向于在PD症状最重的一例更为明显。双相运动障碍或称异动－改善－异动（D－I－D），是指在一剂量抗PD药物服用后出现运动障碍，之后改善，在下一剂量抗PD药物服用前再次出现运动障碍，或描述为"发生在一剂L－dopa血药浓度上升期或消退期的运动障碍"。

（5）肌张力障碍。包括"关"期肌张力障碍、清晨足部肌张力障碍及剂峰肌张力障碍。

PD患者运动并发症的表现为起初药物的有效作用时间逐渐缩短，即在服用L－dopa后2～4h内运动功能恶化（剂末现象），"开"期逐渐缩短，相应"关"期延长（病程5年左右），之后出现逐渐加重的"开－关"现象，生活能力明显下降（病程5～10年）；随后在血浆药物浓度的最高峰期出现剂峰运动障碍，在疾病后期，可出现全身舞蹈样运动障碍、肌张力障碍及双相运动障碍（病程10年左右）等。随着疾病的进展，异动症出现的阈值逐渐降低，每次药物起效时均出现异动症，患者的症状波动于伴发异动症的"开"和"关"期之间，此时患者已基本丧失自主生活的能力。

国内研究者对324例患者回顾性分析发现，"中国PD患者运动障碍发生率低于西方人，运动波动发生率与西方人相近。用药量越大、用药时间越长、病程越长，越容易出现运动并发症。推迟用药时间并不一定推迟运动并发症的出现。发病年龄小于60岁的患者用药5年后运动并发症出现的危险性较高，而60岁以后发病者这种危险性明显降低。足的肌张力障碍并不一定与用药相关，不能单纯将其划为L－dopa制剂所致的一种运动障碍。"国人孙圣刚等认为，"症状波动是由于疾病进展、DA能神经元进一步丢失造成神经元对DA水平波动的缓冲能力丧失而引起，而异动症是由于纹状体受体长期受到非生理性'脉冲样'刺激，导致突触可塑性改变、基因和蛋白表达失调、基底核输出神经元放电模式改变所致。"异动症易出现在PD患者受累最严重的一侧，即黑质病变愈严重，不随意运动出现得越快，表明疾病严重程度也是产生异动症的一个重要危险因素。

（五）PD的临床分型与病情严重程度分级

1.PD的临床分型

（1）病程。良性型：病程长，平均12年，症状波动与精神症状出现晚。恶性型：病程短，平均4年，症状波动与精神症状出现早。

（2）症状。震颤型：震颤为主。少动强直型：少动强直为主。震颤或少动强直不伴痴呆型。震颤或少动强直痴呆型。

（3）遗传。家族性PD，散发型PD，少年型PD。

（4）肢体受累部位。偏侧型，全身型。

2.临床上常用的分级

目前临床上常用的分级仍采用 1967 年 Margaret－Hoehn 和 MelvinYahr 设计的量表,称为 Hoehn－Yahr 分级。

(六)辅助检查

1.帕金森病评定量表

帕金森病评定量表的应用使得对疾病严重程度、药物疗效、药物并发症等能够量化地、科学地评价与比较。国内外应用最广泛的帕金森病评定量表为 1987 年 FahnStanley 等人组成的 PD 研究组制订的统一帕金森病评定量表(UPDRS)。

2.实验室检查

脑脊液中 DA 的最终代谢产物高香草酸(HVA)水平减低。

3.影像学检查

(1)SPECT 显像。多巴胺转运蛋白(DAT)是存在于中枢多巴胺能神经元突触前膜上的一种膜蛋白,为多巴胺能神经元活性的良好标志物,纹状体 DAT 活性的改变能够反映早期黑质多巴胺能神经元的脱失情况。正常人双侧纹状体 DAT 配体对称浓集,PD 患者症状肢体对侧纹状体 DAT 配体摄取减低,表明多巴胺能神经元数量减少。在 PD 早期甚至亚临床期即可发现 DAT 的减少,比多巴胺受体的变化更早、更直接、更敏感。有报道称 SPECT 显像在早期诊断 PD 的敏感性和特异性上壳核比尾状核更有价值。

(2)PET 显像。DAT 显像与 SPECT 显像的 DAT 检查相似,PD 患者尾状核及壳核 DAT 放射性配体摄取明显减低,PD 症状重侧肢体对侧基底节 DAT 减少更明显。多巴胺 D2 受体显像发现 PD 早期超敏上调,后期或 L－dopa 治疗后多巴胺 D2 受体下调。

(七)诊断与鉴别诊断

1.诊断

PD 无确诊的生物学指标,在临床诊断中国内外应用最广泛的是英国帕金森病协会脑库的临床诊断标准,该标准对临床诊断与病理检查进行了对比研究,诊断的精确度最高达 90%。诊断程序如下。

(1)步骤一:符合帕金森综合征的诊断

1)运动减少:随意运动的启动速度缓慢;疾病进展后,重复性动作的运动速度及幅度均降低。

2)至少具备下列 1 项特征:肌强直,频率为 4～6Hz 静止性震颤,姿势障碍(排除视觉、前庭、小脑及感觉障碍原因)。

(2)步骤二:排除 PD 的诊断标准

1)反复的脑卒中发作史,伴 PD 特征的阶梯性进展。

2)病史中反复出现头部外伤。

3)既往曾患明确的脑炎。

4)非药物所致眼动危象。

5)在症状出现时服用抗精神病药物。

6)2 个或 2 个以上亲属患病。

7)病情持续性缓解或快速进展(3年内 Hoehn－Yahr 分级达到Ⅲ级)。

8)发病3年后,仍是严格的单侧受累。

9)核上性眼球瘫痪。

10)小脑症状。

其他:疾病早期出现严重的自主神经功能障碍,严重的痴呆,伴有记忆、言语和执行功能障碍,锥体束征阳性,CT 见脑肿瘤和交通性脑积水,对大剂量 L－dopa 效果差(无吸收障碍),接触 MPTP 等神经毒剂。

(3)步骤三:支持 PD 的诊断(须具备以下3项或3项以上)

1)单侧起病。

2)静止性震颤。

3)进行性发展。

4)发病后大部分症状为非对称性持续存在。

5)对 L－dopa 治疗反应良好(症状改善70%～100%)。

6)L－dopa 导致明显的异动症。

7)L－dopa 的疗效持续5年或5年以上。

8)临床病程10年或10年以上。

(4)PD 的诊断有赖于:

1)严格按照以上标准。

2)长期的随访观察。

3)PD 患者脑脊液中 DA 的最终代谢产物高香草酸(HVA)水平减低(临床可操作性差),其余化验检查对诊断无帮助意义。

4)脑 CT、MRI 影像学检查无特征性表现,但对排除诊断有帮助。

5)DAT 的 SPECT 影像学检查,DAT、DA 受体等功能的 PET 影像学检查对诊断有一定帮助。

6)确诊需要病理检查。

2.鉴别诊断

(1)颈椎病、缺血性脑血管病。由于 PD 早期为单侧症状,在老年人常合并颈椎病样改变或颈椎病,需注意避免误诊为颈椎病或缺血性脑血管病,掌握各疾病特征后正确诊断并不困难。

(2)继发性帕金森综合征。继发性帕金森综合征有明确的病因,如感染、锰中毒、一氧化碳中毒、外伤、药物、脑血管病等,继发性帕金森综合征具有原发疾病的相应症状体征,锥体外系的症状体征与原发性 PD 不同,L－dopa 制剂治疗效果差。

(3)帕金森叠加综合征。是指一组病因不明的以帕金森征为其附加表现的中枢神经系统变性疾病,如进行性核上性麻痹、多系统萎缩、皮质基底节变性、路易体痴呆等,表现为强直少动,无静止性震颤,早期出现基底节以外的神经系统受累表现,发展迅速,L－dopa 制剂的疗效差或无效。

(4)原发性震颤。患者在随意运动时震颤加重,静止时减轻或消失,无肌强直、少动及姿势反射障碍,少动及姿势反射障碍,普萘洛尔治疗震颤减轻,而抗PD药物治疗无效。

二、治疗原则

PD的治疗是神经科疾病中最讲究"艺术性"的治疗,需患者定期随诊进行治疗方案的调整。包括药物治疗、手术治疗,以及康复、心理、护理治疗,其中药物治疗是最主要的治疗手段。各种治疗手段均为对症治疗,不能阻止疾病的进展,更不能治愈疾病。

(一)药物治疗

目标是"延缓疾病进展、控制症状,并尽可能延长症状的控制年限,同时尽量减少药物的不良反应和并发症"。在疾病的初期应用小剂量复方左旋多巴制剂和(或)小剂量DA受体激动药、单胺氧化酶B型(MAO-B)抑制药。在长期应用复方多巴制剂治疗后出现疗效减退等症状波动或异动时,可采用在复方多巴制剂总剂量不变的情况下,增加服药次数;改服卡左多巴控释片(息宁)或多巴丝肼缓释剂(美多巴);或加用DA受体激动药或儿茶酚-0-甲基转移酶抑制药(COMT)。疾病初期、年龄小、症状轻的患者可考虑应用苯海索、金刚烷胺;老年人,特别是存在认知障碍精神症状时,不主张应用。目前国内治疗PD运动症状的常用主要药物有以下几种(非运动症状及运动并发症的治疗见《中国帕金森病治疗指南》)。

(1)抗胆碱能药苯海索(安坦),用法为1～2毫克/次,3次/天。主要用于震颤患者,闭角型青光眼及前列腺肥大患者禁用。

(2)盐酸金刚烷胺,用法为100毫克/次,2次/天,末次应在下午4时前服用。

(3)复方左旋多巴(美多巴、息宁),用法为62.5～125mg,2～3次/天,逐渐加量(每三至七天增加62.5mg)至疗效满意而不出现不良反应。不良反应为恶心、呕吐、食欲缺乏等消化道症状,直立性低血压、心悸、心律失常等心血管系表现,以及欣快、不安、焦虑、失眠、幻觉、妄想等精神症状。长期治疗时部分患者出现剂末现象、"开-关"现象、冻结及异动症等。

(4)非麦角类多巴胺受体激动剂,普拉克索的用法开始为0.125mg,3次/天,每周增加0.125mg,一般有效剂量为0.5～0.75mg,3次/天,最大剂量为4.5mg/d。吡贝地尔缓释片的用法开始为50mg,1次/天,每周增加50mg,一般每日有效剂量为50～250mg,分3次口服。两者互换比例为吡贝地尔缓释片:普拉克索=100:1,转换模式为"一日完全"转换法。

(5)MAO-B抑制剂司来吉兰,用法为2.5～5mg,2次/天,早午服用。禁止与抗抑郁药5-羟色胺再摄取抑制剂(SSRI)合用。

(6)COMT-I恩托卡朋,用法为100～200mg,必须与复方左旋多巴同时服用,最大量1600mg/d。

(二)手术治疗

主要包括立体定向神经核团毁损手术、脑深部电刺激(DBS)治疗。DBS优势突出,现渐成为手术治疗PD的首选,但价格昂贵。DBS手术应严格掌握适应证、手术时机,做到治疗靶点准确,加强术后管理。

(三)康复治疗

在PD早期可采用体育锻炼,努力维持日常生活和工作能力而不服用抗PD药物;在药物治疗期间,患者仍需尽量坚持活动;在疾病的整个过程中,应注意加强教育、心理疏导及营养支持等辅助治疗。

三、护理

(一)护理问题

1.躯体移动障碍

与神经、肌肉受损,震颤、肌强直、运动迟缓,随意运动减少等有关。

2.自尊受挫

与身体形象改变及日常生活需他人照护有关。

3.营养失调

低于机体需要量,与吞咽困难、进食减少和机体耗能增加有关。

4.自理缺陷

与肌强直、随意运动减少有关。

(二)护理措施

1.生活护理

(1)皮肤护理:对于多汗及皮脂腺分泌亢进的患者,指导患者穿着柔软、宽松吸汗的棉质衣服,勤更换衣物,协助患者洗澡、擦浴 1～2 次/天。

(2)日常生活护理:对行动不便者,做好安全防范,移开环境中的障碍物,保持地面平坦,协助患者移动,防止摔伤,行走困难者以拐杖助行;起坐困难时,可置高凳坐位排便、高脚座椅、手杖辅助、浴室安扶手;若患者动作笨拙,用餐时谨防烧、烫伤等事故发生;穿脱衣服,扣纽扣,系腰带、鞋带等有困难者,需给予帮助。

(3)预防压疮:卧床患者应保持床单平整,及时更换床单,定时翻身,可酌情使用气垫床或按摩床,局部按摩。

2.饮食护理

(1)饮食原则:给予足够的总热量,适量优质蛋白质、高维生素、低盐易消化的食物,依据病情补充维生素。戒烟、酒。多吃新鲜蔬菜和水果,及时补充水分,防治大便秘结。

(2)进食方法:进食/饮水时取坐位或半卧位,进食环境安静,不催促,必要时可用吸管吸取流食,对咀嚼困难和吞咽困难者,给予小块食物或不易反流的流食,指导患者少量分次吞咽。尽可能让患者独立进食,端碗、持筷有困难者,为其准备金属餐具,并协助进食。无法自行进食者,可鼻饲。

3.用药护理

(1)用药指导:告知患者本病以药物治疗为主,可应用抗胆碱能药和增强多巴胺能递质功能的药物,但药物治疗只能改善症状,不能阻止病情发展,且需终身服药。

(2)疗效观察:用药过程中注意震颤、肌强直及其他症状的改善情况,以确定药物疗效。

(3)不良反应观察。

1)抗胆碱能药:常见不良反应包括口干、面红、便秘等,大剂量可能引发青光眼、尿潴留、失眠或谵妄。

2)左旋多巴制剂:药物不良反应主要有恶心呕吐、厌食、不自主运动、直立性低血压等,注意左旋多巴应用过程中的"开-关现象"和"剂末现象"。治疗期间忌服维生素 B6、利血平、氯氮平、氯丙嗪等药物。

4.运动护理

告知患者及其家属运动锻炼的目的在于防止和延迟关节强直与肢体挛缩,指导患者及其家属进行松弛训练、关节主动与被动锻炼、姿势/平衡/步态训练。本病早期应坚持一定的体力活动,主动进行肢体功能锻炼,四肢各关节做最大范围的屈伸、旋转等活动,以预防肢体挛缩、关节强直的发生。晚期患者做被动肢体活动和肌肉、关节的按摩,以促进肢体的血液循环。

5.心理护理

与患者建立和保持良好的护患关系,帮助患者树立战胜疾病的信心。在临床护理工作中深入细致,认真观察病情变化,掌握患者心理特征和心理活动的规律,有的放矢地进行心理护理。

(三)健康指导

(1)指导患者在病程中尽量避免精神紧张,以免加重病情,树立战胜疾病的信心。

(2)日常事情尽量自己做,坚持适当的运动和体育锻炼,防止关节强直与僵硬,卧床患者被动活动关节和按摩,预防肢体挛缩。

(3)督促患者严格按医嘱用药,避免错服、漏服,及时观察病情变化,动态了解血压变化,定时做肾功能检查。

(4)外出时最好身边有人陪伴,以防跌倒、摔伤。

(5)告诉患者注意病情变化和并发症的表现,发现异常及时就诊。

第十节　脑卒中康复护理

脑卒中康复指采取一切措施预防残疾的发生和减轻残疾的影响,以使脑卒中患者重返社会。脑卒中康复是一种全面康复,应尽早开始,急性期就可介入康复治疗。在发病早期,临床治疗以挽救患者生命为主要目的,康复治疗应以不影响患者的临床救治为前提。最佳康复时机是发病3个月内,康复介入越早越好。

一、概述

(一)康复治疗的目标

通过以物理疗法、作业疗法、言语治疗为主的综合康复措施,抑制患者异常的、原始的反射活动,重建正常运动模式,改善协调运动和精细运动;最大限度地促进患者功能障碍的改善,充分发挥残余功能;防治并发症,减少后遗症;帮助患者调整心理状态;帮助患者学习使用辅助器具,指导其正常的家居生活,争取达到生活自理,回归家庭,回归社会。

(二)康复适应证

(1)一般在患者生命体征稳定、神经功能缺损症状不再发展后24h开始康复治疗。只要生命体征稳定,即使患者处于昏迷状态,定时翻身、正确体位摆放及关节的被动运动等被动性、预防性的康复护理也必须尽早开始。由于蛛网膜下隙出血(未行手术治疗)和脑栓塞患者近期再发的可能性较大,应注意密切观察,1个月左右方可谨慎开始康复训练。对于脑栓塞患者,康复训练前如已查明栓子来源并给予相应的处理,应向患者及其家属交代相关事项,包括可能发生的意外情况后,再开始康复训练比较稳妥。

(2)有明显的持续性神经功能缺损,如运动功能障碍、言语交流障碍、大小便控制障碍、认知功能障碍、吞咽障碍等。

(3)无严重的认知功能、言语功能障碍和严重的精神障碍,伴有精神科疾病的患者应处于精神疾病的稳定期,能够执行口头语言或肢体语言的指令,且可以记忆所学习的康复训练内容。

(4)有一定体力,能够进行康复性活动,每天可完成不少于3h的主动性康复训练。

(5)既往没有进行过康复治疗的非急性期脑卒中患者,仍然可以接受进一步的康复处理,但是其康复效果远不如急性期早期康复的效果好。

(三)康复禁忌证

(1)病情过于严重或在进行性加重中,如深度昏迷、颅压过高、严重的精神障碍、血压过高、神经病学症状仍在进行发展中等。

(2)伴有严重的并发症,如严重的感染(吸入性肺炎等)、糖尿病酮症酸中毒、急性心肌梗死等。

(3)存在严重的系统性并发症,如失代偿性心功能不全、心绞痛、急性肾功能不全、风湿病活动期、严重的精神病等。

二、康复基本原则

正确地实施脑卒中康复治疗有五个基本原则:

(1)把握适应证,及早开始康复治疗。

(2)以评定为基础,康复治疗贯穿始终。

(3)采取小组式的工作方式。

(4)综合各种康复措施进行全面的康复治疗,循序渐进。

(5)强调患者及其家属主动参与和配合。

三、脑卒中分期康复护理

(一)急性期康复

急性期是患者康复的关键阶段,直接影响患者后期的康复训练效果和生活质量。脑卒中急性期持续时间一般为2~4周,此期应积极处理原发病和并发症。目前学术界主张,只要神志清楚、生命体征平稳、神经病学症状不再进展后48h,在不影响患者抢救的前提下,康复训练几乎可与药物治疗同步进行,除蛛网膜下隙出血、严重脑出血可稍延长外,康复训练应于病后1周内进行。其实,无论是出血性脑卒中还是缺血性脑卒中,患者的正确体位摆放应该从患者患病后就开始实施了。

急性期康复的目的主要是预防失用性并发症,使患者尽快从床上的被动活动过渡到主动活动,尽早开始床上生活自理,同时为恢复期功能训练做好准备。康复护理具体措施如下:

1.环境护理

(1)病区设施符合无障碍设计:各通道和门等具有适合轮椅活动的空间,地面防滑;浴室应有洗澡凳,墙上安置扶手,淋浴旁安装单手拧毛巾架;便器以坐式为宜,坐便器周围或坐便器上有扶手以方便和保护患者。

(2)病床:使用活动床栏,防止患者坠床;床的位置要保证患者的瘫痪侧对向房门,有利于探视、查房、陪伴及护理操作;床头柜、电视机等应安置在患侧,以引起患者重视,促使其将头转向偏瘫侧;从早期开始注意强化对患侧的刺激,避免或减轻单侧忽略。

2.运动康复护理

(1)体位:床上正确体位的摆放。

(2)体位变换:一般每一至两小时一次,包括被动、主动向健侧和患侧翻身,以及被动、主动向健侧和患侧横向移动。

(3)被动运动:关节被动运动,有利于改善血液循环,促进静脉、淋巴回流,预防压疮和静脉血栓形成,保证关节足够的活动范围,防止关节挛缩和变形,增加患肢对运动及感觉的记忆,促进患肢的功能恢复。

(4)床上训练:早期床上训练是脑卒中康复的重要内容。急性期的主动训练是在床上进行的,要尽快使患者从被动活动过渡到主动康复训练程序上来,并希望患者独立完成各种床上的早期训练后,能独立完成从仰卧位到床边坐位的转移。

1)桥式运动:可提高骨盆及下肢的控制能力。

2)上肢自助运动:患者仰卧,双手交叉,患手拇指置于健侧拇指之上(Bobath握手),利用健手带动患手向前上方上举过头,每日数次,每次做10~20个。这项训练可有效地保护肩关节,预防患侧上肢关节和软组织损伤,培养患者恢复身体的对称性运动模式,抑制健侧上肢的代偿动作,抑制痉挛,诱发肩带肌肉的主动活动及上肢的分离运动,缓解肩痛和上肢水肿。

3)下肢自助运动:患者仰卧,将健足置于患足下方,辅助患者利用健侧下肢抬高患侧下肢,尽量抬高,然后再返回床面,每日反复数次。每日可进行治疗师一对一训练一两次,鼓励患者在陪护人员保护下自行复习当日训练动作。

3.作业治疗护理

早期开始病房ADL练习,如洗漱、穿衣、转移、二便训练等,逐步提高日常生活活动能力。

4.预防并发症

预防肺炎、压疮、深静脉血栓形成、肩关节半脱位、臂丛神经损伤等。

5.健康教育及指导

对家属进行脑卒中及其护理和康复知识的健康教育与培训指导。

(二)恢复期的康复

一般而言,在缺血性脑卒中发病1~2周后、出血性脑卒中发病2周到1个月后进入恢复期。进入恢复期的时间视病情而定,言语和认知功能的恢复可能需要1~2年。发病后1~3个月是康复治疗和功能恢复的最佳时期。脑卒中功能康复恢复期一般为1年,此期为病情稳定、功能开始恢复的时期。

恢复期的康复目标包括改善步态,恢复步行能力;增强肢体协调性和精细运动能力,提高和恢复日常生活活动能力;适时应用辅助器具,以补偿患肢的功能;重视心理、社会及家庭环境改造,使者重返社会。主动性康复训练应遵循瘫痪恢复的规律,先从躯干、肩胛带和骨盆带开始,按坐位、站位和步行以及肢体近端至远端的顺序进行。一般在一天内交替进行多种训练,可以有所偏重。此期要应用各种偏瘫康复技术促进功能的恢复。关于患侧肢体训练,在偏瘫期要设法促进肌张力和主动运动的出现,在出现明显痉挛后要降低痉挛,促进分离运动的恢复,改善运动的速度、精细程度、耐力等,并要注意非瘫痪侧肌力的维持和强化。具体康复措施如下:

1.运动康复护理

(1)牵伸患侧躯干肌:患者仰卧,屈髋、屈膝内旋,训练者一手下压患膝,一手下压患肩,使患侧的躯干肌得到缓慢而持续的牵伸。

(2)上肢功能训练。

1)肩胛带负重训练:肩胛带负重训练能提高肩胛带的控制能力,缓解上肢痉挛。患者取坐位,上肢外展、外旋,肘伸展,手指伸展支撑于床上,将重心逐渐移向患侧,维持一段时间后返回中立位,反复进行数次。

2)肩关节运动训练:肩关节运动训练可预防肩痛、肩关节半脱位、肩关节挛缩,促进运动功能恢复,如肩关节屈曲,即上肢缓慢上、下运动;肩关节外展,即上肢缓慢横向外展。

3)肘关节运动训练:目的是诱发分离运动,促进肘关节的自主屈伸功能,提高自理能力。嘱患者上举上臂,然后屈肘用手触摸自己的头或对侧肩,反复进行数次。在肘关节屈伸能力提高后,让患者在任意角度停留并保持数秒以训练空间控制能力。

4)前臂运动训练:前臂运动训练指前臂的旋前、旋后训练。训练者握住患侧手腕,使患侧手掌面向患者,再向相反的方向旋转,使手背面向患者;还可用健手协助患手进行翻转扑克牌的训练。

5)腕关节运动训练:训练者一手固定腕关节,一手扶持手掌部诱导或辅助患者做腕背伸、前屈、旋转动作。

6)指关节运动训练:训练者诱导并训练患者进行掌指、指间关节的主动活动,进行拇指的内收、外展活动,手指的屈伸、对指活动。

(3)下肢功能训练。

1)髋、膝屈伸控制训练:患者仰卧,患腿屈曲,训练者一手控制患者患足,保持踝背屈外翻位,另一手控制患者患膝,令患者主动屈曲或伸展髋、膝关节。若完成有困难,可协助患者进行,以后逐渐加大自主运动范围,最后让患者在任意角度停留以训练控制能力。

2)髋关节内收(旋)、外展(旋)控制训练:患者仰卧,双下肢屈髋、屈膝,双膝平行并拢,双足踏于床面。先把双膝分开呈外旋位,然后嘱患者主动合拢双膝。训练者可对健腿施加阻力,阻止其内收、内旋,通过联合反应来诱发患腿的内收、内旋,必要时给予帮助,随患者控制能力的提高可逐渐施加阻力。

3)屈髋、屈膝训练:患者仰卧,屈膝并将患肢放到床下,在伸髋屈膝的体位下,训练者一手将患足置于背屈外翻位,让患者抬腿至床上,然后再把腿放下去,反复进行。如果患者能够完成这个动作,则起床时将不需要用健腿帮助患腿,可为以后步行打下良好的基础。

4)屈膝训练:患者俯卧,训练者一手握住患足踝部辅助屈膝,另一手按压患侧臀部,以防臀部做代偿动作。患者在屈膝的基础上可练习伸髋动作,这项训练可预防划圈步态的产生。

5)主动踝背屈训练:患者仰卧,患腿屈髋、屈膝,保持中立位,患足踏住床面。训练者一手握住患足踝部,自足跟外侧向后、向下加压,另一手抬起足趾使之背屈并保持足外翻。诱发踝背屈的方法有用冰刺激足的外侧缘,用毛刷轻叩足背外侧,用毛刷刷足趾尖和趾背。有些患者不需强刺激,只用手指搔抓其足趾或向上轻弹外侧足趾即可诱发反应。

(4)站立床训练:在坐位平衡训练之前就可进行站立床训练,目的是预防直立性低血压,防止尖足、内翻。通过下肢负重,还可加强下肢肌肉。有些治疗师主张在软瘫期就将患者固定于起立床上,在不同的角度上让患者逐步获得直立的感觉刺激。

(5)翻身训练:向健侧翻身或向患侧翻身。

(6)起坐训练:可进行从健侧坐起或从患侧坐起训练,其中从患侧坐起可牵拉患侧躯干,有助于减轻躯干肌痉挛。

(7)坐站训练:坐站训练常在达到坐位平衡后开始,重点是掌握重心转移,要求患腿负重、体重平均分配。

(8)平衡训练:包括坐位平衡训练和站立平衡训练。

(9)步行训练:当患者能够达到自动态站位平衡,患肢持重达体重的一半以上时,就可进行步行功能的训练。近年来,提倡利用部分减重支持装置提早进行步行训练,认为这在步行能力和行走速度恢复方面均能取得较好效果。对多数患者而言,不宜过早使用拐杖,以免影响患侧训练,但年老体弱、平衡功能差及预测步行能力差者可练习持杖步行,以免拖延步行能力恢复的时间。在步行训练前,先练习步行的准备动作,如双腿交替前后迈步、重心转移、原地踏步。部分患者需先训练平行杠内或扶持步行,再训练独立步行。做到独立步行后,进一步练习上下楼梯、走直线、跨越障碍物、上斜坡、绕圈走、转换方向走及实际生活环境下的实用步行训练。

(10)上下楼梯训练:上下楼梯是日常生活中的重要活动。可视患侧下肢的控制能力练习两脚交替上台阶或两脚上同一台阶。原则为上台阶时健腿先上,患腿后上;下台阶时患腿先下,健腿后下。当患者熟练掌握后,可训练一足一阶,直到患者能独立上下楼梯。

2.作业治疗护理

针对偏瘫患者的功能障碍程度,选择适当的作业治疗训练。一般在患者能保持坐位姿势后开始,目的是使患者在作业活动的各个方面都能达到独立,提高生活质量。

(1)日常生活活动能力的训练:包括穿脱衣裤鞋袜、洗澡、进食、转移、如厕等。

(2)手的灵活性、协调性和精细动作的训练:练习抓握木钉、水杯、药瓶以改善腕关节的功能;进行橡皮泥作业、捡拾小物品、拧螺丝、下象棋、下跳棋、打字、编织、刺绣、拼图、剪纸等,训练手的协调性和精细功能。

(3)认知功能的作业治疗:有认知功能障碍的患者需进行针对认知功能的训练,如记忆力、表达力、理解力、计算力等的训练。

3.物理治疗和针灸治疗

功能性电刺激、生物反馈及针灸治疗等对增加感觉输入、促进功能恢复与运动控制等有一定的作用。

4.强制性运动疗法(CIMT)

该方法通过限制健侧上肢来达到强制使用和强化训练患肢的目的。其基本原则是通过强制装置限制健侧上肢的使用,强制患者在日常生活中使用患侧上肢,并短期集中强化、重复训练患肢,同时注重把训练内容转移到日常生活中去。该方法的目标是提高瘫痪肢体的灵活性,改善患者在日常生活中的运动功能。

5.运动再学习技术(MRP)

运动再学习是 20 世纪 80 年代由澳大利亚物理治疗师 JanetH.Carr 和 RobertaR. Shepherd 提出的物理治疗方法,主要用于中枢性偏瘫的运动功能训练。他们应用肌电图、步态分析仪、平衡功能测定仪等现代手段研究和分析正常和异常运动,得出更为客观的结论,并以此为依据发展出了新的评价和训练方法。其训练原则:要进行具体的而不是抽象的联系;训练多样化,反复进行;随时随地将训练内容应用于日常生活中;首先进行离心收缩的肌肉训练,特别提倡在患肢不负重的情况下练习。

6.药物治疗

康复期间,用药种类不宜太多,只用最必要的药,根据具体情况如基础疾患、原发疾患、并发症、并发症等决定用药。

7.其他

住院时间方面,早期综合医院的住院强化康复应短于 1 个月,以后可转入康复医院、社区医院继续进行住院康复治疗,或接受每周 2～5 次的社区康复和家庭康复。

(三)后遗症期

此期患者不同程度地留下各种后遗症,如痉挛、肌力减退、挛缩畸形、共济失调、姿势异常甚至呈软瘫状态。此期治疗的目的是进行维持性训练和利用残余功能,防止功能退化,尽可能改善患者的环境条件,争取最大限度的生活自理,同时还要进行职业康复训练,使患者尽可能回归社会;继续诱导各部位随意、分离运动,抑制痉挛,提高站立和步行能力。具体措施有:

1.功能训练

继续进行维持性功能训练,以防功能退化。

2.辅具使用

正确使用矫形器及辅具,以补偿丧失的功能,如利用下肢矫形器矫正足下垂和足内翻,利用拐杖或助行器帮助行走,利用轮椅进行转移等。对患侧功能恢复无望或恢复差的患者,应充分发挥其健侧的代偿功能,必要时可使用辅助器具。

3.环境指导

对家庭和所处的社会环境进行必要的改造,如尽量住平房或低层楼房,去掉门槛,将台阶改成坡道,以便行走和轮椅通过。在厕所、浴室安装扶手,地面不要太光滑或太粗糙。

4.其他

应重视职业、社会和心理康复。

(四)健康教育

脑卒中康复的目的是帮助患者达到最大限度的恢复,这需要患者及其家属,甚至社会一起努力,才能取得最好的康复效果。康复是治疗的一部分,早期康复对患者的恢复非常重要,但对许多患者来说,康复是一个长期的过程。

1.认识影响康复的因素

脑卒中患者因具体情况不同,其预后也各不相同。由于干预措施不同,对有功能障碍的患

者来说,功能结局又有较大差异。影响功能结局的因素有:

(1)年龄:研究表明,年龄≥75 岁的患者受损功能的恢复不如年轻患者。

(2)病变部位与严重程度:病变部位越重要、范围越大、持续时间越长,则功能结局越差。

(3)并发症与继发性功能损害:并发心脏病对患者预后有影响;继发于原发病的吞咽困难、失语、智力减退、感觉障碍、二便失禁、抑郁等,都会影响功能恢复的速度,使得生活质量下降。

(4)康复治疗:科学规范的康复治疗可以促进脑卒中患者的功能恢复,早期康复治疗不仅可以预防并发症的发生,加速恢复,缩短住院日,其效果也较非早期康复者好。

(5)家庭与社会的参与:在恢复过程中,家庭成员的积极配合和社会相关因素的参与,都会对患者功能结局产生积极的影响。

2.指导患者及其家属

(1)要对脑卒中的病情有所了解,了解脑卒中发病的一些基本诱因、症状,即使发病也能在最短的时间内给予救助。

(2)应了解脑卒中的一些常见危险因素,如高血压、糖尿病、心脏病、高脂血症等,定期体检,预防和控制危险因素。

(3)改变一些不合理的生活和饮食习惯,如吸烟、饮酒、喜食肥甘厚味、过度疲劳、情绪激动等。

(4)对脑卒中患者,应注意防止其再次发病,因脑卒中患者再次发病率可达 40% 以上。

(5)对在康复过程中的患者要做好个人护理,坚持康复训练,预防压疮,防止烫伤、跌倒,保持大小便通畅等,并保持良好的心态。

参考文献

[1]于翠翠.实用护理学基础与各科护理实践[M].北京:中国纺织出版社,2022.

[2]安旭姝,曲晓菊,郑秋华.实用护理理论与实践[M].北京:化学工业出版社,2022.

[3]陈晓侠,赵静,张艳玲.临床实用护理基础[M].沈阳:辽宁科学技术出版社,2022.

[4]董海静,朱婷婷,纪莉莎.新编实用护理与管理[M].沈阳:辽宁科学技术出版社,2022.

[5]曹娟,侯燕,贾慧,等.实用护理技术与临床实践[M].哈尔滨:黑龙江科学技术出版社,2022.

[6]石晶,张佳滨,王国力.临床实用专科护理[M].北京:中国纺织出版社,2022.

[7]张锦军,邹薇,王慧,等.临床实用专科护理[M].哈尔滨:黑龙江科学技术出版社,2022.

[8]秦月玲,古红岩,朱林林,等.实用专科护理技术规范[M].哈尔滨:黑龙江科学技术出版社,2022.

[9]陈倩,闫利利,张敏,等.实用常见病护理进展[M].哈尔滨:黑龙江科学技术出版社,2022.

[10]朱婧,李时捷,王付花,等.实用外科学与疾病护理[M].哈尔滨:黑龙江科学技术出版社,2022.

[11]胡三莲,高远.临床专科护理技术丛书实用骨科护理[M].上海:上海科学技术出版社,2022.

[12]栾彬,李艳,李楠,等.现代护理临床实践[M].哈尔滨:黑龙江科学技术出版社,2022.

[13]宋丽娜.现代临床各科疾病护理[M].北京:中国纺织出版社,2022.

[14]翟丽丽,李虹,张晓琴.现代护理学理论与临床实践[M].北京:中国纺织出版社,2022.